中西医结合

脑血管病

介入治疗病例精析

主　审　李铁林　刘茂才　黄培新
主　编　黄　燕　黄胜平
副主编　郭建文　李贵福　蔡业峰　白小欣
编　者　（按姓氏笔画为序）

马朝晖	王　静	王立新	尤劲松	邓惠全	石　尧
白小欣	乔寒子	刘　岘	刘　波	刘茂才	许亚发
毕佳希	孙景波	李　跃	李珏卉	李贵福	李铁林
李雪莹	杨伟林	张　峰	张永健	张佛明	张迎光
张婧婧	张新春	张燕婷	陈锐聪	林　浩	招远祺
尚婉娟	罗望池	郑广娟	赵　敏	赵　博	钟永富
钟经馨	侯凌波	侯紫君	郭建文	黄　婷	黄　燕
黄广铭	黄卓群	黄胜平	黄培新	蔡　军	蔡业峰
黎劭学	潘锐焕	薛道金			

人民卫生出版社

图书在版编目（CIP）数据

中西医结合脑血管病介入治疗病例精析 / 黄燕，黄胜平
主编 . —北京：人民卫生出版社，2016
ISBN 978-7-117-22154-2

Ⅰ . ①中… Ⅱ . ①黄…②黄… Ⅲ . ①脑血管疾病 – 中西
医结合 – 介入性治疗 Ⅳ . ① R743.05

中国版本图书馆 CIP 数据核字（2016）第 033681 号

人卫智网	**www.ipmph.com**	医学教育、学术、考试、健康， 购书智慧智能综合服务平台
人卫官网	**www.pmph.com**	人卫官方资讯发布平台

中西医结合脑血管病介入治疗病例精析

主　　编：黄　燕　黄胜平
出版发行：人民卫生出版社（中继线 010-59780011）
地　　址：北京市朝阳区潘家园南里 19 号
邮　　编：100021
E - mail：pmph @ pmph.com
购书热线：010-59787592　010-59787584　010-65264830
印　　刷：北京铭成印刷有限公司
经　　销：新华书店
开　　本：787 × 1092　1/16　印张：30.5　插页：2
字　　数：742 千字
版　　次：2016 年 7 月第 1 版　2016 年 7 月第 1 版第 1 次印刷
标准书号：ISBN 978-7-117-22154-2/R · 22155
定　　价：90.00 元

打击盗版举报电话：010-59787491　E-mail：WQ @ pmph.com
（凡属印装质量问题请与本社市场营销中心联系退换）

黄燕教授,广州中医药大学博士研究生导师,广东省中医院副院长兼脑病中心主任,国家中医药管理局中医脑病重点学科/专科带头人,中华中医药学会脑病分会主任委员,中国老年学会心脑血管专业委员会常务委员,广东省中医药学会脑病专业委员会主任委员。师从全国著名中医脑病学专家任继学、刘茂才教授。临床上围绕中医特色为主导,以中医、中西医结合的方法,内外科救治危急重病及疑难病症,综合提高临床服务能力,对中医脑病尤其是在中风病方面有深入的研究。

围绕脑血管病研究主要负责完成了国家科技部"九五"国家科技攻关和"十五"攻关前期课题。主持完成"十五"攻关后期重大课题、"十一五"国家科技支撑计划课题、国家自然科学基金项目3项,获国家科技重点攻关优秀科技成果奖1项、中华中医药学会科学技术一等奖2项,教育部科技成果奖及李时珍医药创新奖各1项,广东省科学技术二等奖及三等奖各1项,获得厅局级成果奖5项。

先后获得广东省高教厅"南粤教坛新秀"、中华中医药学会首届"无限极中国中医药十大杰出青年"提名奖、全国首届杰出女中医师、全国首届中医药传承高徒奖、中华中医药学会科技之星等荣誉称号。

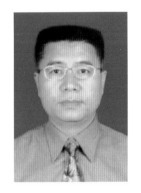

黄胜平,广东省中医院大学城医院神经五科(神经外科)主任,主任医师、教授、研究生导师。

个人简历

1985年:本科毕业于第一军医大学(现南方医科大学)医疗系。

1991年:第一军医大学研究生毕业获硕士学位。

1985-2005年:南方医院神经外科工作,曾前往日本、美国进修神经外科,并在北京师从凌峰教授进行神经介入专项技术学习。

2005年:调入广东省中医院,组建并任脑血管外科主任。

2009年:派驻广东省中医院大学城医院,组建并任神经外科主任。

2015年:因病在广州逝世。

学术任职

中国老年学会心脑血管专业委员会副主任委员。

中国医师协会神经外科分会神经介入专业组委员、脑血管病专业组委员。

中国医师协会神经介入技术协调委员会委员。

广东中西医结合学会神经外科分会副主任委员。

广东医师协会神经外科分会常委。

广东神经外科学会委员。

广东中西医结合脑病委员常委。

《中国脑血管病杂志》编委。

《中国微侵袭神经外科杂志》审稿专家。

个人专长

从事神经外科工作近三十年,在脑血管病,脊髓血管性疾病及颅脑损伤,颅脑肿瘤等神经外科疾病的诊疗方面积累了丰富的经验。尤其擅长脑血管疾病的显微手术和神经介入治疗,全面开展出血性脑血管病(脑动脉瘤、脑动静脉畸形、脑动静脉瘘、烟雾病、富血供性肿瘤、脊髓血管畸形)和缺血性脑血管病(脑梗死、短暂性脑缺血发作、脑血管狭窄或闭塞、颅脑血运重建)的中西医结合,内、外科结合防治工作。

王 序

　　人类社会自然和谐与健康的发展已成为二十一世纪全球一体化时代的主题,天人合一、知行合一、和而不同的中国人的哲学思维已渗透到自然科学与社会科学各领域。毋庸置疑,国学是国医国药的基础,弘扬中医药学的原创优势,从理念层面传承创新至关重要。进而通过多学科多领域协作,整合资源更新技术手段与方法以保障中医中药确切的疗效,使其自身具有强大的生命力。为此必须坚持发展中医主体思想,搞好中医药学科建设,推动学术进步,将在国际竞争中扩大影响力。当代已进入大科学时代,中医药学许多问题的范畴、规模、资源和复杂性远远超出自身的能力,开展多元化、多学科合作成为中医药学进入国际科学前沿的重要途径。综合竞争实力渐成为现实中医医院立足市场的基本条件。因此,中医必须紧密结合现代科学技术,与西医学既有差异竞争又要互相补充,趋同发展,朝向构建统一的医药学努力,为人类健康开启新思路、做出新贡献。

　　随着人们生活水平的提高和人口的老龄化,中风病的发病率在逐年上升,已经成为我国农村居民的第一位死亡原因和城市居民的第二位死亡原因。所以,进一步加大防治力度,尽快降低中风病的发病率和死亡率,已成为当前一项刻不容缓的重要任务。中风病具有高发病率、高病死率、高致残率、高复发率的特点,且发病急、变化快、凶险多。因此,及时有效的救治和针对高危病因的预防措施是提高中风病临床疗效和降低中风病发生的最重要环节。

　　广东省中医院脑病学科在中风病防治领域积极认真地探索了一条"中西医结合、内外科结合"的技术方法与学科发展的思路,坚持以中医为主体,充分利用与融合西医神经介入等技术,提高了中风病的临床疗效,从理念、技术、方法三个层面丰富和发展了中医脑病学科建设的思路和手段,提高了中医医院的综合实力。同时,也培养了一支多学科融合、具有复合型人才特点的中医脑病学术队伍。

　　《中西医结合脑血管病介入治疗病例精析》一书是这支中医脑病学术队伍运用中西医结合、内外科结合方法诊治中风病的临床经验总结。他们总结出中风病病机属于脏气亏虚为本,痰瘀互结为标。有鉴于神经介入或外科治疗虽能在短时间内使血流运行通畅,发挥祛瘀"治标"作用,但脏气亏虚之"本"却仍然存在。而且从其对瘀血的强烈干预作用来看,类似中医的"破血逐瘀",有耗气耗血之弊,进一步加重了脏气不足之"本虚",导致术后再灌注损伤和再狭窄的发生。本书可贵之处一是病例实录,还有一些随访资料。国学国医大师章太炎先生曾赞誉中医对人类最大的贡献莫过于医案。再者是"述评"通过比较分析提出作者的新发现新见解以飨读者。

　　该书作者通过详尽的临床资料分析,针对神经介入治疗和神经外科治疗对中风病病机和证候的影响,在围手术期采用辨证治疗,减少手术并发症、减轻再灌注损伤、预防血管再狭窄和提高临床疗效方面进行了深入的探索。希望对从事中医脑病临床和科研工作的广大医护人员有所启发和帮助。有感于作者群体辛勤耕耘、刻苦钻研的科技成果应予辐射推广,本书主编黄燕、黄胜平先生邀我作序确是对我的信任,当是互相勉励,谨志数语,乐观厥成。

中国工程院院士
中央文史馆馆员　　王永炎

张　序

广东省中医院中医脑病学术团队是国内临床能力突出、学科特色鲜明、学术影响较高的一支学术团队。1979 年成立的中医脑病专科,是我国中医界较早成立的脑病学科之一。经过了 30 多年的努力,他们在临床能力、学术水平、队伍建设和专科规模方面都取得了长足进展,连续承担了国家"九五"、"十五"科技攻关课题和"十一五"科技支撑计划课题研究,取得了一系列科研成果,成为国家中医药管理局中医脑病重点学科,是国内有最活跃的中医脑病专科之一。

中风病辨证论治研究一直是该学科研究的重点,对中风病急性期病因病机认识。总结出中风病急性期的共性病理基础是"痰瘀贯穿始终,腑实列为常候",因此,立破瘀涤痰、通腑醒神为中风病急性期的通用治疗原则。在此基础上,根据中风证候的阴阳虚实特点,创新性地提出中风病急性期阳类证、阴类证辨证治疗方法。阳类证以风火痰瘀为主,阴类证以风痰瘀血为主;阳类证治以清热平肝、破瘀涤痰、通腑醒神,阴类证则以益气温阳、破瘀涤痰、通腑醒神为治则。据此制定的中风病综合治疗方案,较为规范,便于临床推广使用,尤适用于基层单位和西医单位。

他们总结了"中西医结合、内外科结合"的现代中医脑病临床学科发展经验新模式。将西医学最先进的诊疗技术与中医学丰富的临床经验有机整合,发挥中医药特色,中西医结合、内外科结合、手术与血管内介入结合、治疗与康复相结合,搭建了一个先进的神经内外科技术平台,形成了一支多学科互相结合、交叉、融合的学术团队。中医、西医、内科、外科医师一起进行疑难危重病例讨论和学术交流,促进了中西医结合、内外科结合的学术发展。临床上开展了急性中风的绿色通道、临床路径、中风单元等研究工作,取得了突出成绩,提升了中医脑病的救治水平,显著提高了临床疗效。

脑血管病介入治疗是当前救治急性危重脑血管病及疑难脑血管病先进和有效的治疗手段之一,同时也存在一定的风险。如何发挥中医药优势,提高临床疗效,减少并发症,该专科在这个领域积累了丰富的经验,黄燕、黄胜平两位教授从数千份神经介入的病历中,精选 39 个具有代表性的脑血管病中西医结合危重疑难病例,进行文献复习、特点分析、治疗和决策难点讨论、中医药干预的优势和特色等方面的深入研究,汇萃成《中西医结合脑血管病介入治疗病例精析》一书。

该书基于临床实践总结,内容翔实并具有代表性,体裁新颖,图文并茂,便于对照分析,较为详细介绍了临床治疗的难点及解决问题的思路,使读者有一个真切的感悟。该书有两个特色,一是以临床疑难病例剖析中医药的辨病和辨证思维如何结合,文字表达精当,为在高平台进行中西医结合研究提供参鉴;二是开拓了神经介入结合中医药干预治疗急危重疑难脑血管病的研究途径和成功经验。该书是他们在脑血管病中西医结合、内外科结合诊治方面的经验总结,也是一种新的研究范式,对启迪临床医生的治疗决策、培养中医临床思维都具有很好的参考价值。

本书即将付梓,有幸先睹为悦,收获颇多。谨将以上学习感悟记下,以示祝贺,并权充为序。

中国工程院 院士
中国中医科学院 院长
天津中医药大学 校长

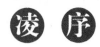

凌 序

　　我初次体会到"大医精诚"的光芒，是在 SARS 后去广东省中医院参观学习。在他们的院史室里，不仅展示了这个百年老院的历史，还有一大批老中医，及传帮带出来的中青年医生。从一百年前到现在，从防治瘟疫到抗 SARS，他们没有忘记自己的使命，时刻牢记"大医精诚"的传承。从他们身上，我体会到：

　　医生这个职业之所以崇高，就是因为他们敬畏的是生命，拯救呵护的也是生命。无论是"贵贱贫富，长幼妍蚩，怨亲善友，华夷愚智，普同一等，皆如至亲之想"。

　　医生这个职业之所以崇高，就是因为他们敢于担当责任，无论是在重大灾害和瘟疫来临时，还是日常的诊疗处置，从"不瞻前顾后，自虑吉凶，护惜身命。昼夜寒暑、饥渴疲劳，一心赴救"。

　　医生这个职业之所以崇高，是在于他们的自尊自重，"夫大医之体，欲得澄神内视，望之俨然。宽裕汪汪，不皎不昧"。

　　医生这个职业之所以崇高，是在于他们有严谨科学的作风，"省病诊疾，至意深心。详察形候，纤毫勿失。处判针药，无得参差"。

　　医生这个职业之所以崇高，是在于他们有认真细致的工作态度。"虽曰病宜速救，要须临事不惑。唯当审谛覃思，不得于性命之上"。

　　医生这个职业之所以崇高，是在于他们有"夫为医之法"，有基本的行医操守，不"道说是非，议论人物，衒耀声名，訾毁诸医，自矜已德"。

　　医生这个职业之所以崇高，是因为他们有基本的道德底线："医人不得恃己所长，专心经略财物，又不得以彼富贵，处以珍贵之药，令彼难求"。

　　如今他们秉承着这种精神，在中西医结合方面又做出新的贡献。以黄燕、黄胜平为主的一大批中青年医生，从中西医结合的角度，认真阐述对脑血管病的认识和处理方要。从广东省中医院脑血管病中心 2005-2013 年数千份神经介入的病历中，精选 30 余个脑血管病中西医结合危重疑难病例，进行文献复习、特点分析、治疗和决策难点讨论、中医药干预的靶点优势和特色等方面的深入研究。

　　以临床实际病例说明中医药的辨病和辨证思维，为在高平台进行中西医结合研究提供参考。为国内首次神经介入和中医药干预治疗急危重疑难脑血管病的病例研究著作。

　　孙思邈的《大医精诚》为我们今天的医生奠定了行医的规范和准则，即使是在商业经济社会的今天,仍有十分积极的意义。在我们抱怨社会对我们如何不公和苛刻时,我们要首先想到自己的责任,患者对我们是性命相托,我们应责重如山。我们不求对患者恩如再造,但求对自己扪心无愧。

这就是我们的医之魂,让大医精诚永放光芒!

中国医师协会副会长
中国神经科学研究所执行所长

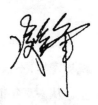

吕 序

　　自 1979 年成立脑病科始,广东省中医院脑病科已经走过 30 多年的风雨,成为我国中医界较早成立的脑病专科之一。30 多年来,经过几代人的辛勤耕耘,不断探索,走出了一条符合中医脑病自身规律的发展之路。他们围绕医院"建设全国一流、国际知名、现代化综合性中医院"的发展目标,按照医院"中医水平站在前沿,西医学跟踪得上,管理能力匹配到位,为患者提供最佳的诊疗方案,探索构建人类最完美的医学"的发展战略,不断追求高水平的中医治疗方法和最前沿的西医学治疗手段,力争使二者完美结合,努力为患者提供最佳的诊疗方案,不断提高中医脑病的临床疗效。广东省中医院脑病科一直是医院重点发展的专科之一,是国家中医药管理局第一批中医脑病重点学科、国家中医药管理局中医脑病专业继续教育培训基地和重点专科、国家中医药管理局第一批中风病围手术期中医证治规律重点研究室,中华中医药学会脑病分会主任委员的挂靠单位。

　　从承担国家"九五"科技攻关课题开始,广东省中医院脑病科就尝试"中西结合、内外结合"的专科发展模式,充分发挥中医药"整体调节、环节干预、综合防治"的优势,全面开展中风病中西医结合、内外科结合的临床实践和科学研究,通过连续主持国家"九五"、"十五"科技攻关计划和"十一五"国家科技支撑计划的中风病课题研究,总结出中风病急性期阴阳类证的辨证体系,构筑起了国际较先进的神经外科、神经介入和神经影像平台,开展脑血管病中西医结合、内外科结合的综合治疗方案研究。他们在临床实践中发现,神经介入或外科治疗虽能在短时间内恢复脑梗死区域的血流,发挥祛瘀"治标"作用,但脏气亏虚之"本"却仍然存在,而且这种"破血逐瘀"方法耗气伤血,进一步加重了脏气不足之"本虚",导致术后再灌注损伤和再狭窄的发生。以此为指导,他们对中风病围手术期中医证治规律进行了深入研究。中风病为危急重症,病死率高、致残率高,该学科敢于啃"硬骨头",以临床关键环节——降低急性期病死率和致残率为切入点,建立有效、规范、简便的中风病急性期综合救治方案,改变了"中医慢郎中,治慢不济急"的状况。

　　该学科的发展,汇聚了全国脑病学科领域中西医学界、内外科领域顶级专家的智慧和心血。该学科聘请王永炎院士为首席科学家,指导学科总体发展规划。国医大师邓铁涛教授、张学文教授及已故国医大师任继学教授、朱良春教授在学科带徒,培养中医脑病高级人才,传授他们宝贵的临床经验,指导中医脑病学科的理论创新。另外,还聘请国内著名脑血管病专家、首都医科大学附属宣武医院凌锋教授,南方医科大学珠江医院李铁林教授领衔搭建国内一流的神经外科和神经介入平台。学术带头人刘茂才教授、黄培新教授,学科带头人黄燕教授率领中青年脑病骨干多年来始终以坚持发展中医脑病学术水平、提高中医临床疗效为己任,充分利用现代科技和医学成果,走培养中西医结合、内外科结合的复合型人才发展之路。为此,专科多年来一直坚持大专科病例讨论制度,使中医、西医、内科、外科、影像、神经功能等不同专业的医师聚集一堂,针对疑难危重病例进行广泛讨论。通过该模式的病例讨论,不但使疑难危重患者得到了最佳的诊疗方案,而且在病例讨论中,中、西、内、外各专业医师相互学习,互相启发,共同提高,培养了一支中医脑病专业高素质的学术团队。

　　由黄燕、黄胜平主编的该书是他们开展脑血管病中西医结合诊治工作的典型病例总结,也是他们多年来临床经验的结晶,希望能对从事中医临床工作的内外科医师及医学科研人员、医学专业研究生有所裨益。

广东省中医院终身名誉院长

中华中医药学会副会长

广东省中医药学会会长

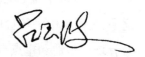

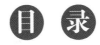

目 录

上篇　总论

神经介入治疗脑脊髓血管病围手术期中医药干预的环节和靶点探要

我国原卫生部公布的第三次全国居民死因调查的数据显示,脑血管病分别位列农村、城市居民死亡原因的第一、第二位[1],目前对于脑梗死的治疗有循证医学证据的仅有 rtPA 和阿司匹林,但后者仅能预防脑梗死的再发,不能降低急性期患者的病死率和致残程度。对于症状性颅外血管中重度狭窄的脑梗死,已有充分的循证证据证明神经介入血管成形术安全有效[2]。在出血性脑血管病中,神经介入栓塞治疗脑动脉瘤、脑血管畸形已经成为常规的治疗方法。对于脑静脉窦血栓形成的患者中,除了低分子肝素抗凝治疗之外,介入方法也常常取得满意的疗效[3]。

但是,无论是出血性脑血管病还是缺血性脑血管病的介入治疗,都存在许多无法克服的问题。我院自从 2005 年以来,开展了中西医结合、内外科结合的治疗脑血管病医疗模式,积极探索神经介入治疗脑脊髓血管病围手术期中医药干预的环节和靶点,积累了一定经验。特总结如下,供同道批评指正。

一、缺血性脑血管病围手术期中医药干预的靶点和环节

缺血性脑血管病分为动脉性脑梗死和静脉性血栓形成。按照起病的方式,动脉性脑梗死分为急性脑动脉闭塞和慢性狭窄或闭塞。急性脑动脉闭塞需要超急性期开通血管,在时间窗内恢复脑动脉供血。脑供血动脉的慢性狭窄或闭塞则要根据病情全面评估,择期介入手术治疗。脑静脉窦血栓形成,常常是慢性进展或亚急性起病,需要及时识别与处理,避免误诊和漏诊。

1. 脑供血动脉急性闭塞神经介入治疗的中医药干预

根据国际临床试验和我国急性缺血脑血管指南要求,脑供血动脉急性闭塞导致的急性脑梗死需要在发病 4.5 小时之内使用阿替普酶进行静脉溶栓治疗。2015 年发表在《新英格兰杂志》的 3 个国际临床试验认为脑动脉取栓术与静脉溶栓桥接治疗比单纯静脉溶栓比较,明显获益。[4-5]确立了脑动脉取栓、动脉溶栓的地位。

(1)脑动脉取栓术

1)存在问题:根据文献报告和我院的经验,脑动脉取栓术围手术期存在的主要问题是术中损伤血管导致脑出血、血栓脱落到远端导致新发脑梗死。脑梗死介入治疗导致脑出血,若使用止血药物可导致梗死加重,若使用抗血小板、抗凝药物,可导致血肿继续扩大,治疗矛盾,临床处理十分棘手。

2)中医药解决方法:脑动脉取栓术后,应立即复查头颅 CT,明确术中是否继发脑出血。一般少量出血或渗血,中医四诊无明显变化。大量的团块样出血,中医辨证多为中风中脏腑,

3

大部分属于阳闭证：面色潮红、喉中痰鸣、烦躁、口臭、大便干结，四肢握固，舌质红绛，脉弦数。若出血量大，临床也可见到气阳两脱证，临床表现为瞳孔散大、四肢瘫软，小便失禁，汗出身冷，脉微细无力。除了按照中风的常规处理外，一般此时，需借鉴清代医家唐容川《血证论》中"跌倒血、创血"的论治，从外伤出血的角度进行辨证，用黎洞丸使瘀血消散，则痛肿自除，黎洞丸组成如下：

三七、大黄、阿魏、儿茶、竹黄、血竭、乳香、没药、雄黄、羊心血、冰片、麝香、牛黄。

该方可消瘀定痛，降气止血，各药气味形质皆精气所结，非寻常草木可比，故能建大功。

对于临床上表现为气虚不能摄血的患者，也可使用益气摄血的方法，如人参、黄芪、三七、阿胶等药物。

介入取栓后，将大血管内血栓弄碎、弄散，很容易导致血栓脱落到远端，术后患者神经功能缺损加重，表现为进展性卒中。中医往往表现为痰瘀痹阻、风火相煽、热极动风的病机，症见语謇涩甚至昏迷不语、半身不遂、发热，舌质红，舌苔浊腻。国医大师张学文教授认为：此时应抓住痰瘀未完全除尽之病机，在传统辨证基础上给予天南星、瓜蒌仁、水蛭、地鳖虫等破瘀涤痰之品，同时静脉滴注疏血通（地龙、水蛭）增加脑组织供血，防止脑缺血进一步扩大。

神经介入取栓器将血栓取出后，血流恢复，术前阳亢之象迅速消退，变为气阳两虚之症，表现为面色㿠白、少气懒言、静卧不烦，舌质淡，脉弱等元气亏虚之证候，属于血破气耗，气随血脱。可给予人参、黄芪、附子、乌头、生半夏之参芪三生饮温阳益气，推动气血运行。也可给予参芪四物汤益气养血。

（2）脑动脉溶栓术或动静脉联合溶栓术

1）存在问题：脑动脉溶栓、动静脉联合溶栓较单纯静脉溶栓，药物容易直达病所，所需剂量更小，全身脏器出血的风险减少。但是由于导丝、导管的局部操作，对血管的损伤也有所加大。常见的并发症为：溶栓后出血转化、溶通后再闭塞。

2）中医药解决方法：为预防动脉溶栓后出血转化，一般我们习惯于术前给予患者口服或鼻饲云南白药，可使患者出血的机会大大减少，特别是对于出血风险大的患者，如高龄，超过75岁者，时间窗超过3小时，体质瘦弱、术前血压较高者。例如，付子博士后使用川芎、黄芪的有效部位进行了动物试验，证明对出血转化有较好的预防作用，值得进一步深入研究。

动脉溶栓或动静脉溶栓后仍有部分患者血管不能开通或开通后再次闭塞，其原因多为血管严重狭窄或心源性较硬的纤维素性栓子。除了同期给予球囊扩张或支架植入外，中医可采用大剂量补气药，如高丽参30~50g，黄芪60~120g，静脉滴注生脉注射液、黄芪注射液，"气为血帅"，适度升高血压，防止再次闭塞。

2. 择期介入手术治疗的中医药干预

（1）过度灌注综合征：脑过度灌注综合征（cerebral hyperperfusion syndrome，CHS）是一种发生在颈动脉内膜剥脱术（carotid endarteretomy，CEA）后或者颈动脉支架植入术（carotid artery angioplasty and stent placement，CAS）后的并发症，临床表现包括额颞部、眼眶周围的搏动性头痛（有时头痛可呈弥散性）；眼面部的疼痛；恶心、呕吐、意识障碍、脑水肿和视力损害；癫痫；神经功能损害；颅内或者蛛网膜下腔出血等。一般情况下CHS临床表现较轻，但如果未加以正确的诊断与处理，CHS可引起严重甚至威胁生命的后果。2005年以来，我院发生2例严重的CHS，均导致严重的颅内出血而死亡。刘茂才教授认为：中医对于CHS的认识是"血流薄急"，肝阳上犯，风阳上扰。临床根据四诊，辨证为虚火或实火。除了常规的降低血压、

分次手术之外,中医对于高风险的患者采取相应的治疗:

1)肝肾亏虚、虚阳上越证:面如戴阳,体质瘦,两颧红,舌体瘦小,少苔或无苔。烦躁不眠,脉细,或尺脉浮。应以知柏地黄丸为底方,合用张锡纯镇肝熄风汤。或用《金匮要略》侯氏黑散填窍息风。

2)肝火上炎、肝胆实火、痰热腑实证:身体壮实、面色如油,口臭、大便干,声音高亢,脉弦实有力。应术前使用龙胆泻肝汤、大柴胡汤或天麻钩藤饮,生大黄、三七、羚羊粉亦应随证使用。

此外,临床上对于身体瘦弱,动脉及其狭窄仅残存一线血流,血管开通后极易发生 CHS,中医应首先益气健脾,化痰通瘀。使其体质恢复后再行介入手术,可大大减少风险。

(2)脑供血动脉支架成形术后再狭窄或闭塞:研究表明,即使规范的改善生活方式、抗血小板、调节血压、血脂、血糖,脑供血动脉支架成形术后一年的再狭窄率仍高达 13%~40%,平均 20%。这为中医药预防支架后再狭窄提供了发挥优势和特色的空间。我院黄燕教授主持的国家十一五支撑计划课题研究表明:气阴两虚、瘀血阻滞是卒中二级预防的基本病机,益气养阴活血是基本治疗方法。益气养阴可用生脉散,人参、麦冬、五味子,活血可使用灯盏花、水蛭、地龙等。临床有部分患者为脾虚痰湿的体质,可采用健脾益气化痰的治疗方法,如陈夏四君子汤。因为患者口服药物的时间较长,传统的煎煮汤剂对患者来说依从性较低,可加工成胶囊、丸药、冲剂,便于长期服用。

(3)脑静脉窦血栓形成的中医药干预:脑静脉窦血栓形成的患者表现为颅内压升高,如头痛、恶心、呕吐,严重者出现颅内出血或蛛网膜下腔出血,意识障碍。中医对此认识为:脑脉痹阻,痰瘀互结,上蒙清窍,治疗仍以破瘀涤痰为主。有些患者为家族性凝血功能异常,需终身维持抗凝,即使颅内出血,抗凝也应继续。益气活血涤痰常用的药物是:黄芪、人参、水蛭、地鳖虫、天南星、半夏、苍术。痰瘀为阴邪,桂枝、附子、干姜、麻黄、乌头也可随证选用。若颅内压高,恶心呕吐,可使用五苓散、防己黄芪汤利尿消肿、

二、出血性脑血管病围手术期中医药干预的靶点和环节

1. 脑动脉瘤破裂蛛网膜下腔出血

(1)脑血管痉挛:动脉瘤性蛛网膜下腔出血的治疗已进入病因治疗时代,其显微外科手术和介入疗法已成为常规,围手术期血管痉挛是动脉瘤性蛛网膜下腔出血最严重的并发症之一,其发病率高达 30%~90%,常可引起严重的脑组织缺血或迟发性缺血性脑损害,甚至导致脑梗死,成为致死和重残的主要因素。尽管经典疗法和新的药物不断出现,但如何处理围手术期血管痉挛仍是影响动脉瘤性蛛网膜下腔出血远期疗效的瓶颈,急需进一步研究。

出血中风,素体阳盛或手术过程失血不多者,多发为阳类证,乃风火痰瘀交阻脑髓、闭阻神明清窍,中经络、中脏腑是病邪不同程度的表现;素体阴盛或手术过程中失血多者,多发为阴类证,总属气/阳不足,而致风痰(湿)瘀交结,闭阻脑脉清窍、甚至神昏,是气/阳不足,风、痰(湿)瘀交结的不同程度表现。通过文献研究和临床实际出发,以共性为基础,将出血中风急性期分为风火痰瘀闭阻神明清窍之阳类证,以及风痰瘀闭阻脑脉清窍之阴类证,验证、制订简洁可行的出血中风阳类证、阴类证分型标准,指导临床实践。

黄培新等研究认为,蛛网膜下腔出血的患者大都有头痛如劈,固定不移,符合中医"瘀

血头痛"的表现,理当活血化瘀,但由于没有进行介入或手术治疗,动脉瘤仍有破裂的危险,使用活血之药有危及生命之虞,故去掉活血之品。而术后,溢出血脉之血没有清除干净,留在脑内为患,故增加静脉和口服破血化瘀之品,栓塞动脉瘤之弹簧圈为外来有形之邪,故亦应破血逐瘀,防止瘀血阻滞脑脉。因患者大多有颈项强直,属于肝风内动之像,故柔肝止痉贯穿脑动脉瘤术后的治疗始终(表1)。

表1　证型与疗法

	阳类证	阴类证
治则治法	泄热化瘀 柔肝止痉	益气活血 柔肝止痉
静脉制剂	清开灵注射液 + 丹参注射液	参麦注射液 + 灯盏细辛注射液
口服院内制剂	通腑醒神胶囊	通腑醒神胶囊
辨证汤药	人工牛黄粉(冲服),水牛角(先煎),水蛭,木瓜	黄芪,制南星,水蛭,木瓜
意识不清者	安宫牛黄丸	苏合香丸

(2)脑积水:发生脑积水的原因为出血沉积到蛛网膜颗粒导致脑脊液吸收障碍,从而导致交通性脑积水。所以,中医的主要任务就是促进脑室内瘀血吸收。我院名老中医刘茂才教授认为:肾主水,脾主湿,所以以参芪地黄汤为基础,加用桃红四物汤,补益脾肾、活血化瘀,防治脑积水的发生。若患者阳亢,则加用龙胆泻肝汤,若患者阳虚,加用鹿茸、麻黄,若痰盛,加用白芥子、天南星。若意识不清,可选用天然麝香、冰片、天然牛黄。

(3)尿崩症:中医主要采用补益脾肾缩尿的治疗方法,如六味地黄丸、桑螵蛸散、缩泉丸,国医大师朱良春教授常采用露蜂房温肾缩尿,临床应用效果可靠,推荐使用。若临床表现为脾肾湿热之多尿证,可使用知柏地黄丸合三仁汤、甘露消毒丹、八正散等。

2. 脑血管畸形

(1)损伤功能区:脑血管畸形介入手术后,由于边缘叶刺激、脑叶或海马等功能区的损伤遗留认知功能障碍,患者轻者反应迟钝,重者丧失时间、空间、人物定向力,不能辨认亲人。脑血管畸形属先天不足,责之于肾,手术损伤脑髓,亦伤之肾精。肾为先天之本,先天不足,后天失养,髓海不充,加之外科手术中电凝、压迫、缝合等方法止血,损伤脑络,络脉不通,则血与津液循行受阻,痰瘀互阻清窍清空,则神机不用,故出现昏不识人,不辨亲疏之症。国医大师朱良春教授认为在辨证上属于"虚中夹实"之候,因其虚,必须培补气血,滋养肝肾;因其实,气血瘀滞,必须活血化瘀。据此,拟订"健脑散"一方,临床观察,疗效满意,处方为:红人参、制马钱子、川芎各15g,地鳖虫、当归、甘杞子各21g,地龙、制乳没、琥珀、全蝎各12g,紫河车、鸡内金各24g,血竭、甘草各9g。

上药共研极细末,每早晚各服4.5g,温开水送下,可连续服3~6个月。一般服1周后,即见食欲明显增加,睡眠较安,头昏神疲好转,随着服用时间的延续,症情可逐步向愈[7]。

(2)再次出血:脑血管畸形介入术后再次出血的原因很多,大多需要再次手术。中医对此的认识与脑梗死的缺血转化不同。据我们观察,此类出血大多与手术本身相关,或栓塞血管太多,导致血流动力学改变,或漏诊供血动脉没有栓塞。中医干预的环节主要是缓解症状,维持内环境的稳定,为再次手术提供良好的基础条件。如患者食欲不振,可健脾开胃,理气止呕;如患者烦躁失眠,可养心安神;如患者头晕头痛,可采用平肝潜阳、活血止血的治法。

三、脊髓血管病围手术期中医药干预的靶点和环节

1. 存在问题

虽然介入手术可以栓塞出血的脊髓血管畸形或动静脉瘘,但造成的脊髓功能恢复较难,如截瘫、二便障碍、感觉异常等。

2. 中医药解决思路

朱良春认为:脑与脊髓为清灵空虚之所,若遭外邪入侵、或内生痰瘀,痹阻脑髓脉络,则易出现神机不用、痴呆、瘫痪、疼痛等临床症状,辨证应首变虚实,虚则为肾精亏虚,治疗应首选血肉有情之品,如紫河车、鹿角片,兼以红参大补元气,否则有病重药轻之误;实则为风、痰、瘀血入络,宜选用虫类药如全蝎、蜈蚣、地鳖虫等搜风通络,破瘀涤痰。先生强调治疗脑髓病应善于选用马钱子,该药味极苦,却能开胃进食,性极寒,却能宣通经脉、振颓起废。炮制方法一般用水浸去毛,晒干,置麻油中炸,取一枚用刀切开,因里面呈紫红色为度。用量:每日 0.1~0.3g,入丸散较入煎剂效果为佳。《朱良春医集》中介绍"龙马起废片"治疗一例唐山地震后脊髓外伤性截瘫的患者,效果较好。处方:制马钱子 0.15g,鹿角片 0.4g,乌梢蛇、炙地鳖虫各 1g,地龙、露蜂房各 1.5g,一日量。可装胶囊或研粉或制片均可,分 3~5 次口服。

3. 小结和展望

虽然神经介入治疗脑血管病有不可替代的优势,但仍有许多问题难以解决,因此中医药很有参与的必要。但是目前开展神经介入手术多为综合性医院,中医鲜有机会参与救治。广东省中医院自 2005 年以来,积累了一定的经验,但这些经验仅局限于本单位的病例,其他医院的情况是否也适用,需要进一步验证。

对于今后中医药干预神经介入治疗脑脊髓血管病的研究,我们提出如下建议:

(1)加强中医文献研究和名老中医学术经验继承,填补围手术期中医理论的空白。传统中医对神经介入这项新技术是如何认识的,对于临床出现的并发症如何认识?名老中医具有原汁原味的中医思维,请他们会诊,学习他们的思维方法特别重要。加之大多数名老中医年事已高,抢救他们的学术经验显得尤为急迫。

(2)多学科协作,多中心协作,中西医、内外科联合参与研究:目前现状是中医不懂介入,介入医生不懂中医,难以完成此项研究。建议综合性医院中医科积极参与此类患者的救治。以学会组织为纽带,组织全国多家医院联合攻关,进行前瞻性、大样本的研究,将会更具说服力。

(3)加强顶层设计,按照疾病分类,细化中医干预的靶点和环节。

(4)重视疾病自然史、中医证候演变,特别是介入手术干预前后中医证候干预的演变规律研究,为临床选方用药提供基础性数据。

(5)产学研结合,开发新药。如脑动脉瘤术后抗脑血管痉挛的中药新药,预防脑动脉支架术后再狭窄的二级预防新药等。

参 考 文 献

［1］陈竺.全国第三次死因回顾抽样调查报告.北京:中国协和医科大学出版社,2008.

［2］中华医学会神经病学分会脑血管病学组缺血性脑血管病血管内介入诊疗指南撰写组.中国缺血性脑血管病血管内介入诊疗指南.中华神经科杂志,2011,44(12):863-869.

［3］Goyal M,Demchuk AM,Menon BK,et al. ESCAPE Trial Investigators. Randomized assessment of rapid endovascular treatment of ischemic stroke. N Engl J Med,2015,372(11):1019-30.

［4］Berkhemer OA,Fransen PS,Beumer D,MR CLEAN Investigators. A randomized trial of intraarterial treatment for acute ischemic stroke. N Engl J Med,2015,372(1):11-20.

［5］Campbell BC,Mitchell PJ,Kleinig TJ,EXTEND-IA Investigators. Endovascular therapy for ischemic stroke with perfusion-imaging selection. N Engl J Med,2015,372(11):1009-18.

［6］李贵福,马朝晖,罗望池,等.中西医结合方案防治动脉瘤性蛛网膜下腔出血围手术期迟发性脑血管痉挛的临床观察.中国中西医结合杂志,2012,10:1345-1349.

［7］朱良春.朱良春医集.长沙:中南大学出版社,2006.

（黄燕,黄胜平,郭建文）

下篇 分论:临床病例分析

病例 1：运用 Solitaire™ 支架动脉取栓治疗 急性脑梗死的适应证探讨

一、病例摘要

患者女性，72 岁，因"突发失语、右侧肢体乏力 24 小时"于 2010 年 7 月 7 日入院。病史及治疗情况摘要如下：

2010-7-6　19：00（发病 0 小时）突发言语不能、右侧肢体无力，口角歪斜，无恶心呕吐，无肢体抽搐，无意识丧失。自服安宫牛黄丸后，言语稍好转，晨起家属发觉患者意识不清，嗜睡，完全不能言语，无法对答，右侧肢体无力，需家人搀扶下站立。

2010-7-7　12：00（发病 17 小时）到我院急诊就诊，查体：NIHSS 11 分，意识清楚，完全混合性失语，高级智能查体不能配合，不能配合查体。双侧瞳孔等大等圆，直径 3mm，对光灵敏，双侧眼球向左侧凝视，不能矫正。右侧中枢性面瘫，吞咽反射减弱，洼田试验 3 级，给予插胃管。左侧肢体肌力、肌张力、腱反射正常，右侧上下肢肌力均为 Ⅳ 级，腱反射活跃（+++）。病理征（+）。

2010-7-7　12：21（发病 17 小时 21 分钟）急诊 CT：头颅 CT 未见颅内出血（图 1a）。

2010-7-7　14：00（发病 19 小时）收入院治疗。

2010-7-7　18：26（发病 23 小时 26 分钟）头颅 MR 示：左侧大脑半球散在梗死病灶，DWI 序列为高信号（图 1b），ADC 为低信号（图 1c）。MRA-3D TOP 成像提示左侧大脑中动脉不显影（图 1d）。PWI 提示：MTT，TTP，CBF 大脑中动脉供血区较对侧明显低灌注，CBV 较对侧无明显改变。（PWI-DWI）/PWI 大于 50%（图 1e~ 图 1h）。

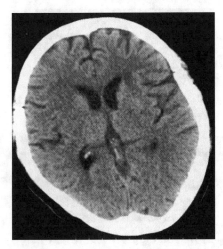
图 1a　CT（2010-7-7）未见出血

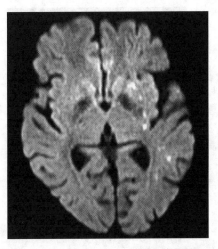
图 1b　DWI（2010-7-7）见左侧半球急性梗死

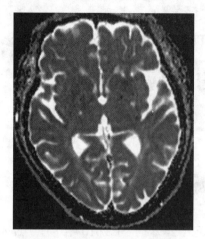

图1c ADC（2010-7-7）左侧
半球急性梗死

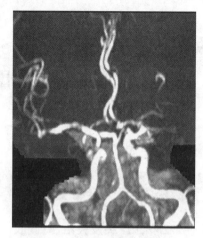

图1d MRA（2010-7-7）左侧
大脑中动脉不显影

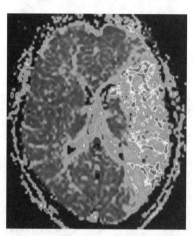

图1e MTT（2010-7-7）左侧大脑中
动脉供血区较对侧低灌注

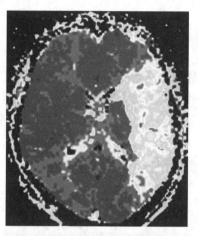

图1f TTP（2010-7-7）左侧大脑中
动脉供血区较对侧低灌注

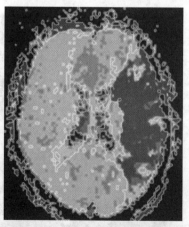

图1g CBF（2010-7-7）左侧大脑中
动脉供血区较对侧低灌注

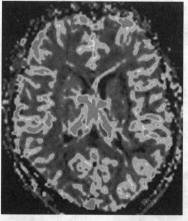

图1h CBV（2010-7-7）左侧大脑中
动脉供血区较对侧无明显改变

2010-7-7　20:05（发病 25 小时 05 分钟）送入介入室。

2010-7-7　20:35（发病 25 小时 35 分钟）行局麻并开始手术。按 Carlos 的方法进行手术操作。左侧颈内动脉造影提示左侧大脑中动脉起始部完全闭塞（图 2a）。在 XPEDIN 10 微导丝引导下，将 Rebar 18 微导管小心地通过左侧大脑中动脉闭塞段，造影显示远端大脑中动脉各分支（图 2b）。经微导管将 Solitaire™ 4×20mm 支架放置到闭塞血管远端，释放支架，将支架与微导管一起回撤，见支架内有小块血栓（图 2c），病理切片提示为动脉粥样硬化斑块及新形成的血栓成分（图 2e，图 2f）。复查血管造影，提示左侧大脑中动脉已完全通畅，但管腔狭窄（图 2d）。

2010-7-7　22:00（发病 27 小时 00 分钟）手术结束。

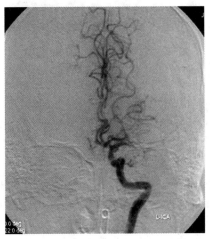

图 2a　造影（2010-7-7）大脑中动脉
起始部完全闭塞

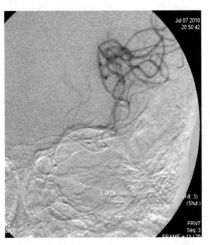

图 2b　造影（2010-7-7）微导管小心
通过左侧大脑中动脉闭塞段

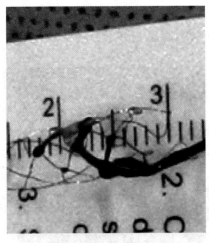

图 2c　支架内小块血栓

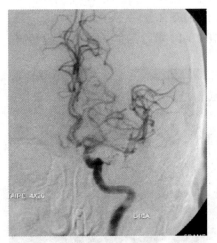

图 2d　造影（2010-7-7）左侧大脑中
动脉已完全通畅，但管腔狭窄

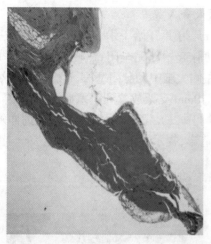

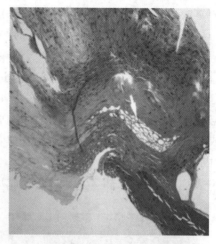

图 2e　（HE，10×）显示附着在斑块
上面的新鲜血栓

图 2f　（HE，20×）箭头所指为脂肪
细胞。大斑块，小血栓

2010-7-7　22：09（术后即刻）复查头颅 CT，未见再灌注出血（图 3a）。

2010-7-8　18：36（术后 24 小时）复查头颅 CT，右侧内囊后肢小类圆形低密度影较强减小（图 3b）。查体患者双侧眼球凝视已完全纠正，可发单音节，余体征无明显变化。NIHSS 8 分。

2010-7-9　11：26（术后 36 小时）复查头颅 MR，提示左侧大脑半球梗死面积未见扩大（图 3c），MRA 已显示左侧大脑中动脉，但 M1 段有狭窄（图 3d），PWI 显示 MTT、TTP、CBF、CBV 较对侧无明显降低，与术前相比已基本恢复正常（图 3e，图 3f）。查体：患者能部分理解和单音节对答，饮水呛咳，四肢可见自主活动，可完成指令。左侧肢体肌力 5⁻ 级，吞咽恢复正常。NIHSS 4 分。

2010-7-9　10：45（术后 72 小时），患者语言基本恢复正常，左侧肢体肌力 5⁻ 级，吞咽恢复正常。NIHSS 3 分。

2010-10-10 术后三个月随诊，完全恢复正常，无后遗症。

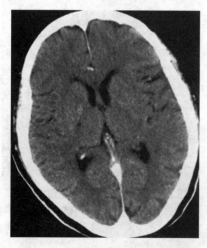

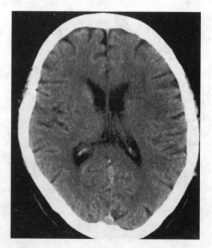

图 3a　CT 未见出血（术后即刻）

图 3b　CT 未见出血（术后 24 小时）

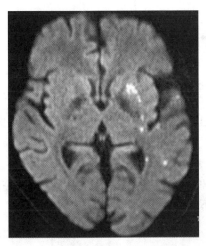

图 3c　头颅 MR（2010-7-9）左侧大脑半球梗死面积未见扩大

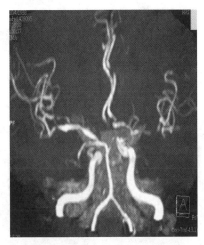

图 3d　MRA（2010-7-9）左侧大脑中动脉可显示，但 M1 段有狭窄

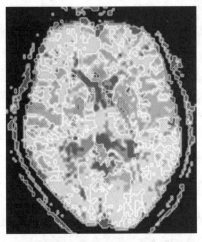

图 3e　PWI（2010-7-9）较对侧无明显降低，与术前相比已基本恢复正常

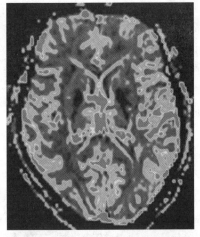

图 3f　PWI（2010-7-9）较对侧无明显降低，与术前相比已基本恢复正常

2013 年 9 月份电话随访：现患者完全恢复正常，无后遗症。

中医诊疗过程：入院时患者神情，精神疲倦，反应迟钝，言语不能，不能对答，饮水呛咳，右侧肢体能活动，不能完成指令，在搀扶下可行走，无肢体抽搐，纳可，二便调。舌黯，苔白腻，脉滑。结合病史及西医学辨病为"中风"，神识模糊，故为"中脏腑"。患者本次急性起病，为风动之象；言语不能，为痰瘀上扰，蒙蔽清窍所致；右侧肢体乏力，为痰瘀痹阻脉络所致；舌黯苔白腻，脉滑均为风痰瘀血，痹阻脉络之象；舌黯、苔白、无面赤、无烦躁不安，故属阴类证。治疗以中药汤剂半夏白术天麻汤加减，辅以益脑康胶囊息风化痰通络，灯盏细辛活血通络，通腑醒神胶囊通腑等。

二、病例特点与分析

(一)病例特点

1. 老年女性,突发起病,发病到入院共计 24 小时。病情渐进加重。既往有高血压病史。右利手。

2. 主要症状为意识水平下降、完全性失语,右侧肢体偏瘫,右侧锥体束征阳性。

3. 影像学提示:左侧大脑半球点状新发脑梗死,左侧大脑中动脉主干闭塞,左侧大脑中动脉分布区低灌注,弥散成像与灌注成像明显不匹配。无再灌注出血。

4. 患者已超过经典的脑血管再通时间窗。

(二)病例分析

左侧大脑半球脑梗死

(1)临床定位分析:右侧中枢性面瘫,右侧肢体偏瘫,右侧锥体束征阳性,提示在左侧桥脑面神经核平面以上。结合有完全性失语,双眼向左凝视,进一步定位在左侧大脑半球,额颞叶语言中枢和侧视中枢受累。

(2)神经解剖定位分析:结合影像学,定位在左侧额叶、颞叶、左侧放射冠。

(3)脑血管定位分析:左侧大脑中动脉皮层支、中央支均受累。结合 MRA,定位在左侧大脑中动脉主干闭塞。

(4)定性分析:患者在安静中起病,发病 24 小时仍在进行性加重,考虑原位动脉粥样硬化血栓形成可能性大。结合 MRI 影像结果,考虑是在左侧大脑中动脉慢性严重狭窄基础上的急性闭塞。因为患者发病 24 小时仍未在 DWI 上出现大面积脑梗死,仅仅是 PWI 的大面积低灌注,说明左侧大脑供血区既往已经形成了慢性代偿。

(5)鉴别诊断:大面积脑梗死的常见病因有心源性脑栓塞或动脉 - 动脉栓塞。因患者无房颤病史,起病 24 小时持续进展,不符合脑栓塞的临床特点。

三、文献复习

(一)急性脑梗死血管开通的方法和适应证

1. 静脉溶栓

ECASS- Ⅲ试验将静脉溶栓的时间窗从 3 小时扩展为 4.5 小时(N Engl J Med,2008,359:1317-1329)。目前各国指南都把 4.5 小时之内的 rtPA 溶栓定为经典的血管开通方法。我国的指南虽然也把尿激酶列为指南,其实证据不足。rtPA 溶栓适应证为:①年龄:18-80 岁;②发病 4.5 小时之内(rtPA)或 6 小时(尿激酶);③脑功能损害的体征持续存在超过 1 小时,且比较严重;④脑 CT 已排除颅内出血,且无大面积脑梗死的影像学改变;⑤患者或家属签署知情同意书。禁忌证为:①既往有颅内出血,包括可疑蛛网膜下腔出血,近三个月有头颅外伤史,近三周有胃肠或泌尿系统出血,近两周进行过大的外科手术,近一周内有在不易压迫止血部位的动脉穿刺；②近三个月有脑梗死或心肌梗死史，但不包括陈旧小腔隙性梗死而未遗留神经功能体征；③严重的心、肝、肾功能不全或严重糖尿病患者；④体检发现有活动性出血或外伤（如骨折）的证据；⑤已口服抗凝药物，且 INR>1.5，48 小时内接受过肝素治疗（ATPP 超出正常范围）；⑥血小板计数低于 100×10^9/L，血糖 <2.7μmol/L；⑦高血压：收缩压 >180mmHg，或舒张压 >100mmHg；⑧妊娠；⑨不合作。

2. 动脉溶栓

动脉溶栓的一般方法是采用 Seldinger 技术穿刺股动脉或颈动脉，借助 DSA 图像示踪，选择性插管将导管尖端置于闭塞血管内（非接触性溶栓）或直接与栓子接触（接触性溶栓），再注入溶栓药物，进行超选择性动脉内溶栓治疗。动脉溶栓使溶栓药物直接到达血栓局部，理论上血管再通率应高于静脉溶栓，且出血风险降低，然而其益处可能被溶栓启动时间的延迟所抵消。单独动脉溶栓时，尤其是在长段动脉闭塞患者，尽管纤维蛋白溶解剂剂量较大，血管再通经常是不成功的。此外，血管再通率也是低于机械血栓切除术的。美国卒中学会推荐对发病 6 小时内的大脑中动脉（Middle cerebral artery, MCA）等大动脉闭塞引起的严重卒中患者，可进行动脉溶栓治疗[3]。这一建议是建立在对急性脑梗死患者，包括基底动脉闭塞患者应用不同溶栓药物（UK、rtPA）进行的非对照的小型研究结果的基础上。中国急性缺血性脑卒中诊治指南（2010）中关于动脉溶栓的推荐意见为：①发病 6 小时内由大脑中动脉闭塞导致的严重脑卒中且不适合静脉溶栓的患者，经过严格选择后可在有条件的医院进行动脉溶栓（Ⅱ级推荐，B 级证据）。②发病 24 小时内由后循环动脉闭塞导致的严重脑卒中且不适合静脉溶栓的患者，经过严格选择后可在有条件的单位进行动脉溶栓（Ⅲ级推荐，C 级证据）。

3. 动脉超声溶栓（图 4a，图 4b）

超声是一种可以穿过组织并在血液停滞和血栓形成部位产生机械动力的压力波。超声能使血栓溶解，作用机制除机械效应和空化作用外，还与增强纤维蛋白溶解作用有关。超声能够诱导纤维蛋白超微结构发生改变，将未交联的纤维蛋白分解成更小的片段，加速溶栓药物转运，增强血栓结合溶栓药物的亲和力。通过独立的基础科学研究意外发现了一个临床规律，中风患者通过 rtPA 溶栓治疗联合 2 赫兹 TCD 超声下，能使早期血流再通以及发生巨大的临床症状的改善。近期六个随机和三个非随机的关于超声溶栓的临床研究显示：任何诊断性的超声监测可以至少将早期动脉再通率提高一倍，并且不增加颅内出血的风险。在目前，超声溶栓在床边的血管诊断性超声系统中已具有临床应用价值，如经颅多普勒或经颅双功能超声，并且没有显著增加颅内出血的风险。

4. 动脉取栓

治疗时间窗延长后，大多数卒中患者仍然能够在血管再通后获益，但是出血转化的风险明显增加。相对药物溶栓，机械血流重建的方法避免了溶栓药物的使用，可以降低出血并发症、延长治疗时间窗，适合溶栓药物禁忌患者的治疗，在动静脉溶栓失败后仍可进行。机械血流重建治疗主要包括，联合使用动脉溶栓，机械取栓、碎栓及支架取栓等方式。这些机械取栓、碎栓技术从最初的微导管导丝碎栓，已发展到 MERCI、Penumbra 等不同设计的碎栓取栓系统。机械取栓血流重建的疗效和动脉溶栓相比，尚缺乏临床随机对照试验加以验证[11]。近年来，部分学者认为在静脉溶栓失败后采取球囊或者支架辅助手段，或者直接二者联合使用能提高再通率，扩大时间窗达到 8 小时。常用的方法如下：

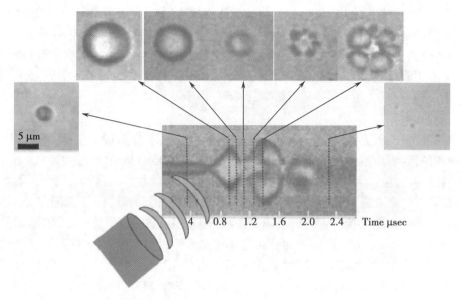

图 4a 显微照相术下超声波对一个微球的破坏(引自:Harpaz D.Ultrasound enhancement of thrombolytic therapy:observations and mechanisms. Int J CardiovascIntervent,2000,3:81-89.)

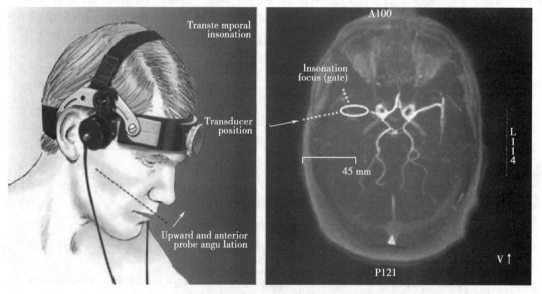

图 4b CLOT-BUST 实验中 TCD 探头和头部齿轮监视器[引自:Demchuk AM,Burgin WS,Christou I,et al. Thrombolysis in Brain Ischemia(TIBI)TCD flow grades predict clinical severity,early recovery and mortality in intravenous TPA treated patients. Stroke,2001,32:89-93.]

(1)MERCI 机械取栓术:MERCI 取栓系统包括弹性镍钛导丝,当导丝经过微导管头端时变为螺旋锥形状态,用以取栓(图 4c)。MERCI 1 期研究结果显示,仅使用 MERCI 取栓,血管再通率达到 43%,联合动脉溶栓可达到 64%;12 例患者出现无症状性出血。到随访 1 个月时,血流重建成功的患者中,50% 的患者预后良好;而血管重建未成功的患者全部预后不良。使用 MERCI 系统取栓是安全的,能使许多患者获益,而时间窗可延长至 8 小时。

MERCI 的研究表明，在卒中起病 8 小时内，这种新的机械取栓装置能够重建血流，可作为溶栓禁忌病例的备选方案。

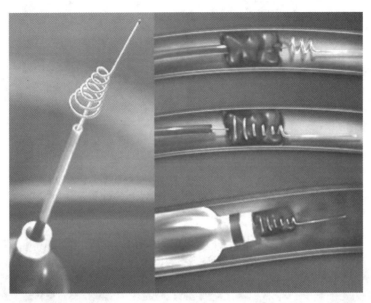

图 4c　MERCI 取栓装置［引自：Gobin YP，Starkman S，Duckwiler GR，et al. MERCI 1：a phase 1 study of Mechanical Embolus Removal in Cere-bral Ischemia. Stroke，2004，35（12）：2848-2854.］

（2）Solitair 支架：Solitaire AB 支架（图 4d）联合 rtPA 静脉溶栓可以安全有效地进行血流重建。Mpotsaris 等[17]使用 Solitaire AB 支架联合 rtPA 静脉溶栓，对 26 例急性卒中患者的闭塞血管进行血流重建的研究显示，血流重建成功率达到 88%，其中达到 TIMI Ⅲ级占 69%；83.3% 的颈内动脉 T 型闭塞患者经治疗后血流达到 TIMI Ⅲ级，无操作并发症，出院时病死率为 7.7%；在发病至血管再通的不同时间段（≤4.5 小时、4.5~6 小时和 >6 小时），临床预后良好率不同（分别为 50%、30% 和 33%）。由于采取机械取栓，因不需要使用溶栓药物而减少了继发颅内出血的风险，而且由于 Solitaire 支架良好的操控性，减少了操作时间，为争取尽早进行治疗提供了机会。在取栓过程中，从穿刺到闭塞动脉获得再通的时间均在 30min 左右，相对静脉溶栓或者动脉内溶栓明显缩短了获得再通的时间。对于起病超过 8 小时的大脑中动脉闭塞患者，我们在完善术前评估后，如果头部 CT 未见到明显低密度改变，（PWI-DWI）/PWI>50%，符合纳入标准，无排除标准之情况者，仍给予支架取栓。

（3）Penumbra 吸栓术：新一代 Penumbra 吸栓系统主要由再灌注导管、分离器及血栓移出环组成，并可根据血管解剖特征选择相应尺寸（图 4e）。Penumbra 上市后，多中心回顾性的临床研究进一步证实该系统的安全性及有效性，结果显示，血管再通率达到 87%，严重并发症发生率为 5.7%，病死率为 20%，90d 临床预后良好率达到 41%，高于 MERCI 及 PROACT 研究。此外，研究显示，多种再通装置在急性卒中血管闭塞的再通治疗中，同样是安全可行的，但疗效尚没有得到大型临床试验或随机临床研究的验证。

对于溶栓禁忌及时间窗延长的急性大血管闭塞的卒中患者，MERCI 及 Penumbra 等取栓系统取得了良好的临床效果，具有较高的血管再通率及良好的临床预后转归率，而各种不同设计的机械取栓装置之间疗效的比较，亟待进一步临床随机对照研究得出结论。

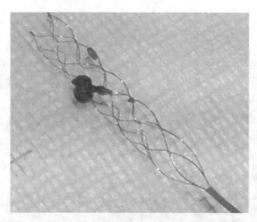

图4d Solitaire AB 支架[引自：Mpotsaris A，Bussmeyer M，Loehr C，et al. Mechanical thrombectomy in severe acute stroke：preliminary results of the Solitaire stent. J Neurol Neurosurg Psychiatry，2012，83（1）：117-118]

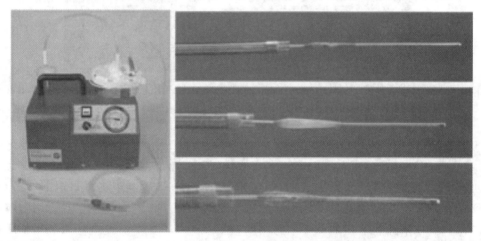

图4e Penumbra 吸栓系统[引自：Tarr R，Hsu D，Kulcsar Z，et al. The POST trial：initial post-market experience of the Penumbra system：revascu-larization of large vessel occlusion in acute ischemic stroke in the United States and Europe. J NeurointervSurg，2010，2（4）：341-344.]

（二）急性脑梗死患者动脉取栓的现状和展望

急性缺血性中风患者静脉内使用 rtPA 是启动溶栓的最快方式。然而，大血管内的栓子对 rtPA 有相当的抵抗力，并且单独的静脉注射溶栓药物并不能快速使血管再通。与静脉 rtPA 溶栓治疗相比，动脉血管内治疗有诸多理论上的优势，包括位置的特异性，延长时间窗以及提升血管再通率。然而这种方法的主要缺点是纤溶蛋白溶解启动时间的滞后，在 PROACT Ⅱ试验中平均的手术时间是 2.1 小时。单独动脉溶栓时，尤其是在长段动脉闭塞患者，尽管纤维蛋白溶解剂剂量较大，但血管再通经常是不成功的。此外，血管再通率也低于机械血栓切除术。因此，治疗急性缺血性中风目前最好的方法是通过吸引术去除血栓，或者在由缺血引起的脑组织损伤之前把血栓清除。相比之下，纤维蛋白溶解剂类药物是一种较长效的制剂，但经常是无效的。所以我们目前需进一步发展多种溶栓装置，包括支架，线圈，气囊和血栓吸引术等。通过系统回顾，我们证明在闭塞的动脉处进行 Solitaire 支架植入术的血栓清除术治疗缺血性中风是有效的，并优于在临床中已被应用的其他血栓清除术和纤维蛋白溶解术。Solitaire 支架植入术后血栓的再通率（89.7%）高于 Penumbra Pivotal 卒中试验（81.6%）和 Multi-MERCI 试验（69.5%）。在 Multi-MERCI 试验中，有症状的脑出血，死亡率和有利的结局比率分别是 10%、34% 和 36%。Penumbra Pivot 试验显示：有症状的脑出血，死亡率和有利的结局比率分别是 11.2%、32.8% 和 20%。使用 Solitaire 支架取栓的优点是，操作方便，可以缩短血管再通的时间。2015 年发表的 4 个脑梗死急性期血管内治疗的临床试验全部为阳性结果，说明急性脑梗死的血管内治疗迎来了一个新时代，纳入各国新的治疗指南毋庸置疑。

表 1 为我们对 2015 年发表的 4 个动脉取栓的情况分析。共有 971 例患者，纳入发病 6 小时之内的急性脑梗死患者，术中血管再通率为 58%~88%，术后 3 个月恢复独立 30%~60%（mRS<2），症状性出血率为 0~7.7%。

四、决策难点分析

1. 急性脑梗死血管开通的"时间窗"由什么决定？

本例患者已超过经典的溶栓时间窗，静脉为 4.5 小时，对动脉取栓试验的系统评价，国外的研究前循环为 4.5~8 小时，后循环为 24 小时（Neurointervention，2012）。若前循环急性脑梗死超过 8 小时进行血管再通治疗，则再出血的风险极大。判定是否进行血管再通应根据脑供血的病理生理情况，具体问题具体分析。本例患者发病以来急性进展，伴有向病灶侧凝视，较小的梗死灶，大面积的低灌注区域，左侧大脑中 M1 段闭塞。只要有 MR 的 DWI、PWI 不匹配，血管开通就有意义。而且，从 DWI 上看，梗死病灶呈点状分布，有点类似分水岭梗死，没有呈片状，因此即使血管开通后再灌注，出血的风险也不大。因此，治疗组决定进行血管开通治疗。Solitair AB 支架取栓，可以避免溶栓药物对非责任血管的出血风险，特别是对于慢性狭窄基础上的血管急性闭塞，静脉或动脉溶栓难以溶通，病因从本例患者栓子的病理结果即可证明：血栓有血管内皮，说明血栓与血管壁接触紧密。血栓成分为大的动脉粥样硬化斑块，大部分为多核、单核细胞，纤维组织（白血栓，陈旧），只有非常小一部分为红细胞和血小板（红血栓，新鲜）。溶栓药物如 rtPA 是针对纤维蛋白有效，对于陈旧的血栓造成的管腔狭窄效果欠佳。相比 MECI 取栓器，对于血管无狭窄的心源性血栓或动脉 - 动脉血栓效果较好，Solitair AB 支架就有一定的优势，从本例患者的效果也说明了这一点。

2. 动脉取栓术围手术期的并发症如何预防和处理？

并发症主要为术中出血、血栓弄碎后脱落到远心端动脉、再灌注损伤等。预防措施包括：严格掌握适应证，全面评价脑血管及其代偿，术中选择合适的取栓支架，若 1 次取栓不成功，可重复 2~3 次，若 3 次不成功，建议球囊扩张后植入支架，否则多次操作会导致血管损伤，甚至严重出血，危及生命。

另外，术中、术后的血压管理也至关重要。血管开通前血压不应降得过低，一般保持在 180mmHg 以下即可。若血管开通后，应立即将血压降低至（100~120）/（60~80）mmHg，防止过度灌注出血。术后自然中和肝素，24 小时后应给予抗血小板聚集药物。

表 1　急性脑梗死血管内治疗临床试验一览表

试验名称,时间	试验类型	重要时间点（分钟）				样本量	取栓器材	干预血管	术后血流 TICI (3-2b)	临床效果 (mRS(0-2)%)	颅内出血并发症
		DTN	STG	GTP	STP						
ESCAPE,2015	RCT	51	185	76	241	165:150	Solitaire FR	MCA	72.4%	53:29	3.6%:2.7%
MR CLEAN,2015	RCT	—	260	28	—	233:267	动脉溶栓多种取栓器	ICA,M1,M2,A1,A2	58.7%	32.6:19.1	7.7%:6.44%
EXTEND-IA,2015	RCT	113	210	43	248	35:35	Solitaire FR	ICA/MCA	27/29	35:35.2	2:0
SWIFT PRIME,2015	RCT	90	224	28	—	98:98	Solitaire FR	ICA/MCA	88%	60:35	0:3%
合计	—	—	—	—	—	521:450	—	—	—	—	—

注:
DTN-door to needle, (患者到院 - 穿刺时间);STG-stroke onset to groin puncture (发病到穿刺时间);
GTP (groin puncture to perfusion) - 穿刺到血流恢复时间。STP (stroke onset to perfusion):发病到血流恢复时间;
ICA,颈内动脉颅内段,MCA,大脑中动脉。M1,M2,大脑中动脉 M1,M2 段。A1,A2,大脑前动脉 A1,A2 段。

五、中医药在脑梗死急性动脉取栓围手术期中如何发挥优势

从西医学讲，本例患者的病情在进行性加重，首要问题就是开通血管，使饥饿的脑组织恢复血流，避免大面积脑梗死的悲剧发生，动脉取栓即解决了这一问题。本例患者术后发现左侧大脑中动脉遗留严重的血管狭窄，有再闭塞的风险，所以这就是中医药发挥优势的环节。中风认为其基本病机为：元气虚损，痰瘀互结，闭阻脑脉。风是标，痰瘀是病理产物，元气虚损，不能帅血行气，运化水液才是根本。所以治疗应该益气活血，破瘀涤痰。本例患者在抗血小板聚集、调节血脂基础上结合中药治疗，获得了较好的临床结局。

患者术后 72 小时后病情稳定，则进入到神经功能康复阶段，应充分发挥中医的整体优势，给予患者针灸、肢体康复、外用药物熏洗等促进功能恢复。该患者因优势半球缺血时间较长，术后失语较难恢复，要在言语 - 语言训练基础上给予醒神涤痰开窍之中药，如苏合香丸、石菖蒲、郁金、密陀僧等药物，促进语言功能的恢复。

参 考 文 献

［1］Castaño C，Dorado L，Guerrero C，et al. Mechanical Thrombectomy With the Solitaire AB Device in Large Artery Occlusions of the Anterior Circulation. Stroke，2010，41（8）：1836-1840.

［2］BOOTH RP. Endovascular intervention in acute stroke and oc-clusive vascular disease. Jacksonvile Medicine，2006，495-496.

［3］Adams HP Jr，Adams RJ，Brott T，et al. Guidelines for the early management of patients with ischemic stroke：a scientific statement from the stroke council of the American Stroke Assoneiation. Stroke，2003，34（4）：1056-1083.

［4］Nedelmann M，Eicke BM，Lierke EG，et al. Low-frequency ultrasound induces nonenzymatic thrombolysis in vitro. J Ultrasound Med，2002，21：649-656.

［5］Harpaz D.Ultrasound enhancement of thrombolytic therapy：observations and mechanisms. Int J CardiovascIntervent，2000，3：81-89.

［6］Demchuk AM，Burgin WS，Christou I，et al. Thrombolysis in Brain Ischemia（TIBI）TCD flow grades predict clinical severity，early recovery and mortality in intravenous TPA treated patients. Stroke，2001，32：89-93.

［7］Eggers J，Koch B，Meyer K，et al. Effect of ultra-sound on hrombolysis of middle cerebral artery occlusion. Ann Neurol，2003，53：797-800.

［8］AleXandrov AV，Demchuk AM，Felberg RA，et al. High rate of complete recanalization and dramatic clinical recovery during TPA infusion when continuously monitored by 2 MHz transcra-nial Doppler monitoring. Stroke，2000，31：610-614.

［9］Alexandrov AV，Grotta JC. Arterial re-occlusion in stroke patients treated with intravenous tissue plasminogen activator.Neurology，2002，59：862-867.

［10］Eggers J，Koch B，Meyer K，et al. Effect of ultra-sound on thrombolysis of middle cerebral artery occlusion. Ann Neurol，2003，53：797-800.

［11］Josephson SA，Saver JL，Smith WS，et al. Comparison of mechanical embolectomy and intraarterial thrombolysis in acute ischemic stroke within the MCA：MERCI and Multi MERCI compared to PROACT Ⅱ. Neurocrit Care，2009，10（1）：43-49.

[12] Samaniego EA,Dabus G,Linfante I. Stenting in the treatment of acute ischemic troke:literature review. Front Neurol,2011,2:76.

[13] Brekenfeld C,Schroth G,Mattle HP,et al. Stent placement in acute cerebral artery occlusion:use of a self-expandable in-tracranial stent for acute stroke reatment. Stroke,2009,40(3):847-852.

[14] Guimaraens-Martínez L,Vivas-Díaz E,Sola-Martínez T,et al. Arterial recanalisation in acute stroke by means of a self-expanding stent. Rev Neurol,2009,48(10):555-556.

[15] Kulcsár Z1,Bonvin C,Lovblad KO,et al. Use of the enterprise™ intracranial stent for revascularization of large vessel occlusions in acute stroke. Clin Neuroradiol,2010,20(1):54-60.

[16] Gobin YP,Starkman S,Duckwiler GR,et al. MERCI 1:a phase 1 study of Mechanical Embolus Removal in Cere-bral Ischemia. Stroke,2004,35(12):2848-2854.

[17] Goyal M,Demchuk AM,Menon BK,et al. ESCAPE Trial Investigators. Randomized assessment of rapid endovascular treatment of ischemic stroke. N Engl J Med,2015,372(11):1019-30.

[18] Berkhemer OA,Fransen PS,Beumer D.MR CLEAN Investigators. A randomized trial of intraarterial treatment for acute ischemic stroke. N Engl J Med,2015,372(1):11-20.

[19] Campbell BC,Mitchell PJ,Kleinig TJ.EXTEND-IA Investigators. Endovascular therapy for ischemic stroke with perfusion-imaging selection. N Engl J Med,2015,372(11):1009-18.

[20] Saver JL,Goyal M,Bonafe A.SWIFT PRIME Investigators. Stent-Retriever Thrombectomy after Intravenous t-PA vs. t-PA Alone in Stroke. N Engl J Med,2015 Apr 17.[Epub ahead of print]PubMed PMID:25882376.

（郭建文,李跃）

病例 2~3：动脉取栓术联合中医药治疗心房颤动所致脑栓塞 2 例

病例 2

患者老年男性，78 岁，第一次入院情况如下：

因"突发意识不清 3 小时"于 2012 年 2 月 10 日入院。既往有心房颤动病史数年，未曾服用华法林等药物治疗。

2012-2-10　05:00（发病 0 小时）突发意识不清，呼之可睁眼，不能言语，伴小便失禁，家人呼 120。

2012-2-10　07:30（发病 2 小时 30 分钟）到我院急诊科就诊，生命体征：T 36.1，P 82 次/分，R 20 次/分，BP：202/116mmHg，查体：NIHSS 19 分，GCS 8 分，嗜睡，检查不配合，双眼左侧凝视，四肢肌张力正常，四肢肌力查体不配合，四肢可见自主活动，疼痛刺激下均可抬离床面，双侧巴氏征（+）。

2012-2-10　07:45（发病 2 小时 45 分钟）急诊头颅 CT：头颅 CT 未见颅内出血（图 6a），因患者躁动，无法配合完成头颅 MR 检查。急抽血常规、凝血、肝肾功、急诊生化、肌钙蛋白及心酶、输血 4 项、血气分析均正常。血型：B 型（+）。急诊心电图：心房颤动，T 波异常。

2012-2-10　08:22（发病 3 小时 22 分钟）收入院治疗。此时患者有行静脉溶栓指征，但考虑到患者既往有房颤病史，造成患者此次梗死的原因可能为来自心脏的血栓，此时如行静脉溶栓治疗，靶点较局限，且血栓难以溶开，因此选择行动脉取栓术。

2012-2-10　10:00（发病 5 小时）确定手术适应证（症状、体征及 CT、发病时间可明确急性脑梗死），排除手术禁忌证（肝肾功能、凝血及心脏功能尚可），予乌拉地尔泵入控制血压至 180/100mmHg，做好术前准备（包括降压，及控制心率药物），送入介入室。

2012-2-10　10:40（发病 5 小时 40 分钟）行气管内插管全麻并开始手术。造影显示左侧椎动脉闭塞，左侧颈内动脉起始段闭塞，左侧大脑中动脉通过前交通代偿供血（图 5a~图 5c）。右侧椎动脉显示基底动脉尖端闭塞，小脑上动脉及双侧大脑后动脉不显影（图 5d）。考虑此次责任血管为基底动脉，采用 ROADMAPING 技术，将 REBAR18 微导管置入至左侧大脑后动脉，造影左侧大脑后动脉远端显影良好（图 5e~图 5f）。经微导管将一 EV3 SOLITAIRE 4×15 支架置入至右侧大脑后动脉远端，释放支架，将支架与微导管一起回撤，见支架内有暗红色较硬血栓取出（图 5g）。病理切片提示为混合性血栓。复查造影，双侧大脑后动脉、基底动脉以及远端各分支显影良好（图 5h）。

2012-2-10　12:10（发病 7 小时 10 分钟）手术结束。

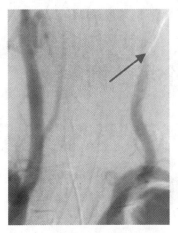

图 5a 左侧椎动脉闭塞,左侧颈
内动脉起始段闭塞

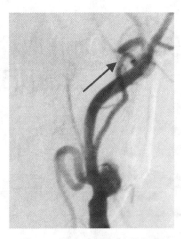

图 5b 颈内动脉起始段闭塞

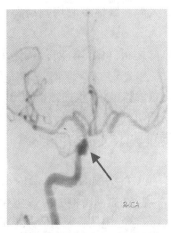

图 5c 左侧大脑中动脉通过
前交通代偿供血

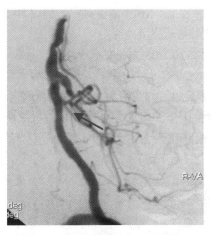

图 5d 右侧椎动脉示基底动脉
尖端闭塞

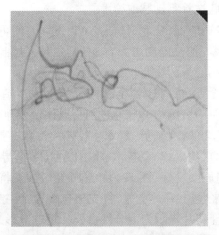

图 5e 将 REBAR 18 导管置入
左侧大脑后动脉

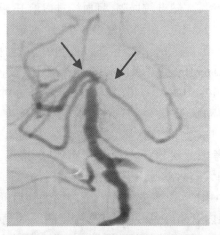

图 5f 造影左侧大脑后动脉远端显影
良好,左侧大脑上动脉未显影

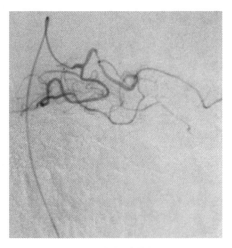
图 5g　释放支架

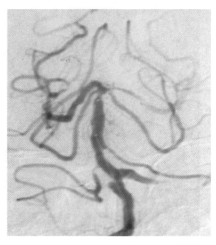
图 5h　复查,双侧大脑后动脉、基底
动脉及以远各分支显影良好

　　2012-2-11　12:00(术后 24 小时)头颅 MR,提示左侧额叶急性腔隙性脑梗死,脑桥亚急性脑梗死(图 6b~ 图 6e),MRA 提示左侧椎动脉颅内段、左侧颈内动脉岩段 - 颅内分叉部闭塞(图 6f)。查体:嗜睡,呼之可睁眼,能配合指令动作,不能言语,双眼球无凝视,四肢可见自主活动,可抬离床面,四肢肌张力正常,四肢肌力 V 级。NIHSS 10 分,GCS 11 分。床边心电监测示:房颤率。术后考虑到置入支架,支架内容易形成血栓,治疗方案暂时选为双联抗聚及加强护胃治疗。

　　2012-2-12　11:00(术后 48 小时)嗜睡,仍不能言语,四肢肌力 5⁻级,NIHSS 10 分,GCS 13 分。术后予行双联抗聚治疗方案。

　　2012-2-13　11:00(术后 72 小时)神清,言语模糊,四肢肌力 5⁻级,NIHSS 2 分。继续予双联抗聚治疗。

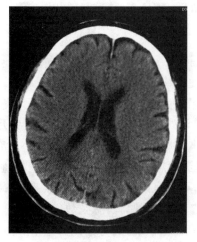
图 6a　头颅 CT 未见出血

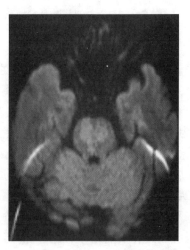
图 6b　DWI 脑桥急性梗死

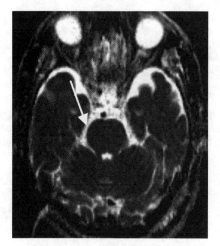

图 6c ADC 脑桥急性梗死

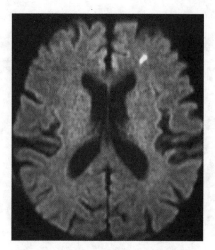

图 6d DWI 左侧额叶急性梗死

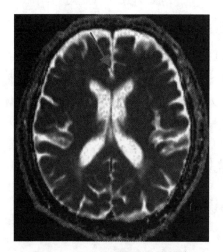

图 6e ADC 左侧额叶急性梗死

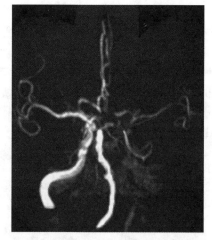

图 6f MRA 左侧椎动脉颅内段、左侧
颈内动脉岩段 - 颅内分叉部闭塞

中医诊疗过程：入院时患者嗜睡，呼之可睁眼，面红，不能言语，双眼球向左侧凝视，四肢肢体乏力，可见自主活动，疼痛刺激可抬离床面，小便失禁，大便未解，舌苔未及，脉滑。结合病史四诊合参，当属中医学"中风"，嗜睡，故为"中脏腑"。面红、大便未解，属阳类证。突然起病，乃风、火为病之象；嗜睡，言语不能乃风火上扰、蒙蔽清窍、神机失用之象。肢体乏力乃风火灼伤，痹阻脉络，肢体失养之象；脉滑为痰浊之象。故本病病机为风火上扰，兼有痰瘀。治疗以天麻钩藤饮加减，辅以益脑脉胶囊息风化痰通络，清开灵清热化痰通络，通腑醒神胶囊通腑。

2012-2-11 术后第二天中医四诊：嗜睡，面红，不能言语，四肢乏力，咳嗽，咯痰，痰少，色黄，纳差，不思饮食，口臭，大便干，小便黄，次数 6~7 次，舌黄厚腻，脉弦数。

中医辨证为肝阳上亢，风火上扰清窍。给予天麻钩藤饮加减，方中用大量平肝潜阳药物，加栀子、黄芩泻肝火，并加用石菖蒲以化浊开窍醒神。处方如下：

天麻 15g	钩藤 15g（后下）	石决明 30g（先煎）	栀子 15g
茵陈 15g	黄芩 15g	牛膝 15g	丹参 30g

郁金 15g　　　　石菖蒲 15g

2 剂，水煎，口服，日一剂。

2012-2-13　术后第四天中医四诊：神志转清，疲倦，能言语，但言语不清，四肢乏力，口干口苦，口唇干燥，仍有咳嗽咯痰，痰黄质稠，纳差，不思饮食，大便干结，便时难解，小便淡黄，舌淡红，苔稍黄浊，脉浮取数，沉取细无力。

中医辨证为气虚痰热瘀阻，给予生脉散加清热化痰、活血药物。处方如下：

西洋参 15g　　　　五味子 5g　　　　　　麦冬 15g　　　　　　　天然牛黄 10g

天竺黄 15g　　　　三七粉 1.5g

7 剂，水煎，口服，日一剂。

其中西洋参另炖焗服。

患者于 2012 年 2 月 20 日出院，出院时神志清，精神尚可，言语较前清晰，四肢肢体可自主活动，查体：双上肢肌力 5⁻ 级，双下肢肌力 5⁻ 级。患者整体情况较前明显好转，生活基本恢复自理，言语稍有不利，可正确对答问题。出院后仍用生脉散加减。

出院后患者治疗方案予双联抗聚治疗 2 周后，在门诊调整为华法林抗凝治疗。

第二次入院：

因"突发左上肢乏力、言语不清 2 小时"于 2012 年 8 月 17 日入院。

病史及治疗情况摘要如下：

2012-8-17　10:30（发病 0 小时）突发左上肢乏力，不能持物及抬举，伴言语不清，当时意识尚清，家人呼 120。

2012-8-17　11:30（发病 1 小时）到我院急诊科就诊，生命体征：T 36.3℃，P 55 次 / 分，R 20 次 / 分，BP 176/104mmHg. 查体：NIHSS 7 分，意识清，左侧中枢性面瘫，构音障碍，左上肢肌力 0 级，左下肢肌力、右侧肢体肌力 5 级。病理征未引出。

2012-8-17　11:45（发病 1 小时 15 分钟）急诊头颅 CT：头颅 CT 未见颅内出血（图 7a）。

2012-8-17　12:00（发病 1 小时 30 分钟）头颅 MR 示：右侧大脑半球散在多发超急性梗死病灶（桥脑右侧份、右侧丘脑、右侧额顶叶中央前后回及邻近部位），DWI 序列为高信号（图 7b，图 7d，图 7f），ADC 为低信号（图 7c，图 7e，图 7g）。MRA 示：左侧颈内动脉颅内段、左侧

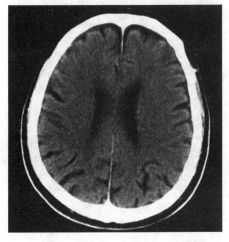
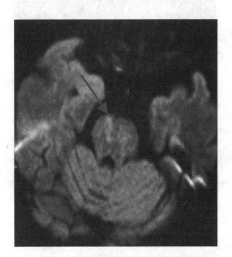

图 7a　头颅 CT 未见出血　　　　图 7b　DWI 桥脑右侧份高信号

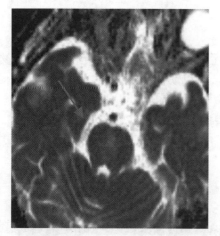

图 7c ADC 桥脑右侧份低信号

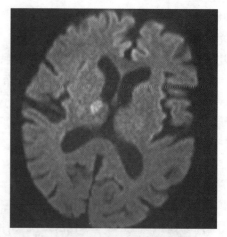

图 7d DWI 右侧丘脑高信号

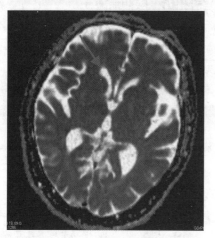

图 7e ADC 右侧丘脑低信号

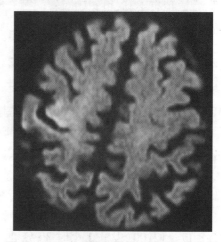

图 7f DWI 右侧额顶叶中央前后回高信号

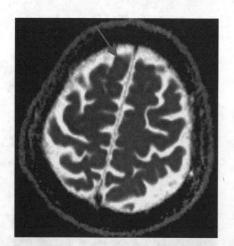

图 7g ADC 右侧额顶叶中央前后
回低信号

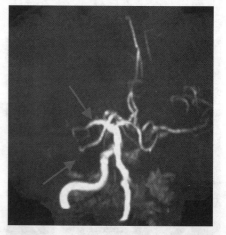

图 7h MRA 左侧颈内动脉颅内段、左侧
椎动脉颅内段、右侧大脑中动脉中远段未
见显影

椎动脉颅内段、右侧大脑中动脉中远段未见显影（图 7h）。急抽血常规、凝血、急诊生化、肝肾功能、心酶基本正常。肌钙蛋白：0.438μg/L。急诊心电图：未见明显 ST-T 抬高。缓慢房颤，并 2 度房室传导阻滞。

2012-8-17 12：30（发病 2 小时）收入院治疗。此时同样有行静脉溶栓指征，但同样因为患者行头颅 MR 后明确梗死原因为心源性血栓，选择了动脉取栓术。

2012-8-17 13：00（发病 2 小时 30 分钟）确定手术适应证（症状、体征及 CT、MR、发病时间可明确超急性脑梗死），排除手术禁忌证（肝肾功能、凝血尚可），因患者缓慢房颤并 2 度房室传导阻滞，急请住院总会诊后，予阿托品肌注提高心率，后心率可升至 70 次 / 分以上，做好术前准备，与家属交代病情，做好术前准备（包括临时起搏器准备），送入介入室。

2012-8-17 13：00（发病 2 小时 30 分钟）行气管内插管全麻并开始手术。造影示右侧大脑中动脉 M1 段闭塞（图 8a）。按 ROADMAPING 技术，在 TRA×CESS 0.014 微导丝导引下将一 REBAR 18 微导管通过大脑中动脉闭塞处，微导管造影显示大脑中动脉 M2 上干以远显影，M2 下干未见显影（图 8b，图 8c）。经微导管将一 EV3 SOLITAIRE 4×20 支架置入至大脑中动脉 M1 段，释放支架，连同导管一起回撤支架，未见支架有血栓取出。复查造影显示大脑中动脉通畅，微导管造影显示大脑中动脉 M2 上干以远显影，右侧颈内动脉造影示前交通动脉开放，右侧颈内动脉通过前交通动脉向左侧大脑前动脉及左侧大脑中动脉代偿供血（图 8d）。

2012-8-17 15：00（发病 4 小时 30 分钟）手术结束。

2012-8-18 12：00（术后 24 小时）神清，左上肢肌力 0 级，言语恢复基本正常，左侧中枢性面瘫，NIHSS 6 分。心律不齐。心电图：未见明显 ST-T 抬高。缓慢房颤，并 2 度房室传导阻滞，术后予双联抗聚及护胃治疗（原因同前）。

2012-8-19 11：30（术后 48 小时）与 8 月 18 日症状及体征大致相同，继续双联抗聚治疗。

2012-8-20 12：10（术后 72 小时）较前症状未有明显改善。NIHSS 6 分。方案：双联抗聚。

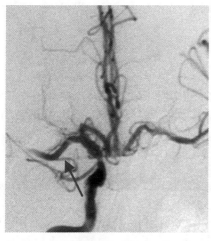
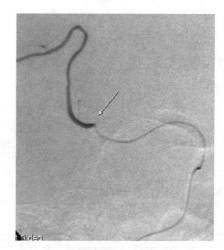

图 8a 右侧大脑中动脉 M1 段闭塞　　图 8b 将一微导管通过大脑中动脉闭塞处

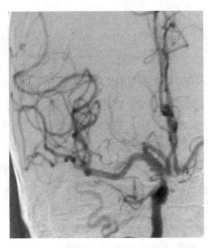 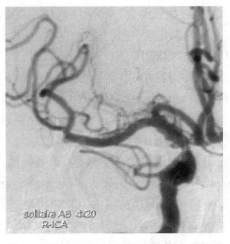

图8c　微导管造影显示大脑中动脉 M2 上干以远显影，M2 下干未见显影

图8d　释放支架后，右侧颈内动脉造影前交通动脉开放，右侧颈内动脉通过前交通动脉向左侧大脑前动脉及左侧大脑中动脉代偿供血

中医诊疗过程：2012 年 8 月 18 日（术后第二天）中医四诊：神清，稍疲倦，言语不清，基本能对答，左上肢乏力，不能持物及抬举，无口干口苦，纳差，不思饮食，眠可，二便调。舌质黯淡，苔白浊腻，脉沉弦。结合病史，当属中医学"中风"范畴，患者发病时神清，故为"中经络"。无面红、烦躁不安、口干口苦、舌红苔黄腻等，故为阴类症。突然发病，为风善行数变的征象；肢体乏力为痰瘀痹阻脉络，肢体失养之象；言语不清乃痰瘀阻滞，清窍失养之象。舌质黯淡，苔白浊腻，脉沉弦为风痰瘀血之象。故本病病机为风痰瘀血，痹阻脉络。治以中药汤剂半夏白术天麻汤加减，辅以益脑康胶囊息风化痰通络、灯盏细辛活血通络、通腑醒神胶囊通腑。处方如下：

法半夏 15g	白术 15g	天麻 15g	茯苓 15g
橘红 10g	牛膝 15g	鸡血藤 30g	丹参 15g
甘草 5g	鸡内金 30g	苍术 15g	泽泻 15g
麦冬 10g	生地黄 15g		

5 剂，水煎，口服，日一剂。

患者于 2012 年 8 月 23 日出院，出院时患者神清，仍稍疲倦，言语较前清晰，左上肢乏力较前明显好转，可自行行走，无口干口苦，无咳嗽咯痰，胃纳较前好转，每餐可进食 2 碗稀粥，夜眠可，二便调。出院后继续服用半夏白术天麻汤加减，并加用密陀僧以促进言语恢复，并予长期服用华法林钠片 3.125mg，每天一次，并嘱定期门诊监测凝血，控制 INR 在 2.0~2.5 范围内。

病例 3

患者女性，53 岁，因"反复活动后心悸、气促 10 年，加重伴肢肿 5 天"于 2010 年 10 月 13 日入院。病史及治疗情况摘要如下：

2010-10-13　患者因"1. 慢性心力衰竭（心功能Ⅲ级）；2. 风湿性心脏病（重度二狭；轻

中度主漏；近中度三漏）；3. 心房纤维性颤动（心房纤颤）"入住广东省中医院二沙岛分院心内科。

2010-10-13　06：10（发病 0 小时）大便后突发言语不利，左侧肢体乏力，活动不利，伴汗出，恶心呕吐胃内容物 1 次，大便失禁，当时神志清楚，对答合理，但言语含糊；左侧肢体乏力明显，面色无华，心悸，无气促，平卧，无发热，无头晕头痛。

2010-10-13　07：00（发病 50 分钟）急查 CT：CT 平扫未见异常（图 9a）。

2010-10-13　08：00（发病 1 小时 50 分钟）脑病科会诊，查体：NIHSS 9 分，意识清楚，对答合理，言语含混不清，查体配合。双侧瞳孔等大等圆，直径 3mm，对光灵敏，双侧眼球向右侧凝视，不能矫正。左侧中枢性面舌瘫，吞咽反射减弱，洼田试验 3 级，给予插胃管。右侧肢体肌力、肌张力、腱反射正常，左侧上下肢肌力均为Ⅲ - 级，腱反射活跃（++）。左侧病理征（+）。会诊意见：考虑急性脑栓塞，建议完善颅脑磁共振检查，转入脑病科转科治疗。

2010-10-13　09：00（发病 2 小时 50 分钟）送入介入室。

2010-10-13　09：03（发病 2 小时 53 分钟）行局麻并开始手术。以 Seldinger 技术行右侧股动脉穿刺，置入 6F 导管鞘，以 5F 造影管置入至右侧颈内动脉造影显示：右侧颈内动脉、眼动脉以上、右侧大脑中动脉完全闭塞（图 9b），左侧颈内动脉造影见向右侧代偿欠佳（图 9c）。更换 6F 指引管置入右侧颈内动脉，采用 ROADMAPING 技术，在 Tracess0.014 微导丝导引下将 REBAR27 微导管通过右侧颈内动脉闭塞段至大脑中动脉上干，造影显示远端大脑中动脉各分支（图 9d，图 9e）。经微导管将一 SOLITAIRE 支架 6×20 置入至右侧颈内动脉及大脑中动脉内，释放支架，使支架张开，将支架与微导管一起回撤，见支架内有小块血栓取出（图 9l），造影显示右侧颈内动脉未通，依同法重复取栓一次，见支架内有血栓取出，复查造影同前，病理切片提示为红色血栓（图 9m）。考虑血栓较大且硬，支架难以将血栓完全取出，再将支架送至到位后，不撤出支架，释放支架后造影显示右侧颈内动脉及大脑中动脉上干部分再通，血栓位置较前往大脑中动脉移位（图 9f）。术中决定再行动脉溶栓术，在 Tracess 0.014 微导丝导引下将 Echelon 10 微导管置入右侧颈内动脉闭塞段，共将 65 万单位尿激酶以 1 万单位 / 分钟速度缓慢注入，复查造影显示右侧颈内动脉完全再通，右侧大脑中动脉显影良好（图 9g），解脱支架后，保留微导管。

2010-10-13　11：25（发病 5 小时 15 分钟）手术结束。

2010-10-13　11：56（术后即刻）复查头颅 CT，脑栓塞治疗后复查，右侧颞部脑沟裂周围较高密度出血灶，考虑蛛网膜下腔出血（图 9h）。

2010-10-13　12：30 复查 TCD：右侧颈内动脉取栓术后，颅内段血流通畅；右侧大脑中动脉起始段血流速度增快（考虑轻度狭窄）。

2010-10-14　18：15（术后 36 小时）复查颅脑 MR 示："右侧颈内动脉取栓 + 溶栓术后"复查：右侧额、颞叶、基底节区大面积脑梗死，DWI 序列为高信号（图 9i），ADC 为低信号（图 9c）；PWI 示右侧基底节区灌注减低，右侧额颞叶灌注稍增高（图 9j）；MRA-3D TOP 成像提示右侧大脑中动脉近段未见显影（图 9k）。

2010-10-16　（术后 72 小时）复查头颅 CT，右侧颞部脑沟裂周围较高密度出血灶较前明显吸收，右侧大脑半球梗死灶周围水肿明显，考虑头痛与脑水肿有关。查体患者双侧眼球凝视已完全纠正，四肢可自主活动，言语稍含糊，左侧中枢性面舌瘫，左侧肢体肌力Ⅴ - 级，肌张力正常，右侧肢体肌力、肌张力正常，左侧巴氏征（+）。NIHSS 2 分。

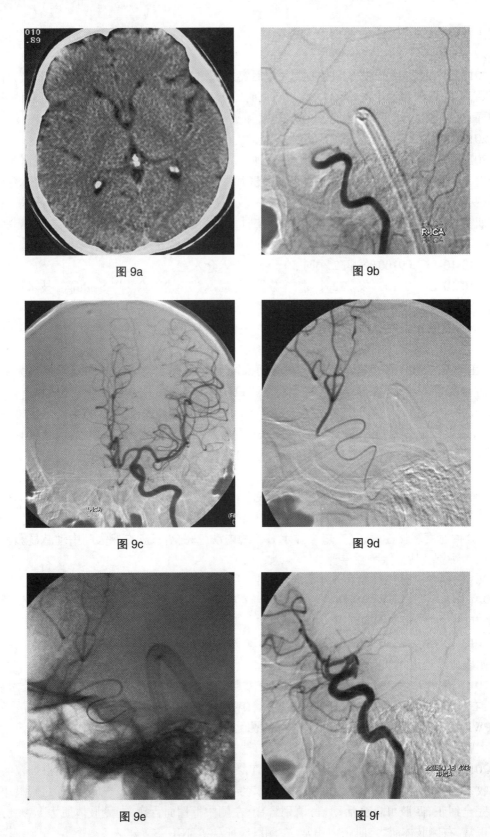

图 9a

图 9b

图 9c

图 9d

图 9e

图 9f

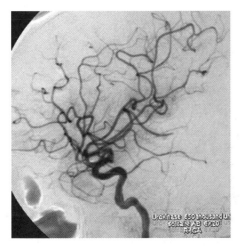

图 9g

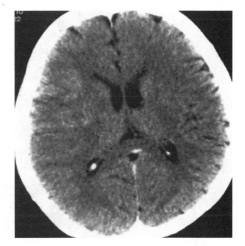

图 9h

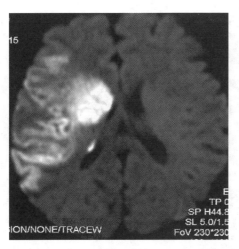

图 9i

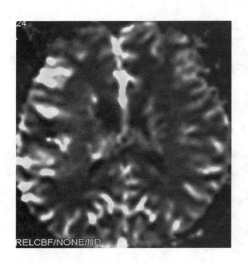

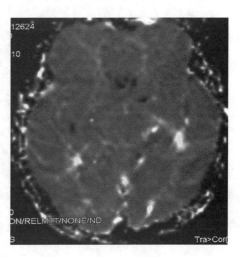

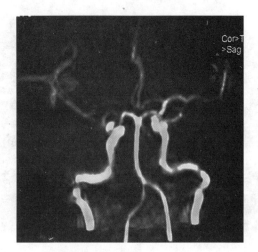

图 9j

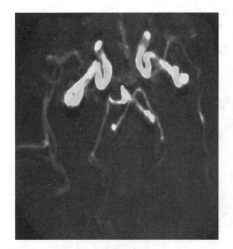

图 9k

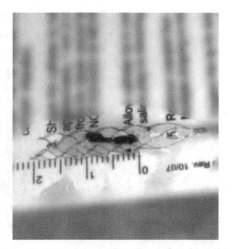

图 9l

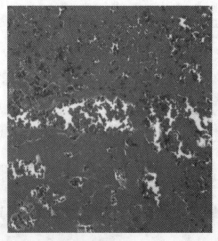

图 9m

2010-10-18 （术后 5 天）复查 TCD：脑血管多普勒超声未见明显异常。心脏彩超：EF：56%，考虑风湿性心瓣膜病；左房右房增大，二尖瓣中 - 重度狭窄并轻度关闭不全，主动脉瓣中度关闭不全，主动脉瓣口收缩期流速稍增高，三尖瓣重度关闭不全，肺动脉高压（轻度）。未提示明显血栓形成，患者此次发病考虑为心源性脑栓塞，目前病情逐渐好转，继发出血风险已大大降低，为防止再次发生心源性栓塞，予小剂量华法林口服抗凝。

中医四诊：患者神清，精神稍疲倦，四肢可自主活动，左侧肢体稍乏力，对答合理，言语稍含糊，予半流饮食，口干无口苦，夜眠较前好转，二便调。舌淡黯，苔薄白，脉结代。考虑患者精神疲倦，为气虚之象；左侧肢体稍乏力，为气虚血瘀、经气不利之征；口干，为阴津亏虚之象；夜眠欠佳，为阴虚失养之象；舌淡黯、苔薄白、脉结代，均为气阴两虚之象。辨证属"气阴不足，瘀阻经脉"，中药方面，治以"益气养阴，活血通络"为法，予宁心宝胶囊改善心脏功能，黄杨宁片行气活血通络；中药汤剂组方如下：

黄芪 45g	太子参 20g	北沙参 20g	麦冬 15g
山茱萸（枣皮/制）15g	牡丹皮 15g	肿节风 15g	五味子 10g
郁金 15g	赤芍 15g	丹参 15g	远志（制）10g

4 剂，水煎，口服，日一剂。

2010-10-29 （术后 16 天）复查 TCD：右椎动脉血流速度减低，余未见明显异常。

2010-12-10 术后三个月随诊，完全恢复正常，无后遗症。

二、病例特点与分析

病例 2

第一次入院

（一）病例特点

1. 老年男性，起病急骤，发病到入院共计 3 小时。入院考虑到血栓为心源性血栓，选择进介入室行动脉取栓术。既往有心房纤颤、高血压病史，平素规律服用降压药物，血压控制尚可，但未使用抗凝药物。

2. 主要症状为意识不清，不能言语，双眼球向左侧凝视，四肢疼痛刺激可抬离床面，小便失禁，双侧巴氏征阳性。

3. 影像学提示：入院头颅 CT 未见出血。2 月 11 日头颅 MR 提示左侧额叶急性腔隙性脑梗死，脑桥亚急性脑梗死，MRA 提示左侧椎动脉颅内段、左侧颈内动脉岩段 - 颅内分叉部闭塞。

4. 患者发病时间在脑血管再通时间窗内。

5. 前、后循环都存在病灶。

（二）病例分析

1. **临床定位分析** 患者嗜睡，提示上行网状激活系统损害；双眼左侧凝视，多提示额叶、脑桥被盖部病变；四肢肌张力正常、四肢可见自主活动、巴氏征阳性提示锥体外系损害不明显,锥体束可见受损。定位在额叶皮质层至脑桥之间。

2. **神经解剖定位分析**　头颅 MR 见大脑散在病灶(左侧额叶、双侧脑桥)。

3. **脑血管定位分析**　头颅 MRA 提示左侧椎动脉、颈内动脉不显影。

4. **定性分析**　患者发病急,急性起病多见于脑血管疾病、瘤卒中、炎症性疾病,患者前后循环都有病灶,且不伴头痛、呕吐等全脑症状,故首先考虑脑梗死,影像学可排除其余可疑诊断。另患者有房颤病史,此次病灶前、后循环都存在,应为心源性栓塞。

第二次入院

(一) 病例特点

1. 老年男性,起病急骤,发病到入院共计 2 小时。既往有心房纤颤、高血压病史。患者自 2012 年 3 月调整为华法林抗凝治疗,一直规律服药,但近一月又再次调整为双联抗聚治疗。

2. 主要症状为左上肢乏力,不能持物及抬举,言语不清。

3. 影像学提示:入院头颅 CT 未见出血。头颅 MR 示:右侧大脑半球散在多发超急性梗死病灶(桥脑右侧份、右侧丘脑、右侧额顶叶中央前后回及邻近部位)。MRA 示:左侧颈内动脉颅内段、左侧椎动脉颅内段、右侧大脑中动脉中远段未见显影。

4. 患者病灶为前后循环、散在、多发。

5. 入院时心电图:未见明显 ST-T 抬高。缓慢房颤,并 2 度房室传导阻滞。

(二) 病例分析

1. **临床定位分析**　此次症状主要是左上肢乏力,不能持物及抬举,言语不清。单侧上肢乏力无感觉障碍,可见于中央前回病灶;构音不清,主要表现为运动性失语,应定位在大脑半球额下回后部。综上,病灶应定位在额叶。

2. **神经解剖定位分析**　头颅 MR 见右侧大脑散在多发病灶(桥脑右侧份、右侧丘脑、右侧额顶叶中央前后回及邻近部位)。

3. **脑血管定位分析**　头颅 MRA 提示左侧颈内动脉颅内段、左侧椎动脉颅内段、右侧大脑中动脉中远段未见显影。

4. **定性分析**　患者发病急,急性起病多见于脑血管疾病、瘤卒中、炎症性疾病,患者前后循环都有病灶,且不伴头痛、呕吐全脑症状,故首先考虑脑梗死,影像学可排除其余可疑诊断。患者既往房颤病史,前、后循环都存在病灶,且未规律服用抗凝药物,应为心源性栓塞。

病例 3

(一) 病例特点

1. 中老年女性,住院期间突发起病,病情渐进加重。既往有房颤病史。

2. 主要症状为言语不利伴左侧肢体乏力。

3. 查体见:双侧眼球向右侧凝视,不能矫正。左侧中枢性面舌瘫,吞咽反射减弱,洼田试验 3 级,左侧上下肢肌力均为Ⅲ - 级,腱反射活跃(++)。左侧病理征(+)。

4. 影像学提示:急查颅脑 CT 平扫未见异常。

(二)病例分析

1. 临床定位分析 患者双侧眼球向右侧凝视,左侧肢体乏力,故梗死定位在右侧大脑半球。

2. 神经解剖定位分析 结合术后影像学,定位在右侧额、颞叶、基底节区。

3. 脑血管定位分析 DSA 提示右侧颈内动脉末端闭塞。

4. 定性分析 患者既往有频发房颤病史,此次因心悸气促加重入住心脏科,房颤尚频繁发作,故梗死原因考虑为心源性栓塞。

5. 鉴别诊断 心源性栓塞和大动脉粥样硬化导致的重度狭窄、或闭塞、或斑块脱落等造成的脑梗死:多数学者认为动脉 - 动脉栓塞的机会最多,栓子多来源于大动脉壁的硬化斑块或破碎的微栓,除此就是心脏内的赘生物,少数为血栓形成。前者患者多有心脏病基础,后者多有大动脉粥样硬化导致狭窄引起缺血的早期表现,类似短暂性脑缺血、腔隙性脑梗死等。心脏彩超、血管彩超、术中取出血栓病理结果可确诊。

三、文献复习

1. 心房颤动的分类和抗凝的危险分层

心房颤动(房颤)是最常见的心律失常之一。2010 年欧洲心脏病学会(ESC)心房颤动(房颤)治疗指南[1]将房颤分为"五型论",即首次诊断的房颤、阵发性房颤、持续性房颤、长程持续性房颤、永久性房颤。阵发性房颤是指能在 7 天内自行转复为窦性心律者,一般持续时间小于 48 小时;持续性房颤指持续 7 天以上,需要药物或电击才能转复为窦性心律者;长程持续性房颤是指房颤持续时间超过 1 年,拟采用节律控制策略,即导管消融治疗,使房颤治愈成为可能。而永久性房颤则指不能转复为窦性心律或在转复后 24 小时内复发者,不再采用节律控制策略[2]。

根据 2004 年所发表的数据,我国 30~85 岁居民中房颤患病率为 0.77%,其中 80 岁以上人群中患病率达 30% 以上。血栓栓塞性并发症是房颤致死致残的主要原因,而脑卒中则是最为常见的表现类型。在非瓣膜性房颤患者中,缺血性卒中的每年发生率(约 5%)是非房颤患者的 2~7 倍。预防卒中的新发与复发应成为房颤患者综合管理策略中的主要内容[3]。

房颤患者发生缺血性卒中的风险水平与其基线特征密切相关,根据基线特征对患者进行危险分层是制定正确的抗凝治疗策略的基础。目前 CHADS2-VASc 评分系统是临床应用最为广泛的评估工具。CHA2DS2-VASc 评分[4]内容包括:慢性心力衰竭 / 左室功能障碍(C)1分、高血压(H)1 分、年龄≥75 岁(A)2 分、糖尿病(D)1 分、脑卒中 / 短暂性脑缺血发作(TIA)/血栓栓塞病史(S)2 分、血管疾病(V)1 分、年龄 65~74 岁(A)1 分、性别(女性)(Sc)1 分。其中最高为 9 分,且脑卒中的发生率随着积分增高而增高。如果仅有一项危险因素,需要口服抗凝剂或阿司匹林治疗;有 2 项危险随着 CHADS2 评分的增高,房颤患者未来发生缺血性卒中的风险逐渐增高,应给予长期口服抗凝药治疗。

2. 房颤患者的抗凝治疗

(1)传统抗凝剂

1)抗血小板药物:抗血小板药物主要包括阿司匹林和氯吡格雷,分别作用于抗血小板聚集的两个不同环节(前者为血栓素途径抑制剂,后者为二磷酸腺苷受体拮抗剂),适用于房颤低危患者及华法林抗凝禁忌证患者的替代治疗。

临床研究:关于抗聚药物用于房颤患者血栓栓塞事件的价值一直存在争议。虽然一些学者认为对于血栓风险较低(CHA2DS2-VASc 评分 0~1 分)者可考虑选择阿司匹林治疗,但这一建议缺乏充分证据。新近一项纳入 132,372 例非瓣膜性房颤患者的大型队列研究提示,无论阿司匹林单独应用或与华法林联合应用,均不具有显著的抗栓疗效。

ACTIVE-A[5]研究表明,氯吡格雷加阿司匹林组脑卒中发生率较安慰剂加阿司匹林组显著降低 28%,主要血管事件发生率显著降低 11%,但同时服用氯吡格雷加阿司匹林治疗主要出血事件(主要为消化道出血)显著增加(2.0% VS1.3%)。因此,ACTIVE-A 研究建议使用氯吡格雷加阿司匹林替代治疗,需密切观察出血倾向,并采取预防和相应治疗措施。对于房颤高危患者阿司匹林及氯吡格雷的疗效及安全性均不理想[2]。

2)华法林:华法林是心血管疾病中最常用的一种双香豆素类抗凝血药物,在体内通过抑制维生素 K 环氧化物还原酶的活性从而阻断维生素 K 氢醌的生成,进而抑制维生素 K 依赖性凝血因子的一羧基化作用,并抑制肝细胞中凝血因子的合成,还具有降低凝血酶诱导的血小板聚集反应的作用,因而具有抗凝和抗血小板聚集的功能。

临床研究:迄今已有多项随机化临床研究论证了华法林在房颤患者卒中一级预防与二级预防中的作用,结果显示在密切监测 INR 的情况下,中、高危房颤患者长期应用华法林治疗可以有效降低患者发生缺血性卒中的危险,其疗效显著优于安慰剂、阿司匹林以及阿司匹林联合氯吡雷。临床研究房颤血栓栓塞的多项一级预防实验的荟萃分析显示,华法林可使脑卒中的相对风险降低 68%[6],ACTIVE-W[7]实验提示华法林降低脑卒中的风险效果显著优于阿司匹林和氯吡格雷。

然而在临床实践中,华法林治疗的现实情况不容乐观。我国人群流行病学调查发现,房颤患者华法林抗凝治疗率仅为 2%,阿司匹林使用率为 38%,两者均未使用的比例达 60%。而在服用华法林的患者中,多数无系统监测 INR 或 INR 保持在无效的低水平 1.3~1.5[8]。持续性房颤与阵发性房颤脑卒中发生率相当,约为普通人群的 2 倍。然而,与持续性房颤抗凝治疗相比,阵发性房颤患者抗凝药物的使用率更低[9]。

华法林因其治疗窗窄,剂量监测、出血等不良后果,食物及药物的影响作用,医生和患者对房颤抗凝治疗认识的不足等因素使其应用受到限制。故在临床中,需要更安全、更便捷、更有效的替代华法林和阿司匹林的理想抗凝药物。

(2)新型抗凝剂:理想的抗凝药物疗效应与华法林相似,出血并发症更少,固定剂量口服,治疗窗宽,与食物、药物无相互作用,不用监测等。与肝素或华法林那样作用于多个凝血因子不同,最重要的两个治疗靶点 Ⅱa 和 Xa。研究表明,直接凝血酶抑制剂和 Xa 因子抑制剂已显示了良好的抗凝效应和安全性,且服用方便,无需常规监测,有望取代华法林成为未来抗凝的主流药物。目前正在进行的房颤抗栓治疗评价的新型抗凝药物包括:达比加群(dabigatran)、利伐沙班(rivoroxaban)和阿哌沙班(apixaban)等。

1)达比加群酯:达比加群酯是一种新型抗凝剂,作用于 Ⅱa 因子,是第二代直接凝血酶抑制剂,半衰期 12~17 小时,80% 经肾脏排泄,生物利用度为 6.5%,起效快,与药物及食物之间相互作用少,无需常规抗凝监测。因达比加群酯结合于凝血酶的纤维蛋白特异结合位点,阻止纤维蛋白原裂解为纤维蛋白,从而阻断了凝血瀑布网络的最后步骤及血栓形成,达比加群酯可从纤维蛋白—凝血酶结合体上解离,发挥可逆的抗凝作用[10],从而达到最佳的抗凝效果。

临床研究:BISTR Ⅱ、RE-NOVATE 和 PETRO 等研究[11]已证实,固定剂量的达比加群酯与调整剂量的华法林在预防膝或髋关节置换术后、静脉血栓栓塞事件及非瓣膜性房颤患者预防脑卒中和体循环栓塞的有效性。RELY 研究[12]是一项全球性、随机的Ⅲ期临床试验,共有 44 个国家 900 多个研究中心的 18,113 例患者参与,结果表明:与良好对照的华法林组相比,达比加群酯 150mg(2 次 / 天)能显著降低房颤患者的脑卒中和栓塞性疾病发生的风险达 34%(P<0.001),同时不会增加大出血的风险;达比加群酯 110mg(2 次 / 天)治疗组脑卒中和全身性栓塞的减少相似,而大出血的发生率显著减少 20%(P:0.003)。研究的关键次要指标及其他结果同样令人印象深刻。应用达比加群酯 150mg 和 110mg(2 次 / 天)都可显著减少出血性脑卒中的发生率,达比加群酯 150mg(2 次 / 天)可减少血管死亡的发生率。

2)Xa 因子抑制剂:利伐沙班是一种特异性的直接 Xa 因子抑制剂,通过高度选择性和可竞争性抑制游离和结合的 Xa 因子以及凝血酶原活性,以剂量 - 依赖方式延长凝血酶原时间(PT)和活化部分凝血活酶时间(APTT),不需要凝血酶Ⅲ参与,可有效抗凝,但对血小板聚集无直接影响,其半衰期为 5.7~9.2 小时,主要经两条途径排泄:66% 通过肾脏途径,大约 36% 以原型从尿中排出,还有 28% 经粪便、胆汁排泄。由于药物大部分经肾脏排泄,所以肾功能不全患者使用时需慎重[13]。

目前利伐沙班主要用于外科,特别是骨科膝关节、髋关节置换术后深静脉血栓形成及肺栓塞的预防,在房颤抗凝治疗方面尚未广泛应用。

临床研究:RECORD 研究[14]是一项多中心、随机、双盲的国际性研究,旨在评价口服利伐沙班(10mg,1 次 / 天)的安全性和疗效。2531 例将接受全膝关节置换术的患者,分别口服利伐沙班 10mg(1 次 / 天)和皮下注射依诺肝素 40mg(1 次 / 天),均连续使用 10~14d。结果显示在主要疗效终点:深静脉血栓、非致死性肺栓塞以及全因死亡率,利伐沙班组和依诺肝素组分别达到 9.6% 和 18.9%。ROCKET-AF 研究[15]是目前在预防房颤患者发生脑卒中方面最大规模的双盲研究,有 14,264 名患者参加,研究比较每日 1 次利伐沙班与华法林剂量调整方案的疗效。在主要有效性终点方面(缺血或出血性脑卒中、心血管性死亡、体循环栓塞),利伐沙班优于华法林,利伐沙班使预设定的治疗人群发生脑卒中和非中枢神经系统栓塞的相对风险降低了 21%。该结果显示,只要患者使用利伐沙班就一直存在与华法林相当的治疗获益。另外,使用利伐沙班的患者发生出血性脑卒中的病例明显减少。与华法林组相比,利伐沙班组心肌梗死病例更少,全因死亡率降低。ROCKET-AF 研究结果显示:每日口服 1 次利伐沙班可让患者远离脑卒中,并且安全性良好和便利性更佳。

3)阿哌沙班:阿哌沙班是另一种直接 Xa 因子的竞争性抑制剂。

AVERROES 研究(Apixaban versus aeetylsalicylic acid to prevent strokes in AF patients who have failed or are unsuitable for vitamin Kantagonist treatment)采用多中心、随机、双盲对照试验设计,共纳入 36 个国家 520 家中心 5599 例心房颤动伴脑卒中高风险的患者,随机分为阿哌沙班(5mg,2 次 / 天)治疗或阿司匹林(81~324mg/d)治疗,平均随访 1.1 年[16]。研究表明,对于不能耐受华法林且具有血栓高风险的心房颤动患者,应用阿哌沙班能够较阿司匹林更为有效的预防卒中与全身血栓栓塞事件,不增加严重出血的风险。结果发现:阿哌沙班组患者主要终点(卒中和体循环栓塞)发生率为每年 1.6%,显著低于阿司匹林组(每年

3.7%，$P<0.001$）。阿哌沙班组与阿司匹林组大出血发生率相似（分别为每年1.4%与1.2%，$P=0.57$）。由于中期分析结果显示阿哌沙班组获益幅度显著优于阿司匹林组，本研究被提前终止。ARISTOTLE（Apixaban for reduction in stroke and other hmmboembolic events in atrial fibrillation）[17]研究采用双盲双模拟随机化对照研究设计，其主要目的旨在论证阿哌沙班预防主要复合终点（缺血性或出血性卒中与体循环栓塞）的疗效不劣于华法林，次要目标是探讨阿哌沙班是否较华法林更为有效的预防由缺血性或出血性卒中、体循环栓塞以及全因死亡所组成的复合终点事件的发生。共纳入18,201例具有卒中 bid）治疗组或剂量调整的华法林治疗组（INR目标值为2.0~3.0），最短治疗时间为12个月。平均随访1.8年后显示，与华法林组相比，阿哌沙班可使主要复合终点风险降低21%（$P<0.001$），严重出血风险降低31%（$P<0.001$），全因死亡率降低11%（$P=0.047$），出血性脑卒中减少49%（$P<0.001$），颅内出血减少58%（$P<0.001$）。这一研究结果表明，与调整剂量的华法林相比，阿哌沙班能够更为有效地降低卒中或体循环血栓发生率与出血事件危险性，并降低全因死亡率。

四、决策难点分析

两个病例均为房颤患者急诊行动脉取栓术治疗。那么，行动脉取栓术的患者合并房颤，术后应采取怎样的治疗方案呢？即如何组合华法林、阿司匹林、氯吡格雷，以达到降低取栓术后血栓再形成、房颤栓塞、心脑血管事件，同时不增加出血事件的目的呢？

1. 动脉取栓术后血栓形成机理

动脉取栓术使血管内皮的完整性受到破坏，导致内皮下基质暴露于血液中，后者引发血小板的黏附和聚集，继而形成富含血小板的血栓，造成血管腔狭窄。因此为预防取栓术后血栓形成，指南建议术后双重抗聚。而房颤是最常见的心律失常，是卒中与血栓栓塞的高危因素。房颤时发现显著的血液成分改变，以及炎症和生长因子的异常。因此房颤时血栓形成与凝血有关，需要抗凝治疗。

2. 三联抗栓治疗与抗凝、抗血小板治疗的序贯治疗

北美专家已发表文章，提出共识，三联抗栓可能增加出血风险，但也能降低支架内血栓和卒中发生率，短期应用是安全的，但长期应用则出血风险增加，受益降低。

（1）卒中低危（CHA2DS2-VASc=0）+ 支架内血栓低危 + 出血低危

BMS（裸支架）：DAPT（双重抗血小板治疗）1个月，最好1年；

DES（药物洗脱支架）：DAPT（口服抗凝药）至少12个月；

（2）卒中中高危（CHA2DS2-VASc>1）+ 支架内血栓低危 + 出血低危

BMS：三联抗栓至少1个月，之后OAC+一种抗血小板药12个月；

DES：三联抗栓至少6个月，之后OAC+一种抗血小板药12个月；

（3）卒中中高危（CHA2DS2-VASc>1）+ 支架内血栓高危 + 出血低危

BMS：三联抗栓至少6个月，之后OAC+一种抗血小板药12个月；

DES：三联抗栓至少12个月；

（4）卒中中高危（CHA2DS2-VASc>1）+ 支架内血栓高危 + 出血高危

BMS：三联抗栓至少1个月，之后OAC+一种抗血小板药12个月；

DES：不推荐

CHADS2-VASc 评分	金属裸支架	药物洗脱支架
≥2 分	三联抗栓(1 个月)	三联抗栓(3~6 个月)
	华法林联合 1 种抗血小板药物(11 个月)	华法林联合 1 种抗血小板药(6~9 个月)
	华法林单药(1 年后)	华法林单药(1 年后)
0~1 分	阿司匹林联合氯吡格雷(1 年)+ 华法林单药(1 年后)	

3. 应用三重抗栓的相关处理

(1)华法林、阿司匹林、氯吡格雷三联用药时,应该将 INR 比值控制在 2~2.5;

(2)给予质子泵受体抑制剂(PPIs),以减少胃黏膜损害,减少消化道出血事件;

(3)严格掌握介入治疗适应证,推荐裸金属支架,药物涂层支架仅限于长病变、小血管、糖尿病、支架内再狭窄等高危患者;

(4)置入新一代药物支架如 Resolute、Xience V,三联抗栓研究缺乏数据,但鉴于其血栓发生率低、双联抗栓时间短,必须选用药物支架的时候,可以作为首选;

(5)新型抗凝制剂如 Dabigatran、Rivoroxaban、Apixaban,抗凝效果优于华法林,安全性改善,但与双联抗血小板药物联用的结果如何,目前尚没有研究。

五、中医药在心源性栓塞患者取栓术后如何发挥优势

两例患者均为心源性栓塞所致急性缺血性中风,取栓术前、术中时间紧急,中医药很难有机会发挥优势,而取栓术后血管再闭塞发生率较高,此时亦是中医药发挥优势的良好时机。

心源性脑栓塞大多发生于中老年人,存在动脉粥样硬化的病理状态。经云:"年过四十,阴气自半"。根据中医学理论,患者多年老体弱,脏气不足,气为血之帅,气虚则血行涩滞,加之今人多嗜食肥甘厚味,久则损伤脾胃,聚湿生痰,痰浊内盛,进一步阻滞气血运行,最终导致痰瘀互结于脉内,从而逐渐形成动脉粥样硬化性的血栓形成,若再遇情志不遂,气机逆乱,则极易导致脑脉供血不足,甚则形成脑脉痹阻之中风病。总之,本病应属本虚标实之证,脏气亏虚为本,痰瘀互结为标。动脉取栓术能在短时间内使血流运行通畅,发挥祛除瘀血的"治标"作用,但疾病脏气亏虚的"本"却仍然存在,而且从其对瘀血的强烈干预作用来看,该方法类似中医所谓的"破血作用",而具有破血作用的治疗方法则同时有耗气伤血之弊,因此动脉取栓术后还有可能进一步加重脏气不足的"本虚",临床上患者在术后则出现明显的神疲乏力、少气懒言等脏气亏虚表现。因此,为防止或延缓支架术后再狭窄的发生,我们在术后更应该注重正气的补充,并兼用活血化痰之品。只有从根本上改善腑脏正气亏虚的状态,动脉取栓术后血管再闭塞才有可能得到很好的防治。

参 考 文 献

[1] Wasmer K, Eckardt L. Management of atrial fibrillation around the world: a comparison of current ACCF/AHA/HRS. CCS. and ESC guidelines. Eumpace, 2011, l3(10):1368-1374.

[2] 苏春芳, 靳维华. 心房颤动最新抗凝治疗进展. 心血管病学进展, 2012, 33(3):424-428.

［3］胡大一,郭艺芳.心房颤动抗凝治疗中国专家共识.心脑血管病防治,2012,12(3):173-177.

［4］Connolly SJ,Ezekowitz MD,Yusuf S,et al.Dabigatranversus warfarin in patients with atrial fibrillation.N Engi J Med,2009,361(12):1139-1151.

［5］ACTIVE Investigators,Connolly SJ,Pogue J,et al.Effect of clopidogrel added to aspirin in patients with atrial fibrilation. N Eng J Med,2009,360(20):2066-2078.

［6］Meyer D.Antiplatelets and stroke outcomes:state of the science. Crit Care Nuts Clin North Am,2009,21(4):517- 528.

［7］ACTIVE Writing Group of the ACTIVE investigators,Connolly S,Pogue J,et al. Clopidogrel plus aspirin versus oral anticoagulation for atrial fibrillation in the Atrial fibrillation Clopidogrel Trial with Irbesartan for prevention of Vascular Events(ACTIVE W):a randomized controlled trial. Lancet,2006,367(9526):1903-1912.

［8］胡大一,张鹤萍,孙艺红,等.华法林与阿司匹林预防非瓣膜性心房颤动患者血栓栓塞的随机对照研究.中华心血管病杂志,2006,34:295-298.

［9］Friberg L,Hammar N,Rosenqvist M.Stroke in paroysmal atrial fibrillation:report from the Stockholm Cohort of Atrial Fibrillation. Thromb Haemost,2009,101:367-372.

［10］Blech S,Ebner T,Ludwig-Sehwellinger E,et al. The metabolism and disposition of the oral direct thrombin inhibitor,dabigatran,in humans. Drug Metab Dispos,2008,36:386-399.

［11］Ezekowitz MD,Connoly S,Parekh A,et al.Rationale and design of RE-LY:randomized evaluation of long-term anticoagulant therapy,warfarin,compared with dabigatran.Am Heart J,2009,157(5):805-810.

［12］Mueck W,Becka M,Kubitza D,et al. Population model of the pharmaeokineties and pharmacodynamics of rivaruxaban-an oral direct factor Xa inhibitor in healthy subjects.Int J Clin Pharmacol Ther,2007,45:335.

［13］Lassen MR,Ageno W,Borris LC,et al. Rivaroxaban versus enoxaparin for thromboprophylaxis after total knee arthroplasty. N Engl J Med,2008,358(26):2776-2786.

［14］Becker R,Berkowitz SD,Breithardt G,et al. Rivaroxaban-Once dally oral direct factor Xa inhibition compared with vitamin K antagonism for prevention of stroke and Embolism Trial in Atrial Fibrillation:rationale and design of the ROCKET AF study. Am Heart J,2010,159(3):340-347.

［15］The AVERROES Steering Committee and Investigators. Apixaban in patients with atrialfibrillation. N Engl J Med,2011,364(24):806-817.

［16］Granger CB,AleXander JH,McMurray JJV,et al. Apixaban versus warfarin in patients with atrial fibrillation. N Engl J Med,2011,365(11):981-992.

（黄燕,张新春,李珏卉）

病例 4: 基底动脉狭窄内科治疗失败转为急诊基底动脉支架成形术

一、病例摘要

患者男性,51 岁,因"突发左侧肢体麻木乏力 2 天,加重伴言语不利 1 天"于 2012 年 5 月 18 日入院。病史及治疗情况摘要如下:

2012-5-17　患者早上起床时突发左侧肢体麻木乏力,当时尚可自行行走及持物,无意识不清,无言语不利、饮水呛咳、视物旋转、恶心呕吐等不适,未予以重视。

2012-5-18　左侧肢体麻木乏力症状加重,不能自行行走,并逐渐出现言语不利,遂至英德市中医院就诊,查头颅 CT 未见出血,诊断为"脑梗死",予抗凝等相关治疗后症状未见明显好转,后收入我科,入科神经系统查体:GCS 15 分,NIHSS 10 分:左侧中枢性面舌瘫,构音欠清,左侧肢体肌力 2⁺ 级,左侧 Babinski(+)。

2012-5-18　颅脑 MRI 示右侧脑桥急性梗死(图 10-1~ 图 10-4);MRA 提示右侧大脑中动脉 M1 段、左侧大脑中动脉 M2 段、基底动脉、左侧大脑后动脉 P1 段重度狭窄(图 10-5,图 10-6)。

2012-5-22　行全脑血管造影术,提示基底动脉中段严重狭窄(图 10-7~ 图 10-9)。

DSA 见基底动脉严重狭窄,TCD 示基底动脉收缩期流速 105.31cm/s,舒张期流速 44.5cm(深度 89),101.82cm/s,39.45cm/s(深度 97),RI 分别为 0.75,0.92(图 11-1,图 11-2),表现为高速低阻型。根据相关标准,基底动脉流速收缩期 >100cm/s,说明基底动脉存在明显狭窄。

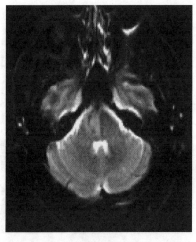 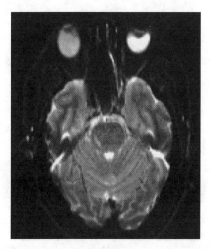

图 10-1　DWI 右侧桥脑高信号(2012-5-18)　　图 10-2　DWI 右侧桥脑高信号(2012-5-18)

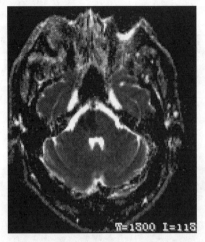 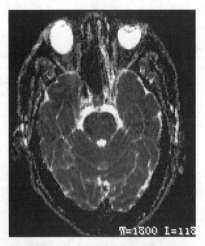

图 10-3　ADC 右侧桥脑低信号（2012-5-18）　　　图 10-4　ADC 右侧桥脑低信号（2012-5-18）

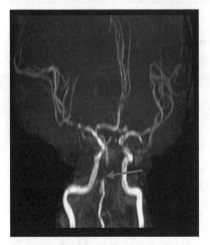 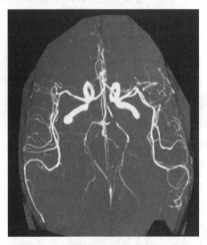

图 10-5　双侧 MCA 及 BA 狭窄（2012-5-18）　　　图 10-6　左侧 PCA 狭窄（2012-5-18）

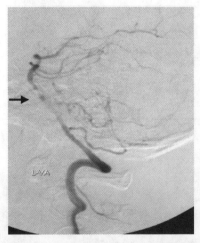 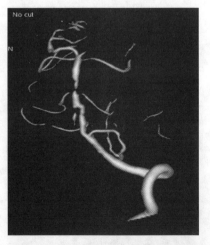

图 10-7　DSA 示基底动脉中段严重　　　　图 10-8　DSA 示基底动脉中段严重
　　　　狭窄侧位（2012-5-22）　　　　　　　　　　狭窄正位（2012-5-22）

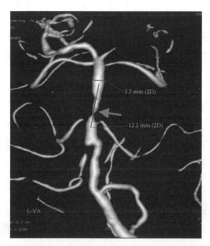

图 10-9　DSA 示基底动脉中段严重狭窄三位重建（2012-5-22）

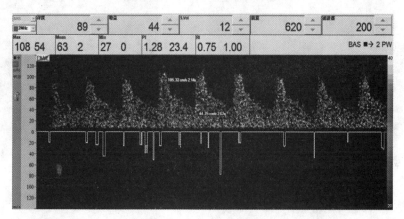

图 11-1　TCD（BA）

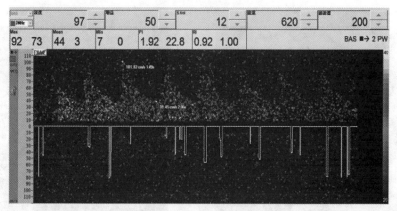

图 11-2　TCD（BA）

　　根据患者 DSA 及无创血管评价结果,建议患者卒中急性期过后进一步行基底动脉血管成形术,患者及家属表示拒绝后带药出院。出院后患者未服用阿司匹林、波立维及立普妥等药物。

　　2012-6-19（首次发病1个月后）　患者凌晨3点起床小便时突发左侧肢体乏力，不能站立、行走及持物，当时患者神清，无言语不利、饮水呛咳、视物旋转、恶心呕吐等不适，未予重视，继续卧床休息；至中午11时左右（发病8小时），家属发现患者出现不能言语，无法饮水、进食，遂至当地医院就诊（具体诊疗不详），经治疗后患者症状未见好转，遂送至我院，以"急性脑梗死"收入我科（6月19日约20∶00，发病17小时），查体：GCS 11分，NIHSS 16分，运动性失语，构音障碍，左侧肢体肌力1级，左侧Babinski（+），颅脑CT未见出血，MRI提示双侧桥脑梗死（图12-1~图12-4），MRA提示基底动脉局部未见显影（图12-5），诊断为急性脑梗死（定位：双侧桥脑；定性：动脉粥样硬化斑块形成）。

　　中医四诊：神清，精神疲惫，不能言语，左侧肢体乏力，不能持物及行走，饮水呛咳，吞咽困难，无头晕头痛，无胸闷心悸，无口干口苦，小便调，大便干结。舌质黯红，苔白稍腻，脉滑。辨证为风痰瘀血，痹阻脉络（阴类证），以息风化痰，活血化瘀为法。中药汤剂暂未给予。

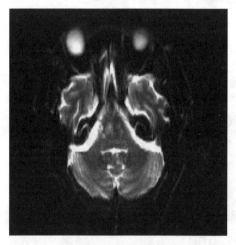 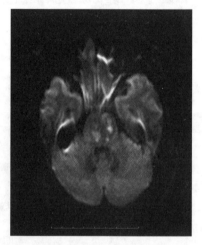

图12-1　双侧桥脑DWI高信号（2012-6-19）　　图12-2　双侧桥脑DWI高信号（2012-6-19）

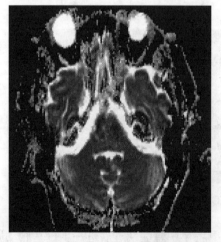 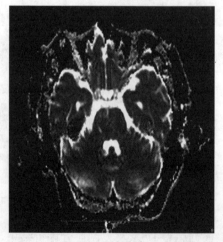

图12-3　双侧桥脑ADC低信号（2012-6-19）　　图12-4　双侧桥脑ADC低信号（2012-6-19）

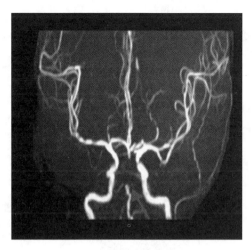

图 12-5　MRA 示基底动脉闭塞（2012-6-19）

2012-6-19　22：54（发病 20 小时）行急诊基底动脉球囊扩张并支架成形术，麻醉满意后，置平卧位，常规消毒铺巾，右侧股动脉穿刺，以 6F 指引管置入至左侧椎动脉，见基底动脉发出小脑前下动脉以远闭塞（图 13-1，图 13-2），采用 ROADMAPING 技术，在 TRANCENT.014 微导丝导引下将一 2.75×9mm GATEWAY 球囊置入基底动脉狭窄处，造影调整到合适位置，压力泵加压到 6 atm，复查造影见狭窄改善。退出球囊，沿微导丝将 REBAR18 微导管置入至基底动脉末段，经微导管将一 EV3 SOLITAIRE 4×20 支架置入至基底动脉狭窄处。造影显示狭窄改善良好（图 14-1，图 14-2），电解脱支架。撤回微导丝、微导管、指引导管，评价颅内供血情况，颅内供血良好。保留导管鞘，自然中和肝素，结束手术。

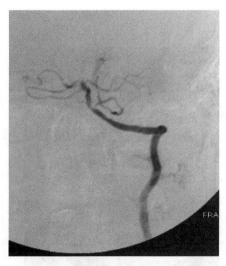

图 13-1　DSA 示基底动脉发出小脑
前下动脉后闭塞（2012-6-19）

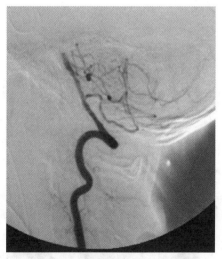

图 13-2　DSA 示基底动脉发出小脑
前下动脉后闭塞（2012-6-19）

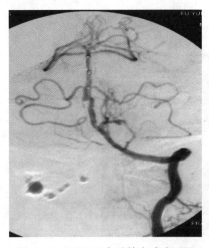 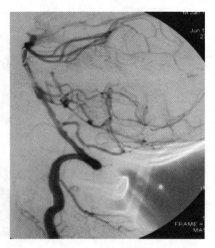

图 14-1 DSA 示术后基底动脉开通　　　图 14-2 DSA 示术后基底动脉开通
（2012-6-19）　　　　　　　　　　　（2012-6-19）

术后患者神清,左侧肢体乏力,不能站立及行走,言语不能,查体:运动性失语,构音障碍,左侧肢体肌力 1 级,复查 TCD 示基底动脉支架术后血流通畅(图 16-1,图 16-2);右侧椎动脉呈低速高阻频谱改变,颅脑 CT 示未见出血(图 15-1,图 15-2)。西医方面,维持阿司匹林加波立维双联抗聚集,阿托伐他汀稳斑降脂。中医方面,患者突然起病为风象,肢体乏力、不能言语为痰瘀阻络之象,舌质黯红,苔白稍腻,脉滑均为痰瘀阻络之象,中医辨证为风痰瘀血,痹阻脉络。中药以半夏白术天麻汤加减。

处方:

白术 15g	天麻 15g	茯苓 15g	橘红 10g
怀牛膝 15g	鸡血藤 30g	丹参 15g	甘草 5g
法半夏 15g			

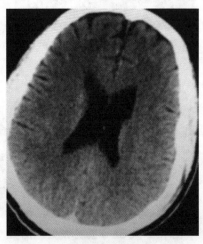 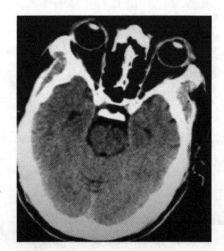

图 15-1 BA 支架术后即刻,　　　图 15-2 BA 支架术后即刻,
　　头颅 CT 未见出血　　　　　　　头颅 CT 未见出血

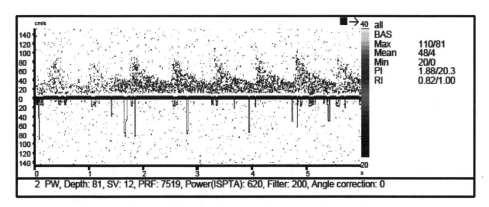

图 16-1　BA 支架术后 TCD

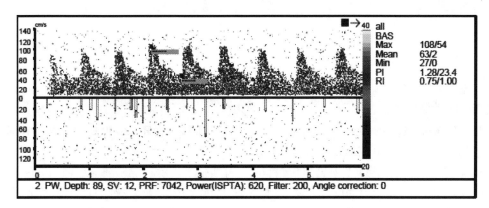

图 16-2　BA 支架术后 TCD

2012-6-22　患者出现发热、咳嗽咳痰,呼吸急促,查体:体温 37.9℃,呼吸 21 次 / 分,双肺呼吸音粗,可闻及少许湿啰音,辅助检查:WBC:11.86×10⁹/L,NEUT%:84.7%,降钙素原检测:0.35ng/ml,C 反应蛋白:150.2mg/L,结合患者院前误吸史,考虑肺部感染,予物理降温、化痰、抗感染治疗。

中医四诊:患者发热,咳嗽咳痰,痰色白量多,可咳出,留置尿管,大便通畅,舌黯,苔白腻,脉滑,考虑患者痰湿瘀阻化热,中药在前方基础上加浙贝、桔梗加强化痰力度,同时加赤芍、毛冬青加强活血化瘀力度。经治疗后患者体温恢复至正常,血象、降钙素原及 C 反应蛋白等指标都逐渐回落,后转下级医院继续治疗。

处方明细:

白术 15g	天麻 15g	茯苓 15g	橘红 10g
牛膝 15g	鸡血藤 30g	丹参 15g	甘草 5g
法半夏 15g	毛冬青 30g	赤芍 15g	浙贝母 20g
桔梗 15g			

电话随访患者,患者在外院治疗期间,药物治疗主要包括抗血小板聚集药物及降脂稳斑治疗,除药物治疗外,还积极进行了康复治疗,现患者生活基本可自理,可自行行走,可持物,言语仍有不清,但是基本交流无明显障碍。BI:85 分,mRS:4 分。

中医诊疗过程:患者突然起病,主要表现为左侧肢体乏力,不能言语,饮水呛咳,吞咽困难,无口干口苦,小便调,大便干结。舌质黯红,苔白稍腻,脉滑。结合病史及西医学辨病为"中风",神志清楚,故为"中经络"。无面红烦躁、口干口苦、舌红等阳热之象,故为阴类证。急性起病为动风之象;肢体乏力为痰瘀阻络,肢体失养之象;不能言语为风痰瘀阻滞清窍,清窍失用之象;舌黯为瘀血之象,苔腻、脉滑为痰浊之象。

综上所述,本病病位在脑,与肝脾肾相关,病性属本虚标实,病机为风痰瘀血,痹阻脉络。以"息风化痰、活血化瘀"为法,方用"半夏白术天麻汤"加活血化瘀之品,同时辅以益脑康口服液活血化瘀,涤痰通络。疾病治疗过程中,患者出现发热、咳嗽咳痰,痰色白,考虑痰瘀阻络,水液运行失调,痰湿阻肺,肺失宣降,故见咳嗽咳痰,治疗上予浙贝、桔梗等加强宣肺化痰之力。总而言之,痰瘀贯穿于中风病的始终,化痰通络、活血化瘀为中风病的治疗大法。

二、病例特点与分析

(一)病例特点

1. 患者男性,61 岁,急性发病,一个月内两次发病,首次发病基底动脉严重狭窄,1 个月后发病基底动脉闭塞。

2. 主要症状为左侧肢体乏力,伴言语障碍及饮水障碍,查体:运动性失语,构音障碍,左侧肢体肌力 1 级,左侧 Babinskin(+)。

3. 影像学特点:颅脑 CT 未见出血,首次发病颅脑 MR 示右侧脑桥急性梗死;右侧大脑中动脉 M1 段、左侧大脑中动脉 M2 段、左侧大脑后动脉 P1 段重度狭窄;DSA 示基底动脉狭窄;再次发病颅脑 MR 提示双侧桥脑梗死,MRA 提示基底动脉局部未见显影,支架成形术前见基底动脉发出小脑前下动脉以远闭塞。

(二)病例分析

1. 临床定位分析

患者第一次发病表现为左侧肢体乏力、言语不清,查体:构音障碍,左侧中枢性面舌瘫,左侧肢体肌力 2$^+$级,左侧 Babinskin(+),定位在右侧大脑半球(临床上右侧大脑半球、底节区、右侧桥脑都可以出现,无法精确定位);再次发病表现为左侧肢体乏力、言语不清、饮水不能,查体见运动性失语,构音障碍,左侧肢体乏力,临床定位仍在右侧大脑半球(临床上右侧大脑半球、底节区、右侧桥脑都可以出现,无法精确定位),需要详细查体,进一步寻找定位证(比如有无失语、凝视、咽反射异常等情况),还需要根据颅脑磁共振等检查协助诊断。

2. 神经解剖定位分析

根据患者症状体征,神经解剖定位在皮质脊髓束(上下肢均等,右侧大脑半球、底节区、右侧桥脑都可以出现,无法精确定位)。

3. 脑血管定位分析

结合患者颅脑磁共振、DSA 结果,提示基底动脉发出小脑前下动脉以远闭塞。患者第一次急性发病,进行性加重,结合相关血管评价,定性考虑为动脉粥样硬化血栓形成,第二次发病考虑在既往基底动脉严重狭窄的情况下,局部血栓形成导致基底动脉闭塞。

4. 鉴别诊断

本病双侧桥脑梗死诊断明确，主要为定位鉴别诊断，需要与幕上脑梗死相鉴别，本例患者首次起病时无脑干损害的典型体征，表现为一侧的中枢性面舌瘫、肢体瘫，后循环的症状不明显，对于此类患者，需要尽早行磁共振检查以明确患者病位。

三、文献复习

椎动脉起源于锁骨下动脉第一部分的上后侧，部分椎动脉直接起源于中动脉弓，椎动脉发出时基本与主动脉弓/锁骨下动脉呈直角，这种解剖上的特点使得椎动脉和基底动脉是动脉粥样硬化性病变的好发部位，近1/4的缺血性卒中发生在椎基底动脉系统。同时，由于椎基底动脉供血部位的重要性，一旦发病，病情严重，预后较差。症状性椎基底动脉狭窄患者5年卒中发病率为30%~35%，药物控制下2年死亡率仍高达30%[1]。在没有血管再通（包括静脉溶栓、动脉溶栓及机械取栓）的情况下，基底动脉闭塞的死亡率高达85%~95%[2]。

Cochrane系统评价有关椎动脉狭窄的研究结果提示：椎动脉狭窄的患者，30天的死亡率或大卒中发生率为3.2%，同时30天内TIA或小卒中的发生率也是3.2%。提示椎动脉狭窄患者的卒中发生率高，同时一旦发病，致死率高[3]。华法林、阿司匹林症状性颅内疾病（WASID）研究组报道：尽管使用了华法林或阿司匹林治疗，在每100个患者年中症状性椎动脉和基底动脉狭窄的卒中率仍为7.8%和10.7%[4]。WASID研究结果显示尽管使用了抗凝或抗聚治疗，每100个患者中症状性椎动脉和基底动脉狭窄的卒中率仍为7.8%和10.7%；如果患者血管狭窄程度≥70%，即使使用抗聚药物，1年再卒中率仍高达19%。所以建议症状性椎基底动脉狭窄的患者如果内科药物治疗无效，可以进一步行球囊扩张术及支架置入术。但是具体到椎基底动脉系统，由于介入手段并发症发生率高（3.8%~50%）[5-7]，围手术期死亡率高及卒中率高的特点，药物治疗仍然作为椎基底动脉狭窄的首选方式，药物治疗无效的情况下可以选择行球囊扩张术或支架成形术等治疗。

基底动脉闭塞（basilar artery occlusion，BAO）是基底动脉粥样硬化狭窄基础上发生的基底动脉完全闭塞或部分闭塞所致的急性脑血管病，具有渐进性意识障碍、病情危重、进展迅速、预后极差、诊断困难等特点，一旦明确诊断基底动脉闭塞，首要目标就是在时间窗内实现血管再通。

（一）基底动脉闭塞的血管内治疗

1. 溶栓

2012年中国急性缺血性脑卒中诊治指南推荐中指出：对缺血性脑卒中发病3小时内和3~4.5小时内的患者，应根据适应证严格筛选患者，尽快静脉给予rtPA溶栓治疗。发病6小时的缺血性脑卒中患者，如不能使用rtPA可考虑静脉给予尿激酶。而对于发病24小时由后循环动脉闭塞导致的严重脑卒中且不适合静脉溶栓的患者，经过严格选择后可在有条件的单位进行动脉溶栓[8]。静脉溶栓具有操作简单、快捷、费用低、患者更易于接受等优点。动脉溶栓局部药物溶度高，所需剂量相对较小，再通率相对较高，但其最大的问题是导致治疗时间延后，需要特殊设备及技术人员，同时费用较高。

基底动脉闭塞的溶栓治疗包括动脉溶栓及静脉溶栓。在过去的20年中，大多数有关

BAO 治疗的研究都是动脉溶栓，静脉溶栓研究较少。大部分研究样本量较少，多为 40~50 例患者，或仅仅 10 余例患者。同时，很多研究没有将死亡率，再卒中率等作为结局指标，而是将血管再通率作为这些研究的指标评价。血管未能成功再通患者的生存率为 0%~20%，成功再通患者的生存率为 40%~80%。一项 meta 分析显示，对于 BAO 患者，动脉溶栓再通率（65%）远高于静脉溶栓率（50%），但是动脉与静脉溶栓生存率相近。如果患者血管连部分再通都达不到的情况下，患者最后是良好结局的可能性基本上是 0%[9]。

BAO 患者疗效相关研究显示：在距离发病平均 1 小时内进行静脉 rtPA 溶栓，1 个月后的病死率达 30%，预后良好者 30%，预后不良者 70%[10]；另有评价 BAO 患者静脉溶栓远期疗效的研究，纳入 50 例经全脑血管造影确诊的 BAO 患者，所有患者在发病 12 小时内接受静脉 rtPA 溶栓治疗，经 MRI 明确的血管再通及 3 个月后，1 年后（或更长时间）的 mRS 及 BI 评分为结局指标，研究结果显示血管再通率为 52%，长期结局（平均随访时间为 2.8 年）方面，15 例患者（30%）为良好结局（mRS），23 例患者（46%）死亡[11]。Sairanen 等人的研究共纳入 BAO 患者 116 例，平均发病到溶栓时间为 8.7 小时，良好结局率为 26%，中度 - 良好结局率为 36%，再通率 65%，死亡率 41%。这些研究结果提示虽然即使进行静脉溶栓，BAO 仍然具有高死亡率、高致残率，但是血管再通后的良好结局发生率大大提高。

Hacke 等人的研究中，43 例 BAO 患者接受动脉内溶栓治疗，22 例患者接受传统治疗（如抗凝治疗或抗血小板治疗）。溶栓患者中血管再通者存活率较高，临床结局较好，同时溶栓患者生存治疗明显较传统治疗组好[12]。这一报道开启了医学界对 BAO 血管内治疗的兴趣，但是到目前为止，BAO 患者动脉溶栓的 RCT 研究只有一项，仅仅纳入患者 16 例，结果并未能证明动脉溶栓对于 BAO 患者的疗效，需要进一步大规模的研究证明其疗效[13]。

BASICS 研究是近年来一项研究 BAO 不同治疗方式结局的前瞻性登记研究，目的是观察 BAO 患者接受不同的治疗手段后的结局，研究将 BAO 患者分为重度（昏迷、闭锁综合征及四肢瘫痪），轻度 - 中度（神经功能缺损症状轻于重度者），发病 1 个月后评价患者结局[14]。病情轻 - 中度患者静脉溶栓 49 例，再通率 71%，最终良好结局（mRS=0~2 或生活独立）率为 53%，中度 - 良好结局（mRS=0~3）率为 63%，死亡率为 16%，症状性出血发生率 6%；重度患者静脉溶栓者 72 例，再通率为 66%，最终良好结局率为 21%，中度 - 良好结局率为 26%，死亡率为 46%，症状性出血率为 6%。

接受动脉溶栓的患者中，92 例轻度 - 中度病情良好结局率 30%，中度 - 良好结局率 43%，再通率为 83%，死亡率 23%，196 例重度病情患者接受动脉溶栓，良好结局率 11%，中度 - 良好结局率 17%，血管再通率 69%，死亡率 49%。动脉溶栓时间窗各研究有所不同，最长达 48 小时[15]。

BASICS 研究中大多数的患者接受了动脉溶栓治疗，但是研究结果并没有得出动脉溶栓优于静脉溶栓的结论，同时提出对于急性 BAO 的患者，动脉溶栓与静脉溶栓的疗效仍然需要进一步的随机对照研究来验证。

同时，现有研究提示：基底动脉闭塞的部位（尾部、中部及远端）、基底动脉闭塞的长度、侧支循环存在的情况都是影响急性 BAO 患者生存率的独立影响因素。

2. 动脉取栓术及支架成形术

无论是动脉溶栓还是静脉溶栓，都面临着以下几个问题：①溶栓时间窗短；②血管再通时间长；③溶栓后症状性脑出血率高。为了解决上述问题，一些临床研究机构开始尝试采用血管内技术,使用一些装置机械清除血栓。基底动脉闭塞的病因有两大类:一类是栓塞继发血栓形成,另一类是狭窄继发血栓形成。

栓塞继发血栓形成的栓子成分复杂,往往不能通过溶栓药物溶解,这一类比较适合取栓术。狭窄继发血栓形成的情况往往血栓量很少,比较适合支架成形术,或单纯球囊扩张术;如单纯使用取栓术,难于解决狭窄问题。

动脉取栓术比药物溶栓治疗有更多的优点,例如可以更迅速的血管再通,更有效的治疗大血管闭塞,同时有可能降低出血风险[16]。

目前,通过美国 FDA 的取栓设备主要有三种:MERCI 取栓器,Penumbra system 和 Solitaire 支架。

MERCI 取栓器

Merci 取栓术是指应用专门针对颅内血管设计的 Merci 系列装置取出闭塞血管内血栓的方法。Merci 取栓系统是由 3 部分组成,即 Merci 取栓器、Merci 气囊导引导管和 Merci 微导管。其中较为关键的 Merci 取栓器又由以下 3 部分构成,分别为:①软的铂尖部;②硬且直径大小不一的镍钛螺旋环;③镍钛柄部 Merci 气囊导引导管,是一个远端带有气囊的 9 F 导管。具体操作:Merci 装置从股动脉插入,在血管造影指引下送入阻塞的颅内血管,之后展开呈螺旋状,"抓住"血栓后,Merci 装置与血栓一起退入球囊导管中,撤出导管时,使球囊暂时膨胀短暂阻断血流,以便安全取出血栓。

MERCI 研究是一项前瞻研究,所有患者均有颅内大血管闭塞,发病时间为 8 小时。仅使用 MERCI retriever 的情况下,血管再通率为 46%,如果同时给予动脉溶栓或球囊扩张,血管再通率可高达 60.3%。Multi MERCI 研究中,仅使用 retriever 血管再通率为 55%,联合桥接治疗后再通率高达 68%。在 MERCI 及 multi MERCI 研究中,共 27 例椎基底动脉血管闭塞的患者均在发病 8 小时以内接受了治疗,结果显示血管再通率为 78%,死亡率为 44%,良好结局发生率为 41%。血管成功再通的患者结局较血管再通不成功的患者好,同时也较椎基底动脉闭塞自然病史结局好[17]。

Merci 取栓器是机械取栓装置中研究应用较多的一种,已经进行了 I、II 期临床试验,其为不适合静脉溶栓或超过溶栓时间窗的患者提供了一种安全有效的取栓方法。

Penumbra 系统

Penumbra 系统是一种新的用于局部血栓吸引和取栓的机械设备。Penumbra 系统的研究结果显示血管再通率为 100%,良好结局发生率为 45%,全因死亡率为 45%[18]。随后的 Penumbra stroke 研究在美国及欧洲 24 个中心进行,结果闭塞血管再通率为 81.6%[19]。一项研究纳入 12 例急性 BAO 患者,10 例患者在静脉溶栓后进行了动脉取栓,动脉取栓后血管再通率为 100%,4 例患者死亡(33%),生存患者平均 mRS 评分为 2.3。结果提示:对于急性 BAO 患者,结合静脉 rtPA 溶栓及动脉取栓是有效的,血管再通率及临床结局均较好,可以进一步推广[20]。

Solitaire 支架

Solitaire 支架是一种柱状金属网笼,张开后可从多点吸住栓子,便于取出且可降低症状性出血风险。

具体操作:支架置入术可在气管插管全麻下进行,也可在神经安定下进行;可使用 6F 指引导管插入至椎动脉,造影明确闭塞部位;用微导丝将取栓器输送导管通过闭塞段放入远端血管,造影证实导管端已超过闭塞段;沿输送导管放入取栓器,关闭指引导管的高压滴注冲洗,在释放状态下回撤取栓器;用注射器反复抽吸指引导管,直至指引导管内无固体物质,造影评价取栓效果。可重复取栓 2~3 次。

SWIFT 的研究结果显示,Solitaire 组和 Merci 组分别有 61% 和 24% 的患者达到主要终点(成功再开通而无症状性颅内出血),两组间有高度统计学差异(P=0.0001)。Solitaire 组在各项次要终点方面也明显优于 Merci 组:采取挽救治疗(21% vs. 44%)、症状性颅内出血(2% vs. 11%)、所有颅内出血(17% vs. 38%)、90d 神经预后良好(58% vs. 33%)、90d 死亡率(17% vs. 38%)。

国内也开始使用 Solitarie AB 型支架治疗急性基底动脉闭塞,一项研究[21]纳入 31 例脑动脉闭塞患者,其中 9 例为基底动脉闭塞,1 例为大脑中动脉闭塞合并基底动脉闭塞,结果显示:通过 Solitarie 支架取栓及部分支架置入术,基底动脉闭塞患者血管均成功再通,其中 3 例死亡。研究结果提示 Solitarie 支架无论对于大脑中动脉闭塞还是基底动脉闭塞,均有较高的血管再通率,但是对于颈内动脉闭塞效果不理想。

一项回顾性研究纳入 52 例急性 BAO 患者,其中 16 例患者动脉溶栓后进行了急诊支架成形术,其余患者均行动脉溶栓术,血管再通率为 46.2%,22 例患者达良好结局,死亡率为 38.5%,分析影响结局的因素主要为 NIHSS 小于 14 分及血管再通,同时也证明动脉溶栓结合急诊支架成形术是治疗急性基底动脉闭塞的有效治疗措施[22]。另一项研究纳入 36 例急性 BAO 患者,所有患者均进行了溶栓,其中 9 例患者动脉溶栓后进行了急诊支架成形术,其中 8 例患者血管成功再通,4 例患者 90 天后达良好结局,无症状性颅内出血发生。证明对于急性 BAO 患者,动脉溶栓后进行急诊支架成形术是 BAO 患者可行的治疗手段,有可能降低 BAO 患者的死亡率,同时预防基底动脉的再闭塞[23]。

3. 传统抗栓治疗

研究表明,使用抗栓治疗的 BAO 患者,良好结局率约为 20%~59%,但是大样本的调查显示死亡率仍高达 40%。在生存患者中,65% 的患者生活不能独立,良好结局率仅有 20%。根据有症状颅内疾病的华法林 - 阿司匹林治疗试验(WASID)结果,有症状基底动脉狭窄患者,采用阿司匹林治疗后年卒中发生率为 20%,华法林治疗组为 12%。基底动脉血栓形成的预后极差,如果得不到治疗,其病死率为 70% ~85%[24-27]。所以对于 BAO 患者,一旦早期明确诊断,应该使用各种方法使血管再通。

(二)基底动脉闭塞治疗的时间窗

"时间就是大脑",对于急性基底动脉闭塞的患者来讲更是如此。虽然指南中明确指出:急性缺血卒中患者静脉溶栓的时间窗为 4.5 小时内 rtPA 溶栓,6 小时内尿激酶溶栓,对于后循环血管闭塞的患者,可以在 24 小时内进行动脉溶栓。既往有关椎基底动脉系统溶栓研究报道的时间窗从 6 到 79 小时不等[28],虽然 79 小时溶栓结果是获益的[29],但是目前研究仍然强调早期溶栓的获益。Eckert 等研究表明,6 小时内的溶栓治疗较 6 小时后的预后更好[30]。国内外指南对于基底动脉闭塞溶栓时间窗推荐的证据级别均较低,由于其预后极差,其溶栓的效益 / 风险比相对较大,所以各国指南均指出基底动脉闭塞的溶栓时间窗可以适当延长。

（三）基底动脉闭塞介入治疗的现状与展望

系统分析显示：BAO 患者大多数可以接受动脉溶栓治疗[31-32]，但是研究结果并没有显示动脉溶栓较静脉溶栓患者最终结局良好，反而对于病情为轻度-中度的患者来讲，静脉溶栓甚至更好。欧洲 48 个中心参加的 BASICS 研究纳入 619 例急性 BAO 患者，只有 183 例患者接受抗栓治疗，121 例患者接受静脉阿替普酶溶栓而 288 例接受动脉内溶栓，使用 mRS 评分对入选患者进行 30 和 90 天神经功能恢复情况评价，结果显示：68% 的患者预后差，3 组比较差异无统计学意义，结论为动脉溶栓对改善患者预后方面不优于静脉溶栓[33]。

对接受溶栓的 BAO 患者进行多因素分析，结果显示患者结局的独立预测指标主要包括：卒中严重程度，年龄，血管闭塞的部位及长度，发病到治疗的时间，血管是否再通及侧支循环的情况，在所有这些因素中，只有发病至治疗的时间及再通率这两个因素，可以通过改善临床工作中的治疗链及介入技术来提高[34-36]。

目前，最有争议的提高血管再通率的手段是桥接治疗。桥接治疗为动脉溶栓或血管内介入手段前先予静脉溶栓药，rtPA 或糖蛋白 Ⅱ b/ Ⅲ a 拮抗剂，如阿昔单抗及替罗非班已经作为动脉溶栓前的桥接药物，但是通过静脉溶栓、动脉溶栓相关研究分析结果，及使用后症状性出血的高发生率，目前仍不能认同其作为常规的治疗手段[37]。

另一项有可能提高血管再通率及良好结局率的治疗手段为机械性血管再通。使用导管或注射器将血栓吸出成功率较高，自膨可收式支架是目前最有效的装置。使用取栓装置较药物再通明显缩短血管再通的时间[38]。有经验的介入医生可以将导管及支架置入基底动脉，支架撑开后，血流恢复，栓子被冲刷至对侧血管壁，之后随支架一起撤出血管，使用这种方法，穿支动脉就不会被堵塞[39]。

BAO 患者开通血管的时间窗是否应该比前循环长仍然是一个问题。脑干白质成分较多，抗缺血能力较强，后循环侧支循环较前循环丰富，可以较长时间的保护缺血半暗带。但是多因素分析显示 BAO 患者的结局影响因素非常多，发病至治疗的时间相较疾病轻重程度及侧支循环来讲，没有那么重要。

在过去的几十年，基底动脉闭塞已经从一种致死性疾病成为可以治疗的一种疾病。急性血管再通可以有效提高患者生存及最终获得良好结局的几率。但是目前最好的血管再通方式仍未得到 RCT 研究的验证，基底动脉闭塞患者的前景还是惨淡的，所以仍需要医护人员的不懈努力，寻找基底动脉闭塞治疗的有效措施。

四、决策难点分析

（一）急性基底动脉闭塞治疗策略的选择

该患者在第一次发病入院时已经行全脑血管造影提示基底动脉严重狭窄，建议患者行进一步血管成形术，但患者拒绝，时隔 1 个月后患者再次发病，至我院就诊时已超过静脉溶栓时间窗，此时选择动脉取栓术还是支架置入术至关重要。

PROACT- Ⅱ 研究中发现大脑中动脉闭塞患者中有 18% 的患者血管会出现自发再通。有研究者指出，根据现有证据，在 12~24 小时时间窗内，急性 BAO 的自发性再通率不会超过 20%，甚至更低[40]。所以及时开通血管是必须的。选择动脉取栓还是支架置入术？急性 BAO 的病因学主要为动脉粥样硬化性血栓形成，具体到这一患者，第一次发病已经行 DSA，明确基底动脉严重狭窄，所以在做决策之前已经明确此次发病不是单纯栓塞而是在基底动脉严重狭窄基础上的血栓形成。狭窄继发血栓形成的情况，往往血栓量很少，可以局部给予溶栓药物，如果未能再通，可以行球囊扩张术或使用取栓器，之后仍有残留狭窄者，可行球囊扩张术或支架成形术，对于此患者，单纯使用局部动脉溶栓或取栓术，难于解决狭窄问题。因此，此患者选择球囊扩张术 + 支架植入术是正确的选择。同时，由于前后循环病因学上的不同，基底动脉闭塞即使取栓成功，残留狭窄的可能性仍然是很大的，所以取栓后的支架置入是常有的。目前，国际上提倡的桥接治疗（联合静脉溶栓、动脉溶栓或取栓）可以有效提高再通率，所以对于此患者，如果在球囊扩张术前局部给予动脉溶栓药物，效果可能会更好，但也增加了出血的风险。

（二）急性基底动脉闭塞时间窗的把握

即使实施动脉溶栓治疗，仍然有相当数量的急性 BAO 患者死亡。2010 年中国急性缺血卒中指南中提出：基底动脉闭塞患者不符合静脉溶栓标准的可在 24 小时内进行动脉溶栓。BASICS 研究结果提示，患者的死亡或依赖率比例关系，依赖于发生 BAO 后 1 个月内的时间，与增加治疗的延误时间成平行，他们认为：相对于前循环卒中，BAO 患者可能有一个较长的时间窗进行再通，因为有丰富的白质和更好的侧支循环，但是即使在使用再通治疗的情况下，超过 9 小时，患有严重 BAO 患者的预后仍是暗淡的。如果再通治疗在 3 小时或更短时间内进行，死亡或依赖率（修正的 Rankin Scale 4-6）为 62%。但如果治疗时间为 3~6 小时，6~9 小时，或超过 9 小时后发病，死亡或依赖率则分别为 67%，77%，和 85%[41]。但是，由于 BAO 疾病的严重性，不良结局发生的可能性极大，研究显示如果血管不能部分再通，BAO 患者良好结局发生率基本为 0%。所以一旦明确诊断，即使患者发病时间已经超过时间窗，在排除禁忌证后，仍应该积极进行血管再通治疗，纵然动脉溶栓这种侵袭性操作可带来一定的风险，但这种风险也不大可能比本病的自然史更差，而且患者很有可能从这种侵袭性治疗中获益，因此有理由积极开展动脉溶栓治疗。但是，目前动脉溶栓治疗 BAO 仍缺乏有力的证据，需要进一步的随机研究证明。

（三）症状性基底动脉狭窄的治疗策略

大约 1/4 的缺血性卒中是后循环或椎基底动脉系统引起的，椎基底动脉狭窄的病因主要有：①动脉粥样硬化；②椎动脉夹层；③颈部肌纤维发育不良；④横突和寰椎部因颈椎或骨棘中级和压缩的外伤导致的外在压迫；⑤血管炎。当然，其中最常见的病因是动脉粥样硬化。颈动脉分叉处是最常见的狭窄部位，椎动脉的起始部次之。有关椎基底动脉系统动脉粥样硬化导致血管闭塞或狭窄预后方面的数据很少，如果药物治疗无效，症状性椎基底动脉狭窄 1 年内卒中或死亡率为 5%~11%[42-45]。有颅外段椎动脉狭窄的患者 5 年内 TIA 的发生率为 30%[46-48]。The Joint Study of Extracranial Arterial Occlusion 研究纳入 3800 例症状性脑血管疾病的患者，所有患者均进行了全脑血管造影，其中 40% 的患者有椎基底动脉狭窄，1 年后，其中 10% 的患者一条椎动脉闭塞[49]。

2011 年中国缺血性脑血管病血管内介入诊疗指南中提出，症状性颅内动脉狭窄患者首先宜采用药物优化的治疗，药物治疗无效后可考虑在有条件的机构进行球囊成形或支架置入术的治疗[50]。但是由于其发病急、病情重、预后差的特点，越来越多的研究开始关注血管内治疗。目前来讲，球囊扩张术及支架置入术是研究最多的血管内介入手段。但是前瞻性研究较少，仅有一项纳入 16 例患者的研究结果提示：BAO 患者血管内治疗并不优于内科治疗。一项前瞻性研究纳入 105 例症状性颅内外动脉狭窄的患者，所有患者成功行支架置入术。随访 1 年后，6 例（5.7%）患者死亡，5 例患者（5%）发生后循环缺血性脑卒中。随访 29.1 个月后，71.4% 的患者生存，70.5% 没有任何症状[51]。这项研究证明有经验的介入医生完成症状性椎基底动脉支架置入术的成功率是很高的（100%），同时围手术期并发症的发生率也很低。所以得出结论：椎基底动脉动脉粥样硬化疾病行血管内支架置入术是安全有效的，应该作为一线治疗方式。

（四）二级预防的重要性

针对此患者，患者第一次发病时已经有急性梗死灶，行 DSA 发现严重基底动脉狭窄，即使患者拒绝行相关介入治疗，但是如果患者出院后可以规范服用抗血小板聚集及相关二级预防药物，是否可以阻止或者至少延迟第二次发病的时间？相关研究显示，在中国农村的缺血卒中患者，无论是抗血小板聚集药物还是降脂稳斑药物，患者的依从性均较低，分析复发性缺血性卒中患者发现，未规律服用相关抗聚、降脂、降压、降糖药物及戒烟行为与缺血卒中的复发有明显相关性。因此，对缺血卒中患者的管理不能仅仅局限在医院范围内，基层医院缺血性卒中二级预防相关知识的普及、患者自身二级预防知识的普及都至关重要。

五、中医药在 BAO 支架性术后如何发挥优势

从西医学来讲，本例患者因基底动脉闭塞出现偏侧肢体乏力、言语障碍、饮水吞咽不能等问题，如不及时处理，随时可能出现脑干大面积梗死引发脑疝，从而危及患者生命。所以对于此患者最重要的问题就是血管再通。患者入院时已过静脉溶栓时间窗，且考虑患者既往基底动脉情况已经较差，溶栓治疗只能溶解血栓成分，不能解决狭窄问题。需要行急诊支架成形术同时解决再通及狭窄问题。本例患者的中医药治疗在支架成形术后，尤其是对抑制支架成形术后某些并发症的发生和发展起到了一定作用。

缺血性中风：急性基底动脉闭塞导致的缺血性中风，患者常常伴有意识不清，此类患者为"中脏腑"，伴面赤身热或气粗口臭，尿赤便秘，舌质红或红绛，舌苔薄黄或黄腻．脉弦数或滑数，为阳类证，可予清开灵注射液清热解毒、化痰通络、醒神开窍，安宫牛黄丸清热开窍、豁痰解毒，同时予通腑醒神胶囊通便，益脑康胶囊化痰通络，活血化瘀。汤剂可予星蒌承气汤、羚角钩藤汤等。若患者伴面唇晦暗，静卧不烦，口咽不苦，舌质淡，苔白，脉迟缓或沉细则为阴类证，可予灯盏细辛注射液活血化瘀，苏合香丸芳香开窍，汤剂予涤痰汤、半夏天麻白术汤为主方加减。

术后并发症（肺部感染）：中药应在脑血管病急性支架成形术后发挥其优势，防止及针对术后并发症进行对症处理，对于此患者，术后出现发热、咳嗽、咳痰等症状，中药在缺血性中风疾病治法基础上，针对患者出现的并发症调整处方，此患者结合抗感染、中药等治疗，肺部感染得到有效控制。

患者术后病情稳定,则进入到神经功能康复阶段,应充分发挥中医的整体优势,给予患者针灸、肢体康复、外用药物熏洗等促进功能恢复。

参 考 文 献

[1] Jenkins JS, Patel SN, White CJ, et al. Endovascular stenting for vertebral artery stenosis. J AmCollCardiol, 2010, 55(6):538-542.

[2] Veltkamp R, Jüttler E, Pfefferkorn T, et al. Current registry studies of acute ischemic stroke. Nervenarzt, 2012, 83(10):1270-1274.

[3] Coward LJ, Featherstone RL, Brown MM. Percutaneous transluminal angioplastyandstenting for vertebral artery stenosis. Cochrane Database Syst Rev, 2005, 18(2):CD000516.

[4] 姜卫剑, 王拥军, 等. 症状性椎基底动脉狭窄的内支架成形术. 介入放射学杂志, 2002, 11(4):247-250.

[5] Levy EI, Horowitz MB, Koebbe CJ, et al. Transluminalstent-assisted angioplasty of the intracranial vertebrobasilar systemfor medically refractory, posterior circulation ischemia:earlyresults. Neurosurgery, 2001, 48(6):1215-1221.

[6] Levy EI, Hanel RA, Boulos AS, et al. Comparison of periprocedure complications resulting from direct stent placement compared with those due to conventional and staged stent placement in the basilar artery. J Neurosurg, 2003, 99(4):653-660.

[7] Weber W, Mayer TE, Henkes H, et al. Stent-angioplasty of intracranial vertebral and basilar artery stenoses in symptomaticpatients. Eur J Radiol, 2005, 55(2):231-236.

[8] 中国急性缺血性脑卒中诊治指南 2010. 中国全科医学, 2011, (35):4013-4017.

[9] Lindsbcrg PJ, Mattle HP. Therapy of basilar artery occlusion:A systematic analysis comparing intra-arterial and intravenous thrombolysis. Stroke, 2006, 37:922-928.

[10] 张艳红, 吕宪民, 马建国, 等. 急性基底动脉闭塞的治疗. 广东医学, 2012, 33(3):347-348.

[11] Lindsberg PJ, Soinne L, Tatlisumak T, et al. Long-term outcome after intravenous thrombolysis of basilar artery occlusion. JAMA, 2004, 292(15):1862-1866.

[12] Hacke W, Zeumer H, Ferbert A, et al. Intra-arterial thrombolytic therapy improves outcome in patients with acute vertebrobasilar occlusive disease. Stroke, 1988, 19:1216-22.

[13] Macleod MR, Davis SM, Mitchell PJ, et al. Results of a multicentre, randomised controlled trial of intra-arterial urokinase in the treatment of acute posterior circulation ischaemic stroke. Cerebrovasc Dis, 2005, 20(1):12-17.

[14] Schonewille WJ, Wijman CA, Michel P, et al. Treatment and outcomes of acute basilar artery occlusion in the Basilar Artery International Cooperation Study(BASICS):a prospective registry study. Lancet Neurol, 2009, 8(8):724-30.

[15] Yu YY, Niu L, Gao L, et al. Intraarterial thrombolysis and stent placement for acute basilar artery occlusion. J VascIntervRadiol, 2010, 21:1359-63.

[16] Thomassen L, Bakke SJ. Endovascular reperfusion therapy in acute ischaemic stroke. Acta Neurol ScandSuppl, 2007, 187:22-29.

[17] Lutsep HL, Rymer MM, Nesbit GM. Vertebrobasilar revascularization rates and outcomes in the MERCI and multi-MERCI trials. J Stroke Cerebrovasc Dis, 2008, 17(2):55-57.

[18] Bose A, Henkes H, Alfke K, et al. The Penumbra System:a mechanical device for the treatment of acute stroke due to thromboembolism. AJNR Am J Neuroradiol, 2008, 29:1409-1413.

［19］Penumbra Pivotal Stroke Trial Investigators. The penumbra pivotal stroke trial：safety and effectiveness of a new generation of mechanical devices for clot removal in intracranial large vessel occlusive disease. Stroke，2009，40：2761-2768.

［20］Roth C，Mielke A，Siekmann R，et al. First experiences with a new device for mechanical thrombectomy in acute basilar artery occlusion. Cerebrovasc Dis，2011，32（1）：28-34.

［21］李贵福，马朝晖，罗望池，等.Solitaire AB 型支架用于急性脑动脉闭塞取栓术 31 例 . 介入放射学杂志，2012，21（2）：98-102.

［22］Yu YY，Niu L，Gao L，et al. Intraarterial thrombolysis and stent placement for acute basilar artery occlusion. J VascIntervRadiol，2010，21（9）：1359-63.

［23］Shi M，Wang S，Zhu H，et al. Emergent stent placement following intra-arterial thrombolysis for the treatment of acute basilar artery occlusion. J Clin Neurosci，2012，19（1）：152-154.

［24］Prognosis of patients with symptomatic vertebral or basilar artery stenosis. The Warfarin-Aspirin Symptomatic Intraeranial Disease（WASID）Study Group. Stroke，1998，29（7）：1389-1392.

［25］Archer CR，Horenstein S. Basilar artery occlusion：clinical and radiological correlation. Stroke，1977，8（3）：383-90.

［26］Fields WS，Ratinov G，Weibel J，et al. Survival following basilar attery occlusion. Arch Neurol，1966，15（5）：463471.

［27］Bruckmann H，Ferbe A，del ZGJ，et al. Acute veaebral-basilar thrombosis. Angiologic-clinical comparison and therapeutic implications. Acta Radiol Suppl，1986，369：38-42.

［28］Lindsberg PJ，Mattle HP. Therapy of basilar artery occlusion：a systematic analysis comparing intra- arterial and intravenous thrombolysis. Stroke，2006，37（3）：922-928.

［29］Cross DT 3rd，Moran CJ，Akins PT，et al. Collateral circulation and outcome after basilar artery thrombolysis. AJNR Am J Neuroradiol，1998，19（8）：1557-1563.

［30］Eckert B，Kucinski T，Pfeiffer G，et al. Endovascular therapy of acute vertebrobasilarocclusion：early treatment onset as the most important factor. Cerebrovascular Dis，2002，14（1）：42-50.

［31］Lindsberg PJ，Mattle HP. Therapy of basilar artery occlusion：a systematic analysis comparing intra-arterial and intravenous thrombolysis. Stroke，2006，37：922-928.

［32］Schonewille WJ，Wijman CAC，Michel P，et al. Treatment and outcomes of acute basilar artery occlusion in the Basilar Artery International Cooperation Study（BASICS）：a prospective registry study. Lancet Neurol，2009，8：724-30.

［33］Schonewille W J，Wijman C A，Michel P，et al. Treatment and outcomes of acute basilar artery occlusion in the Basilar Artery International Cooperation Study（BASICS）：a prospective registry study. Lancet Neurol，2009，8（8）：724-730.

［34］Hacke W，Zeumer H，Ferbert A，et al. Intra-arterial thrombolytic therapy improves outcome in patients with acute vertebrobasilar occlusive disease. Stroke，1988，19：1216-22.

［35］Jung S，Mono ML，Fischer U，et al. Three-month and long-term outcomes and their predictors in acute basilar artery occlusion treated with intra-arterial thrombolysis. Stroke，2011，42：1946-51.

［36］Arnold M，Nedeltchev K，Schroth G，et al. Clinical and radiological predictors of recanalisation and outcome of 40 patients with acute basilar artery occlusion treated with intra-arterial thrombolysis.J Neurol Neurosurg Psychiatry，2004，75：857-62.

［37］Mattle HP，Arnold M，Lindsberg PJ，et al. Basilar artery occlusion. Lancet Neurol，2011，10（11）：1002-14.

［38］Brekenfeld C，Schroth G，Mordasini P，et al. Impact of retrievable stents on acute ischemic stroke treatment. AJNR Am J Neuroradiol，2011，32：1269-73.

[39] Mordasini P, Frabetti N, Gralla J, et al. In vivo evaluation of the first dedicated combined flow-restoration and mechanical thrombectomy device in a swine model of acute vessel occlusion. AJNR Am J Neuroradiol, 2011, 32:294-300.

[40] Furlan Higashida R, Wechsler L, et al. Intra-arterial of urokinase for acute ischemic stroke. 111e PROACT II study: a randomized controlled trial. Prolyse in acute cerebral thromboembolism. JAM A, 1999, 282:2003-2011.

[41] Vergouwen MD, Algra A, Pfefferkorn T, et al. Time is brain (stem) in basilar artery occlusion. Stroke, 2012, 43(11):3003-6.

[42] Rochemont Rdu M, Turowski B, Buchkremer M, et al. Recurrent symptomatic high-grade intracranial stenoses: safety and efficacy of undersized stents-initial experience. Radiology, 2004, 231(1):45-9.

[43] Ausman JI, Diaz FG, Sadasivan B, et al. Intracranial vertebralendarterectomy. Neurosurgery, 1990, 26:465-71.

[44] Chimowitz MI, Lynn MJ, Howlett-Smith H, et al. For the Warfarin-Aspirin Symptomatic Intracranial Disease (WASID) Study Group. Stroke prognosis of patients with symptomatic vertebral or basilarartery stenosis. Stroke, 1998, 29:1389-92.

[45] Hopkins LN, Budny JL. Complications of intracranial bypass for vertebrobasilar insufficiency. J Neurosurg, 1989, 70:207-11.

[46] Spetzler RF, Hadley MN, Martin NA, et al. Vertebrobasilar insufficiency. Part 1: Microsurgical treatment of extracranial vertebrobasilar disease. J Neurosurg, 1987, 66:648-61.

[47] Crawley F, Brown MM. Percutaneous transluminal angioplasty and stenting for vertebral artery stenosis. Cochrane Database Syst Rev, 2000:CD000516.

[48] Imparato AM. Vertebral arterial reconstruction: a nineteen-year experience. J Vasc Surg, 1985, 2:626-34.

[49] Fields WS, North RR, Hass WK, et al. Joint study of extracranial arterial occlusion as a cause of stroke. I. Organization of study and survey of patient population. JAMA, 1968, 203:955-60.

[50] 中华医学会神经病学分会脑血管病学组缺血性脑血管病血管内介入诊疗指南撰写组.中国缺血性脑血管病血管内介入诊疗指南.中华神经科杂志, 2011, 12(44):863-869.

[51] Jenkins JS, Patel SN, White CJ, et al. Endovascular stenting for vertebral artery stenosis. J Am Coll Cardiol, 2010, 55(6):538-42.

(黄燕,赵敏,郭建文)

病例 5：中医药结合动脉溶栓治疗超早期脑梗死随访 3 年

一、病例摘要

患者男性，60岁，既往有高血压病病史，因"右侧肢体乏力2小时，加重伴言语不能1小时"于2009年12月6日入院。病史及治疗情况摘要如下：

2009-12-6 12:00（发病0小时）突发右侧肢体乏力，但能自行行走，无肢体抽搐、头晕，无天旋地转感，无言语不利，急打车来我院急诊就诊。

2009-12-6 12:37（发病37分钟）下车后呕吐两次，为胃内容物，就诊时突然出现右侧肢体乏力加重，不能言语。就诊时查体：BP：150/90mmHg，患者神志清楚，精神疲倦，不能言语，查体欠合作。双眼球向左侧凝视，眼球水平震颤（-）。双瞳孔等大、等圆，直接间接光反射均存在，双侧角膜反射正常。张口下颌向左歪，双侧额纹、眼裂对称，右侧鼻唇沟稍变浅，左侧肌力、肌张力未见异常，右侧肢体肌力2级，肌张力未见异常，右侧巴氏征（+）。颈软无抵抗，脑膜刺激征（-），NIHSS评分：11分。

2009-12-6 13:00（发病1小时）急查头颅CT未见出血灶。（图17-1~图17-4）

2009-12-6 13:45（发病1小时45分钟）收入我科治疗。

入院中医四诊：神清，精神疲倦，言语謇涩，双眼向左侧凝视，右侧鼻唇沟变浅，口角稍歪斜，左侧肢体自主活动可，右侧肢体乏力，不能抬高，眠一般，二便调。舌淡黯，苔白微腻，脉弦滑。患者神清，故为中经络；起病急为风动之象；偏瘫、舌淡黯提示血瘀之象，苔薄白微腻、脉弦为痰浊之征。结合以上分析，辨病为"中风-中经络"，证属"风痰瘀血，痹阻脉络"（阴类证）。考虑患者目前为中风超急性期，拟行动脉溶栓，以破血逐瘀。

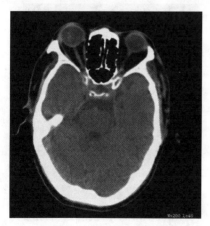

图 17-1 CT 示未见出血灶

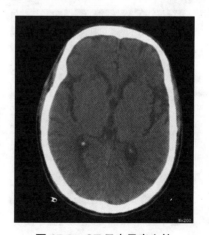

图 17-2 CT 示未见出血灶

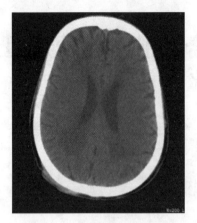 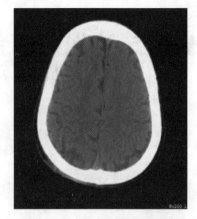

图 17-3　CT 示未见出血灶　　　　　图 17-4　CT 示未见出血灶

　　2009-12-6　14:45(发病 2 小时 45 分钟)头颅 MR 提示:左侧颞叶较右侧 DWI 信号稍高,考虑脑梗死超早期;脑部 MRA 提示:左侧大脑中动脉未见显影,考虑闭塞病变(图 18-1~ 图 18-4)。

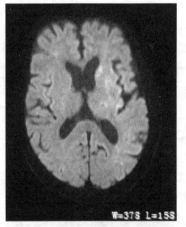 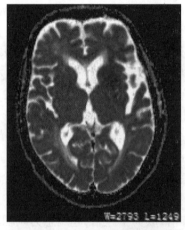

图 18-1　MR 示左侧颞叶较右侧　　　图 18-2　MR 示左侧颞叶较右侧
DWI 信号稍高,考虑脑梗死超早期　　ADC 信号稍低,考虑脑梗死超早期

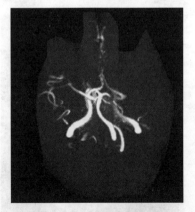 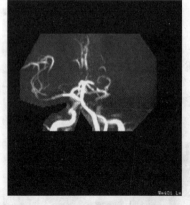

图 18-3　MRA 示左侧大脑中动脉　　　图 18-4　MRA 示左侧大脑中动脉
　　未见显影,考虑闭塞病变　　　　　　　未见显影,考虑闭塞病变

2009-12-6　16：30　（发病 4.5 小时）行全脑血管造影术 + 动脉溶栓术：患者平卧位，局麻后，右侧股动脉穿刺置入 5F 导管鞘，以 5F 椎动脉管行左颈内动脉造影，造影显示左侧大脑中动脉闭塞，左侧大脑中动脉供血区不显影，将造影管放置于左侧颈内动脉中段，用 transend-0.014in 微导管置于左侧大脑中动脉中部，反复通过血栓后，在 transend-0.014in 微导丝引导下，将 Excel-10 微导管置于左侧大脑中动脉中部，遂在该处缓慢注射尿激酶 50 万单位，造影显示大脑中动脉再通，左侧大脑中动脉供血区显影明显改善（图 19-1~ 图 19-4）。

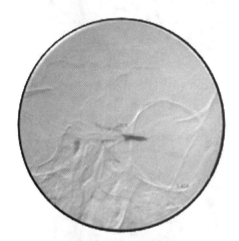
图 19-1　DSA 示左侧大脑中动脉闭塞

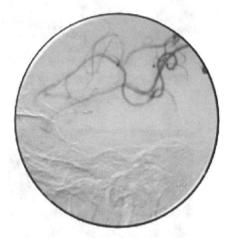
图 19-2　DSA 示左侧大脑中动脉闭塞

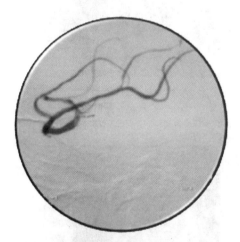
图 19-3　DSA 示左侧大脑中动脉闭塞

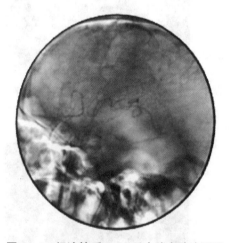
图 19-4　经溶栓后 DSA 示大脑中动脉再通

2009-12-6　19：30（发病 7.5 小时）结束手术，安返回房，患者神清，不能言语，双瞳孔等大等圆，光反应灵敏，左侧肢体肌力正常，右侧肢体肌力 4 级，NIHHS 评分：7 分。

2009-12-6　（术后即刻）复查头颅 CT：未见再灌注出血（图 20-1~ 图 20-4）

2009-12-7　18：00（术后 24 小时）复查头颅 CT：未见出血（图 21-1~ 图 21-4）。

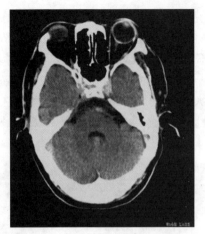

图 20-1 （术后即刻）复查头颅 CT：
未见再灌注出血

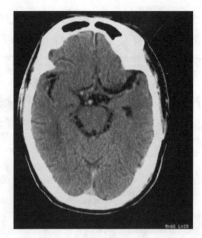

图 20-2 （术后即刻）复查头颅 CT：
未见再灌注出血

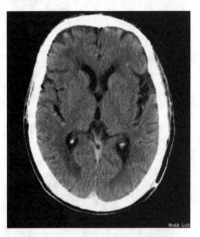

图 20-3 （术后即刻）复查头颅 CT：
未见再灌注出血

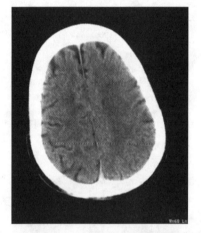

图 20-4 （术后即刻）复查头颅
CT:未见再灌注出血

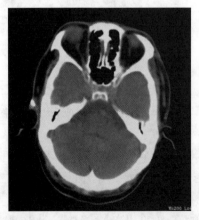

图 21-1 （术后 24 小时）复查头颅
CT:未见出血

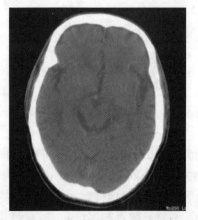

图 21-2 （术后 24 小时）复查头颅
CT:未见出血

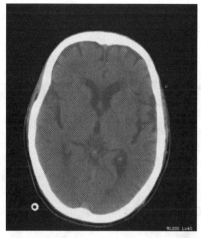

图 21-3 (术后 24 小时)复查头颅
CT:未见出血

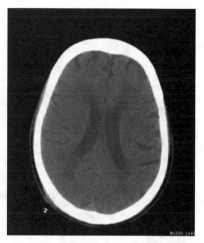

图 21-4 (术后 24 小时)复查头颅
CT:未见出血

术后第一天查房,中医四诊:查房见患者神志清,精神稍疲倦,可以理解问话,按指令动作,可缓慢言语,头晕,无视物旋转,双眼无凝视,右侧鼻唇沟稍浅,左侧肢体自主活动可,右侧肢体可抬高,纳可,眠一般,二便调。舌淡黯苔白,脉弦滑。辨证为风痰瘀血,痹阻脉络。处方:

白术 10g	法半夏 10g	天麻 10g	胆南星 10g
益母草 30g	石菖蒲 9g	橘红 10g	茯苓 20g
川芎 12g	地龙干 10g		

7 剂,每日 1 剂,口服

2009-12-14 (术后 1 周)查 TCD:左侧大脑中动脉溶栓术后血流通畅。左椎动脉血流速度减低。中医四诊:查房见患者神志清,精神可,偶有嗳气,言语欠流利,无头晕,双眼无凝视,双侧鼻唇沟对称,左侧肢体自主活动可,右手指精细动作欠佳,纳眠可,二便调。舌淡黯苔白,脉弦滑。辨证为风痰瘀血,痹阻脉络。处方:

白术 10g	法半夏 10g	天麻 10g	胆南星 10g
益母草 30g	石菖蒲 9g	橘红 10g	茯苓 20g
川芎 12g	地龙干 10g	郁金 10g	

7 剂,每日 1 剂,口服。

因患者偶有嗳气,故在原方基础之上加用郁金以行气解郁,活血化瘀。

出院情况:患者神清,精神可,言语清,能进行对话,四肢可见自主活动,可以下地行走,右手指精细动作欠佳,双眼无凝视,四肢肌力肌张力正常,脑膜刺激征(−)。随访情况:出院两周后随访:生活基本可自理,NIHSS 评分:3 分,MRS 评分:1 分,BI 指数:90 分。出院后患者坚持服用活血化瘀中药,近一年自行停用抗聚药物。2012 年 12 月 8 号电话随访:生活可完全自理,症状基本恢复到发病以前,MRS 评分:0 分,BI 指数:100 分。2010 年复查 TCD 示(图 22-1,图 22-2):左侧大脑中动脉溶栓术后血流通畅。2013 年 9 月电话随访:生活可完全自理,症状基本恢复到发病以前,MRS 评分:0 分,BI 指数:100 分。

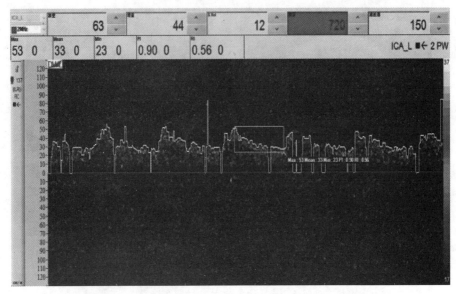

图 22-1 LICATCD 示左侧大脑中动脉溶栓术后，血流通畅

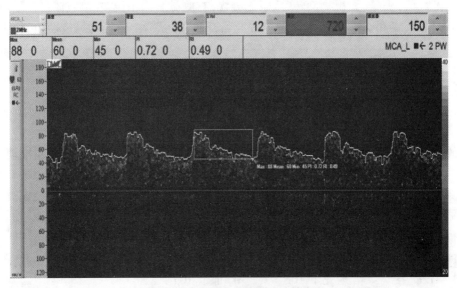

图 22-2 LMCATCD 示左侧大脑中动脉溶栓术后，血流通畅

二、病例特点与分析

（一）病例特点

1. 老年男性，突发起病，发病到入院共计 1 小时 45 分钟，病情渐进加重。既往有高血压病史。

2. 主要症状为右侧肢体乏力伴言语不清。右侧锥体束征阳性。

3. 影像学提示：头颅 MR：左侧颞叶较右侧 DWI 信号稍高，考虑脑梗死超早期；脑部

MRA 提示：左侧大脑中动脉未见显影，考虑闭塞病变。

4. 患者符合经典的脑血管再通时间窗。

（二）病例分析

1. **临床定位分析** 右侧中枢性面瘫，右侧肢体偏瘫，右侧锥体束征阳性，提示在左侧桥脑面神经核平面以上。结合有言语不能，双眼向左凝视，进一步定位在左侧大脑半球，额颞叶语言中枢和侧视中枢受累。

2. **神经解剖定位分析** 结合影像学，定位在左侧额叶、颞叶、左侧放射冠。

3. **脑血管定位分析** 左侧大脑中动脉皮层支、中央支均受累。结合 MRA，定位在左侧大脑中动脉主干闭塞。

4. **定性分析** 患者突发起病，发病情况呈现进行性加重，既往有高血压病史，结合 MRA 结果，考虑原位动脉粥样硬化血栓形成的可能性大。

5. **鉴别诊断** 大面积脑梗死的常见病因有心源性脑栓塞或动脉 - 动脉栓塞。因患者无房颤病史，且行动态心电图未见阵发性房颤，起病后病情仍持续进展，临床无脑栓塞的证据。

三、文献复习

（一）急性脑梗死动静脉溶栓的方法和适应证

1. 静脉溶栓

静脉溶栓是目前国内外应用最广泛的溶栓方法。静脉溶栓技术简单易行，方便快捷，创伤相对较小，可在短时间内完成。在二级以上医院均能开展，费用低，易于接受。ECASS- Ⅲ 试验将静脉溶栓的时间窗从 3 小时扩展为 4.5 小时（N Engl J Med 2008，359:1317-29）。目前各国指南都把 4.5 小时之内的 rtPA 溶栓定为经典的血管开通方法。我国的指南虽然也把尿激酶列为指南，其实证据不足。rtPA 溶栓适应证为：①年龄：18~80 岁；②发病 4.5 小时之内（rtPA）或 6 小时（尿激酶）；③脑功能损害的体征持续存在超过 1 小时，且比较严重（NIHSS 评分 7-22）；④脑 CT 已排除颅内出血，且无大面积脑梗死的影像学改变；⑤患者或家属签署知情同意书[1]。

2. 动脉溶栓

动脉溶栓方法是经股动脉或颈动脉插管，全身肝素化，借助 DSA 图像示踪，确定闭塞部位后，经微导管接近局部栓子或接触栓子注药，进行超选择性动脉内溶栓治疗。动脉溶栓使溶栓药物直接到达血栓局部，理论上血管再通率应高于静脉溶栓，且出血风险降低，然而其益处可能被溶栓启动时间的延迟所抵消。单独动脉溶栓时，尤其是在长段动脉闭塞患者，尽管纤维蛋白溶解剂剂量较大，血管再通经常是不成功的。美国卒中学会推荐对发病 6 小时内的大脑中动脉等大动脉闭塞引起的严重卒中患者，可进行动脉溶栓治疗。这一建议是建立在对急性脑梗死患者，包括基底动脉闭塞患者应用不同溶栓药物（UK、rtPA）进行的非对照的小型研究结果的基础上。中国急性缺血性脑卒中诊治指南（2010）中关于动脉溶栓的推荐意见为：①发病 6 小时内由大脑中动脉闭塞导致的严重脑卒中且不适合静脉溶栓的患者，经过严格选择后可在有条件的医院进行动脉溶栓（Ⅱ级推荐，B 级证据）。②发病 24 小时内由后循环动脉闭塞导致的严重脑卒中且不适合静脉溶栓的患者,经过严格选择后可在有条件的单位进行动脉溶栓(Ⅲ级推荐,C级证据)[2]。

3. 动脉超声溶栓

超声是一种可以穿过组织并在血液停滞和血栓形成部位产生机械动力的压力波。超声能使血栓溶解,作用机制除机械效应和空化作用外,还与增强纤维蛋白的溶解作用有关。超声能够诱导纤维蛋白超微结构发生改变,将未交联的纤维蛋白分解成更小的片段,加速溶栓药物转运,增强血栓结合溶栓药物的亲和力。据研究诊断性的超声监测至少可以将早期动脉再通率提高一倍,并且不增加颅内出血的风险。目前,超声溶栓在床边的血管诊断性超声系统中已具有临床应用价值,如经颅多普勒或经颅双功能超声,并且没有显著增加颅内出血的风险,但这一研究尚有待整理。

4. 动、静脉联合溶栓

选择性动脉内溶栓对颈动脉及大脑中动脉梗死的再通率较高,但动脉溶栓技术复杂,耗时较长,常在操作中错过最佳时机,此时可考虑动静脉联合溶栓。即颈动脉或大脑中动脉梗死后,先用rtPA静脉溶栓,若患者症状无明显改善,再行应用rt-PA或uK进行动脉溶栓。Lee等[3]报道,发病3小时内急性卒中患者常规剂量rt-PA静脉溶栓治疗,给药结束时未好转者,再经动脉尿激酶溶栓,使动脉再通率和临床转归好转率均提高,而且安全可行。

(二)溶栓的常用药物

(1)链激酶:欧洲多中心急性卒中试验等多个研究结果显示,急性脑梗死发病4~6小时内静脉给予链激酶治疗后,早期死亡风险或颅内出血显著增高。因此,链激酶已不再作为临床常用药。

(2)rtPA:具有与血栓表面的纤维蛋白选择性结合的能力,使纤溶酶转化后可直接溶解纤维蛋白,溶解局部血栓的作用较强,其对循环血液中纤溶系统的影响极小,不产生全身的纤溶状态。此药半衰期短,对人体无发热反应及抗原性,是治疗血栓性疾病的理想药物。迄今为止,该药是美国国家食品和药品管理局批准的唯一脑卒中溶栓药物。有研究认为rt-PA具有神经细胞毒性作用,但尚缺乏有力证据。因其价格昂贵,该药在国内的临床使用仍然受到限制[4]。

(3)尿激酶:半衰期只有14min,相对较短,其特异性差,在作用于血栓纤维蛋白溶酶原的同时,也激活血浆中游离的纤溶酶原,所以用量过大可引发全身纤溶状态,导致出血。尿激酶的不良反应是个别患者出现恶心、呕吐或转氨酶升高,但是因为非连续用药,且半衰期短,一般不会造成不可逆的损害[5]。

(三)围溶栓期中医药的干预

虽然目前动脉溶栓和静脉溶栓在我国各大医院均广泛应用,但是疗效仍无法达到满意的状态,因此,不少研究者在围溶栓期给予中医药治疗,以期提高患者的疗效,运用活血化瘀中药辅助治疗不仅可以起到部分通血管的作用,还具有保护脑细胞的功能[6],因此从理论上讲,辅助以中医药治疗的溶栓治疗疗效应该会更好。江涛等人[7]通过综合病例分析研究,也证实了中医药在围溶栓期治疗的有效性,但临床证据级别仍很低,需要进一步严谨的、大样本的临床研究证实。

四、决策难点分析

（一）时间窗的确立

决定溶栓治疗成败最为关键的问题是从发病到开始治疗间隔的时间，即治疗时间窗。脑动脉闭塞后，供血中心区的脑组织在 1 小时内坏死，而其周边的缺血半影区则在 3~4 小时后才会出现缺血性损伤，要使缺血梗死灶中心的脑细胞不发生坏死，只有在此以前及早恢复脑循环，使缺血的脑组织重新得到血供，此后则属于抢救"缺血半暗带"。目前，《中国脑血管病防治指南》中规定：溶栓治疗的时间窗是在发病 6 小时以内，基底动脉血栓溶栓治疗的时间窗和适应证可适当放宽，而欧洲急性卒中协作研究（ECASS-3）证实急性缺血性脑卒中发病后使用组织性纤溶酶原激活剂（t-PA）完成溶栓的时间窗可延长至 4.5 小时[8]。但国外的 Hammmers 等则认为由于闭塞发生部位、侧支循环情况、附近局部脑血流量的不同，有些患者可适当超出，不应严格规定在 6 小时以内。例如，对于经基底动脉血栓溶栓治疗来说，由于基底动脉血栓形成的死亡率非常高，而溶栓治疗可能是唯一的抢救方法，因而溶栓治疗的时间窗和适应证可以适当放宽[9]，这可能与脑干比大脑半球更耐受缺氧和再灌注损伤有关。

（二）溶栓后血压的管理

溶栓成功后，决定患者预后的关键就在于如何避免溶栓的并发症——再灌注出血。在这之中，对于血压的管理可谓重中之重。溶栓之前为了保证灌注压，应该尽量慎重降压，而溶栓之后，为了防止溶栓部位的血管再出血，则应该考虑降低血压。目前，大家对卒中血压管理的共识[10]是：急性期溶栓患者应严格控制血压，减少溶栓后的出血风险，血压在溶栓后24 小时之内应严格控制在 180/105mmHg 以内。具体实施方案，在美国卒中学会卒中委员会公布的《缺血性卒中患者的早期处理指南》中建议：在溶栓之后监测血压，每 15min 测血压 1次，共 2 小时，然后每 30min 测血压 1 次共 6 小时，然后 1 小时测血压 1 次共 16 小时；血压水平：舒张压 >140mmHg，则以硝普钠 0.5μg/（kg·min）静滴直至理想血压；血压水平：收缩压 >230mmHg 或舒张压 121~140mmHg，治疗方法：拉贝洛尔 10~20mg，Ⅳ，1~2min，每 10min 可重复或加倍使用，最大剂量 300mg；或初始剂量输注后 2~8mg/min 静滴；或者尼卡地平 5mg/h静滴，每 5min 增加 2.5mg/h，直至最大剂量 15mg/h；如血压仍未控制，考虑使用硝普钠；血压水平：收缩压 180~230mmHg 或舒张压 121~140mmHg。治疗方法：拉贝洛尔 10~20mg，Ⅳ，1~2min，每 10min 可重复或加倍使用，最大剂量 300mg；或初始剂量输注后 2~8mg/min 静滴。其中所谓的理想血压，是指以上所述的收缩压低于 180mmHg，舒张压低于 105mmHg。而本患者术后第 1 天血压在络活喜、利喜定控制下，可维持在 140~180/80~90mmHg，第二天可维持在 150~160/75~100mmHg，第 3 天可维持在 114~139/78~92mmHg。

（三）动脉溶栓与静脉溶栓的选择

对于急性脑梗死患者（发病 0~4.5 小时），静脉溶栓的有效性已被多项随机试验所证实[11-13]。但进一步的研究表明，静脉溶栓的再通率较低，尤其是在较大动脉和动脉分支处，而且有部分患者血管溶通后发生再闭塞。静脉溶栓的总体疗效仍不够理想。与之相比，动脉溶栓能够增加血栓局部药物浓度，通过导管、导丝和其他器材的使用提高溶栓药物与血栓的接触面，通过机械方法取栓、碎栓，这些均有助于提高闭塞血管的再通率。同时，动脉溶栓一般在透视下进行，可以直接判断闭塞血管是否发生了再通。在近期一个65例患者的随机试验中，动脉溶栓显著改善患者神经功能的缺损症状，减轻残疾，早期疗效优于静脉溶栓组[14]，这当然需要进一步临床研究证实。根据中国缺血性脑血管病血管内介入指南上所给出的动脉溶栓的适应证为：①年龄18~80岁；②前循环患者不超过6小时；③NIHSS评分4~24分；④脑CT排除出血；⑤患者或家属签署知情同意书。

而本例病例中，患者年龄为60岁，发病4.5小时且责任血管为大脑中动脉，属于前循环的问题。神经功能缺损症状，NIHSS评分大于4分，且入院时急查的头颅CT也未见出血，符合动脉溶栓的适应证，因此给予了动脉溶栓治疗，治疗后，患者的近期预后及长期预后良好，术后3个月后电话随访其MRS评分为0分，BI指数为100分。所以，从理论和实际结果两方面来看，本例患者进行动脉溶栓的选择是合适、正确的。

五、中医药发挥优势分析

我们认为中风是一种体现共性与个性相结合的疾病。中风无论是缺血性还是出血性，瘀血均是其最基本的病理基础，血瘀证是其最基本的证候要素；痰是津液代谢产生的一种病理产物，"血不利则为水"，水湿不化则聚而成痰，痰饮流注，阻塞脉道，进一步加重血液流通不畅，痰瘀并见者在每个病期表现亦较突出。这一证候分布和演变规律提示，瘀血和痰浊在中风发病中占有重要地位，而且贯穿于中风的始终，故痰瘀互结成为中风最常见的病理组合，痰瘀互结是中风的基本病机。针对核心病机，超早期可采用破血逐瘀的方法治疗，在"尿激酶"动脉溶栓"破血逐瘀"后，针对核心病机采取"涤痰息风、活血通络"以防止血管再狭窄尤其重要，故本例患者在遣方用药方面，酌情选择具有血中气药的川芎，既能活血又能利水的益母草，再选用虫类药地龙，取其走窜息风之效，加以胆南星涤痰通络。

由广东省中医院刘茂才教授、黄培新教授、黄燕教授等主持的国家"十五"攻关课题——"中风病急性期综合治疗方案研究"，在阴阳分证辨证指导下使用综合治疗方法，阴阳类证即在中风症状的基础上，按阳类、阴类辨证。阳类证可见面赤身热，烦躁不安，口苦咽干，舌质红、舌苔黄，脉数等症状。阴类证可见面唇晦暗或苍白，静卧不烦，口咽不干苦，舌质淡、舌苔白，脉迟缓或沉细等。见以上中医症状3项或以上者即可诊断，而多中心临床试验的结果显示[15]：两组治疗后28天，试验组在神经功能缺损评分、中医证候评分及部分生活质量相关指标改善方面均优于对照组；3个月后随访神经功能缺损评分改变，试验组较对照组下降大于2分，临床愈显率、生活质量各方面指标均显示试验组疗效优于对照组。

本例患者结合中医传统理论及中风病的阴阳类证的现代辨证治疗，根据中风"痰瘀互结"的病机共性，结合动脉溶栓临床实际中患者因不同体质而出现的从化和类化的现象，进而利用简化的阴类证和阳类证辨证，这使得中风的临床辨治简约化、快捷化以及规范化，现阶段中医现代化首先是中医疗效的现代化，简约的病证辨治是中医现代化的初级阶段，简约的病证辨治，即在中医学理论的指导下，发挥中医核心优势（辨证论治），保持中医疗效的前提下，简化中医辨病辨证相结合的理论，使之容易被广大医学工作者接受。其优势在于简洁、规范,易于操作,适于在各级各类医院推广,简约是中医学理论精髓指导下的简约,不是废医存药,也不是单纯的简单化,简约的病证辨治是中医学理论指导下的标准的规范性治疗,可能降低了部分临床疗效,却换来了中医疗效的认可,从而为中医药的继承和发展奠定良好的基础[16]。

参 考 文 献

［1］饶明俐.中国脑血管病防治指南.北京:人民卫生出版社,2007:1-2.

［2］中华医学会神经病学分会脑血管病学组急性缺血性脑卒中诊治指南撰写组.中国急性缺血性脑卒中诊治指南 2010.中国临床医生,2011,39(3):67-74.

［3］Lee KY,Kim DI,Kim SH,et.al. Sequential combination of intravenous recombinsnt tissue plasminogen activator and intra-arterial urokinase in acute ischemic stroke. Am.J,Neuroradiol,2004,25:1470-1475.

［4］耿同超.急性缺血性脑卒中的溶栓治疗.临床药物治疗杂志,2006,4(3):23-27.

［5］毛蕾,张玉莲.急性脑梗死溶栓治疗的中医药应用及研究概况.中国中西医结合急救杂志,2012,19(2):126-128.

［6］江涛,刘金民,方晓磊.中医药干预急性脑梗死溶栓疗效的 Meta 分析.中医药临床杂志,2006,18(4):328-330.

［7］Hacke W,Kaste M,Bluhmki E,et al. Thrombolysis with alteplase 3 to 4.5 hours after acute ischemic stroke. N Engl J Med,2008,359:1317-1329.

［8］Wityk RJ. The management of blood pressure after stroke. Neurologist,2007,13(4):171-81.

［9］Hacke W,Kaste M,Fieschi C,et al. The National Institute of Neurological Disorders and Stroke rt-PA stroke study Group.Tissue plasminogen activator for actue ischemic stroke. N Engl J Med,1995,333:1581-1587.

［10］Hacke W,kaste m,Fieschi C,et al. Intravenous thrombolysis with recombinant tissue plasminogen activator for acute hemispheric stroke the european cooperative acute stroke study. JAMA,1995,274:1017-1025.

［11］Hacke W,Kaste M,Fieschi C,et al. Second European-Australasian Acute Stroke Study Investigators. Randomised double-blind placebo-controlled trial of thrombolytic therapy with intravenous atlplase in acute ischemic stroke. Lancet,1998,352:1245-1251.

［12］何蕴,马丽丽,樊瑞敏,等.动脉溶栓与静脉溶栓治疗急性脑梗死的有效性和安全性.临床神经病学杂志,2007,20(1):25-31.

［13］尤劲松,黄燕,蔡业峰,等.缺血性中风急性期患者阴阳类证中医证候特点的多中心临床研究.中西医结合学报,2008,6(4):346-352.

［14］罗恩丽,蔡业峰,黄燕.简约的病证辨治——中医现代化的初级阶段.中国中西医结合杂志,2010,30(5):542-545.

（招远祺,李雪莹）

病例6:中医药结合介入选择性动脉溶栓 治疗心源性脑栓塞一例

一、病例摘要

患者男性,66岁,因"突发头晕伴左侧肢体乏力1小时10分"于2007年7月3日入院,病史与治疗情况摘要如下:

2007-7-3 06:50(发病0小时)突发头晕,伴左侧肢体乏力,晕倒在地,当时神志欠清,言语欠流利,无恶心呕吐,无头痛,无四肢抽搐,无二便失禁,无口吐白沫,无角弓反张,家人发现后立即给患者予安宫牛黄丸口服,并立即呼"120"送至我院急诊。

2007-7-3 07:30(发病40分钟)到我院急诊就诊,查体:神志欠清,定向力、理解力、计算力、记忆力检查不配合。双瞳孔等大等圆,直径约3mm,直间接对光反射灵敏,双眼球各方向运动灵活,眼震(-)。双额纹、眼裂、鼻唇沟对称。双软腭抬举有力,悬雍垂居中,双侧咽反射正常,构音不清,伸舌居中。左侧肢体肌张力增高,左侧肢体肌力0级,右侧肢体肌力、肌张力正常。生理反射正常,病理征未引出,脑膜刺激征(-)。GCS评分:E2V3M5=10分,NIHSS评分:17分。

入院中医四诊:神志欠清,言语謇涩,口眼歪斜,左侧肢体偏瘫,咳嗽,痰黏难咯,无恶心呕吐,无头痛,无四肢抽搐,无二便失禁,无口吐白沫,无角弓反张,纳眠可,二便调。舌红,苔薄黄,脉弦滑促。患者突发言语謇涩,口眼歪斜,偏瘫,当属中医学"中风"范畴。入院时神志欠清,故属中脏腑,为蒙蔽心神之象;起病较急为风动之象;言语謇涩为痰瘀闭窍,偏瘫为肢体失养之征;咳嗽咯痰为痰浊阻肺之象;舌红,苔薄黄,脉弦滑促均为风火痰瘀,蒙蔽心神之象。治疗上,鼻饲益脑脉胶囊(虎杖15g、水蛭5g、胆南星15g、水牛角30g、天竺黄15g等)清热平肝、息风通络,丹参针活血通络化瘀,清开灵注射液清热开窍醒神,通腑醒神胶囊(人工牛黄、天竺黄等)泻热通腑。

2007-7-3 07:45(发病55分钟)心电图提示:心电图:心房颤动(图23);急诊CT:头颅CT未见颅内出血(图24a,图24b)。

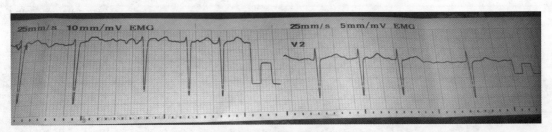

图23 ECG:心房颤动

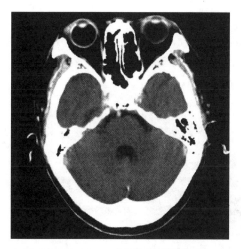
图 24a （2007-7-3）CT：未见颅内出血

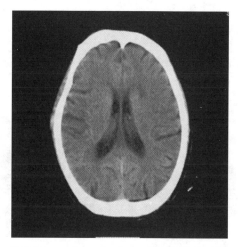
图 24b （2007-7-3）CT：未见颅内出血

2007-7-3　08：00（发病70分钟）收入院治疗。立即开启绿色通道，考虑心源性栓塞可能性大，书面知情同意后，行动脉溶栓术前准备。

2007-7-3　09：37（发病2小时47分钟）送入介入室行全麻和全脑血管造影＋动脉溶栓术。患者取仰卧位，麻醉成功后，留置导尿管，常规消毒铺巾，右股动脉穿刺，置入6F导管鞘，以猪尾管、5F椎动脉管行主动脉弓、右侧颈动脉、左侧颈总、颈内、左椎动脉造影，显示右颈内动脉起始段以远未显影（图25a~图25c），左颈内动脉显影未见异常（图26a，图26b），右侧大脑中动脉M1段缺如，右侧大脑中动脉供血区域代偿不全，左椎动脉未见异常。用prowler-14微导管在微导丝导引下上至右颈内动脉，用微导丝捣碎血栓通至大脑中动脉，跟进微导管，用25万单位尿激酶溶于25ml盐水中，沿微导管缓慢注入，超选造影显示提示右大脑中动脉M1、M2段、颈内动脉虹吸段、岩段内大量血栓填可能（图27a，图27b）。边退微导管边推注尿激酶，微导管造影见豆纹动脉供血区有造影剂滞留，考虑有出血可能，5F造影管造影右颈内动脉仍未显影（图28a，图28b），遂终止溶栓。

2007-7-3　11：30（发病4小时40分）手术完毕。

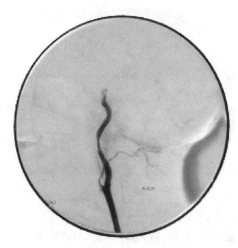
图 25a　DSA：右颈内动脉起始段以远未显影

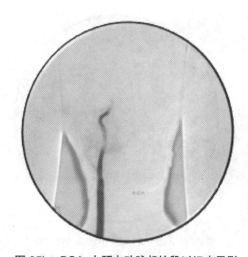
图 25b　DSA：右颈内动脉起始段以远未显影

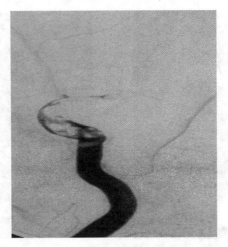

图 25c DSA：右颈内动脉起始段以远未显影

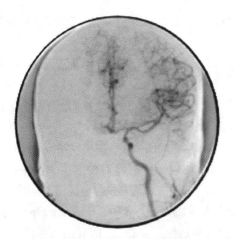

图 26a DSA（动脉期）：左颈内动脉
显影未见异常

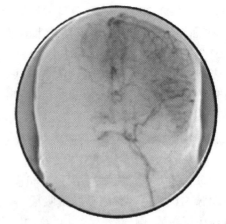

图 26b DSA（毛细血管期）：左颈
内动脉显影未见异常

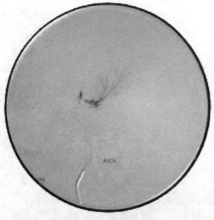

图 27a DSA：右大脑中动脉 M1、M2 段、
颈内动脉虹吸段、岩段内大量血栓填可能

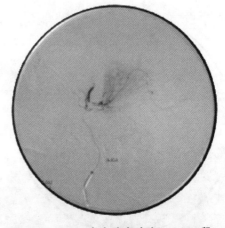

图 27b DSA：右大脑中动脉 M1、M2 段、
颈内动脉虹吸段、岩段内大量血栓填可能

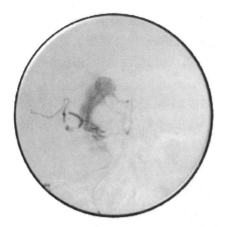

图 28a　DSA:经溶栓后右颈内动脉仍未显影　　图 28b　DSA:经溶栓后右颈内动脉仍未显影

2007-7-3（术后即时）复查头颅 CT:1. 右侧基底节放射冠出血,蛛网膜下腔出血;2. 左侧放射冠、左侧额叶深部、右枕叶多发脑梗死;3. 轻度动脉硬化、脑萎缩(图 29a~29d)。

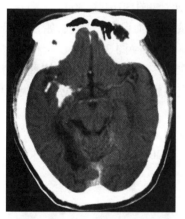

图 29a　CT:右侧基底节、放射冠
出血,蛛网膜下腔出血

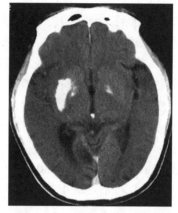

图 29b　CT:右侧基底节、放射冠
出血,蛛网膜下腔出血

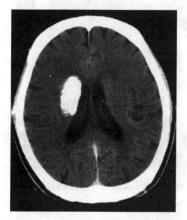

图 29c　CT:左侧放射冠、左侧额
叶深部、右枕叶多发脑梗死

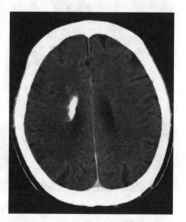

图 29d　CT:左侧放射冠、左侧额
叶深部、右枕叶多发脑梗死

2007-7-3　15：00　溶栓术后3小时，患者神志逐渐转清，能简单对答，情绪较烦躁，呛咳，吸痰可吸出少量红色黏痰，无恶心呕吐，无四肢抽搐，纳眠可，停留胃管固定通畅，停留尿管固定通畅，可引流出淡黄色澄清尿液。舌红，苔薄黄，脉弦滑促。GCS评分：13分，NIHSS评分：15分。

中医以"急则治其标"为原则，以"泄热平肝，破瘀涤痰，通腑醒神"为法，配合丹参针益气活血，清开灵清热化痰，口服通腑醒神胶囊通腑，中药以益脑脉方加减，拟方如下：

虎杖 15g　　　　水蛭 5g　　　　　胆南星 15g　　　　水牛角 30g（先煎）
天竺黄 15g　　　羚羊骨 30g（先煎）

上方加水 800ml，煎取 150ml，鼻饲，日一剂，共 5 剂。

2007-7-4　（术后24小时）患者呈嗜睡状，稍烦躁，呼之可睁眼，可简单对答，言语欠清晰，查体：HR：120次/分，房颤律，嗜睡状态，双侧瞳孔等大等圆，直径约2.0mm，对光反射灵敏，向右侧凝视，左侧肢体肌张力增高，腱反射（+++），在疼痛刺激下呈微屈曲反应，右侧肢体可见自主活动，肌力、肌张力及腱反射正常，病理征（−），GCS评分：E2V3M5=10分，NIHSS评分：18分。复查CT提示：头颅CT：①右颞叶梗死并出血复查，现右侧基底节及放射冠区脑出血量约10.51ml；②右侧额颞叶片状低密度灶，考虑梗死灶（图30a~图30d）。

2007-7-6　（术后72小时）复查头颅CT：右侧壳核出血已部分吸收，密度减低。右侧颞叶梗死部分密度较前减低，梗死范围未进一步扩大（图31a~图31d）。

2007-7-7　患者呈嗜睡状，呼之可睁眼，可简单对答，言语欠清晰，查体配合，痰多，吸痰可吸出较多黏痰，停留胃管、深静脉置管及尿管固定通畅，尿管接尿袋见引出淡黄色尿液，昨日解黄色稀便4次。舌红，苔薄黄，脉弦滑促。

药改胆南星为地龙干，增强通经活络之效，调方如下：

虎杖 15g　　　　水蛭 5g　　　　　地龙干 30g　　　　水牛角 30g（先煎）
天竺黄 15g　　　羚羊骨 30g（先煎）

中上方加水 800ml，煎取 150ml，鼻饲，日一剂，共 3 剂。

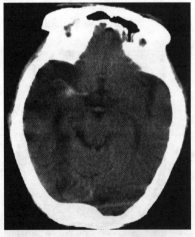

图30a　CT：右侧基底节及放射冠区
脑出血，量约 10.51ml

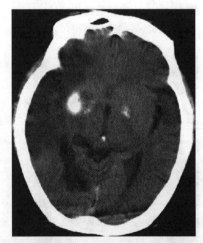

图30b　CT：右侧基底节及放射冠区
脑出血，量约 10.51ml

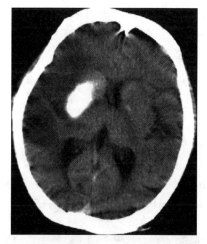

图 30c　CT:右侧额颞叶片状低密度灶考虑梗死灶

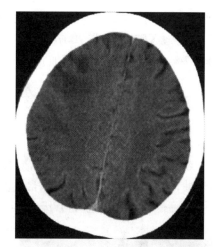

图 30d　CT:右侧额颞叶片状低密度灶考虑梗死灶

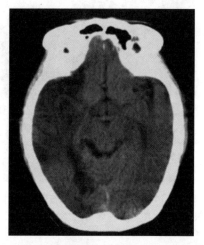

图 31a　CT:右侧壳核出血已部分吸收,密度减低

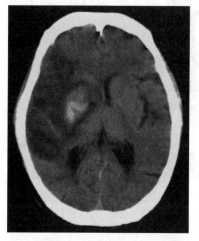

图 31b　CT:右侧壳核出血已部分吸收,密度减低

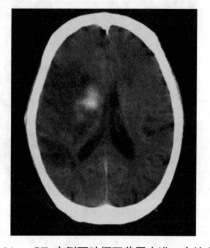

图 31c　CT:右侧颞叶梗死范围未进一步扩大

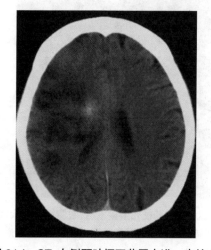

图 31d　CT:右侧颞叶梗死范围未进一步扩大

2007-7-9(术后第6天)颅脑MR:脑梗死溶栓术后,右侧额颞叶大面积脑梗死,并右侧基底节区、放射冠区脑出血,与2007-7-7 CT片比较,未见明显变化(图32a~图32h)。

2007-7-10患者见痰多,中药加胆南星、浙贝、全瓜蒌等清热化痰,拟方如下:

虎杖 15g	水蛭 5g	胆南星 15g	水牛角 30g(先煎)
天竺黄 15g	胆南星 15g	浙贝 15g	羚羊骨 30g(先煎)
全瓜蒌 15g			

上方加水500ml,煎至150ml,温服,日一剂,共10剂。

2007-7-20(术后第17天)患者神清,能简单对答,言语稍欠清,左侧肢体偏瘫,疼痛刺激下可见屈曲动作,右侧肢体可见肢体自主活动。神经系统体查:神清,左侧鼻唇沟变浅,左侧肢体肌张力降低,左侧肢体肌力0级。GCS评分:E4V4M5=13分,NIHSS评分:15分

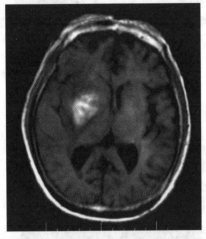

图32a T1:脑梗死溶栓术后,右侧额颞叶大面积脑梗死,并右侧基底节区、放射冠区脑出血

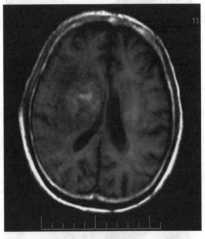

图32b T1:脑梗死溶栓术后,右侧额颞叶大面积脑梗死,并右侧基底节区、放射冠区脑出血

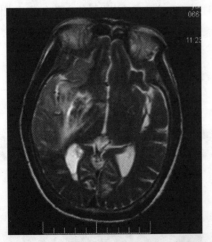

图32c T2:脑梗死溶栓术后,右侧额颞叶大面积脑梗死,并右侧基底节区、放射冠区脑出血

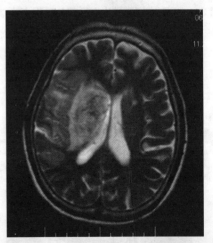

图32d T2:脑梗死溶栓术后,右侧额颞叶大面积脑梗死,并右侧基底节区、放射冠区脑出血

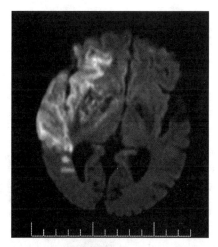

图 32e DWI:脑梗死溶栓术后,右侧额颞叶大面积脑梗死,并右侧基底节区、放射冠区脑出血

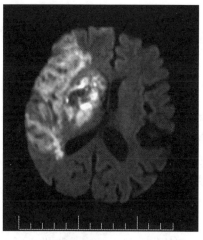

图 32f DWI:脑梗死溶栓术后,右侧额颞叶大面积脑梗死,并右侧基底节区、放射冠区脑出血

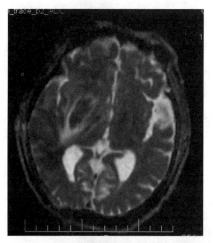

图 32g ADC:脑梗死溶栓术后,右侧额颞叶大面积脑梗死,并右侧基底节区、放射冠区脑出血

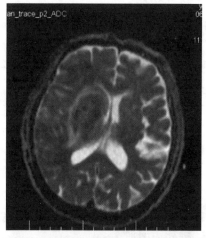

图 32h ADC:脑梗死溶栓术后,右侧额颞叶大面积脑梗死,并右侧基底节区、放射冠区脑出血

患者脑梗死病情稳定,中药在前方基础上加强活血化瘀之力,调整方药如下:

虎杖 15g	水蛭 5g	胆南星 15g	天竺黄 15g
胆南星 15g	浙贝母 15g	全瓜蒌 15g	丹参 15g
石菖蒲 15g	郁金 10g	黄芩 15g	红花 10g

上方加水 500ml,煎至 150ml,温服,日一剂,共 7 剂。

2007-7-21 患者出院,转外院继续康复治疗。

2012-12 随访情况:未发生再次脑卒中,患者 BI 指数 60 分,MRS:4 级。

2013-9 随访情况:未发生再次脑卒中,患者 BI 指数 65 分,MRS:4 级。

二、病例特点与分析

(一)病例特点

1. 老年男性,突发起病,既往有高血压、左侧基底节腔梗、阵发性房颤病史,但并未服用华法林等抗凝药物。

2. 以头晕、一过性左侧肢体乏力为主要症状特点,神志欠清,言语欠流利,左侧肢体肌肌张力增高,左侧肢体肌力 0 级,GCS 评分:E2V3M5=10 分,NIHSS 评分:17 分。入院时急诊颅脑 CT 未见出血。

3. 患者由发病到入院共计 70 分钟,符合经典的静脉溶栓和动脉溶栓时间窗。

4. 患者为右侧大脑中动脉供血区大面积脑梗死,溶栓后出现梗死灶出血和蛛网膜下腔出血。

(二)病例分析

1. 右侧大脑半球脑梗死

(1)临床定位分析:神志欠清,构音不清,左侧鼻唇沟变浅,左侧肢体肌张力降低,左侧肢体肌力 0 级,提示在右侧脑桥面神经核以上,因患者右侧凝视,且梗死为损害性疾病,故可进一步定位在右侧大脑半球。

(2)神经解剖定位分析:结合影像学 CT 和 MR,定位在右侧大脑中动脉供血区。

(3)血管定位分析:右侧大脑中动脉皮层支和中央支均受累,结合 DSA,右侧大脑中动脉的主干闭塞。

(4)定性分析:患者突发起病,以左侧肢体乏力为主要症状表现,定性为血管病,结合患者既往有阵发性房颤病史,且入院后心电图及心电检测均提示房颤律,颈内动脉闭塞考虑为既往动脉硬化狭窄基础上,心源性栓塞脱落导致的可能性大。

2. 梗死后出血

此患者为心源性栓子随血流脱落至右侧颈内动脉所致的右侧大脑半球大面积脑梗死,根据文献报道此类型的梗死容易出现梗死后出血;另外,患者发病后给予了动脉溶栓后,立刻出现梗死部位出血和少量蛛网膜下腔出血。

三、文献复习

(一)动脉溶栓的方法

目前,国内外的动脉溶栓方法有:选择性动脉溶栓、动静脉联合溶栓、动脉溶栓辅以机械性的血栓破碎术、溶栓＋支架置入术、溶栓联合血管内超声波治疗等。单纯的动脉溶栓因耗时增加,可能错过最佳溶栓时机,而动静脉联合溶栓治疗可以利用早期静脉溶栓操作简单、方便快捷的优点。Bridging 试验是首次关于动静脉联合溶栓的临床研究[1],结果显示早期静脉内应用较小剂量的 rt-PA 后再进行动脉内治疗,可使血管再通率提高,而且安全性较好。

单纯注入溶栓药物的动脉溶栓方法在较大血管血栓形成时往往效果不佳，故目前有研究可以辅以各种接触、机械碎栓、抽吸等非药物方法使血管再通，提高治疗效果。Sorimachi 等采用导丝和微导管机械粉碎血栓，结合局部动脉内溶栓治疗 23 例颈内动脉远端及 MCA 近端闭塞患者，获得了较高的闭塞血管的再通率，并提高了临床疗效。溶栓时当发现基础病变为动脉狭窄，国内外很多个案报道予支架成形术治疗，疗效满意，但仍需更多的研究和探索。

（二）动脉溶栓治疗的并发症

1. 脑出血

颅内出血是溶栓治疗最严重的并发症。有突然意识障碍、血压升高、头痛、恶心呕吐、肢体障碍加重者，应考虑出血并发症。颅内出血分为脑实质出血和出血性脑梗死。脑实质出血可发生于远离梗死的区域，发挥占位效应和扩展至脑室而使中线结构移位，是一种均质的血液集合体。多发生于术后 24 小时之内，常伴临床症状的恶化。如果术后 24 小时之内患者的病情突然加重，多提示发生再出血，病情凶险，病死率可达 50%。出血性脑梗死则发生于缺血区内，主要累及基底节区或大脑皮质，其实质是缺血性损害区内更多融合性出血或瘀点。CT 显示斑点状混杂密度改变，已经提示病情可能加重，应该引起临床重视，防止病情恶化。

发生出血并发症的可能因素较多，如溶栓治疗、水肿、梗死程度、年龄、合并高血糖、肝素应用、溶栓治疗时间窗、血管再通时间等。其发生率与发病至治疗时间、溶栓剂量、溶栓治疗时血压是否超过 200/100mmHg、是否在闭塞时累及豆纹动脉等较多因素有关。严重高血压或 CT 已发现低密度改变者，以及卒中发生 6 小时后开始溶栓均易发生出血并发症。Bi 等[3]报道，尿激酶用量过大是引起出血增加的原因之一。过去人们通常认为血管再通与溶栓增加导致颅内出血有关，原因可能和缺血后血管壁损伤，当血管再通恢复血流后，会引起血液外渗；血流再通后灌注压增高以及继发性纤溶亢进及止血、凝血功能障碍有关。部分研究认为颅内出血的增加不一定与早期的血管再通有关，动脉内本身的手术操作也可能增加出血性脑梗死的风险，Khatri P 的研究表明：微导管注射造影在动脉内溶栓治疗中可能增加颅内出血的风险，这可能是对比剂毒性或注射时压力传递的结果，建议应尽量减少造影对比剂的剂量和注射压力[4]。此外，缺血性脑卒中即使不进行溶栓治疗，其自然出血转化率亦达15%~43%[5]。

溶栓后出现出血并发症的处理措施包括：立即用鱼精蛋白中和肝素，停止应用溶栓药物，立刻复查 CT，查血小板及凝血指标可输冻血浆或新鲜血浆，使纤维蛋白原大于 150mg/dL或可输 1 单位的血小板。

2. 再灌注损伤

再灌注损伤是指缺血半暗带脑组织缺血时间过长，由可逆性达到了不可逆性损伤的状态所导致的脑组织损伤，并可能形成脑水肿、颅内压增高从而导致死亡[6]。致命的再灌注损伤是溶栓治疗脑梗死的潜在危险，发生在缺血脑组织重新得到灌流时，可加重脑组织原有的缺血损伤。再灌注损伤程度与溶栓开始的时间和梗死面积有关，是溶栓治疗的重要并发症，在血管再通后较为常见。目前认为自由基、钙超载是再灌注损伤的重要原因。脑缺血、缺氧时最先出现的症状是能量代谢障碍，因使细胞膜上的离子泵功能发生异常而导致细胞内钙浓度增加，激活钙依赖性的蛋白激酶。缺血再灌注还可以导致脂质过氧化，产生大量的自由基，严重损伤脑细胞。短暂性脑缺血可导致脑细胞坏死，其发生机制可能与缺血后神经元神经毒性和钙超载有关。它们作用于非 NMDA 受体和 N- 甲基 - 天门冬氨酸（NMDA）受体使钙通道开放，钙离子大量内流最终导致细胞内钙浓度升高，神经元死亡。脑缺血后神经元死亡有坏死和凋亡两种方式，坏死主要表现在缺血引起急性神经元死亡，而凋亡主要发生在继发性或迟发型死亡，缺血中心区是发生在前者缺血后较早期，而半暗带区则发生在后者脑缺血几天后。目前，该病变机制尚没有得到进一步证实，可能由于细胞内存活基因和死亡基因的调节机制障碍。另外，由于脑组织富含磷脂，脂质过氧化已成为缺血再灌注损伤时脑损伤的重要特征。环磷酸腺苷（cAMP）在脑缺血后短时间内增加，在恢复血流后进一步增加，胞内蛋白与增加的环磷酸腺苷结合激活磷脂酶降解磷脂，导致游离脂肪酸增多，其与由缺血 -再灌注后产生的大量自由基作用使质膜进一步受损，导致脑细胞坏死和水肿。

在预防及治疗上，Kollmar 等[7]报道，大鼠 MCA 血栓栓塞性闭塞后，溶栓与亚低温联合治疗有提高存活率、缩小梗死体积的趋势，但没有统计学意义。自由基清除剂、神经保护剂也可试用，但目前尚没有肯定有效的药物值得推荐应用于临床。

3. 血管再闭塞

溶栓疗效的关键之一在于提高阻塞血管的再通率，据报道，溶栓后血管再通，其闭塞率约为 10%~20%[8]，机制尚不清楚，其可能机制是：①结合在血块上的凝血酶，有利于血小板聚集及纤维蛋白的形成；②纤溶酶对血小板聚集块作用小，但可聚集血小板；③多核中性白细胞被激活所产生的蛋白酶，进一步促进血凝损伤内皮。而靶血管闭塞的远端血管分支栓塞机制可能与被溶解的血栓移位、脱落或斑块松动有关。

抗凝剂能否预防再梗死尚不清楚，80% 的医生认为抗凝剂对预防再梗死有效，但目前仍缺乏循征医学证据，一般可采用在溶栓 24 小时后复查 CT、排除脑出血的前提下，才考虑抗凝抗聚治疗。

（三）梗死后合并出血的中医药干预

脑梗死和脑出血本是两种治疗策略完全不同的疾病。脑梗死是因脑血流不通所致的缺血性损伤，而脑出血则是血液从血管溢出的出血性损伤，前者应该以血管再通治疗为主，后者应该以止血为主。中医药认为：缺血性中风可以使用活血化瘀法进行治疗，而且此观念被不少中西医学者广为接受，对于出血性中风，已故国医大师任继学根据唐容川"离经之血便是瘀血"，并创用破血逐瘀法治疗出血性中风，因此，出血性中风亦可使用活血方法以达到止血目的，但此观点目前相关文献研究报道仍具有争议，由我院所主持的国家"九五"攻关专项课题，在中、大量脑出血的综合治疗方案中，亦采用了具有活血化瘀之效的"川芎嗪注射液"进行临床研究[9]。近年来，越来越多关于脑梗死急性期的中医药干预研究，以破血逐瘀的中药辅助治疗，目的是开通血管，建立血液循环。而对于脑出血来说，可给予活血化瘀的中医药干预，如血栓通、复方丹参、水蛭注射液等的应用，现代研究提示上述注射液中的活性成分具有促进血肿吸收、解除血管痉挛、改善血管内皮的功能等作用[10]。针对脑梗死后合并出血的中医药干预，目前仍缺乏循征医学证据，但根据中医药的基础理论，部分中药如：三七、茜草等既可活血亦可止血，但无论是口服成药、针剂、汤药等，仍需要我们的进一步探索与实践。

四、决策难点分析

（一）大血管严重狭窄基础上合并心源性栓塞时，超急性期脑供血动脉开通的决策：静脉溶栓与动脉溶栓

溶栓的不同给药途径对提高疗效是一个关键。目前溶栓给药途径有静脉、动脉、动静脉联合给药等三种。我国"九五"攻关课题结果显示，尿激酶在 6 小时内静脉溶栓有效且相对比较安全。动脉溶栓因其技术及设备上的限制不可能在国内进行大规模的临床试验，在入选标准、药物剂量、血管造影和技术操作等方面缺乏统一的标准。理论及部分临床研究表明，动脉溶栓再通率较静脉溶栓高，静脉溶栓局部药物浓度低，闭塞的血管开通率低于动脉溶栓，但全身静脉溶栓能使机体处于低凝状态，对改善侧支循环，促进梗死后再灌注更为有利。本例患者主要考虑为心源性栓塞，采用静脉溶栓获得血管再通几率低，因此，在签署知情同意后选择动脉溶栓，本例患者即便最后采取动脉溶栓，血管也未能全部再通。

2007 年，我国还未引入 Penumbra 系统溶栓术，Gandini[11]等回顾分析了接受 Penumbra 机械溶栓术的 18 例患者，83%的患者血管恢复到 TICI 分级 2-3 级。在大血管严重狭窄、形成长段血栓时，该项技术可通过血栓抽吸取得较好效果。

（二）及时识别动脉溶栓过程中的"脑出血"

本例患者在行动脉溶栓治疗中出现了造影剂渗出，考虑到出血的可能性，因此随即终止了动脉溶栓，及时避免了更大范围的出血。术后即刻复查 CT 提示右侧基底节放射冠区的高信号。这种高信号的出现有两种可能，第一是脑出血所致，第二种是造影剂渗漏所致。因为是否存在脑出血对术后的治疗用药至关重要，因此对两者的鉴别重要性也不言而喻。首先，从部位上来看，高信号影位于基底节区，符合大脑中供血范围，因此脑出血和脑染色均有可能。其次，从信号强度变化上来看，术后即刻复查的 CT 和术后 24 小时的 CT 相比较，信号减弱不明显，强烈提示该高信号是出血而不是造影剂渗漏。至此可以明确该患者为动脉溶栓治疗后的出血。溶栓过程中出血的原因大致有以下几种：1.急性血管闭塞造成血管壁的通透性改变[12]。2.溶栓使闭塞的血管开通后，血流量明显增加，导致压力过高，超出血管壁承受范围。3.使用的溶栓药物所引起的对出血的易化作用。4.操作过程中，导丝等器械对血管壁的刺激以及损伤。而本患者考虑为机械刺激损伤血管壁的可能性大。图33、图34为 7 月 3 日与 7 月 4 日 CT 的对比，信号强度变化不明显，提示出血；若为造影剂渗漏，则 24 小时后的 CT 信号强度随着造影剂被吸收，应该会明显减弱。

（三）动脉溶栓失败后的处理

本例患者颈内动脉闭塞，动脉溶栓后部分血管再通，未能达到理想的血管再通，过程中考虑存在出血可能，最后终止溶栓。本例患者在动脉溶栓过程中，考虑颈内动脉起始段在慢性狭窄基础上，遭遇心源性栓子脱落导致急性闭塞，利用导丝接触捣碎，血栓或斑块脱落于远端血管，予以 25 万尿激酶未能溶通，考虑心源性陈旧血栓可能，在发现造影剂外渗，考虑渗血后，当机立断用鱼精蛋白中和肝素、终止动脉溶栓。考虑动脉溶栓血管未能再通，因

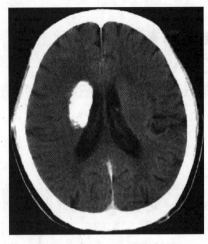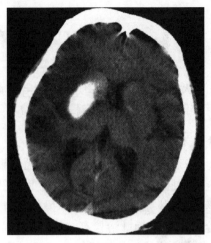

图33 7月3日CT：颅内出血　　　　　　图34 7月4日CT：颅内出血

此在治疗策略方面，为防止血流动力学改变导致血栓再次脱落，形成新的梗死，在合并溶栓后出血情况下，密切监测APTT、PLT及患者的神经功能缺损症状，选用中药活血化瘀类药物进行保守治疗，目的是既防止过度抗凝导致出血加重，亦可改善血液黏稠度，降低再次栓塞风险。

（四）溶栓失败的原因分析

本例患者于发病40分钟后来我院就诊，于发病2小时47分后送入介入室进行急诊手术，术中利用导丝碎栓时发生了血栓脱落，随即用25万单位的尿激酶溶栓，但没有成功溶通，此时还发现了造影剂的渗漏，提示局部出现了渗血，此时不得已停止了溶栓操作。考虑到当前的溶栓药物选择上，rtPA对血液中的纤溶系统影响极小，不产生全身的纤溶状态，安全性比尿激酶高。若患者选用此药作为溶栓药，有可能不会出现术中的渗血。同时，患者属于心源性栓塞，考虑为陈旧血栓可能，药物难以溶解，再者，考虑患者并没有建立一个长期、慢性的血管代偿机制，在突发缺血的情况下，耐受程度相对较差，导致脑组织的死亡速度加快，滋养血管的相对缺乏，导致血管内皮的损伤加快，这些因素都有可能造成上述的溶栓过程中出现渗血这一现象。在处理这一问题上，应该以最快速度进行溶栓、缩短从入院到溶栓的等候时间，尽力挽救处于缺血状态而非死亡的脑组织。针对心源性栓子脱落溶栓失败，据近年部分文献研究报道：机械装置动脉取栓再通率高，本院近两年亦在开展此项研究探索，当年缺乏动脉取栓条件也导致本例患者治疗措施受限，希望不日将来，动脉取栓会为更多患者带来福音。

五、中医药在脑梗死急性动脉溶栓围手术期中如何发挥优势

本例患者为心房颤动栓子脱落导致颈内动脉闭塞，动脉溶栓后出血，对于溶栓后出血首要问题就是要防止进一步出血，待出血稳定后，再给予抗凝治疗，防止血栓再次脱落导致再次梗死。在出血尚未稳定期又要避免再梗死的风险，就是中医药发挥优势的关键环节。中

风的基本病机为：元气虚损，痰瘀互结，闭阻脑脉。风是标，痰瘀是病理产物，元气虚损，不能帅血行气，运化水液才是根本。所以治疗应该益气活血，破瘀涤痰。中医以"急则治其标"为原则，以"泄热平肝，破瘀涤痰，通腑醒神"为法，结合我院既往"九五"攻关研究经验，配合丹参针活血，清开灵注射液清热开窍化痰，口服通腑醒神胶囊通腑，中药以益脑脉方加减，拟方虎杖，水蛭，胆南星，水牛角（先煎），天竺黄，羚羊骨（先煎）。7月18日，患者脑梗死病情稳定，中药在前方基础上加强活血化瘀之力，调整方药：虎杖，水蛭，胆南星，天竺黄，浙贝，全瓜蒌，丹参，石菖蒲，郁金，黄芩，红花。从目前最新的中药研究来看，水蛭有促进脑血肿吸收、减轻周围脑组织炎症反应及水肿、缓解颅内压升高、改善局部血液循环、保护脑组织，以及有利于神经功能恢复等作用；丹参具有活血化瘀、凉血养血等功效，对凝血机制具有双向调节作用，现代研究表明，丹参能降低血黏度，抑制血小板聚集，改善微循环，并能调节纤溶系统，促进纤维蛋白降解及抗自由基等作用，可使侧支循环开放，毛细血管网增加，出血部位血管压力下降，有利于减轻脑出血后的缺血性损害，有利于血肿的吸收及防止再出血，减轻脑细胞损伤，减轻周围组织炎症反应及水肿，促进神经细胞功能恢复。

尽管后期采用中医药、针灸康复等综合治疗，但由于患者起病时神经功能缺损重，溶栓后出血及闭塞血管未开通导致额颞叶较大范围梗死灶，术后4年，患者仍遗留有严重残疾，提示术中血管再通、术中并发症及梗死范围决定患者的长期预后。

参 考 文 献

［1］Leuandowk CA，Frankel M，Tomsick TA，et al. Combined intravenous and introarterial rt-PA veersus introarterial therapyof acuteischemic stroke：emnergency management of stroke（EMS）bridging trial. Stroke，1999，30：2598-2605.

［2］Sorimachi T，Fujii Y，Tsuchiya N，et al. Recanalization by mechaniccal embolus disruption during intra-arterial thrombolysis in the carotid territory. AJNR，2004，25：1391-1402.

［3］Bi LE，Lee BC，Park SC，et al. Intra-carotid thrombolytic therapy in acute ischemic stroke of carotid arterial territory. Yonser Med J，1994，35：49-61.

［4］Khatri P，Broderick JP，Khoury JC，et al. Microcatheter contrast injections during intra-arterial thrombolysis may increase intracranial hemorrhage risk. Stroke，2008，39（12）：3283-3287.

［5］Mitchell PJ，Gerraty RP，Donna GA. Thrombolysis in the venebrobasilar circulation：the Australian urokinase stroke trial. Cerebrovase Dis，1997，7：94-97.

［6］Aoki T，Suni T，Mori T，et al. Blood-brain barrier disruption and matrix metalloproteinase-9 expression during reperfusion mechanical versus embolic focal ischemia in spoutaneously hypertensive rats. Stroke，2002，33：279-283.

［7］Kollmar R，Henninger N，Bardutzky J，el al. Combinationtherapy of moderate hypothermia and thrombolysis in experimental thromboembolic stroke：an MRI study. Exp Neurol，2004，190：204-212.

［8］朱文斌，徐运. 急性脑梗死的动脉溶栓治疗. 国际脑血管病杂志，2007，15（10）：744-748.

［9］卢明，黄燕，杜宝新，等. 中大量脑出血患者中西医结合救治后并发症及其死亡原因分析. 中国中西医结合急救杂志，2003，10（4）：226-228.

［10］康雷，何泽云. 活血化瘀法治疗脑出血急性期的研究进展. 中医药导报，2007，13（9）：88-90.

［11］Gandini R1，Pampana E，Del Giudice C，et al. Acute stroke treatment using the Penumbra endovascular mechanical thrombolysis device：a single-centre experience. Radiol Med，2012，117（7）：1199-1214.

[12] Molina CA, Alvarez Sabin J, Montaner J, et al. Thrombolysis-related hemorrhagic infarction: a marker of early reperfusion, reduced infarct size, and improved outcome in patients with proximal middle cerebral artery occlusion. Stroke, 2002, 33(6): 1551-1556.

（招远祺，赵博）

病例7:中西医结合综合治疗基底动脉进展闭塞1例

一、病例摘要

患者男性,66岁,因"右下肢乏力20余天,左下肢乏力9天"于2010年9月27日入院。病史及治疗情况摘要如下:

既往有高血压病史5年余,最高达170/100mmHg,未曾规律服药治疗,平素血压情况不详。

2010-8-30 自觉右下肢稍乏力,行走欠稳,当时未引起重视,未作特殊处理及治疗。

2010-9-5 患者右下肢乏力加重,伴走路不稳,向右侧倾斜,当时神志清,无言语謇涩,无头晕头痛、恶心呕吐、视物旋转、口眼歪斜、肢体抽搐,家属遂将其送至南海黄歧医院就诊,行头颅CT检查提示:未见异常(图35)。

2010-9-6 至广州医学院第二附属医院就诊,入院行头颅MR提示:双侧基底节、侧脑室旁、半卵圆中心、右侧枕叶、脑干及小脑半球多发腔隙性脑梗死,部分病灶为亚急性期(图36a~图36f)。患者经过抗血小板聚集、调脂、降压、改善脑代谢等综合治疗后病情稳定。但住院期间于2010-9-19突发左侧下肢乏力,

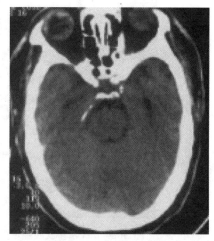

图35 CT示未见异常

无法行走,伴有言语謇涩,吞咽呛咳,考虑急性脑梗死,行头颅MRI检查:胼胝体压部、右侧枕叶、桥脑右份、小脑蚓部、左侧小脑半球见亚急性病灶(图37a,图37b)。

第一次住院情况

2010-9-27 来我院就诊,患者神志清楚,言语清。血压:168/105mmHg,双侧瞳孔等大等圆,对光反射灵敏。伸舌右偏,右侧鼻唇沟稍浅,稍有饮水呛咳。双上肢肌力5级,左下肢肌力5级,右下肢肌力4级;左侧指鼻试验、跟膝胫试验(+),四肢腱反射活跃(+++),病理征未引出。

中医四诊:神志清,精神稍倦,面色晦暗,言语尚清,双下肢乏力,走路不稳,稍有饮水呛咳,头晕,无吞咽困难、耳鸣、恶心呕吐等,口干,无口苦,胃纳可,眠可,小便可,大便3日未行。舌淡黯,苔腻微黄,脉弦。辨证属于风痰瘀血,痹阻脉络,给予息风化痰,活血化瘀。患者大便数天未解,给予通腑醒神胶囊通利大便。处方:

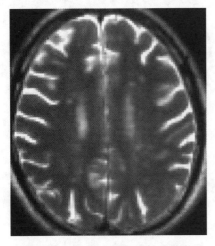

图 36a MR 示多发腔隙性脑梗塞

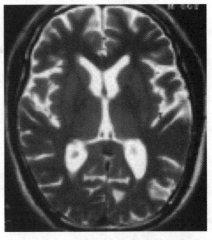

图 36b MR 示多发腔隙性脑梗塞

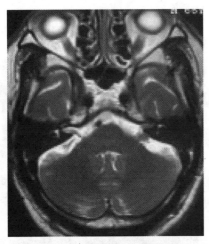

图 36c MR 示多发腔隙性脑梗塞

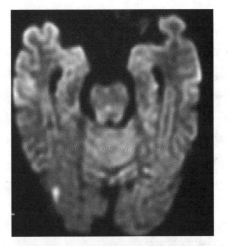

图 36d MR 示多发腔隙性脑梗塞

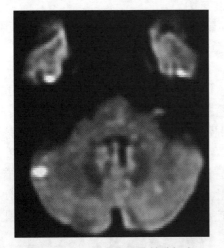

图 36e MR 示多发腔隙性脑梗塞

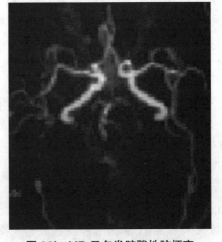

图 36f MR 示多发腔隙性脑梗塞

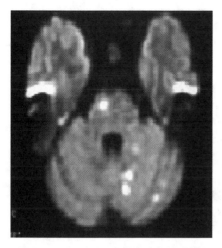
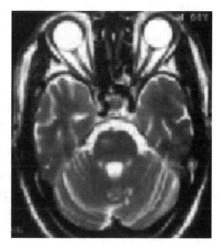

图 37a　MR 示可见多发亚急性病灶　　图 37b　MR 示可见多发亚急性病灶

白术 15g	天麻 15g	黄芪 30g	党参 15g
陈皮 10g	法半夏 15g	益母草 15g	鸡血藤 30g
茯苓 15g	甘草 5g	水蛭 3g	

2 剂，水煎，口服，日一剂。

2 剂后患者头晕好转，大便已通，日行 3 次，质稀，非水样便。患者大便通，故停用通腑醒神胶囊。10 月 1 日，患者诉咽喉疼痛不适，口干，舌苔白腻，考虑为痰湿内蕴，故在原方基础上加藿香 15g、佩兰 10g 以芳香化湿，毛冬青 30g 清热解毒、活血消痈，川芎 15g 行气活血以宣散郁结，竹茹 20g 清散肺胃之热。

2010-10-3　23：50 患者突发气短不适，肢体乏力与前相比明显加重，左侧肢体肌力 4 级，右侧肢体肌力 3 级，血压：215/110mmHg，急查头颅 MR 示：①左侧桥臂、桥脑、双侧放射冠、双侧半卵圆中心多发腔隙性脑梗死，其中左侧桥臂、桥脑病灶考虑为急性梗死；②颅脑 MRA 示基底动脉狭窄，血栓形成（图 38a～图 38c）。

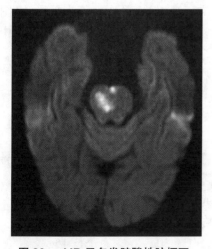
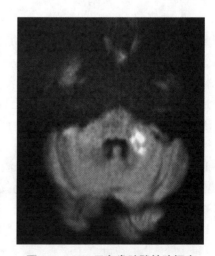

图 38a　MR 示多发腔隙性脑梗死　　图 38b　MR 示多发腔隙性脑梗塞

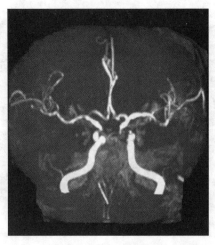

图38c MRA 示基底动脉狭窄,血栓形成

2010-10-4 (13:30—16:20)行全脑血管造影术＋基底动脉取栓术＋脑动脉成形术。气管内插管全麻。右侧椎动脉造影显示基底动脉远段完全闭塞(图39a,图39b),右侧椎动脉反向左侧小脑后下动脉代偿供血,左侧锁骨下动脉造影示左侧椎动脉起始部闭塞(图39c)。采用 ROADMAPING 技术,在 transend 0.014mm 长导丝导引下将 REBAR18 微导管置入至基底动脉闭塞段,尽量接近远端,经微导管将一 SOLITAIRE 4×20mm 支架置入至基底动脉内,释放支架,使支架张开,将支架与微导管一起回撤,见支架内有小块血栓取出,造影显示基底动脉主干已通畅(图39d,图39e),右侧椎动脉近基底动脉处及基底动脉近端残余严重狭窄,狭窄长约 19mm,狭窄近端血管直径 3mm,最窄处狭窄约 90%(图39f,图39l)。利用路图技术,将一 transend 0.014mm 长微导丝通过基底动脉送至右侧大脑后动脉。然后在微导丝的引导下将一 Gateway 2.5mm×9.0mm 球囊送至基底动脉狭窄处,造影显示位置合适后,扩张球囊压力加至 8atm,再行造影显示狭窄明显好转,稍回撤球囊至右侧椎动脉近基底动脉处,扩张球囊压力加至 8atm,造影显示狭窄明显好转,退出球囊(图39g,图39h)。将一 Wingspan3.0mm×20mm 支架送至基底动脉及右侧椎动脉颅内段狭窄处,造影显示位置合适后,释放支架,造影显示狭窄明显纠正,残余狭窄约 25%,颅内血管未见异常(图39h~图39j)。再以 5F 造影管行双侧颈总动脉、颈内动脉造影,见双侧颈内动脉海绵窦段轻中度狭窄,狭窄约 40%(图39m~图39o)。术后复查头颅 CT,未见再灌注出血(图40)。

患者术后神经功能稳定,神经功能缺损表现无进展,神清,双上肢肌力 5 级,左下肢肌力 3 级,右下肢肌力 2 级,腱反射稍活跃。但出现消化道、泌尿系应激性出血,肺部感染、心衰等并发症,经过中西医综合治疗,最终患者病情好转。

中医药治疗术后并发症:

2010-10-9 中医四诊情况:患者神清冷淡,面色苍白,畏寒,乏力,胃内引流出褐色胃内容物,大便色黑,舌淡黯,苔白,脉弱。辨证为气不摄血,给予益气止血,处方如下:

白术 15g	天麻 15g	黄芪 30g	党参 15g
陈皮 10g	法半夏 15g	竹茹 20g	毛冬青 30g
川芎 15g	益母草 15g	鸡血藤 30g	茯苓 15g
甘草 5g	地榆炭 15g	茜草炭 15g	生姜 10g

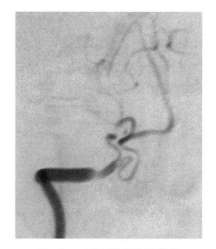
图 39a　DSA 基底动脉闭塞

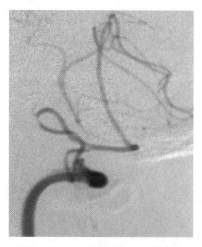
图 39b　DSA 基底动脉血栓闭塞

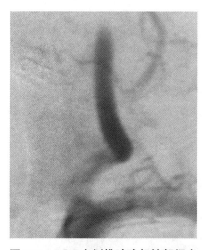
图 39c　DSA 左侧椎动脉起始部闭塞

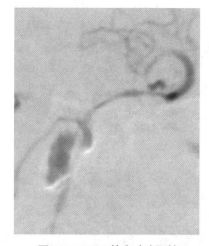
图 39d　DSA 基底动脉取栓

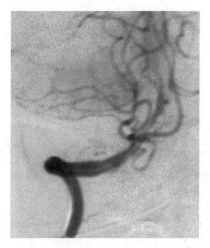
图 39e　DSA 基底动脉主干已通

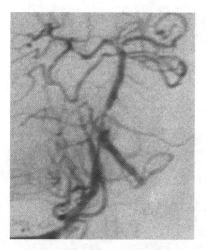
图 39f　DSA 基底动脉近端狭窄

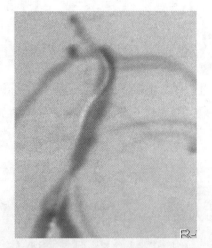

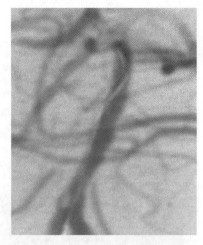

图 39g　DSA 球囊扩张　　　　　　图 39h　DSA 球囊扩张后狭窄改善

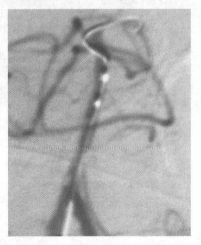

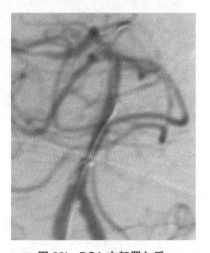

图 39i　DSA 支架置入狭窄处　　　　　图 39j　DSA 支架置入后

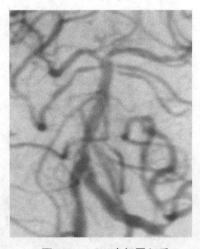

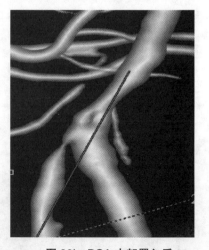

图 39k　DSA 支架置入后　　　　　　图 39l　DSA 支架置入后

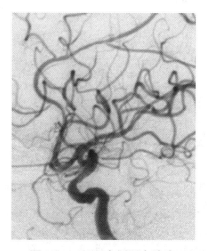 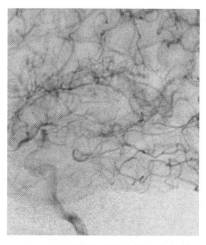

图 39m　DSA 右侧颈内动脉　　　图 39n　DSA 双侧颈内动脉海绵窦段轻中度狭窄

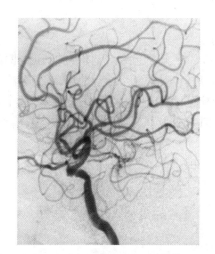

图 39o　DSA 左侧颈内动脉

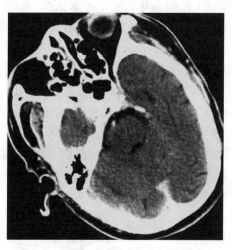

图 40　支架后即刻复查 CT:未见出血

3剂,水煎,口服,日一剂。

2010-10-12　患者无褐色胃内容物引出,大便增多,今日解大便5次,呈棕褐色,发热,精神疲倦,颜面及肢体浮肿,半卧位,呼吸稍促,喉中痰鸣音,舌质淡红,舌苔黄稍腻,脉弦数。辨证为痰浊内蕴,给予涤痰汤化散痰浊,处方:

法半夏 15g	党参 20g	白术 15g	天麻 10g
茯苓 20g	橘红 10g	枳实 15g	竹茹 15g
远志 10g	石菖蒲 15g	鱼腥草 15g	金荞麦 15g

2剂,水煎,口服,日一剂。

2010-10-14　患者颜面、肢体浮肿较前加重,半卧位,呼吸稍粗,考虑为水凌心肺,治以温阳利水、泻肺逐饮,给予五苓散合葶苈大枣泻肺汤,处方:

葶苈子 30g	白术 30g	茯苓 30g	王不留行 15g
猪苓 30g	黄芪 30g	泽泻 30g	生姜 15g
防己 15g	桂枝 15g	黑枣 15g	甘草 10g
金荞麦 50g			

5剂,水煎,口服,日一剂。

2剂药后患者精神好转,可平卧,呼吸平稳,肢体浮肿消退,继续守上方治疗。患者睡眠差,给予枣仁安神胶囊宁心安神。患者病情稳定,给予针灸、康复等治疗,促进患者肢体功能恢复。

2010-10-20　神志清,精神可,可在床边坐起,呼吸平稳,偶有咳嗽、咳痰,胃纳欠佳,睡眠稍改善,稍有腹泻,舌淡红,苔白腻,脉弦。辨证为脾虚夹湿,给予参苓白术散加减以益气健脾化湿。处方:

党参 20g	黄芪 60g	白术 15g	茯苓 20g
法半夏 15g	薏苡仁 30g	陈皮 10g	山药 30g
砂仁 6g(后下)	桔梗 15g	益母草 30g	泽兰 15g
泽泻 30g	毛冬青 30g	木香 10g	

3剂,水煎,口服,日一剂。

2010-10-20　复查TCD提示:基底动脉支架术后,血流通畅,右侧椎动脉中远段血流速度增快(较10月9日明显减低),左椎动脉血流信号未探及,考虑闭塞。复查CT提示:①桥脑腔隙性脑梗死;②基底动脉见金属支架;③双侧脑室及第三脑室增宽,考虑轻度积液(图41a,图41b)。

2010-11-12　患者出院时情况:神清,精神可,言语清楚,可在扶持下缓慢行走,步行较前平稳,四肢肌张力正常,双上肢肌力5级,左下肢肌力4$^+$级,右下肢肌力4级,四肢腱反射正常,病理征未引出。

出院时中医四诊:患者神志清,精神可,面色红润,双下肢无力好转,无咳嗽咳痰,饮食可,无口干口苦,睡眠可,二便调,舌质红,苔薄白,脉弦。继续给予参苓白术散加减,益气健脾化湿。处方:

党参 20g	黄芪 60g	白术 15g	茯苓 20g
法半夏 15g	薏苡仁 30g	陈皮 10g	砂仁 6g(后下)
桔梗 15g	益母草 30g	泽兰 15g	毛冬青 30g
泽泻 30g	木香 10g		

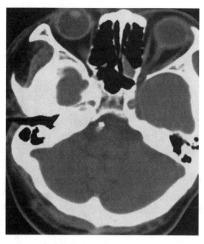 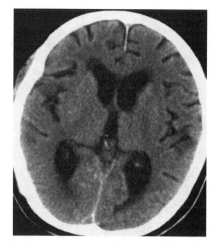

图 41a　MR 桥脑腔隙性脑梗塞　　　图 41b　MR 双侧脑室及第三脑室增宽

7 剂，水煎，口服，日一剂。

第二次住院情况

2011-4-2（第一次术后半年）为复查 DSA 以了解支架术后血管情况来我院就诊。患者支架术后无缺血性卒中的发生，遗留右下肢稍乏力，肌力 4+ 级，共济运动无异常，中间仍有发作性眩晕。中医四诊：神清，精神疲倦，右下肢乏力，头晕不适，无头痛、恶心呕吐、胸闷心悸，口干，无口苦，胃纳可，眠可，二便调。舌淡黯，苔腻微黄，脉弦。辨证为气血痰瘀痹阻脉络，给予益气活血、化痰通络。处方：

法半夏 15g	白术 15g	天麻 15g	茯苓 15g
川芎 10g	丹参 10g	赤芍 10g	石菖蒲 15g
制远志 10g	毛冬青 20g	党参 20g	黄芪 45g

2 剂，水煎，口服，日一剂。

2012-4-4　患者舌黯，瘀血较明显，且大便不畅，给予桃仁 15g 以活血化瘀、润肠通便。4 月 9 日患者舌苔黄腻，考虑痰热较重，给予胆南星 10g、竹茹 10g、枳实 10g 以清热化痰。

2011-4-11　复查脑血管造影，结果提示：左侧椎动脉起始部闭塞，右侧椎动脉发出小脑后下动脉后至基底动脉近端狭窄，狭窄长约 34mm，最严重处狭窄约 60%（图 42a，图 42b）。余动脉期、毛细血管期、静脉期未见异常。根据中国缺血性脑血管病介入指南，颅内动脉狭窄 >50%，并有病变血管区域缺血性症状者具备手术指征，患者支架术前多次缺血性卒中发作，支架术后时感头晕，且患者为老年男性，既往有高血压病史，颅内血管多处狭窄，再发缺血性中风的危险因素较多，故有进一步支架植入的指征。

2011-4-15　行右侧椎动脉、基底动脉球囊扩张和支架植入术。造影见右侧椎动脉发出小脑后下动脉后至基底动脉近端狭窄，狭窄长约 34mm，最严重处狭窄约 60%；采用 ROADMAPING 技术，将导丝置到左侧大脑后动脉，沿微导丝将 2.5×15mm gateway 球囊扩张右侧椎动脉及基底动脉狭窄处，压力泵加压至 6atm，造影显示狭窄改善（图 43a，图 43b，图 43g），撤回球囊；再将 3.5×20mm Wingspan 及 4.0×20mm Wingspan 两枚支架植入右侧椎动脉及基底动脉狭窄处，造影调整至合适位置，释放支架（图 43c~ 图 43g）。

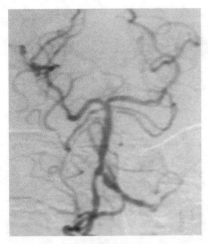

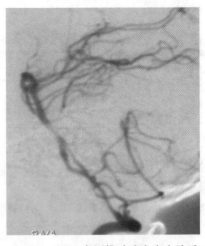

图 42a　DSA 左侧椎动脉起始部闭塞　　图 42b　DSA 右侧椎动脉发出小脑后
　　　　　　　　　　　　　　　　　　　　　下动脉后至基底动脉近端狭窄

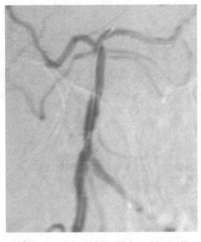

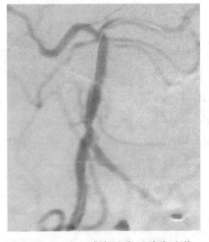

图 43a　DSA 球囊扩张后狭窄改善　　　图 43b　DSA 球囊扩张后狭窄改善

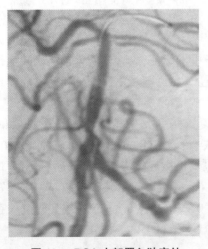

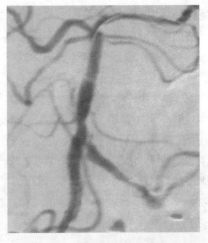

图 43c　DSA 支架置入狭窄处　　　　　图 43d　DSA 支架置入狭窄处

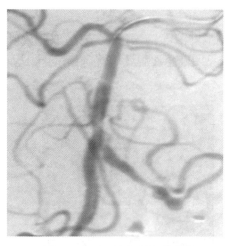
图 43e　DSA 支架置入狭窄处

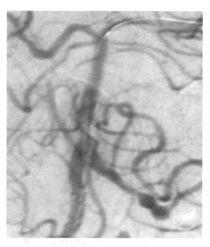
图 43f　DSA 释放支架

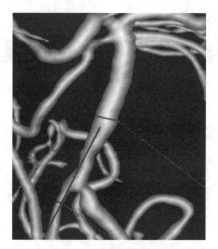
图 43g　DSA 支架置入术后

2011-4-17　中医四诊：术后第三天，患者神志清，精神可，右下肢乏力，腰部酸痛不适，足踝部轻度水肿，纳眠可，小便调，大便不畅。舌淡黯，苔白腻，脉弦。考虑为久病气虚血瘀，瘀阻水停，原方中加入泽兰 15g、益母草 30g 活血化瘀利水。

2011-4-20　患者腰部酸痛、水肿较前减轻，考虑患者虚象较为明显，气虚血瘀可致水停，气虚运化无力又可加重水湿，故原方加大黄芪至 100g，增强益气活血行水之功，加用熟附子 10g 温阳化气行水，生姜 5g 温散行水。处方：

法半夏 15g	生姜 5g	白术 15g	天麻 15g
茯苓 15g	川芎 10g	丹参 10g	石菖蒲 15g
制远志 10g	黄芪 100g	桃仁 15g	胆南星 10g
枳实 10g	益母草 30g	泽兰 15g	熟附子 10g

7 剂，水煎，口服，日一剂。

第三次住院情况

2011-7-11　（第二次手术后 3 个月）复查 TCD 示：基底动脉支架术后血流通畅；右侧椎

动脉考虑重度狭窄;左椎动脉血流信号未探及,考虑闭塞。

2011-7-13 头颅 MR 示:①双侧额叶、双侧颞叶深部、右侧基底节区、双侧放射冠、半卵圆中心、桥脑及左侧桥臂多发腔隙性脑梗死,未见明确急性病灶;②右侧椎动脉、基底动脉支架术后改变(图 44a~ 图 44c)。

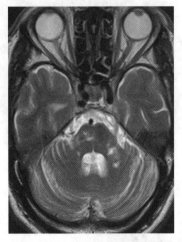 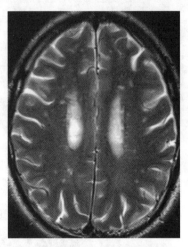

图 44a MR 示:多发腔隙性脑梗　　　　图 44b MR 示:多发腔隙性脑梗
死,未见明确急性病灶　　　　　　　　　死,未见明确急性病灶

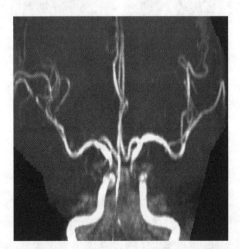

图 44c MR 示:右侧椎动脉、基底动脉支架术后改变

TCD、MRA 等无创血管评价示:患者右椎动脉支架术后再狭窄,需行 DSA 进一步明确再狭窄的程度和部位,必要时再行椎动脉球囊扩张术或支架植入术,若为支架内再狭窄可行单纯球囊扩张术,若再狭窄部位为非原支架部位,可行球囊扩张术 + 支架成形术。

2011-7-14 行脑血管造影术 + 必要时球囊扩张术。造影见右侧椎动脉发出小脑后下动脉后至基底动脉原支架处发生再狭窄,最严重处狭窄约 90%(图 45a,图 45b,图 45c,图 45f);采用 ROADMAPING 技术,将导丝置于左侧大脑后动脉,沿微导丝将 3.0×15mm gateway 球囊扩张支架术后再狭窄处,压力泵加压至 6~8atm 反复扩张狭窄处,扩张后造影显示狭窄改善,撤回球囊,造影显示再狭窄处纠正至约 50%(图 45d,图 45e)。

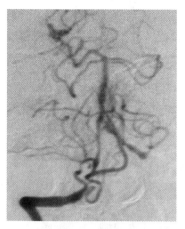

图 45a　右侧椎动脉发出小脑后下动脉
后至基底动脉原支架处发生再狭窄

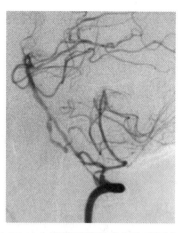

图 45b　右侧椎动脉发出小脑后下动脉
后至基底动脉原支架处发生再狭窄

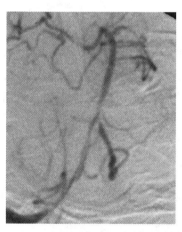

图 45c　右侧椎动脉发出小脑后下动脉
后至基底动脉原支架处发生再狭窄

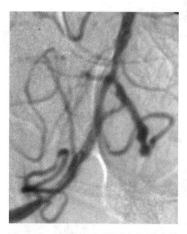

图 45d　球囊扩张后再狭窄处改善

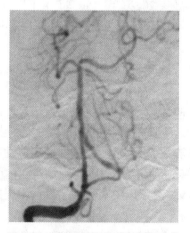

图 45e　球囊扩张后再狭窄处改善

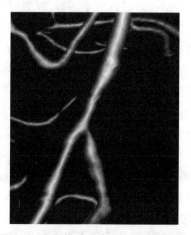

图 45f　右侧椎动脉发出小脑后下动脉
后至基底动脉原支架处发生再狭窄

2011-7-12　中医四诊:神清,精神疲倦,言语清,右下肢乏力,头晕,口干,无口苦、头痛、胸闷心悸、恶心呕吐,纳眠可,二便调。舌淡黯,苔腻微黄,脉沉细。辨证为气虚痰瘀阻络,给予益气活血,化瘀通络。处方:

法半夏 12g	白术 15g	天麻 15g	茯苓 15g
川芎 15g	丹参 10g	赤芍 10g	石菖蒲 15g
制远志 15g	党参 20g	黄芪 45g	

1 剂,水煎,口服,日一剂。

2011-7-13　患者自诉口干加重,原方减去党参,加太子参 20g、山栀 10g 清热生津。

2011-7-16　患者因痔疮出现鲜血便,原方中加入大黄炭 5g、侧柏叶 10g 以凉血止血。

2011-7-18　患者大便干结难行,出血已停止,原方减大黄炭、侧柏叶,加虎杖 10g、黄连 5g、竹茹 10g、太子参 20g 等以通腑清热化痰。2 剂后患者大便调。

2011-7-21　复查 TCD:①右侧椎动脉球扩术后,血流通畅(血流速度较前 7 月 11 日明显下降,但仍高于正常,建议隔期复查);②基底动脉血流速度增快;③左椎动脉考虑闭塞。

第四次住院情况

2012-4-20　(第三次手术后半年)复查脑血管造影,以了解右侧椎基底动脉支架后及球扩后血管情况。结果示:左椎动脉全程闭塞,未见显影;右椎动脉发出小脑后下动脉后、基底动脉中下段原支架部位严重狭窄,狭窄度约 95% 左右,小脑后下动脉代偿脑干供血;其余大脑前、大脑中动脉无狭窄。考虑基底动脉支架内再狭窄较长,无支架植入指征,暂以内科治疗。

2011-4-18　中医四诊:神清,精神疲倦,右下肢乏力,行走欠稳,稍头晕,稍口干,无口苦,饮食可,睡眠可,二便调。舌黯红,苔白微腻,脉弦细。辨证为气虚痰瘀阻络,给予补阳还五汤益气活血通络。处方:

赤芍 15g	川芎 15g	当归 15g	地龙 10g
黄芪 30g	党参 15g	白术 15g	独活 15g
盐山萸肉 15g	桃仁 15g	炙甘草 5g	

2 剂,水煎,口服,日一剂。

2011-4-20　患者诉口干明显,原方减党参,加丹参 20g、玄参 15g 等以滋阴活血。

2011-4-22　患者诉口干明显改善,无头晕,予以出院,原方加牛膝 15g 以补肝肾、强筋骨、活血化瘀,院外继续服用中药治疗。

2013 年 9 月份电话随访:现患者双侧肢体乏力感减轻,走路欠稳,向左侧倾斜,偶有头晕,无饮水呛咳,生活基本上能自理,病情稳定。

中医诊疗过程:入院时患者神清,精神倦怠,面色晦暗,言语尚清,双下肢乏力,走路不稳,稍有饮水呛咳,无吞咽困难,口干,胃纳可,眠可,小便可,大便 3 日未解。舌淡黯,苔腻微黄,脉弦。结合病史及西医学辨病为"中风",神识清楚,故为"中经络"。本病急性期,急性起病为风邪致病特点,肢体乏力为痰浊闭阻脉络之象,苔腻为脾气虚弱所致痰浊内阻,舌黯为瘀血之证,故辨证为"风痰瘀血,痹阻脉络"之阴类证。治疗以中药汤剂半夏白术天麻汤加减,辅以灯盏细辛活血通络、益脑康息风化痰活血、通腑醒神胶囊通腑;恢复期,患者主要症状为:神清,精神可,稍有头晕不适,无饮水呛咳,口干,无口苦,胃纳可,眠可,二便可。舌淡黯,苔腻微黄,脉弦。因患者正气未复,风火痰瘀之邪留滞经络,气血运行不畅,故仍遗留右侧肢体乏力;脾气虚弱,痰浊中阻,故头晕、苔腻;舌淡黯为瘀血之象,故辨证为"气虚风痰瘀阻",证属虚实夹杂,中药给予半夏白术天麻汤合补阳还五汤加减。后遗症期的主要症状:神清,精神疲倦,言语尚清,右下肢乏力,稍有头晕不适,口干,胃纳可,二便可。舌淡黯,苔腻微黄,脉沉细。精神疲倦为气虚之象,肢体乏力为痰瘀阻络之象,舌淡黯为瘀象,苔腻微黄为痰象,脉沉细为虚象,故辨证为"气虚痰瘀阻络"。治疗以中药汤剂补阳还五汤加减,辅以灯盏生脉胶囊以益气活血化瘀。

二、病例特点与分析

(一)病例特点

1. 老年男性,近 1 月反复发作中风。既往有高血压病史。

2. 主要症状为:右侧肢体乏力,新发左侧肢体乏力,走路欠稳、向左侧倾斜,稍有饮水呛咳。伸舌右偏,右侧鼻唇沟变浅,左侧指鼻试验、跟膝胫试验(+)。

3. 影像学提示:头颅 MR 示:①左侧桥臂、桥脑病灶考虑为急性梗死;②颅脑 MRA 示基底动脉狭窄,血栓形成。

4. ①患者入院后新发急性脑梗死,MRA 提示基底动脉急性血栓形成,后循环取栓时间窗是 24 小时内,故发病后 11 小时行基底动脉取栓术,患者颅内血管多发狭窄,后循环中左椎动脉起始部已完全闭塞,右椎基底动脉为优势供血侧,但严重狭窄,最窄处约 90%,虽然急性期不建议行支架植入术,但患者近 1 月反复发作中风,病情进行性加重,右侧桥脑梗死较前稍增大,左侧桥臂新发急性梗死灶,如果不将高度狭窄的基底动脉打开,狭窄局部以及远端会持续处于缺血状态,而且随时都有可能完全闭塞,这一后果对患者是一致命打击。因此,在急行基底动脉取栓术的同时应进行支架植入术。②支架置入术的主要并发症是术后再狭窄,患者支架置入术 6 个月后复查,原支架处再狭窄,患者为老年男性,长期高血压病史,颅内血管多处狭窄,反复发作缺血性中风史,故行二次支架置入术。③患者二次支架置入术后 3 个月,TCD、MRA 复查示支架内再狭窄,故行单纯球囊扩张术。④患者支架内再狭窄,行单纯球囊扩张术 9 个月后复查脑血管造影,基底动脉支架内再狭窄较长,无进一步支架植入指征,故暂以内科保守治疗,应用西医双联抗聚、调脂稳斑、降压治疗,并结合中医中药控制病情发展。

(二)病例分析

1. 临床定位分析

(1)第一次中风:右下肢乏力,无法明确定位,应结合影像学检查。

(2)第二次中风:左侧肢体乏力、右侧中枢性面舌瘫、稍有饮水呛咳,定位在右侧桥脑。患者头晕、行走欠稳、向左倾倒,查体见左侧指鼻试验(+)、跟膝胫试验(+),定位在左侧小脑。

(3)第三次中风:患者双下肢乏力加重,右侧重于左侧,气短,血压:215/110mmHg,可能为桥脑新发脑梗死,应结合影像学检查明确定位。

2. 神经解剖定位分析
结合影像学,定位在右侧桥脑、小脑蚓部、左侧小脑半球、左侧桥臂。

3. **脑血管定位分析** 椎 - 基底动脉穿支受累。结合 DSA，定位在右椎 - 基底动脉。

4. **定性分析** 患者长期高血压，反复发作中风，病情缓慢进展，无头痛、恶心呕吐等颅内压增高表现，符合脑梗死的发展规律，且病变部位为基底动脉供血区，考虑基底动脉原位动脉粥样硬化性狭窄基础上的急性闭塞。

5. **鉴别诊断** 本病和出血性脑血管疾病均可出现局灶神经功能缺损症状，且患者有高血压病史，高血压既可引起出血性脑血管病，也可引起缺血性脑血管病，但患者在安静状态下起病，病情缓慢进展性加重，无头痛、恶心呕吐等颅内高压的表现，不符合出血性脑血管病的临床特点。头颅 CT 及 MRI 有助于明确诊断。

三、文献复习

本例患者经血管内支架成形术治疗后再次发生支架内狭窄，临床治疗较困难。现将支架术后再狭窄的原因及预防措施进行文献复习。

1. **再狭窄的危险因素**

国内外对影响血管内支架置入术后发生再狭窄危险因素的研究，主要集中在对冠状动脉支架置入术的研究，对脑血管方面的研究较少。目前认为术后支架内残余狭窄程度>30%、治疗前血管直径偏小、糖尿病和支架置入数是再狭窄的独立危险因素，高血压、三酰甘油水平、高密度脂蛋白水平低、支架直径、支架长度和小血管病变等与再狭窄发生风险有关[1-3]。杨剑文等[4]对椎动脉支架置入术后再狭窄的研究显示，再狭窄与是否规范抗血小板聚集治疗及支架的类型密切相关。

2. **再狭窄的发生机制**

（1）血小板的激活和黏附：血管内皮细胞受损激活血小板表达黏附分子及凝血因子等，黏附因子，如 P 选择素通过血小板上的受体（P 选择素糖蛋白配体）附着循环中的白细胞向破损内皮聚集，并通过激活凝血酶原促进血小板的聚集。Wang 等[5]认为，血小板表达的选择素在血管损伤后的新内膜形成过程中起关键作用，阻断白细胞与血小板的相互作用，可能会有效防止再狭窄的发生。

（2）炎性反应及炎性因子：炎性反应是导致再狭窄的一个危险因素[6]。炎性因子包括趋化因子、黏附分子、细胞因子和 c 反应蛋白等。Inoue 等[7]报道激活的血小板衍生微粒通过与巨噬细胞表面抗原相互作用在炎症过程中起重要作用。白细胞与血小板的相互作用能诱导中性粒细胞激活、上调细胞黏附分子表达、产生能促进整联蛋白激活和趋化因子合成的信号，进一步增强炎性反应。Aggarwal 等[8]的研究则表明，在支架置入术后，早期细胞因子如 C 反应蛋白、白细胞介素（interleukin，IL）1、IL-6 等增高，与再狭窄密切相关。

（3）血管平滑肌细胞的增殖 / 迁移：聚集于损伤部位的血小板、巨噬细胞等分泌大量趋化因子、生长因子，诱导血管平滑肌细胞（vascular smooth muscle cells，VSMC）从中膜迁移入内膜，VSMC 大量增殖。同时 VSMC 以自分泌和旁分泌的形式释放成纤维细胞生长因子、血小板衍生因子、肿瘤坏死因子、胰岛素样生长因子 1 等，加速周围 VSMC 的增殖，这种循环作用对 VSMC 的增殖起了很大作用。有研究显示[9]，血管损伤后，在 VSMC 大量增殖、迁移及新生内膜明显增厚的同时，胰岛素样生长因子 1 在 VSMC 增殖中起重要的调控作用。

（4）新生内膜的增生：平滑肌细胞是增生内膜的主要成分，血管损伤激活的内皮细胞释放内皮素 1，促进 VSMC 的有丝分裂；同时，VSMC 在内膜的炎性环境中可以维持其活化状态，不断地产生生长因子和基底膜，最终导致新生内膜的增生[10]。

3. 再狭窄的预防

（1）支架置入的操作技术：手术操作过程中应严格控制导丝、支架通过狭窄部位的时间，以减少对血管的刺激，避免血管痉挛引发急性缺血，导致血管内皮损伤。

（2）支架的选择

1）规格：支架的规格与血管内皮损伤联系较密切，应选择顺应性及支撑性较好的支架，同时还要考虑支架的直径、长度、支架厚度和网格密度等因素，这些均是导致再狭窄的重要因素。帅杰等[11]认为，支架的选择应以狭窄的远心端作为参考，支架直径与血管管径的比例约为 1.1∶1，防止支架直径过大压迫血管内皮引起损伤；支架长度应比狭窄段长度长 2mm，使支架在狭窄两端各有 1mm 的延长，支架过短及过长均会引起大面积的内皮损伤。吴瑕等[12]认为，支架厚度和（或）网格密度的增加可导致血流动力学改变，加重血管内皮损伤。

2）涂层基质 DES 的出现是心脑血管病介入治疗领域的一次革命[13]。目前常用涂层物质作为药物释放载体涂在支架表面，可以使药物牢固地附着在支架上而避免脱失，并能调节药物的释放过程。根据其作用、靶部位不同，涂层药物分为：抗血栓、抗炎、抗血管平滑肌细胞增殖和迁移、促内皮愈合等药物，主要有肝素、阿昔单抗、紫杉醇、雷帕霉素和地塞米松等。EASTER 试验[14]是利用雌激素具有抑制内皮细胞凋亡，诱导内皮细胞增殖、迁移的作用来预防再狭窄的发生。此外，基因类涂层支架、血管内皮祖细胞捕获类支架、放射性血管支架、磁化支架等在不同程度上均能预防支架内再狭窄的发生。

（3）药物预防

1）抗血小板类药物：2007 年，Circulation 发表了《防止冠状动脉支架置入患者过早停用联合抗血小板治疗》的联合声明，强调 DES 置入术后需要对患者进行 12 个月的阿司匹林加噻吩吡啶类药物联合抗血小板治疗。Takeshi 等[15]的研究显示：在置入 DES 后 1 个月停用双重抗血小板药物或单独停用阿司匹林，会增加支架内血栓形成的风险，而单独停用噻吩吡啶类药物并不使上述风险增加，该结论对目前的指南提出了质疑和挑战。

2）他汀类药物：他汀类降脂药物能减少再狭窄发生，通过保护内皮功能直接抑制 VSMC 的增生并抑制炎性因子作用[16]，从而稳定血管内粥样斑块，改善预后。殷宇刚等[17]通过临床对照研究显示，瑞舒伐他汀可有效预防冠状动脉再狭窄的发生。

3）其他药物：丙丁酚是一种强氧化剂，一项多中心随机对照试验显示[18]，对支架术后的患者给予丙丁酚治疗后发现，丙丁酚组与对照组相比，能显著减少支架术后再狭窄的发生。西洛他唑是磷酸二酯酶Ⅲ抑制剂，通过抑制血小板衍生因子、胰岛素和胰岛素样生长因子 1 等，抑制 VSMC 的增殖或迁移。国内外的临床研究已证实[19,20]，西洛他唑能够预防冠状动脉支架再狭窄的发生。

四、决策难点分析

（一）血管成形术和支架置入术的时机

患者近 1 个月有反复发作的脑梗死，现局灶神经功能缺损症状再次加重，急查头颅 MR

示左侧桥臂、右侧桥脑急性脑梗死，MRA 示基底动脉狭窄，血栓形成，双侧椎动脉未见显影；TCD 提示基底动脉及椎动脉未探及血流信号。后循环动脉取栓的时间窗为 24 小时，患者无手术禁忌证，经家属签署知情同意后，于新发脑梗死 11 小时后行全脑血管造影术＋动脉取栓术＋血管成形术。

一般缺血性脑卒中血管内治疗的时机是脑卒中后 2 周以上，与亚急性期或慢性期的缺血性卒中患者相比，超早期或急性期患者可能更容易发生血管内治疗的相关并发症。狭窄的基底动脉是否可急诊行血管成形术主要取决于患者的病情。基底动脉穿支血管在没有足够的侧支循环情况下长期处于低灌注状态，一旦突然将狭窄的基底动脉恢复正常血流，就有可能使这些穿支动脉的血流骤然增加，导致过度灌注而致血管破裂。但是，患者病情进行性加重，右侧桥脑梗死较前稍增大，左侧桥臂新发急性梗死灶，如果不将高度狭窄的基底动脉打开，狭窄局部以及远端会持续处于缺血状态，而且随时都有可能完全闭塞，这一后果对患者是一致命打击。如果不做支架血管成形术，患者病情就会持续加重，甚至有生命危险，于是决定立即行支架置入术。患者术后神经功能缺损未加重并逐渐好转，经过综合治疗，患者病情稳定出院。

（二）如何预防血管成形术后再狭窄

血管内成形术后再狭窄是脑血管成形术（球囊或支架置入）后的主要并发症之一，发生率约 20%~30%。本例患者即在球囊及支架成形术后出现了明显的再狭窄情况，在临床上如何预防术后再狭窄是决策难点之一。通过以上文献复习，我们认为可能通过以下几点来预防术后再狭窄：手术操作过程中应严格控制导丝、支架通过狭窄部位的时间，以减少对血管的刺激，避免血管痉挛引发急性缺血，导致血管内皮损伤；选择合适规格的支架或药物涂层支架；规律、足量、足疗程服用抗聚、降脂稳斑等药物。

五、中医药在预防球囊扩张术和支架成形术后再狭窄中如何发挥优势

颅内动脉粥样硬化性狭窄主要发生于中老年人，《内经》云"年四十，而阴气自半也"。随着人年龄的增加，人体正气逐渐消耗不足，"邪之所凑，其气必虚"，故痰浊、瘀血等病理产物容易自内而生。若人饮食失节，更易损伤脾胃，酿生痰浊，情志不畅，可致肝失疏泄，气、血、津液代谢失常而出现痰浊、瘀血，痰浊、瘀血等病理产物积聚脉道，可致血脉不利，即西医所谓动脉粥样硬化性狭窄。此时若因各种因素，如情志刺激、饮食起居不当或感受外邪，致使风火痰气血等上冲于脑，加重原本已有部分闭塞的脑脉，即可使神窍闭阻，发生中风，故虚、痰、瘀是动脉粥样硬化和中风的主要病理状态，其标为痰浊、血瘀，其本为正虚，主要是气虚。

西医学中的支架成形术能短时间内使血流运行通畅，发挥祛瘀化痰的"治标"作用，但脏气亏虚的本却依然存在。从其对瘀滞的迅速干预来看，该法类似于中医的"破血"作用，而"破血"有耗伤气血之弊，因此支架术后还有可能进一步加重脏气不足的"本虚"，临床上患者在术后则出现明显的神疲乏力、少气懒言等脏气亏虚的表现，故支架置入术只解决了血管狭窄的"标"，同时进一步耗伤了脏气亏虚的"本"。所以支架术后仍然存在诸多问题：①气为血之帅，气能统血、摄血，气虚则统血无力、摄血无权出现出血。支架术的"破血"作用可

耗伤气血，加之素体本虚，所以更易出现络损血溢、颅内出血的过度灌注综合征；②支架植入过程中，机械刺激可使痰瘀等病理产物形成的斑块脱落，成为"离经之血"，这些"离经之血"随气血流行，可阻滞远端脉络，而出现血管闭塞，发生各种缺血性卒中；③术中由于导管或支架对局部的刺激，不可避免地会扰乱局部的气血运行，加之患者情绪紧张致肝失疏泄，全身气机不畅，可进一步加重局部的气血运行紊乱，导致局部血管挛缩，出现血管痉挛；④脏气亏虚的"本"没有得到解决，故痰瘀等病理产物还会自内而生，且支架对局部的机械刺激可能导致局部气机阻滞进一步加重，进而影响血液及津液的运行，津液停聚则为水肿、痰浊，血停为瘀，故局部痰瘀等病理产物产生、积聚不断增加，导致脉道闭塞加剧，出现支架内再狭窄。因此，中医预防血管成形术后再狭窄，应该以"标本兼治"为原则，以"益气扶正，活血化痰通络"为法，常用方药如补阳还五汤加减等。

参 考 文 献

［1］郭红丽.防治冠状动脉支架术后再狭窄的方法.滨州医学院学报,2008,31(5):373-375.

［2］Soo JK,Gary S,Duk WP,et al. Mechanisms of in-stent restenosis afterdrug-eluting stent implantation. Circulation,2011,4(1):9-14.

［3］Kornowski R,Fort S,Almagor Y,et al. Impact of vessel size lesion length and diabetes mellitus on angiographic restenosis outcomes insights from the NIRTOP study. Acute Card Care,2008,10(2):104-110.

［4］杨剑文,焦力群,凌锋,等.椎动脉起始部狭窄支架置入术后再狭窄危险因素的分析.中国脑血管病杂志,2009,6(1):10-14.

［5］Wang K,Zhou XR,Zhou ZM,et al. Platelet,not endothelial,P select in is required for neointimal formation after vascular injury. Arterioscler Thromb Vasc Biol,2005,25(8):1584-1589.

［6］Xu HY,Qiao SB,Li JJ,et al. Different effects of inflammation andlipid levels on coronary lesions after PCI. ZhongHua YiXue ZaZhi,2009,89(32):2249-2252.

［7］Inoue T,Kato T,Irlikichi Y,et al. Stent induced neutrophil activationis associated with an oxidative bumt in the inflammatoryprocess,leading to neointimal thickening. Thromb Haemost,2006,95(1):4348.

［8］Aggarwal A,Schneider DJ,Sobel BE,et al. Comparison of inflammatory markem in patients with diabetes mellitus versus those withoutbefore and after coronary arterial stenting. Am J Cardiol,2003,92(8):924-929, 297-300.

［9］袁向珍,张清华,蒋知新,等.卡维地洛对大鼠血管损伤后内膜增生和 IGF-1 表达的影响.山东医药, 2010,50(7):32-34.

［10］Gerald B,Thomas S,Louis M,et al. 血管和腔内血管外科学精要.郭伟,付伟国,译.天津:天津科学技术翻译出版公司,2010:4-7.

［11］喻明,聂本刚,帅杰,等.椎动脉支架成形术治疗椎动脉狭窄患者的疗效.四川医学,2008,29(11): 1492.1493.

［12］吴瑕,徐克,肖亮,等.血管内支架构型变化对血流动力学及支架内再狭窄形成的影响.介入放射学杂志,2009,18(4):297-300.

［13］Li JJ,Zhang YP,Wang C,et al. Impact of direct siolimus eluting stent implantation on the early systemic inflammatory response compared with complementary stent implantation. Coronary ArteryDies,2008,19(6): 293-298.

［14］Abizaid A,Albertal M,Costa MA,et al. First human experience with the 17-beta estradiol eluting stent：the estrogen and stents to e1iminate restenosis（EASTER）trial. Am J Coll Cardiol,2004,43(6):1118-1121.

［15］Takeshi K,Takeshi M,Yoshihisa N,et al. Antiplatelet therapy andstent thrombosis after sirolimus-eluting stent implantation. Circulation,2009,119（2）:987-995.

［16］Rossouw JE. Lipid-lowering interventions in angiographic trials. Am J Cardiol,1995,76（9）:86C-96C.

［17］殷宇刚,王滨.瑞舒伐他汀对冠状动脉支架植入术后再狭窄以及血脂和炎症因子的影响.第二军医大学学报,2011,32（2）:227-228.

［18］Claude T,Gregoire J,Schwartz L,et al. Effects of AGI-1067 and probueol after percutaneous conaronary interventions. Cireulations,2003,2（4）:552-558.

［19］张子新,谭庆,宋丽新,等.西洛他唑对家兔血管成形术后内膜增殖和血管重构的影响.中国医科大学学报,2007,34（5）:420-421.

［20］Zoccal G,Anselmino M,Lotfionte M,et al. Systematic review andmeta-analysis of randomized clinical trials appraising the impact ofcilostazol aner percutaneous coronary intervention. Am Heart,2008,155（6）:1081-1019.

（黄燕,张新春,王静）

病例 8~9：急性脑血管闭塞动脉取栓术和中医治疗

一、病例摘要

病例 8：基底动脉闭塞

患者老年男性，因"言语不利 7 小时"于 2010 年 9 月 9 日入院。病史及治疗情况摘要如下：

2010-9-9 07：00（发病 0 小时）言语含糊不清，对答合理，行走不稳，无心慌心悸。

2010-9-9 09：00（发病 2 小时）到我院急诊就诊，查体：NIHSS 分：6 分。构音欠清，左侧鼻唇沟变浅，露齿口角歪向右侧。左侧肢体肌力 5⁻ 级，右侧指鼻试验（+）。心率 98 次 / 分，房颤律，血压 170/104mmHg，脉搏 95 次 / 分，呼吸 20 次 / 分。

2010-9-9 9：12（发病 2 小时 12 分）急行头颅 CT 检查未见出血（图 46a~ 图 46d），急查头颅 MR 阅片示：右侧小脑半球、脑桥右侧、大脑脚急性梗死灶（图 47），MRA 示右侧椎动脉、基底动脉显影不清（图 48）。

2010-9-9 14：30 入院完善术前准备，送入介入室。

神清，精神疲倦，构音不清，对答合理，左侧肢体稍乏力，时有恶心呕吐，无胸闷、心慌、心悸，二便可。查体：NIHSS 分：6 分。构音欠清，左眼直、间接光反射迟钝；左侧鼻唇沟变浅，露齿口角歪向右侧。伸舌左偏，左侧肢体肌力 5⁻ 级，右侧指鼻试验（+）。

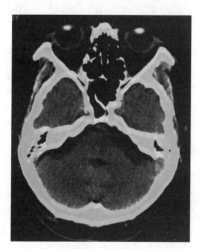

图 46a 头颅 CT 桥脑下部层面
未见明显梗死及出血

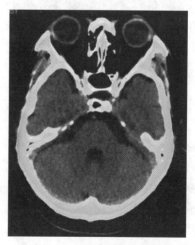

图 46b 桥脑中部层面未见明显
梗死及出血

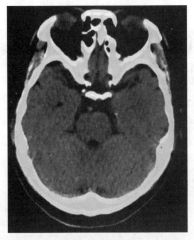

图46c　桥脑上部层面未见明显
梗死及出血

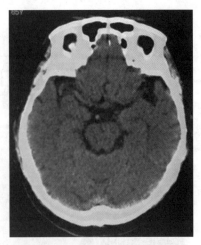

图46d　中脑层面未见明显
梗死及出血

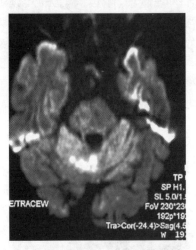

图47　急查头颅MR阅片示：右侧小脑
半球、脑桥右侧、大脑脚急性梗死灶

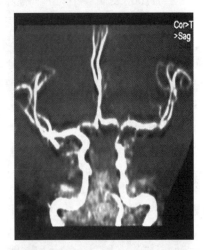

图48　MRA示基底动脉未显影

中医四诊：神清，精神疲倦，言语不清，左侧肢体稍乏力，食欲不振，时有恶心呕吐，无胸闷、心慌、心悸，二便可。舌质红，苔黄腻，脉滑。患者突发起病为动风之象，言语不利为肝阳化火，上冲头面之象；肢体乏力为肝火暴亢，灼伤脉络之征。舌红，苔黄，脉滑为肝阳暴亢，风火上扰之征象；苔腻为兼有痰象。综上所述，本病病位在脑，与肝脾肾相关，病性为本虚标实，辨证属"肝阳暴亢，风火上扰"。暂予醒脑静静滴以开窍醒脑、清热化痰。

2010-9-9　14：30—2010-9-9　16：00　急诊DSA提示基底动脉闭塞（图49a），给予行基底动脉取栓术。采用路图技术，在X-pedion 10导引下将REBAR18微导管置入至基底动脉闭塞段，尽量接近远端，经微导管将一SOLITAIRE 4×15mm置入至基底动脉内，释放支架，使支架张开，将支架与微导管一起回撤（图49b～图49d），见支架内有小块血栓取出，造影显示基底动脉主干已通畅，基底动脉残余严重狭窄，狭窄长约5mm，狭窄约70%，依同法重复取栓一次,复查造影同前(图 49e)。利用路图技术,将一 Transend 0.014 inch 微导丝通过基底动脉送至右侧大脑后动脉。然后在微导丝的引导下将一 Gateway 2.5mm × 9.0mm 球囊送至基底动脉狭窄处,造影显示位置合适后,扩张球囊压力加至 6atm,再行造影显示狭窄明显好转,再重新扩张球囊压力加至 6atm,造影显示狭窄基本好转(图 49f)。退出球囊。将一 Wingspan 3.5mm × 15mm 支架送至基底动脉狭窄处,造影显示位置合适后,释放支架,造影显示狭窄完全纠正,无残余狭窄(图 49g,49h),26 分钟后复查右侧椎动脉造影显示基底动脉支架内急性血栓形成,基底动脉完全闭塞,将微导管放至基底动脉闭塞段,注射欣维宁 10ml 后基底动脉血流恢复,但局部支架内仍有血栓,带微导管回病房,继续 5ml/h 微导管内推注共 36 小时。

2010-9-9　16:00　手术结束。

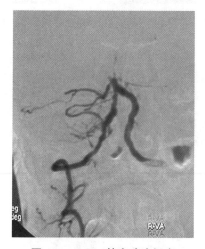

图 49a　DSA:基底动脉闭塞

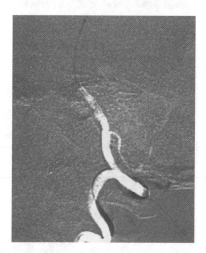

图 49b　路图下放置 Rebar 微导管及支架

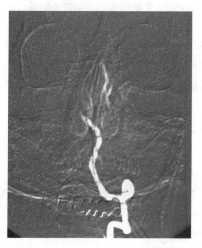

图 49c　Solitare 4 × 15mm 支架到位

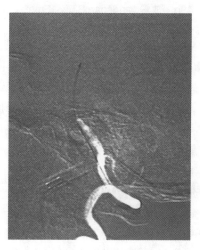

图 49d　支架释放

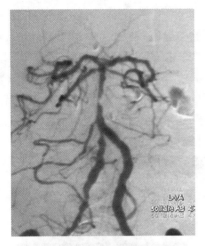

图49e　取栓后残余重度狭窄

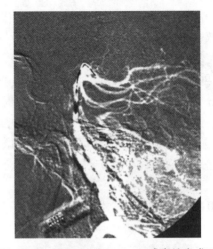

图49f　Gateway 2.5×9mm 球囊扩张成形

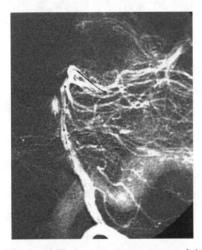

图49g　放置 wingspan 3.5×15mm 支架

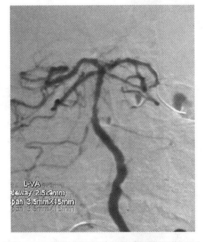

图49h　支架释放后残余狭窄明显纠正

2010-9-10　12:00 术后24小时:神清,双瞳孔不等大,左侧直径约3.5mm,对光反射迟钝,右侧瞳孔直径约3mm,对光反射灵敏,四肢肌张力正常,右下肢制动,其余肢体肌力5级,双侧巴氏征(+),脑膜刺激征(-)。停留尿管见淡黄色尿液引出,大便未解。术后西医给予拜阿司匹林、波立维抗血小板聚集,立普妥降脂稳斑以及改善循环等处理。中医诊治:术后6小时予安宫牛黄丸鼻饲,中药汤剂予羚角钩藤汤加减,处方如下:

羚羊角片5g(先煎)	钩藤10g	霜桑叶5g	茯神10g
菊花10g	生地15g	白芍10g	川贝15g
淡竹茹15g	生甘草5g		

共3剂,一日一剂,鼻饲。

2010-9-12　15:00 术后3日:神清,双瞳孔不等大,左侧直径约4.5mm,对光反射迟钝,右侧瞳孔直径约4mm,对光反射灵敏,四肢肌张力正常,四肢肌力5级,双侧指鼻试验(+),跟膝胫试验不配合,双侧巴氏征(-),脑膜刺激征(-)。

复查头颅 MR 示:①双侧小脑半球、双侧海马、双侧枕叶皮层、双侧丘脑、胼胝体压部多发急性梗死；②桥脑、双侧丘脑、双侧基底节、双侧放射冠、半卵圆中心多发腔隙性梗死；③脑白质疏松、脑萎缩（图 50）；④ 3D-TOF-MRA 提示动脉硬化，基底动脉通畅；⑤左侧额部脂肪瘤；⑥全组鼻窦炎（图 51）。

TCD：基底动脉取栓术后，血流通畅；左侧颈内动脉终末段轻度狭窄。

基底动脉内栓子病理检查结果：基底动脉内送检组织符合为血栓（图 52，图 53）。

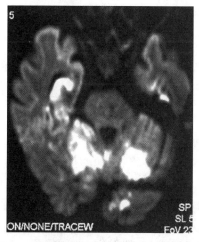
图 50　术后 3d 复查 MR 梗死无明显扩大

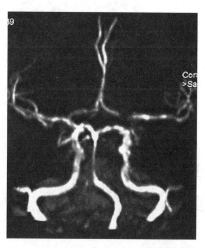
图 51　MRA 提示基底动脉通畅

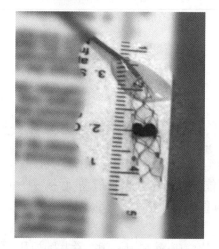
图 52　术中取出血栓

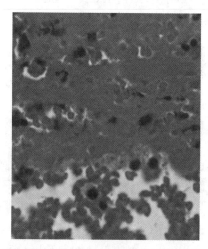
图 53　术中取出血栓病理提示为血栓

中医四诊：患者呈嗜睡状态，可自主睁眼，呼之可应，言语欠清，四肢可见自主活动，间中咳嗽，经口鼻腔可吸出中等量黄白黏痰，停留胃管予鼻饲全流饮食，停留尿管见淡黄色尿液引出，昨日大便 3 次。舌黯红，苔黄腻，脉滑。考虑患者经口鼻腔可吸出中等量黄白黏痰，为痰热内蕴之象；言语欠清，为瘀血痹阻清窍之征；舌黯红、苔黄腻、脉滑，均为痰热瘀血内阻之象。综上所述，本病病位在脑，病性以实为主，辨证属"痰热瘀血，痹阻脑脉"；治疗上以"清热涤痰通络"为法，加予西黄胶囊清热散结通络，中药拟方如下：

羚羊角骨 30g（先煎）　　黄芩 20g　　　　毛冬青 30g　　　肿节风 20g

| 桃仁 15g | 红花 10g | 鱼腥草 30g | 虎杖 20g |
| 石菖蒲 15g | 郁金 15g | 竹茹 15g | 赤芍 15g |

共 8 剂,日一剂,鼻饲。

30d 后患者出院,出院时神清,言语欠清,四肢肌力、肌张力正常,生活自理。

术后三个月随访:患者神志清,精神可,言语略欠清,偶有言语错乱,可按指令动作,无发热咳嗽,二便正常。舌黯红,苔薄黄腻,脉滑。四肢肌张力正常,四肢肌力 5 级,双侧指鼻试验(−),双侧巴氏征(−),脑膜刺激征(−)。

术后 1 年复诊,未遗留神经功能障碍症征。

中医诊疗过程:结合病史及西医学辨病为"中风",神志清,四诊合参当属于中医学的"中风 - 中经络"范畴。患者突发起病为动风之象,言语不利为肝阳化火上冲之象;肢体乏力为肝火暴亢,灼伤脉络之征。舌红、苔黄,脉滑为肝阳暴亢,风火上扰之征象;苔腻为兼有痰象。综上所述,本病病位在脑,与肝脾肾相关,病性为本虚标实,辨证属"肝阳暴亢,风火上扰"。治以"平肝泻火,通络息风"之法,予安宫牛黄丸鼻饲和醒脑静针静滴清热平肝、息风开窍,疏血通针静滴活血通络,益脑脉胶囊清热息风、活血通络,通腑醒神胶囊行气通腑保持大便通畅,中药汤剂予羚角钩藤汤加减。入院 3 日后呈嗜睡状态,可自主睁眼,呼之可应,言语欠清,四肢可见自主活动,间中咳嗽,经口鼻腔可吸出中等量黄白黏痰,停留胃管予鼻饲全流饮食,停留尿管见淡黄色尿液引出,昨日大便 3 次。舌黯红,苔黄腻,脉滑。考虑患者经口鼻腔可吸出中等量黄白黏痰,为痰热内蕴之象;言语欠清,为瘀血痹阻清窍之征;舌黯红、苔黄腻、脉滑,均为痰热瘀血内阻之象。综上所述,本病病位在脑,病性以实为主,辨证属"痰热瘀血,痹阻脑脉";治疗上以"清热涤痰通络"为法,辅以西黄胶囊清热散结通络。

病例 9:颈内动脉、大脑中动脉闭塞联合机械取栓

患者男性,65 岁,因"突发右侧肢体乏力伴失语 2 小时"于 2011 年 6 月 20 日入院。病史及治疗情况摘要如下:

2011-6-20 07:50(发病 0 小时)突发肢体乏力,摔倒在地,不能言语,无一过性意识丧失,无恶心呕吐,无肢体抽搐,120 送至我院急诊。

2011-6-20 09:00(发病 1 小时 10 分钟)到急诊就诊,查体:NIHSS 19 分,意识清楚,完全混合性失语,高级智能查体不能配合,不能配合查体。双瞳孔等大、等圆,Φ=3mm,直间接光反射均存在,饮水呛咳,右上肢肌力 0 级,右下肢肌力 2 级。心率 69 次/分,血压 183/74mmHg,脉搏 69 次/分,呼吸 21 次/分。

2011-6-20 09:30(发病 1 小时 40 分钟)头颅 MR 示左侧颞额叶片状脑梗死(图 54),左侧颈内动脉、左侧大脑中动脉未见显影(图 55)。

2011-6-20 10:00(发病 2 小时)收入院治疗。

入院症见:神清,不能言语,不能站立,面红,右侧肢体乏力,饮水呛咳,口气臭秽,轻微口角歪斜,无二便失禁,纳眠可,小便调,大便干结。神经系统检查:NIHSS 评分 19 分。完全性失语,右上肢肌力 0 级,右下肢肌力 2 级。

中医四诊:神清,不能言语,不能站立,面红,头晕,左侧肢体乏力,饮水呛咳,喉中痰鸣,口气臭秽,轻微口角歪斜,无二便失禁,纳眠可,小便调,大便干结,舌红,苔黄腻,脉弦细。辨病:结合四诊及影像学检查,当属中医学之"中风(中经络)"。辨证:突然发病为风动之征,右

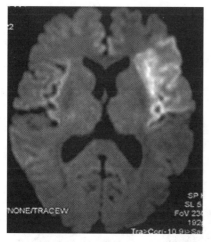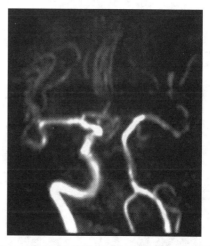

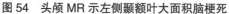
图 54　头颅 MR 示左侧颞额叶大面积脑梗死　　图 55　左侧颈内动脉、左侧大脑中动脉未见显影

侧肢体乏力、不能言语,为痰瘀痹阻脉络、清窍。舌红为痰热瘀阻之征,脉弦为肝风内动之象。有面红、口气臭秽、苔黄等热象,故为阳类证。四诊合参,当辨证为"痰热腑实,风痰上扰(阳类证)"。暂以醒脑静静滴以清热化痰、醒神开窍。

2011-6-20　11:00~2011-6-20　13:00 急行全脑血管造影 + 动脉取栓术。

术中见左侧颈内动脉闭塞,右侧大脑前动脉通过前交通动脉向对侧大脑前动脉代偿供血,左侧大脑后动脉通过软膜支向左侧顶枕叶代偿供血,左侧颈外动脉通过眼动脉逆行向左侧颈内动脉末段代偿供血,左侧大脑中动脉上干闭塞(图 56a~ 图 56d)。以长交换导丝导入 7F 长鞘,置入至左侧颈总动脉,采用路图技术将 Transend 300mm 导丝经长鞘小心通过狭窄处放置至左侧颈内动脉末端,经导丝导入微导管,微导管造影见左侧颈内动脉起始部至海绵窦段闭塞,退出微导管,沿微导丝将一 SV 6×20mm 球囊置入左侧颈内动脉起始部,扩张球囊,球囊依次向左侧颈内动脉远端移动,并扩张球囊(图 56e~ 图 56g),造影见左侧颈内动脉通畅,左侧大脑前、左侧大脑中动脉闭塞,左侧颈内动脉起始部见严重狭窄(图 56h),狭窄约 27.4mm,狭窄远端血管直径约 5.4mm,近端血管直径约 7.2mm,将 SV 6×20mm 球囊退置左侧颈内动脉起始部,球囊充盈至 10atm,扩张 2 次,见左侧颈内动脉狭窄大部分纠正,残留 30% 狭窄,但左侧大脑中动脉闭塞,考虑血栓脱落移位至大脑中动脉主干。退出球囊,沿导丝置入 Rebar-27 微导管至左侧大脑中动脉下干,沿微导管置入 SOLITAIRE 6×20mm 支架,回撤支架取栓,见血栓取出,左侧大脑中动脉通畅(图 56i~ 图 56j)。再次置入 Transend 3.0m 导丝至左侧颈内动脉,沿导丝置入雅培(6~8)×40mm 颈动脉支架,造影见支架位置合适后,释放支架,造影见左侧颈内动脉、左侧大脑前动脉、左侧大脑中动脉下干显影(图 56k)。拔除长鞘,以血管吻合器吻合股动脉穿刺处,自然中和肝素,结束手术。

2011-6-20　13:00 手术结束。

2011-6-21　13:00 术后 24 小时:患者呈嗜睡状,呼之可睁眼,不能理解问答,左侧肢体可自主活动,右侧肢体在痛刺激下可抬离床面,复查头颅 CT 提示:"颈动脉取栓术"复查,对比 2011-6-20 片,现片示:①蛛网膜下腔出血;②左侧额颞叶脑梗死;③桥脑、左侧额叶及左侧放射冠多发腔隙样脑梗死(图 57a~ 图 57b)。

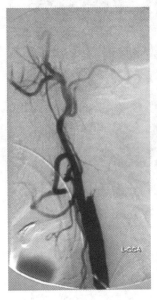

图 56a 左侧颈内动脉闭塞

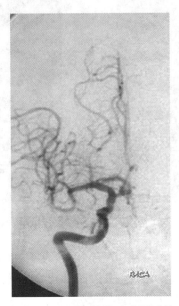

图 56b 右侧大脑前动脉通过前交通动脉向对侧大脑前动脉代偿供血

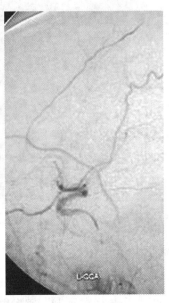

图 56c 左侧颈外动脉通过眼动脉逆行向左侧颈内动脉末段代偿供血

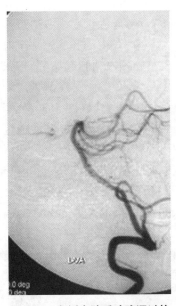

图 56d 左侧大脑后动脉通过软膜支向左侧顶枕叶代偿供血

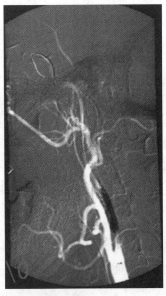

图 56e 沿微导丝将一 SV 6×20mm 球囊置入左侧颈内动脉起始部,扩张球囊

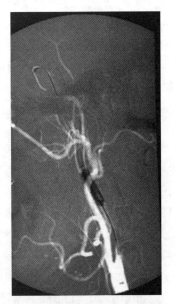

图 56f 球囊扩张左侧颈内动脉起始部远段图

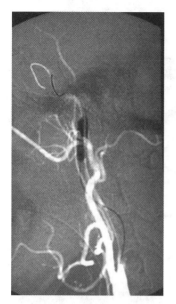

图 56g　球囊扩张左侧颈内
动脉岩骨段

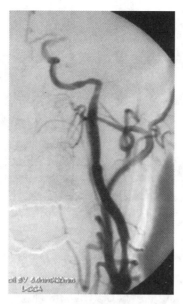

图 56h　扩张后造影见左侧颈内
动脉通畅，左侧大脑前显影，左侧
大脑中动脉闭塞，左侧颈内动脉
起始部见严重狭窄

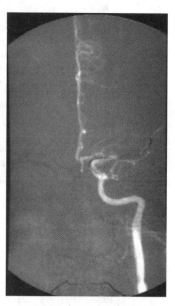

图 56i　SOLITAIRE 6×
20mm 支架取栓

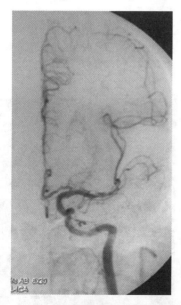

图 56j　取栓后左侧大脑
中动脉通畅

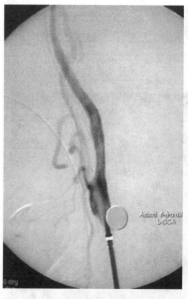

图 56k　左侧颈内动脉起始部置入
雅培 6-8×40mm 颈动脉支架，狭窄
完全纠正

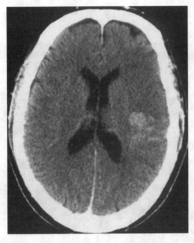
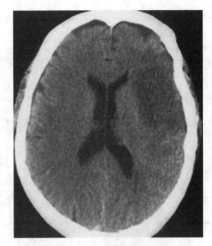

图 57a 术后复查 CT 少量蛛网膜下腔出血   图 57b 左侧额颞叶脑梗塞

术后西医以拜阿司匹林、波立维抗血小板聚集,神经节苷脂营养神经,立普妥降脂稳斑、改善循环等治疗。

中医以"急则治标"为原则,以"清热化痰,通腑醒神"为法,处方如下:

水牛角 15g   栀子 15g   牛膝 15g   虎杖 15g
黄芩 15g   龙胆草 15g   天竺黄 10g   地龙 5g

共 3 剂,日一剂,鼻饲。兼以醒脑静静滴、通腑醒神胶囊鼻饲以清热解毒、通腑醒神开窍。

2011-6-22 13:00 术后 48 小时:患者嗜睡,大声呼之可睁眼,不能理解问答,左侧肢体可自主活动,右侧肢体在痛刺激下可抬离床面。

2011-6-23 13:00 术后 72 小时:患者神清,不能理解问答,查体欠配合,失语,左侧肢体可自主活动,右侧肢体在痛刺激下可抬离床面。复查 MR 及 MRA 见原闭塞左侧颈内动脉通畅,梗死范围未扩大(图 58,图 59)。

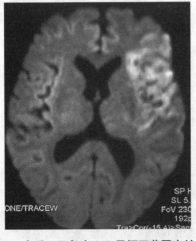
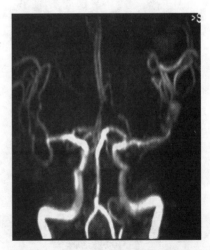

图 58 术后 3 天复查 MR 见梗死范围未扩大   图 59 原闭塞左侧颈内动脉通畅

18 天后出院,出院时神清,失语,右侧肢体肌力 4 级,左侧肢体肌力、肌张力正常。

术后三个月随访:患者神志清,精神可,言语欠流利,可按指令动作,行走稍拖步,生活基本自理。查体:不完全运动性失语,右侧肢体肌力 5⁻ 级,张力偏高,腱反射(+++),巴氏征(+)。

中医诊疗过程:患者入院时神志尚清,不能言语,不能站立,面红,头晕,左侧肢体乏力,饮水呛咳,口气臭秽,喉中痰鸣,轻微口角歪斜,无二便失禁,纳眠可,小便调,大便干结,舌红,苔黄腻,脉弦细。当属中医学之"中风"。神志清,故为"中经络"。突然发病为风动之征,右侧肢体乏力、不能言语,为痰瘀痹阻脉络、清窍。舌红为痰热瘀阻之征,脉弦为肝风内动之象。有面红、口气臭秽、苔黄等热象,故为阳类证。四诊合参,当辨证为"痰热腑实,风痰上扰(阳类证)"。治疗以"急则治标"为原则,以"清热化痰,通腑醒神"为法,方中黄芩、栀子、龙胆草清热平肝;天竺黄、水牛角、虎杖清热化痰开窍;牛膝、地龙活血通络;辅以醒脑静静滴清热解毒、醒神开窍;通腑醒神胶囊鼻饲。

二、病例特点与分析

病例 8

(一) 病例特点

1. 老年男性,突发起病,发病到入院共计 7 小时。病情渐进加重。既往有房颤、高血压病史。右利手。

2. 主要症状为言语不清,左侧肢体稍乏力,时有恶心呕吐,NIHSS 分:6 分。构音欠清,左眼直间接光反射迟钝;左侧鼻唇沟变浅,露齿口角歪向右侧。伸舌左偏,左侧肢体肌力 5⁻级,右侧指鼻试验(+)。

3. 影像学提示:右侧小脑半球、脑桥右侧、大脑脚急性梗死灶,MRA 示右侧椎动脉、基底动脉未显影,基底动脉完全闭塞。

4. 基底动脉闭塞机械取栓后有残余重度狭窄。

5. 基底动脉残余狭窄支架成形术后,支架内急性血栓形成。

(二) 病例分析

1. **临床定位分析** 言语不清,可能存在构音障碍,左侧面瘫,伸舌左偏,共济失调,考虑后循环梗死可能性大。

2. **神经解剖定位分析** 结合影像学,定位在右侧小脑半球、脑桥右侧、大脑脚。

3. **脑血管定位分析** MRA 示右侧椎动脉、基底动脉闭塞。结合 DSA,定位在基底动脉主干闭塞。

4. **定性分析** 患者尽管既往有房颤病史,高血压病史,患者基底动脉取栓术后仍存在严重狭窄,考虑基底动脉急性闭塞是在动脉粥样硬化造成狭窄基础上,合并血栓形成可能性大。

5. **鉴别诊断** 脑梗死应与脑出血相鉴别:二者皆可出现言语不利症状,但后者多有高血压和脑动脉硬化病史,脑出血发病急、进展快,常在数小时内达高峰,发病前多无先兆。脑出血患者发病后常出现头痛、呕吐、颈项强直等颅内压增高的症状,血压亦高,意识障碍重,而脑梗死患者多有短暂性脑缺血发作或心脏病史,多在安静状态下起病,进展相对慢,病情相对要轻。及时行 CT 扫描检查。脑出血的 CT 表现为高密度阴影,而脑梗死表现为低密度阴影,两者截然不同。

病例 9

(一)病例特点

1. 老年男性,突发起病,病情渐进加重。既往有高血压病史,右利手。
2. 主要症状为突发明显的神经功能缺损症状,以右侧肢体乏力伴失语为主要表现。
3. 影像学提示左侧颈内动脉、左侧大脑中动脉未见显影,左侧颞额叶大面积脑梗死,波及额顶升支供血范围,大脑中下干供血区无明显梗死灶。

(二)病例分析

1. 临床定位分析　右侧中枢性面瘫,右侧肢体偏瘫,右侧锥体束征阳性,提示在左侧桥脑面神经核平面以上。结合有完全性失语,进一步定位在左侧大脑半球,额颞叶语言中枢。
2. 神经解剖定位分析　结合影像学,定位在左侧额颞叶,波及额顶升支供血范围,大脑中下干供血区无明显梗死灶。
3. 脑血管定位分析　结合 MRA、DSA 显示左侧颈内动脉、大脑中动脉均不显影,定位在左侧颈内动脉和大脑中动脉主干闭塞。
4. 定性分析　患者在安静中起病,发病 24 小时仍在进行性加重,考虑在动脉粥样硬化性血管狭窄基础上血栓形成可能性大。结合 MRI 影像结果,考虑是在左侧颈内动脉或大脑中动脉慢性严重狭窄基础上的急性闭塞。
5. 鉴别诊断　大面积脑梗死的另一常见病因有脑栓塞,包括心源性脑栓塞和动脉到动脉栓塞。因患者无房颤及心瓣膜病史,病情发展呈渐进性,不符合脑栓塞的临床特点。

三、文献复习

各种原因引起的颅内大血管闭塞有很高的致死率和重度致残率,一直以来是治疗的难点。目前的治疗方法包括静脉药物溶栓、动脉药物溶栓以及血管内机械取栓、球囊或支架置入成形以及几种方法联合使用等,而目前机械取栓逐步成为一些脑血管病中心的首选方式,但是由于患者闭塞血管的不同而对于治疗方式以及结局均存在显著影响,尤其是前后循环的不同,其生理结构以及发病机制存在差别,进而影响到治疗方式以及结局,现综述如下。

(一)前后循环的治疗时间窗

1995 年,NINDS 实验表明 3 小时内使用 rtPA 静脉溶栓组 3 个月完全或接近完全神经功能恢复者显著高于安慰剂组,两组病死率相似,但是症状性颅内出血发生率高于安慰剂组。开创了急性脑卒中治疗的新纪元,其后,世界各国很快将静脉溶栓写进各自的卒中指南以指导临床实践。其后多个大规模临床试验证实 3 小时内溶栓治疗的有效性和安全性。不过由于严格的 3 小时时间窗限制,能够从此项治疗获益的患者不到 3%。2008 年,ECASS

Ⅲ试验将 rtPA 静脉溶栓的时间窗扩大到 4.5 小时[3]。PROACT Ⅱ（Prolyse in acute cerebral thrombo embolism）为动脉溶栓提供了临床依据，该试验显示 MCA 闭塞后 6 小时内开始动脉溶栓有显著的获益。同对照组比较，再通率更高（66% vs.18%，$P<0.001$）；尽管出血率更高（10% vs.2%），溶栓组预后良好者明显更多（40% vs. 25%，$P=0.04$）[4]。MERCI 试验（mechanical embolus removal in cerebral ischemia）研究机械取栓的安全性和技术有效性。其入选病例为发病 8 小时内的颈内动脉，大脑中动脉 M1 或 M2 段[5]，但是，这些实验的研究并没有严格区分前后循环的时间窗差别，所以国际指南的静脉溶栓时间窗对前后循环是一致的。但是有学者认为，后循环动脉可供应的区域是脑干、小脑、丘脑等重要结构，故后循环缺血性卒中患者的预后差，且丘脑、脑干、小脑对缺血耐受性要好于大脑皮层，缺血半暗带存在时间长，在症状出现后 24 小时血管再通患者仍可获益[6,7]。在国内的一项回顾性分析中，采用动脉内泵入尿激酶联合支架成形术治疗急性椎基底动脉闭塞患者 67 例，发病 6 小时以内接受治疗 46 例，大于 6 小时 21 例，其中最长达 33 小时，3 例为 32 小时，结果：血管完全再通 17 例，血管部分再通 4l 例，血管未通 9 例。临床症状恢复良好 19 例，轻度伤残 23 例，重度伤残 8 例，死亡 17 例[8]。更有学者报道有发病长达 79 小时溶栓效果佳的病例[9]。

然而，目前有关椎基底动脉脑梗死溶栓的时间窗、安全性、有效性只有少量小样本研究，2010 年中国急性缺血性卒中指南指出：后循环动脉闭塞导致的脑梗死经过严格筛选，可以在 24 小时内进行动脉溶栓。而近年来有学者认为，以影像判断是否存在有效"半暗带"为基础的生理窗比时间窗更有效[10-12]。而机械取栓由于再通时间缩短以及不需用溶栓药物而被认为可以突破现有时间窗[13,14]，但这些仍然缺乏高等级循证医学的证据支持。故大多数学者认为，不管采用何种再通方式都应尽量在时间窗内进行。

（二）前后循环的发病机制

引起前后循环大动脉闭塞的最主要原因在于：①动脉粥样硬化是脑动脉闭塞的重要原因；②栓子脱落也是引起脑动脉闭塞的主要原因。大部分栓子并非来源于动脉本身，可能来自于心脏瓣膜的赘生物、病变心肌的附壁血栓、心房血栓、心房黏液瘤，或来源于主动脉、锁骨下动脉或无名动脉的粥样硬化斑块；③自发性或创伤性动脉夹层会导致假性动脉瘤形成或动脉的完全闭塞，从而引发脑梗死。而动脉夹层最主要出现在椎动脉，自发性夹层通常与纤维肌性发育不良有关，一般影响椎动脉的第 2 段远端和第 3 段。创伤性椎动脉夹层主要见于贯通伤或严重的颈椎骨折脱位，而对于前二者在前后循环的发病机制差异仍存在有争论。有研究显示，Fabry 病和线粒体疾病为缺血性卒中的危险因素，而两者更易导致后循环缺血，因此推测代谢失调的动脉粥样硬化效应更易导致后循环缺血，并提示前、后循环的神经血管起源不同[15,16]。Graf 等认为动脉粥样硬化是后循环缺血的最主要原因，椎动脉起始部是发生严重动脉粥样硬化的最常见部位，其次是椎动脉第 2 段（即穿过横突孔部分）以及与基底动脉起始部的连接处[17]。孔伟等分析 943 例急性缺血性卒中患者后认为，后循环缺血更主要的危险因素来自于动脉粥样硬化，而心房颤动更多的引起前循环的栓塞，考虑可能是由于受到血流动力学效应的作用，前循环血管内血液占心脏射血量的 70%，栓子离开心脏最可能的路径是通过前循坏，从而导致前循环卒中。心房颤动使前循环卒中的发生率较高，较少见发生单纯后循环而栓子不累计前循环卒中的心源性脑栓塞[18]，其研究结果与 Di Carlo 与 Heinsius 是一致的[19,20]。

但是也有学者认为心房颤动在前后循环的发病率并无显著差别[21]。Hakan2011年发表在Stroke杂志上的一组95例后循环和788例前循环梗死静脉溶栓的结局对比研究中,也显示引起卒中的原因,如动脉粥样硬化在后循环为15.2%,前循环为12.9%,而心源性栓塞在后循环43.5%,在前循环为47.8%,从这组数据来看,不管是后循环还是前循环,心源性栓塞都是最主要的原因,但是相对来说,后循环动脉粥样硬化的较前循环多,心源性栓塞则前循环比后循环多[22]。Kim等对1000例缺血性中风患者进行meta分析后认为,前循环颅内段多为动脉到动脉栓塞,而后循环则为代谢紊乱导致的动脉粥样硬化引起[23]。李贵福等在使用支架取栓31例的过程中发现,在9例基底动脉闭塞取栓再通后,有7例均存在中到重度狭窄,经给予wingspan支架(4例)或Solitaire支架(3例)血管成形后,残余狭窄多能明显改善。结合病史及术中病理结果,故认为前循环血管闭塞可能由于心源性的栓塞引起,而后循环更多考虑由于动脉粥样硬化所导致[14]。

同时不可否认的是,部分患者可能存在上述两种主要原因,即在动脉粥样硬化基础上再合并血栓栓塞,Mpotsaris等在41个脑动脉闭塞的患者进行支架取栓后发现,17例仍存在难以纠正的严重狭窄,故给予wingspan支架纠正狭窄[24]。

因此,完善患者的术前评价,判断血管闭塞的原因是血栓栓塞还是由于动脉粥样硬化引起的重度狭窄以致闭塞,对于术式的选择可能存在裨益。

四、决策难点分析

(一) 前后循环的治疗时间窗抉择

目前,经典的脑动脉闭塞动脉接触性溶栓的时间窗,前循环是6小时,后循环目前国内指南是参照前循环,在有条件的中心进行严格筛选后可在24小时内进行动脉溶栓。但是,随着机械取栓技术的发展,以及是否存在有效"半暗带"生理窗理念的提出,机械取栓不会破坏血脑屏障,引起出血的几率会大大降低,传统的时间窗已被大大突破,机械取栓的时间窗前循环为8小时,后循环24小时。第一个病例患者发病到获得再通在时间窗内,经过取栓和释放支架纠正狭窄而获得良好的再通,未出现出血并发症,而第二个病例患者发病到获得血管再通不超过4小时,但是患者术后出现少量无症状出血,由此可见,时间窗内开通闭塞血管是一个重要因素,但不是绝对因素,脑组织的病理生理状况及损伤程度才是更重要因素,闭塞动脉远侧脑组织的病理生理状况比时间窗更重要,若前循环血管闭塞时间>8小时,但(PWI-DWI)/PWI大于50%,基底动脉闭塞时间>24小时、脑干梗死范围<2/3仍可进行机械取栓[14]。有神经症状但清醒的患者,NIHSS评分<8分,MR的DWI显示无或仅有小梗死灶,MRA显示大脑中或基底动脉闭塞,提示是机械再通术很好的候选人,行取栓治疗可获得很好的效果;反之,有些患者入院时症状轻微或症状一度改善,但影像学检查发现存在可以行取栓治疗的血管闭塞性病变,在保守治疗的过程中病情恶化,发生了严重的脑卒中,贻误了治疗时机,如果这些患者在早期即进行手术干预,可望获得极佳的治疗效果。有些患者尽管在时间窗内甚至3小时内,但DWI显示已存在大面积梗死及很少缺血半暗带,这些患者尽管开通闭塞的血管,但效果不佳,很少获益,甚至有害。所以,针对脑梗死患者的大血管闭塞及脑梗死情况进行全面评估,再进行个体化的治疗是很有必要的。

（二）支架取栓对于责任血管的依赖性

从我们的经验来看，支架取栓对于大脑中动脉及椎基底动脉闭塞的再通率高，主干血管再通率可达到接近100%，效果最好，颈内动脉颅内段次之，颈内动脉颅外段最差。颈内动脉的再通率较前二者明显偏低，而且死亡率高，在死亡和重残的患者中，大部分责任动脉在颈内动脉（90天MRs评分≥3分）。其原因考虑由于颈内动脉管径粗，栓塞长度长，而Solitaire-AB支架取出粗大血管的大量血栓困难，再通难度较大，相对来说，颈内动脉末端闭塞的取栓再通率相对要高，但总体而言，颈内动脉闭塞患者临床结局均不理想，其死亡原因考虑主要由于血管未通和再闭塞所导致的大面积脑梗死。所以，针对颈内动脉的闭塞可结合球囊扩张、支架成形、其他取栓装置联合应用以便获得更好的效果。而在基底动脉闭塞的取栓再通后，有大部分均存在中到重度狭窄，经给予Wingspan支架或Solitaire支架血管成形后，残余狭窄多能明显改善。结合病史及术中病理结果，我们考虑前循环血管闭塞可能由于动脉-动脉性或心源性的栓塞引起较多，而后循环更多考虑由于动脉粥样硬化性狭窄基础上，斑块破裂或合并局部血栓引起的较多。故完善患者的术前评价，判断血管闭塞的原因是血栓栓塞，还是由于动脉粥样硬化引起的重度狭窄以至闭塞，对于术式的选择可能存在裨益。

（三）血管再通方式的选择

目前的急性脑血管闭塞再通治疗方法包括静脉药物溶栓、动脉药物溶栓以及血管内机械取栓以及几种方法联合使用。静脉药物溶栓由于操作的简易性，适合在包括社区医院的大多数中心实行，但是其对于大血管闭塞的再通率不够理想，并且和动脉药物溶栓一样，存在使用溶栓药物对血脑屏障造成破坏而容易出现出血并发症，动脉药物溶栓相对静脉溶栓提高了再通率，并且相对机械取栓费用较低而在部分脑血管中心使用。但是近年来，机械取栓由于能显著提高大血管闭塞的再通率、避免使用溶栓药物、延长治疗时间窗、减少出血并发症等优点，而逐渐在国内外推广使用。目前，国内临床使用较广的取栓装置主要是可反复回收的Solitaire支架取栓，其既能够保证高的开通率，又避免了永久支架置入后带来的一系列问题。Penumbra系统是新一代的取栓装置，通过机械碎栓及负压吸引双重机制实现血管内取栓。近期发表的Penumbra先导试验报道了Penumbra的初步经验，125例患者中81.6%取得了血管再通，我院在国内较早开展Penumbra取栓，目前已完成了8例治疗，均获得了再通，仅1例死亡，取得了较好疗效，尤其是在颈内动脉的闭塞再通过程中，Penumbra由于具有碎栓和持续强力负压吸引而相较支架取栓提高了再通率，同时，由于造成血管闭塞的原因不一，有的是在慢性狭窄的基础上形成闭塞，故必要时需结合球囊或支架成形来辅助治疗，如果还在时间窗内，必要时使用少量的尿激酶或替罗非班也可帮助血管再通。同时作为一种新的治疗方法，使用机械取栓还存在对于设备和人员的要求高，费用昂贵，要求医院具备卒中绿色通道，同时也不能避免再灌注损伤风险等缺点，故必须在大的、成熟的脑血管病中心才能实施。

（四）机械再通后靶血管残余狭窄的处理

颅内大血管闭塞包括颈内动脉、大脑中动脉、椎基底动脉在取栓再通后，有些患者在局部残留严重狭窄，对狭窄的处理存在争议，因残余狭窄有些是因为动脉粥样硬化性狭窄，有些则可能是因为局部的残余血栓造成，后一种情况随着血流的再通，血栓进一步溶解，狭窄会消失。而真正的狭窄则不可能消失，有可能在术后引起再闭塞，后果严重，需要行球囊扩张及支架成形。以下几点可供参考：①若存在严重的心瓣膜病、房颤等心源性、近端大动脉狭窄的动脉 - 动脉因素，则狭窄可能为残余血栓引起。不存在上述因素的则为动脉粥样硬化性狭窄的可能性较大；②椎基底动脉位置的残余狭窄以动脉粥样硬化性狭窄的可能性较大；③若术前行 CTA 检查发现闭塞局部有钙化的，则以动脉粥样硬化性狭窄的可能性较大；④高分辨核磁可以判断是否为动脉粥样硬化性狭窄或残余血栓。若无法判断何种情况，为避免术后再闭塞，可直接行球囊扩张及支架成形术。

（五）支架内急性血栓再闭塞的处理

第一例患者因基底动脉取栓后残余重度狭窄行支架成形术，支架后 26min 再次造影发现支架内急性血栓再闭塞。其原因是取栓手术均为急诊手术，不可能行支架前充分的抗血小板准备，在支架内容易形成急性血栓。为防止该类情况发生，患者在术中决定支架成形时予欣维宁 10~15ml 静注，支架置入后停留半小时，再复查一次靶血管造影，了解支架内有无急性血栓的迹象。一旦发现急性血栓形成，即需放置微导管于血栓处以 1ml/min 推注 10~20ml 欣维宁，如仍未通畅可在支架内置一小球囊扩张，或再加用少量尿激酶。术后即刻复查头颅 CT，若有颅内出血则停用欣维宁，若无颅内出血征象，则术后微导管留置至靶血管内，继续欣维宁维持 4~5ml/h 或静脉给药 8ml/h，共维持 36 小时，停用欣维宁前 4~6 小时给予口服波立维及拜阿司匹林。

五、中医在急性脑动脉闭塞再通术围术期的应用

1. 中医对急性脑动脉闭塞的病因病机有深入的认识

中医认为，急性脑动脉闭塞引起的脑梗死属于中风范畴，其起病急骤，变化多端，轻者致残，重则难救。中风发生的病因病机，不外乎"风"、"火"、"痰"、"气"、"瘀"、"虚"等内容。张仲景在《金匮要略·中风历节病脉证并治》中认为"夫风之为病，当半身不遂，或但臂不遂者，此为痹。脉微而数，中风使然"。经过后世医家的不断探索和与西医学的结合，目前对于中风已形成了基本共识：①病位在脑，而与心、肝、肾关系密切；②病理性质，急性期以实证居多，恢复期多虚实夹杂；③情志内伤为其最常见的诱发因素。风（肝风）、火（心火、肝火）、痰、瘀乃其重要的病理因素，常相兼互化，相互影响，互为因果；④病势急骤，复杂多变，急性期心肝俱病，恢复期肝脾肾受损。若有严重并发症，则可导致脑之元神败脱，神志昏迷甚至死亡。

2. 辨证论治是急性脑动脉闭塞再通术围术期中医治疗的优势

我院等将其归入"缺血性中风"，认为患者素体阳盛，多发为阳类证，乃风火痰瘀交阻脑髓、闭阻神明清窍，中经络、中脏腑是病邪不同程度的表现；素体阴盛者，多发为阴类证，总属气/阳不足，而致风痰（湿）瘀交结，闭阻脑脉清窍，甚至神昏，是气/阳不足，风、痰（湿）、瘀交结的不同程度表现。通过文献研究和临床实践，以共性为基础，将缺血性中风急性期分为风火痰瘀、闭阻清窍，痰热腑实、肝阳暴亢、风火上逆之阳类证，以及风痰瘀血、闭阻清窍，气虚痰瘀阻络之阴类证等，在治疗上，阳类证风火痰瘀、闭阻清窍者给予天麻钩藤饮汤剂口服，

静脉给予清开灵针剂静滴,丹参及灯盏花素等针剂静滴活血祛瘀,并口服通腑醒神胶囊,共奏平肝息风通络,清热化痰祛风,活血祛瘀通窍之功。肝阳暴亢、风火上逆证者,汤剂改用羚角钩藤汤加减以增强清热平肝之力。阴类证患者病情相对较轻,多为中经络,故汤剂给予半夏白术天麻汤或以益气活血之剂加减。

病例8患者突发起病为风动,言语不利为肝阳化火,上冲头面,肢体乏力为肝火暴亢,灼伤脉络之征。舌红,苔黄,脉滑为肝阳暴亢,风火上扰之象;苔腻为兼有痰象,故辨证属"肝阳暴亢,风火上扰"。术后3日患者出现发热,痰多,色黄白,质黏,为痰热内蕴之象;言语欠清,为瘀血痹阻清窍之征;舌黯红、苔黄腻、脉滑,均为痰热瘀血内阻之象,辨证属"痰热瘀血,痹阻脑脉",以"清热涤痰通络"为法治之。

病例9患者入院时症见肢体乏力,不能言语,面红,口气臭秽,喉中痰鸣,大便秘结,苔黄等,故辨证为"痰热腑实,风痰上扰(阳类证)"。用星蒌承气汤加减,术后改以"急则治标",以"清热化痰,活血开窍"为法,辅以醒脑静清热解毒、醒神开窍;通腑醒神胶囊鼻饲。

3. 以中医理论指导下进行急性脑动脉闭塞再通后再灌注损伤的研究

在急性脑梗死的病因病机中,瘀血形成是脑梗死发病之肇始,及时清除瘀血,则为治疗中风之首务。按照中医理论,取栓治疗或溶栓药物当属强力破血逐瘀之法,瘀血一去,痰浊热毒则无所依附或无由以生,病情必然大减或向愈[25]。然气与血二者关系密切,气为血帅,血为气母,破血势必耗气。辅以益气补虚,一则使之帅血有力,气行则血行;二则固摄有权,血液不易妄行;三则益气以生血;四则通过补气以助脉络恢复传输之职,故益气活血化瘀是防止脑梗死溶栓治疗后出血转化的主要措施。

黄芪及川芎作为益气活血化瘀的主要药物,其中药单体在多项试验中已被证明可以通过减少丙二醛(MDA),提高酶超氧化物歧化酶(SOD)活性,减少内皮素(ET)、细胞黏附分子1(ICAM-l)、肿瘤坏死因子α(TNF-α)等的表达,下调一氧化氮合酶(nNOS)及MMP-9的表达等途径,达到减少细胞凋亡及再灌注损伤[26-28],起到保护脑组织的作用。而且有研究发现,川芎嗪、黄芪两药合用比单用川芎嗪或黄芪减少神经细胞凋亡的效果更显著。使用脑脉I号结合局部动脉溶栓治疗急性脑梗死,可减少手术次级损伤、调整紊乱的生理功能、减轻再灌注损伤[29]。还有研究使用益气活血的补阳还五汤结合尿激酶颈动脉溶栓治疗急性脑梗死,可改善患者的神经功能缺损情况及血流变学指标,提高患者的治愈率,再次证明益气活血的治法结合溶栓是有效的,可以改善溶栓后对脑组织的损伤。

总体而言,急性脑动脉闭塞需要快速有效的再通手段,以机械取栓等为代表的机械再通术预示了未来一段时间的发展趋势,但是脑动脉闭塞引起的卒中及其引起的并发症防治仍是目前的难点和热点,而且机械再通术本身对于血管的损伤以及再通后再灌注的损伤也是必须面对的问题,中医对于脑动脉闭塞引起的中风有深刻的认识,并且有丰富的治疗经验,如何发挥中医的辨证论治及整体观优势,在中风治疗领域将是我们新的发展方向。

参 考 文 献

[1] 中华医学会神经病学分会脑血管病学组急性缺血性脑卒中诊治指南撰写组.中国急性缺血性脑卒中诊治指南2010.中华神经杂志,2010,43(2):148-150.

[2] Adams HP Jr,del Zoppo G,Alberts MJ,et al. Guidelines for the early management of adults with ischemic

stroke:the American Academy of Neurology affirms the value of this guideline as an educational tool for neurologists. Stroke,2007,38(5):1655-1711.

[3] Hacke W,Kaste M,Bluhmki,et al. Thrombolysis with alteplase 3 to 4.5 hours after acute ischemic stroke. N Engl J Med,2008,359(13):1317-29.

[4] Furlan AJ,Abou-Chebl A. The role of recombinant pro-urokinase(r-pro-UK)and intra-arterial thrombolysis in acute ischaemic stroke:the PROACT trials. Prolyse in Acute Cerebral Thromboembolism. Curr Med Res Opin, 2002,18(2):44-47.

[5] Smith WS,Sung G,Starkman S,et al. Safety and efficacy of mechanical embolectomy in acute ischemic stroke: results of the MERCI trial. Stroke,2005,36(7):1432-1438.

[6] Ezaki Y,Tsutsumi K,Onizuka M. Retrospective analysis ofneurological outcomeafter intra-arterial thrombolysis in basilar arteryocclusion. Surg Neurol,2003,60(5):423-429.

[7] 缪中荣.后循环急性血栓形成动脉溶栓治疗的时间窗究竟有多"宽".中国脑血管病杂志,2004,1(8): 362-365.

[8] 朱凤水,李慎茂,缪中荣.急性椎基底动脉闭塞的介入治疗.介入放射学杂志,2007,16(5):348-350.

[9] Cross DT,Moran CJ,Akins PT,et al. Collateral circulation and outcomeafter basilar artery thrombolysis. Am J Neuroradiol,1998,19(8):1557-1563.

[10] Richard E,Latchaw,MD,Mark J,et al. Alberts.Recommendations for Imaging of Acute Ischemic Stroke:A Scientific Statement From the American Heart Association. Stroke,2009,40(11):3646-3678.

[11] 邱立军,卢洁,李坤成.脑缺血半暗带的磁共振成像研究进展.中华老年心脑血管病杂志,2011,13(6): 570-572.

[12] Kidwell CS,Chalela JA,Saver JL,et al. Comparison of MRI and CT for detection of acuteintracerebral hemorrhage. JAMA,2004,292:1823-1830.

[13] Castaño C,Dorado L,Guerrero C,et al. Mechanical Thrombectomy With the Solitaire AB Device in Large Artery Occlusions of the Anterior Circulation:A Pilot Study. Stroke,2010,41(8):1836-1840.

[14] 李贵福,马朝晖,罗望池.Solitaire AB 型支架用于急性脑动脉栓塞取栓术 31 例.介入放射学杂志, 2012,21(2):98-102.

[15] Rolfs A,Bottcher T,Zschiesche M,et al. Prevalence of Fabry diseasein patients with cryptogenic stroke:a prospective study. Lancet,2005,366:1794-1796.

[16] Matthews PM,Tampieri D,Berkovic SF,et al. Magnetic resonanceimaging shows specific abnormalities in the MELAS syndrome.Neurology,1991,41:1043-1046.

[17] Graf KJ,Pessin MS,DeWitt LD,et al. Proximal intracranial territory posterior circulation infarcts in new england medical medicalcenter posterior circulation registry. Eur Neurol,1997,37:157.

[18] 孔伟,王新,王平,等.前循环与后循环缺血性卒中的危险因素比较 - 回顾性病例系列研究.国际脑血 管病杂志,2011,19(10):776-779.

[19] Di Carlo A,Lamassa M,Baldereschi M,et al. European BIOMED Study of Stroke CareGroup. Risk factors and outcome of subtypes of ischemic stroke.Data from a multicentermultinational hospital-based registry:The European Community Stroke Project. J NeurolSci,2006,244:143-150.

[20] Heinsius T,Bogousslavsky J,Van Melle G. Large infarcts in middle cerebral arteryterritory. Etiology and outcome patterns. Neurology,1998,50:341-350.

[21] Libman RB,Kwiatkowski TG,Hansen MD,et al. Differences betweeninterior and posterior circulation stroke in TOAST. Cerdrovasc Dis,2001,11:311-316.

[22] HakanSarikaya,Marcel Arnold,Stefan T,et al. Outcomes of Intravenous Thrombolysis in Posterior VersusAnterior Circulation Stroke. Stroke,2011,42:2498-2502.

［23］Kim JS,Nah HW,Park SM,et al. Risk factors and stroke mechanisms in atherosclerotic stroke：intracranial compared with extracranial and anterior compared with posterior circulation disease. Stroke,2012,43（12）：3313-3318.

［24］Mpotsaris A,Bussmeyer M,Buchner H,et al. Clinical Outcome of Neurointerventional Emergency Treatment of Extra- or Intracranial Tandem Occlusions in Acute Major Stroke：Antegrade Approach With Wallstent and Solitaire Stent Retriever. Clin Neuroradiol,2013,23（3）：207-215.

［25］付于,黄燕,黄培新,等.急性缺血性脑血管病的中药溶栓治疗与代谢组学的研究趋势.辽宁中医杂志,2006,33（6）：662-664.

［26］吴国翠,李静,李卫平,等.黄芪提取物对大鼠全脑缺血再灌注损伤后 NFkBp65、ICAM-1 和 TNF-α 仪表达的影响.安徽医科大学学报,2008,43（4）：406-410.

［27］周军,刘军.黄芪甲甙对大鼠局灶性脑缺血的保护作用及机制研究.医学临床研究,2008,25（5）：814-816.

［28］李福顺,闫伟,杜庆娟.川芎嗪对大鼠前脑缺血再灌注后 MMP-9 的影响.中风与神经疾病杂志,2007,24（5）：598-600.

［29］Liu W,Hendren J,Qin X,et al. Normobaric hyperoxia attenuates early blood-brain barrier disruption by inhibiting MMP-9-mediated occludin degradation in focal cerebral ischemia. J Neurochem,2009,108（3）：811-820.

［30］吴根喜,郑道海,张保荣.尿激酶颈动脉溶栓配合中药治疗急性脑梗死 48 例临床观察.中国中西医结合急救杂志,2004,11（4）：248-250.

［31］Nogueira RG,Lutsep HL,Gupta R,et al. Trevo versus Merci retrievers for thrombectomy revascularisation of large vessel occlusions in acute ischaemic stroke（TREVO 2）. Lancet,2012,380（9849）：1231-1240.

［32］Saver JL,Jahan R,Levy EI,et al. Solitaire flow restoration device versus the Merci Retriever in patients with acute ischaemic stroke（SWIFT）. Lancet,2012,380（9849）：1241-1249.

（李贵福,马朝晖,李跃）

病例 10：左锁骨下动脉盗血血管支架术联合球囊扩张术后的中医药治疗

一、病例摘要

患者男性，74岁，因"反复发作一过性意识丧失3次"于2007年3月29日入院。病史及治疗情况摘要如下：

第一次住院情况

2007-2-2　患者无明显诱因突然晕厥在地，呼之不应，当时无牙关紧闭，无口吐白沫，无肢体抽搐，约2分钟后患者自行清醒，自服安宫牛黄丸后被送至外院住院治疗，诊断为"短暂性脑缺血发作"，予改善脑循环、抗血小板、降压、营养脑细胞等治疗后好转出院。

2007-3-5　晕厥再次发作，症状如前，至一国医馆就诊，予针灸、理疗处理后症状好转。

2007-3-29　在外院门诊理疗时突发晕厥、一过性双眼上视、呼之不应，当时无肢体抽搐，无二便失禁，晕厥发作时无胸闷心悸，无恶心呕吐，无黑朦等症状，予安宫牛黄丸口服，约一分钟自行苏醒。遂来我院急诊就诊，急查头颅CT（图60a~图60c）示：右侧基底节区软化灶，脑桥密度欠均匀，脑萎缩。收入我科。查体：右上肢血压170/78mmHg，左上肢血压150/75mmHg。患者意识清楚，双瞳孔等大，等圆，Φ=2mm，四肢肌力、肌张力未见异常。左锁骨上窝可闻及收缩期3/6级吹风样杂音。神经系统检查未见明显异常。

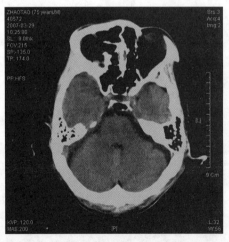

图 60a　CT平扫提示脑桥密度欠均匀

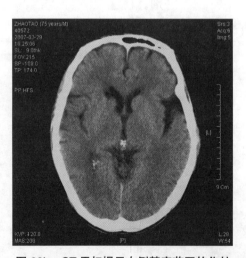

图 60b　CT平扫提示右侧基底节区软化灶

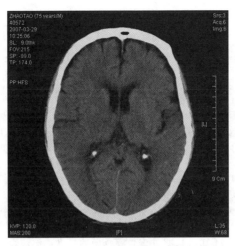

图 60c　CT 平扫提示右侧基底节区软化灶

2007-3-31　行头颅 TCD 示：①脑动脉硬化血流频谱改变；②大脑中动脉轻 - 中度狭窄；③左侧椎动脉收缩期流速逆转—左锁骨下动脉盗血形成（部分性）（图 61a，图 61b）。行颈动脉彩超示：符合双侧颈动脉硬化并多发硬化斑块声像（双侧颈总动脉及右颈内动脉轻度狭窄、左颈外动脉中度狭窄）。血压：左 120/70mmHg，右 140/75mmHg。

中医四诊：神清，精神疲倦，无头晕头痛，无肢体偏瘫，无口干口苦，纳眠可，二便调。舌质黯红，苔黄腻，脉滑。中医诊断为晕厥证，辨证属于痰瘀阻窍，给予清热涤痰，化瘀开窍治法。处方：

法半夏 12g	黄芩 10g	丹皮 10g	茯苓 20g
竹茹 15g	制胆南星 10g	石菖蒲 9g	橘红 10g
葛根 20g	鸡血藤 15g	毛冬青 30g	甘草 5g

11 剂，每日一剂，口服。

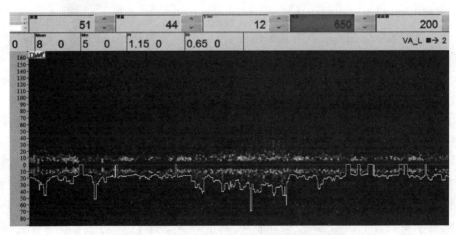

图 61a　TCD 示左侧椎动脉收缩期流速逆转

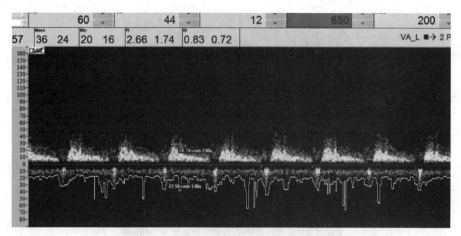

图 61b　TCD 示左侧椎动脉收缩期流速逆转

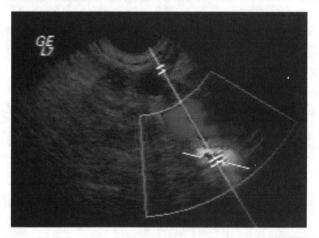

图 62　彩超示:左侧锁骨下动脉支架植入术后,支架内流速偏高

　　服 11 剂中药后,患者疲倦症状改善。考虑患者年逾 7 旬,在原方基础上加用五爪龙 15g 益气活血。患者入院时主要表现为痰瘀阻窍,故以温胆汤为底方,加用活血通络之鸡血藤、丹皮,开窍醒神之石菖蒲。中药在锁骨下动脉盗血血管支架成形术之前的作用是:①保持病情稳定,预防血管狭窄,引起盗血症状进一步加重。②改善患者整体状态,使其耐受全麻和手术,故加用五爪龙益气活血。

　　2007-4-12　行全脑血管造影术 + 左锁骨下血管支架成形术。局麻下,右股动脉穿刺,置入 5F 管鞘,以 5F 造影管行全脑血管造影,造影显示:双侧椎动脉未见异常,左锁骨下动脉起始部狭窄(图 63a),偏心型,长度约 1.4cm,程度约 70%,狭窄远端血管直径约 8mm,右椎动脉造影至左椎动脉颈段,右颈内动脉起始段斑块形成,前循环颅内动脉纤细,走行迂曲,基底动脉串珠样狭窄,最窄处程度约 50%(图 63b)。更换 8F 导管鞘,置入左侧锁骨下动脉开口,将一微导丝置于左锁骨下动脉远端,以 7mm × 20mm 球囊放置于狭窄处,充盈球囊至 6atm,造影狭窄已明显好转,撤回球囊,将 8mm × 30mm Wallstent 自膨式支架(Boston Scientific,USA)送至狭窄处,释放支架(图 63c)。术前血压:右 150/70mmHg,左 130/65mmHg;术后血压:右 150/70mmHg,左 140/70mmHg。

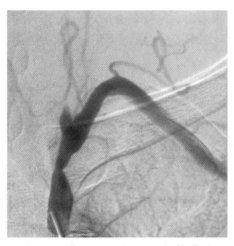

图 63a　DSA 左锁骨下动脉起始部狭窄

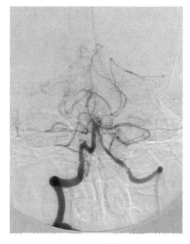

图 63b　右 VA 造影，显示向
左 VA-SuB 盗血

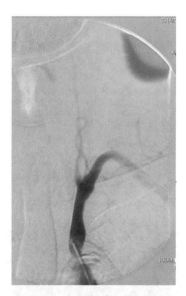

图 63c　DSA 支架置入后

2007-4-15　术后第三天中医四诊：神情，精神可，腹胀，无腹痛，无头晕头痛，言语尚清，无肢体麻木偏瘫，无口角歪斜，纳眠可，二便调，舌黯苔腻，脉滑。中医辨证为痰瘀阻络，考虑患者腹胀，予上方中加入行气之品。处方如下：

法半夏 12g	黄芩 10g	丹参 10g	茯苓 20g
竹茹 15g	制胆南星 10g	石菖蒲 9g	橘红 10g
葛根 20g	鸡血藤 15g	厚朴 15g	枳实 15g
五爪龙 15g	甘草 5g		

3 剂，每日一剂，口服。

患者服用 3 剂后，腹胀好转。

2007-4-20　患者无头晕头痛，言语尚清，记忆力、理解力、定向力、判断力可，四肢肌力

131

4级以上,肌张力正常,生理反射存在,病理反射未引出。脑膜刺激征(-)。复查CT:①右侧基底节尾状核头软化灶;②双侧放射冠及右侧额叶深部腔隙性脑梗死,脑动脉硬化,脑萎缩。患者病情稳定,出院,门诊复诊。

2007-6-9　患者锁骨下动脉盗血复查,舌质淡,苔白腻。予脑脉1号胶囊、华佗再造丸。

第二次住院情况

2007-10-13　患者因再次出现头晕入院,无意识丧失,无胸闷心悸,无恶心呕吐,神经系统检查未见明显异常。根据患者症状、体征、结合病史,考虑左锁骨下动脉狭窄支架成形术后再狭窄可能。

2007-10-17　行左锁骨下动脉支架成形术后再狭窄球囊扩展术。局麻下,以5F椎动脉管行左锁骨下动脉左右椎动脉造影,见左锁骨下动脉支架内再狭窄,狭窄度约70%,总长约1.5cm(图64a)。撤出5F造影管,将8F导引管交换至左锁骨下动脉起始部,将0.014微导丝置于左锁骨下动脉远端,将6×20mm扩张球囊通过0.014导丝放置于狭窄处,分别在不同节段予8~12atm压力扩张5次(图64b),造影显示狭窄基本纠正,残余狭窄约20%(图64c)。

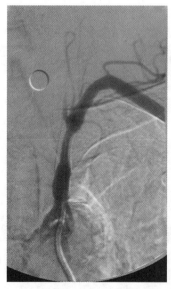 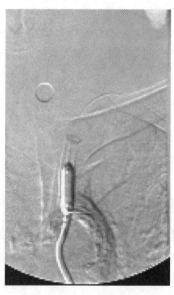 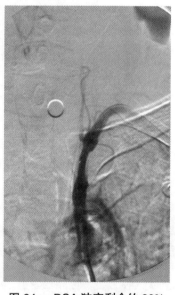

图64a　DSA左锁骨下动脉　　　图64b　DSA球囊扩张　　　图64c　DSA狭窄剩余约20%
　　　　支架内再狭窄

中医四诊:神清,精神可,稍微头晕,无天旋地转、恶心呕吐、耳鸣耳聋、肢体偏瘫、口干口苦,纳眠可,二便调。舌质黯,苔薄,脉滑。中医辨证为术后气血两虚,痰瘀阻络,治以益气活血,化痰通络,用补中益气汤加减。

黄芪30g	当归10g	天麻15g	竹茹15g
赤芍15g	川芎10g	白术15g	法半夏15g
云茯苓15g	地龙10g	石菖蒲15g	葛根20g
炙甘草5g			

3 剂,每日一剂,口服。

2007-10-19　头晕改善,无肢体偏瘫,无口干口苦,BP:左 118/68mmHg,右 120/71mmHg,神经系统检查:未见明显阳性体征。复查 CT(图 65a~ 图 65c)未发现急性脑出血及脑梗死。病情稳定出院,门诊治疗。

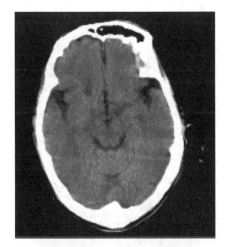

图 65a　CT 未见出血及梗死

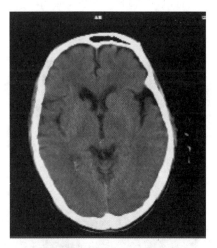

图 65b　CT 未见出血及梗塞

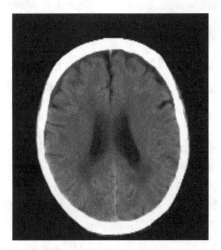

图 65c　CT 未见出血及梗塞

2007-12-1　中风症状稳定,伸舌右偏,腰痛走窜。舌质红,苔少,脉弦。予复方血栓通胶囊,脑脉二号。中药处方:

桑寄生 15g	独活 15g	当归 15g	熟地 30g
白芍 30g	桂枝 15g	茯苓 15g	杜仲 15g
牛膝 15g	党参 30g	秦艽 15g	防风 15g
细辛 5g	甘草 10g		

7 剂,每日一剂,口服。

第三次住院情况

2008-12-4 为行全脑血管造影术,复查术后血管狭窄情况,收入我科。

2008-12-6 行全脑血管造影术。局麻下,以 5F 造影管行全脑血管造影,造影显示:双侧椎动脉未见异常,左侧锁骨下动脉狭窄支架位置恰当,狭窄程度 40%~50%(图 66a),左侧椎动脉全程纤细,右椎动脉造影时,基底动脉串珠样狭窄,最窄处程度约 50%(图 66b),无球囊扩张指征,结束手术。

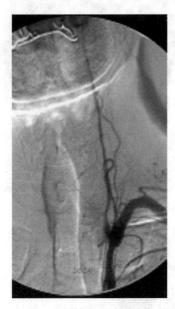

图 66a DSA 左侧锁骨下动脉狭窄支架位置

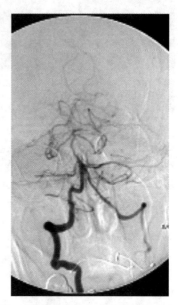

图 66b DSA 基底动脉串珠样狭窄,最窄处程度约 50%

2008-12-31 病情稳定,舌质红,苔薄白,少许咳嗽。中药处方:

荆芥 10g	防风 10g	桑白皮 30g	地骨皮 30g
款冬花 15g	紫菀 15g	桔梗 15g	北杏 10g
甘草 10g			

3 剂,每日一剂,口服。

2009-2-21 患者因头痛 10 小时而入院,无头晕,无胸闷心悸,无恶心呕吐,神经系统检查未见明显异常。

中医四诊:神清,精神稍疲倦,头痛,无头晕,无恶心呕吐,无耳鸣耳聋,无肢体偏瘫,腰骶部酸痛,无口干口苦,纳眠可,小便调,大便未解,舌黯淡,苔白腻,脉弦。中医辨病为头痛,辨证为风痰瘀血,痹阻脉络,治宜息风涤痰,活血化瘀,用天麻钩藤饮加减。

天麻 15g	法半夏 10g	白术 15g	白芷 12g
白芍 10g	僵蚕 10g	石决明 10g(先煎)	夜交藤 15g
大黄 5g(后下)	山栀子 15g	珍珠母 30g(先煎)	钩藤 15g

14 剂,每日一剂,口服。

用上方加减治疗 2 周,患者于 3 月 10 日出院,神清,精神可,无头痛头晕,无恶心呕吐,无耳聋耳鸣，无肢体偏瘫，无腰骶部酸痛，纳眠可，二便调，舌黯淡，苔白腻，脉弦。症状好转出院。

门诊随诊情况

2011-1-26 双下肢无力，血压 168/61mmHg，舌质红，少津液，脉弦滑。中药处方如下：

西洋参 10g	麦冬 10g	枸杞子 10g	五味子 10g

7 剂，每日一剂，口服。

2011-2-23 病情稳定，舌质红，苔薄白，脉细。中药处方如下：

土茯苓 30g	苍术 30g	薏苡仁 15g	细辛 5g
泽泻 30g	泽兰 30g	褚实子 30g	桂枝 15g
赤芍 30g	知母 15g		

7 剂，每日一剂，口服。

2011-3-23 左侧 158/75mmHg，右侧 188/85mmHg，舌质淡，苔薄白。

桑枝 15g	桑叶 15g	茺蔚子 30g	莪术 15g
牛膝 15g			

14 剂，每日一剂，口服。

2011-8-24 病情稳定，血压 154/72mmHg，舌质淡，苔薄白，脉滑。中药处方如下：

泽泻 30g	鸡内金 15g	苍术 30g	五指毛桃 30g

30 剂，每日一剂，口服。

第四次住院情况

2012-6-14 患者因反复发作性眩晕 4 天，意识丧失 1 次入院。头晕，无胸闷心悸，无恶心呕吐，神经系统检查未见明显异常。复查 MR 示：①脑桥、双侧大脑脚、右侧丘脑、双侧基底节区、放射冠、半卵圆中心、双侧额顶叶皮层下多发脑缺血梗死灶，未见明确急性梗死（图 67a~ 图 67d）；②侧脑室旁脑白质变性、脑萎缩；③MRA 示颅内动脉多狭窄，提示脑动脉硬化；左侧椎动脉颅内段较对侧细小（图 67e），先天病变。DSA 复查，左侧锁骨下动脉支架内通畅，管腔无明显狭窄（图 68a~ 图 68c）。

2012-6-18 椎动脉彩超（图 62）：左侧锁骨下动脉支架植入术后，支架内血流速度增高，左椎动脉单峰改变，考虑远端病变。

中医四诊：神清，精神可，时有头晕头痛，无四肢乏力、麻木，无发热恶寒，无胸闷心悸，纳眠可，二便调。舌黯红，苔微白腻，脉弦细。中医辨病为眩晕，辨证为风痰上扰夹瘀，治以息风化痰、活血通络为法，方用半夏白术天麻汤加减。

法半夏 15g	白术 15g	天麻 10g	橘红 10g
茯苓 15g	丹参 15g	赤芍 10g	毛冬青 10g
鸡血藤 15g	酒川牛膝 15g		

14 剂，每日一剂，口服。

上方加减治疗 2 周，患者于 6 月 29 日出院，神清，精神可，无头晕头痛，无四肢乏力麻木，无发热恶寒，无胸闷心悸，纳眠可，二便调。舌黯红，苔微白腻，脉弦细。继续门诊治疗。目前门诊定期随诊，病情稳定。

2013 年 9 月份电话随访情况：无头晕头痛，无恶心呕吐，无胸闷心悸，病情稳定，目前门诊定期随诊。

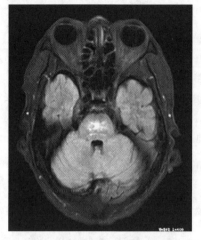 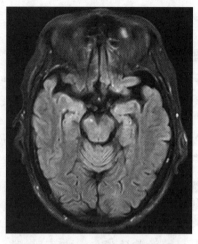

图 67a　MR 脑桥 T2 高密度影　　　图 67b　MR 大脑脚 T2 高密度影

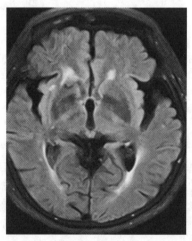 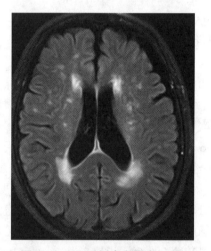

图 67c　MR 右侧基底节、双侧基底　　图 67d　MR 双侧半卵圆中心 T2
　　　　节 T2 高密度影　　　　　　　　　　高密度影

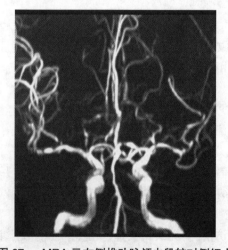

图 67e　MRA 示左侧椎动脉颅内段较对侧细小

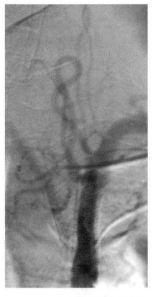

图 68a　DSA 左侧锁骨下动脉造影显示支架腔内通畅

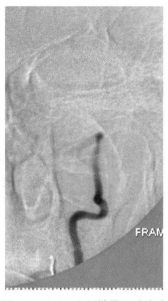

图 68b　DSA 左侧锁骨下动脉造影显示椎动脉颅内段闭塞（正位）

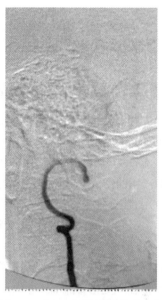

图 68c　DSA 左侧锁骨下动脉造影显示椎动脉颅内段闭塞（侧位）

二、病例特点与分析

（一）病例特点

1. 老年男性，突然起病，反复发作，病情渐进性加重。

2. 主要症状为突发晕厥、一过性双眼上视、呼之不应，当时无肢体抽搐，无二便失禁，晕厥发作时无胸闷心悸，无恶心呕吐，无黑蒙等症状。

3. 影像学特点：CT 和 MR 示：无新鲜病灶。右侧基底节区软化灶，脑桥密度欠均匀，脑萎缩。

（二）病例分析

1. **临床定位分析**　突发晕厥、一过性双眼上视、呼之不应，当时无肢体抽搐，无二便失禁，晕厥发作时无胸闷心悸，无恶心呕吐，无黑蒙等症状。查体：左锁骨上窝可闻及 Ⅲ /6 级吹风样杂音，双侧上肢收缩压相差 20mmHg。因有意识丧失，故定位在脑干网状内皮上行系统。

2. **神经解剖定位和血管定位分析**　结合血管内造影和 TCD，定位在左锁骨下动脉起始部。

3. **鉴别诊断**　晕厥的病因有心源性、癫痫、癔症、后循环缺血或梗死、迷走神经张力增高、反射性晕厥、低血糖。该患者双侧上肢动脉血压相差 20mmHg，听诊有左侧锁骨下动脉血管杂音，椎动脉彩超、TCD 检查，最终 DSA 确诊。

三、文献复习

(一)锁骨下动脉盗血综合征的病因、诊断研究进展

锁骨下动脉盗血综合征(subclavian steal syndrome,SSS)是指在锁骨下动脉或无名动脉的近侧发生狭窄或闭塞,导致位于其远侧端的同侧椎动脉内血液发生逆流的一种异常血流动力学现象。锁骨下动脉狭窄或闭塞引起锁骨下动脉盗血综合征(SSS)的发病率为0.6%~6.4%[1,2]。全脑数字减影血管造影技术(DSA)及经颅多普勒(TCD)在临床上的广泛应用,使锁骨下动脉狭窄和闭塞引起的锁骨下动脉盗血综合征(SSS)越来越容易确诊[3]。

SSS 的病因和血流动力学

SSS 的病因复杂多样,主要病因为动脉粥样硬化和大动脉炎,少见病因如先天性主动脉闭锁,锁骨下动脉瘤和结核等。因左侧锁骨下动脉起始部与主动脉弓夹角较锐,血液通过时容易在该处形成湍流,进而形成粥样硬化斑块,故 SSS 的左侧发生率是右侧的 3 倍[4]。锁骨下动脉狭窄或闭塞时,机体通过各种侧支代偿使血流重新分配来满足机体需要,故大部分的SSS 患者并无临床症状[5,6]。少数通过盗血表现后循环缺血症状,如发作性头晕、视物模糊、跌倒发作及晕厥等;另外有病变血管侧上肢缺血症状,如上肢感觉异常、皮肤苍白、乏力及肌肉酸痛等。SSS 还可通过后交通动脉盗取前循环血液,出现颈内动脉缺血性症状,如偏身乏力、麻木等,但仅见于严重盗血且 Williss 环完整、对侧椎动脉狭窄、同侧颈内动脉狭窄或闭塞。所有症状出现均与上肢活动诱发局部脑血流下降有关,Kaneko 等[7]应用 SPECT 在对局部脑血流的研究中发现,SSS 患者在上肢活动时可诱发大脑和小脑的局部脑血流下降。但国内外的多项关于锁骨下动脉狭窄的研究表明,锁骨下动脉盗血产生的症状与狭窄程度不存在明确的关系[8]。从病理生理学角度来看,SSS 产生的症状应与血流有关而与栓塞无关,侧支循环建立的完善情况直接影响到颅内的血液供应。由此可见,侧支代偿供血是一种机体的保护性功能,此为多数 SSS 虽然较严重但通常情况下并无 VBI(Vertebrobasilar Insufficiency,椎基底动脉供血不足)表现的原因之一。

根据 DSA 检查结果,将盗血途径归为以下 3 种(见图 69):

(1)椎动脉 - 椎动脉 - 锁骨下动脉途径:为完全型盗血中最常见、最主要的代偿途径。

(2)颈内动脉 - 后交通动脉 - 大脑后动脉 / 基底动脉途径:又称颅内代偿,当盗血造成后循环压力降低时,颈内动脉系统可通过后交通补充后循环血供,盗血严重者可造成前循环供血不足,甚至梗死。

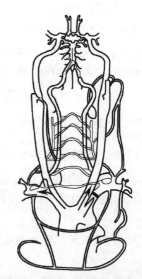

图69 锁骨下动脉闭塞的主要代偿途径示意图[引自:Osiro S,Zurada A,Gielecki J,et al. A review of subclavian steal syndrome with clinical correlation. Med Sci Monit,2012,18 (5):RA57-63.]

（3）颈外动脉 - 枕动脉下支 - 椎动脉肌支动脉 - 椎动脉 - 锁骨下动脉途径：枕动脉分支与椎动脉肌支间有丰富的血管吻合，并在补充盗血侧椎动脉血流中发挥重要作用；其他如甲状腺上动脉、面动脉等也与椎动脉肌支存在一定的吻合。

（二）锁骨下动脉盗血综合征的治疗

目前，SSS 的诊断并不困难，DSA 为诊断 SSS 的金标准，本病无症状患者无需治疗，对于出现上肢缺血症状及脑供血不足表现的患者，手术治疗是缓解症状的唯一方法。研究显示：狭窄程度为 50%~99% 的脑血管病患者，在积极应用药物治疗后，仍有较高的缺血事件发生率，锁骨下动脉重度狭窄一旦引起盗血症状，药物治疗效果很差[9,10]。

1. 手术治疗

目前认为 SSS 为一种无害的血流动力学紊乱现象，无症状时不需要血管内介入治疗[11,12]。此外随着冠状动脉搭桥术的广泛应用，尤其是利用左侧内乳动脉作为搭桥的通道时，如发生锁骨下盗血，心脏非但不能得到桥血管的血流，反而被桥血管盗走血流，此时可引起冠状动脉缺血加重而引起危险，需特别重视[13,14]。

常用的手术方式有：传统的外科手术方法，包括经胸锁骨下动脉内膜剥除术、颈动脉 - 锁骨下动脉搭桥术、锁骨下动脉 - 锁骨下动脉搭桥术、主动脉 - 锁骨下动脉搭桥术等。移植材料可选用人工血管或自体大隐静脉。传统手术需要全麻，具有创伤大，操作复杂，手术危险性大，并发症多，术后恢复时间长，血管再狭窄的发生率高等缺点，部分患者难以经受起手术创伤，现多不选择手术治疗。

2. 血管重建

20 世纪 80 年代开展的锁骨下动脉血管内支架置入术和经皮球囊扩张血管内成形术，以微创、成功率高、并发症少、远期较低的再狭窄率、易被患者接受等特点在临床得到广泛运用，锁骨下动脉血管内支架置入术 1 年通畅率在 95% 左右，5 年通畅率为 80% 左右[15,16]。单纯经皮血管内成形术（PTA）治疗虽可取得较好的近期疗效，但其复发率较高，其原因可能由于锁骨下动脉椎动脉起始段粥样斑块常为纤维化，球囊撤除后血管弹性回缩所致[17]。

介入治疗 SSS 的并发症包括：穿刺部位血肿，假性动脉瘤，动脉血栓，动脉栓塞和夹层等[18,19]，后循环动脉栓塞是较为严重的并发症，但由于盗血的存在，患侧椎动脉血流是逆向的，介入治疗过程中脱落的血栓并不容易经椎动脉进入颅内，故该并发症发生率极低[20]。De Vries 等[21]对 102 例近端锁骨下动脉进行了 PTA 治疗，仅 1 例术后 2 小时出现对侧半球范围的脑梗死。PTA 基础上行支架置入可防止 PTA 即刻弹性回缩，减少 PTA 动脉内膜撕裂并发症和提高远期开通率。且已有研究证实两种方法可联合使用，具有微创、安全、有效的特点，已成为 SSS 治疗的主要手段。

（三）锁骨下动脉狭窄球囊扩张支架术后再狭窄机制及其防治措施的研究进展

1980 年，Sundt 等率先报道了治疗基底动脉狭窄的球囊成形术。随着材料改进和外科医生经验的增长，血管成形术围手术期并发症逐渐降低。回顾性研究表明，单纯球囊扩张术的技术成功率很高，能使残余狭窄减少到 50% 以下，其再狭窄的概率为 24%~50%[22]。颅内血管成形术缺乏随机对照试验，更多的介入专家选择在血管成形术的基础上加上支架，来治疗颅内动脉狭窄性疾病。

1. 球囊支架术后再狭窄的机制

球囊扩张术后再狭窄的机制共有三类:①早期与血管弹性回缩、血管壁夹层动脉瘤有关;②亚急性期与血栓形成有关;③晚期则与血管平滑肌细胞增殖、迁移有关。

支架的引入完全避免了由于血管弹性回缩、血管壁夹层动脉瘤所引起的早期再狭窄,使安放支架后的即时疗效得到了保证。在安放支架过程中,导丝操作、球囊扩张、扩张后的支架本身均不可避免地对血管壁造成损伤,扩张后的支架部分嵌入血管壁,更是对血管壁的一种持续的刺激和损伤。在支架所覆盖的血管壁上,部分是正常的或尚正常的血管内皮细胞,部分是动脉粥样硬化斑块。安放支架过程不仅使正常的血管内皮细胞受到损伤,使其内膜下胶原组织暴露,引起血小板黏附聚集和血栓形成,还使动脉粥样硬化斑块破裂、崩解,粥样物质暴露。上述过程会引起炎性细胞浸润、氧自由基产生,激活的血小板可分泌 P- 选择素 (P-selectin),P- 选择素可使中性粒细胞黏附于血小板,安放支架后引起的炎症过程更甚于刚放置支架后引起的损伤。与此同时,各种增殖因子如成纤维细胞生长因子、血小板源性生长因子、转移生长因子 B 等大量产生,刺激血管平滑肌细胞增殖,并由血管中层向血管内膜下转移,血管外基质也大量产生。新的血管内膜主要由血管平滑肌细胞(转移到血管内膜下后称为成纤维细胞)、巨噬细胞和血管外基质所组成[24],这种新的血管内膜可由血管和支架交界处(支架边缘)向支架内生长,也可由支架的孔隙向支架内生长。

研究发现,无论是闭环式还是开环式,术后中期再狭窄的发生率差异无统计学意义,而自膨式非锥形支架比锥形支架具有更高的再狭窄发生率,可能由于非锥形支架的过度扩张会刺激内膜增生,而锥形支架的管径特点更符合颈动脉生理性血流动力学的特点。

支架置入前后的药物治疗对术后不良事件的发生率以及支架再狭窄具有重要的意义。美国心脏协会(American Heart Association,AHA)的指南指出,CAS 后常规用抗血小板聚集药物—阿司匹林(100mg/d)和(或)氯吡格雷(75mg/d),具有抑制血小板聚集、舒张血管和抑制平滑肌增生的多重作用,可以明显减少支架置入术后再狭窄的发生[25]。国外有研究报道,糖尿病、老龄人、吸烟等是促进 CAS 后再狭窄的独立危险因素[26]。

2. 球囊扩张支架术后再狭窄的防治措施

(1)药物治疗:近 10 年来,人们针对再狭窄发生的 4 个基本机制,在药物预防再狭窄方面进行了大量研究,动物实验发现许多有发展前景的药物,包括抗血小板药、抗血栓形成药、抗凝药、他汀类药物、血管转换酶抑制剂、钙拮抗剂和 β 受体阻断剂等,然而,临床应用中疗效不一致,主要原因可能是再狭窄部位的药物浓度不足。

(2)基因治疗:基因治疗的主要策略是对内皮细胞进行基因修饰,使其表达特定的基因,发挥对平滑肌增殖、内皮细胞增生的抑制作用,再狭窄的全过程均可作为基因治疗的潜在靶点。基因治疗的方案可归为三类:基因矫正法、基因增补法和导入非特异性基因干扰有害基因表达。目前,研究较多的是利用反义寡聚核苷酸技术抑制血管 EC 的增生。

(3)放射治疗研究:放射治疗对于血管内膜增生具有明显的抑制作用,在血管成形术中辅用腔内放射治疗,5 年内动脉再狭窄的发生率显著低于未行放射治疗者(23.1% VS48.3%,P=0.05)。目前,临床上应用的射线照射治疗术后再狭窄的方法,包括血管局部放射线照射、体外放射线照射及放射性支架等。常用的放射性核素有 ^{166}Ho、^{186}Re 和 ^{188}ReE 等。

(4)药物涂层支架(DES):DES 是直接或通过适当载体涂布于支架表面,使药物在病变局部缓慢释放，提高了局部浓度及作用时间，既可防止血管负性重塑，又能抑制内膜增生，还能最大限度地减少全身给药带来的毒副作用。药物涂层种类主要有：抗血栓涂层、消炎涂层、抗 VSMC 增殖和迁移涂层、促内皮生长涂层。目前常见的主要是雷帕霉素涂层支架、紫杉醇涂层支架。

（四）中医药防治血管球囊扩张支架术后再狭窄的治疗进展

1. 单味中药及有效成分对血管再狭窄的防治

（1）黄芪：化学成分包括苷类、多糖、氨基酸、微量元素等。研究显示其机制与抑制血管平滑肌细胞（VSMC）表型转化有关，此外黄芪可提高体内一氧化氮水平，改善血液流变学异常，抑制黏着斑激酶表达，从而达到抑制血栓形成，防治血管再狭窄的作用。实验研究表明，黄芪注射液还可以通过提高血管内皮细胞抗氧化损伤能力，对抗低氧对内皮细胞的损伤作用。

（2）川芎嗪：川芎嗪是从川芎根茎中提取分离的生物碱单体。体外研究显示，川芎嗪可通过抑制 VSMC 的生长及分裂和 DNA 合成，降低 VSMC 钙调素（CaM）含量，抑制 VSMC Ⅰ、Ⅲ型胶原 al（Ⅰ）、al（Ⅲ）基因的转录，抑制血小板黏附、聚集、激活并释放生长因子，从而在球囊扩张支架术后再狭窄的防治中发挥作用。

（3）水蛭素：水蛭具有破血逐瘀的功效，具有抗凝血、扩张血管、促进血液循环的作用，是目前最强的天然凝血酶抑制剂。水蛭有抑制球囊扩张支架术后 VSMC 增生、减轻内膜增生、治疗再狭窄发生的作用，重组水蛭素能明显抑制凝血酶诱导的 VSMC 增殖，其作用机制可能与下调 PDGF 和增加细胞核抗原（PCNA）的表达有关。

2. 复方中药对 SSS 术后血管再狭窄的防治

通过检索国内 CNKI、万方等中文数据库，未见到专门讨论 SSS 术后再狭窄的病因病机文献。

常氏[23]认为支架植入后再狭窄仍属"中风"范畴，与中医学的"血瘀理论"和"络病理论"关系最为密切，其病位在脑之络脉，基本病机是本虚标实。本虚以脏气亏虚为主，标实以痰、瘀多见。正确认识虚、瘀、痰在支架植入后再狭窄形成中的作用，运用益气活血、化痰通络法指导处方用药，将有助于支架植入后再狭窄的中医药防治和临床疗效的提高。

（1）血府逐瘀汤：血府逐瘀汤为活血化瘀的名方。有研究认为其机制可能与调节一氧化氮、ET 含量，减轻自由基损伤，抑制血栓形成，防治血管狭窄有关。

（2）补阳还五汤[27]：①补阳还五汤可明显抑制磷酸腺苷（ADP）诱导的家兔血小板聚集，降低血黏度，扩张血管；②具有增强内皮细胞 SOD-1 的基因表达，增强对氧自由基的清除能力，改善细胞供氧，保护细胞膜，降低内膜增生的作用；③抑制 PDGF 受体 mRNA 表达而降低血管壁的病理性增殖，也是其防治再狭窄的机制之一。

（3）丹参水蛭胶囊：任丁等用丹参水蛭胶囊治疗脑血管狭窄支架植入术再狭窄率（17.4%）及再介入率（13.1%），与对照组（20%、12%）比较，差异无统计学意义，但治疗组并发症明显低于对照组。认为丹参水蛭胶囊干预可降低血管内支架成形治疗术后再狭窄的发生率，且有较少的并发症[28]。

四、决策难点分析

1. 锁骨下动脉狭窄支架植入后再狭窄是否需要再次介入治疗？

锁骨下动脉狭窄支架植入后1年内并发支架内再狭窄的发生率为4.2%。发生再狭窄后，要根据是否为症状性、侧支循环代偿情况、管腔内狭窄程度、盗血分期、对药物治疗的反应等综合评价。学术界一般认为，对于狭窄程度超过70%，后循环侧支代偿较差，脉压差超过20mmHg，正规生活方式改善和药物治疗不能控制锁骨下盗血症状进展，应该再次行支架内再狭窄手术干预。干预的方法有单纯球囊扩张、扩张后支架植入术式等。

2. 手术的难点

（1）Guiding导管到位困难，必要时要用桡动脉入路。

（2）导丝能否通过再狭窄的管腔。

（3）单纯球囊扩张时，将增生内膜或斑块撕裂，导致支架内急性血栓形成。

（4）内套支架再次狭窄、管腔闭塞。

（5）注意支架与椎动脉开口的关系，防止闭塞椎动脉开口。

因此，选择治疗方式，一般主张先用球囊扩张，扩张15~30分钟后复查造影，若扩张满意，则结束手术。若扩张不满意，则应植入支架，甚至需要后扩张，让管腔达到理想的程度。

五、中医药在锁骨下动脉盗血支架成形术联合球囊扩张术中如何发挥优势

本例患者术后又出现反复眩晕，复查DSA提示术后再狭窄，故采用球囊扩张术。同时，在常规西医双联抗血小板、调节血脂基础上进行中医药治疗。因此，通过本例患者我们探讨了中医对锁骨下动脉血管成形术后再狭窄的理论认识和处方用药。

从中医四诊来看，患者术前出现头晕，术后则头晕消失，所以在疾病稳定期，眩晕就不应成为辨证依据。患者主要表现为面色㿠白，舌质淡、津液多，舌质黯，双侧脉象差异较大，右脉滑有力，左脉沉细无力。右侧为肺脾命门，左侧为心肝肾。微观辨证上来看，血管属于中医奇恒之府—"脉"的范畴，血管内狭窄为脉内有形实邪阻滞，中医的有形实邪包括：痰、水饮、瘀血、食积、毒邪、湿、燥屎等。实邪之生成必有正虚的基础，正如《内经》所说："邪之所凑，其气必虚。"或气虚，或阴虚，或阳虚，或五脏虚损。具体到该患者为脾肾气虚，推动无力，痰瘀互阻于脉道，久之而相互缠结为患。治疗上，以手术取其痰瘀，但引起痰瘀的病因和体质并未得到纠正，所以继续为患，造成术后脉道再次狭窄。治疗应补益脾肾，运化水湿痰饮，肾气充足，则元气充，气为血帅，推动有力，痰瘀不再凝聚脉内。因此，针对脾肾两虚、痰瘀互阻的病机，制定基本治疗法则为补益脾肾、破瘀涤痰。以苍术为君，可健脾燥湿，莪术、水蛭为臣，破血逐瘀，鸡内金为佐使，消食导滞，缓消积聚，张锡纯用其治疗室女闭经及臌胀，取其利水、通利脉道之功。

本例患者在稳定期长期服用该处方。术后5年病情稳定，定期血管评价未见锁骨下动脉再狭窄。目前，我科正在进行该方药对颈动脉斑块干预作用的临床和基础研究，以期对同行有所启发。

参 考 文 献

[1] Labropoulos N,Nandivada P,Bekelis K.Prevalence and impact of the subclavian steal syndrome. Ann Surg, 2010,252:166.

[2] Tan TY,Schminke U,Lien LM,et al. Subclavian steal syndrome:can the blood pressure difference between arms predict the severity of steal? Neuroimaging,2002,12:131.

[3] Shadman R,Criqui MH,Bundens WP,et al. Subclavian arterystenosis:prevalence,risk factors,and association with cardiovascular diseases. J Am Coll Cardiol,2004,44:618-623.

[4] Kenneth E,Rajendra A,Kannathal N,et al. Data fusion of multimodal cardiovascularsignals. Conf Proc IEEE Eng MedBiol Soc,2005,5:4689-4692.

[5] Hwang HY,Kim JH,Lee W,et al. Revascularization strategies left subclavian artery stenosis in coronary artery bypass:prevalence and revascularization strategies. Ann Thorac Surg,2010,89:1146.

[6] Bates MC. Subclavian steal and "redistribution of wealth". Catheter Cardiovasc Intervent,2009,73:404.

[7] Kaneko K,Fujimoto S,Okada Y,et al. SPECT evaluation ofcerebral blood flow during arm exercise in patients with subclaviansteal. Ann Nucl Med,2007,21:463-470.

[8] Tan TY,Schminke U,Chen TY. Hemodynamic effects of subclavian steal phenomenon on contralateral vertebral artery. J Clin Ultrasound,2006,34:77-81.

[9] Chimowitz MI,Kokkinos J,Strong J,et al. The Warfarin-AspirinSymptomatic Intracranial Disease Study. Neurology,1995,45:1488-1493.

[10] The Warfarin-Aspirin Symptomatic Intracranial Disease(WASID)Study Group. Prognosis of patients with symptomatic vertebralor basilar artery stenosis. Stroke,1998,29:1389-1392.

[11] Bates MC. Subclavian steal and "redistribution of wealth". Catheter Cardiovasc Intervent,2009,73:404.

[12] Liava'a M,Theodore S,Brown R,et al. Progressive subclavian artery stenosis causing late coronary artery bypass graft failure as result of coronary-subclavian artery steal. Thorac Cardiovasc Surg,2008,135:438.

[13] Hofmann R,Kerschner K,Kypta A,et al. Simultaneous stenting of the carotid artery and other coronary or extracoronary arteries:does a combined procedure increase the risk of interventional therapy. Catheter Cardiovasc Interv,2003,60:314-319.

[14] Wright IA,Laing AD,Buckenham TM. Coronary subclavian steal syndrome:non-invasive imaging and percutaneous repair. Br J Radiol,2004,77:441-444.

[15] Bates MC,Broce PM,Lavigne S,et al. Subclavian artery stenting:factors Influencing long-term outcome. Catheter Cardiovasc Intervent,2004,61:5.

[16] Wang KQ,Wang ZG,Yang BZ,et al. Long-term results of endovascular therapy for proximal subclavian arterial obstructive lesions. Chinese Medical J,2010,123:45.

[17] Henry M,Honry I,Polydorou A. et al. Pereutaneous transluminal angioplasty of the subclavian arteries. Int Angiol,2007,26(4):324-340.

[18] Bogey WM,Demasi RJ,Tripp MD,et al. Percutaneous transluminal angioplasty for subclavian artery stenosis. Am Surge,1994,60:103-106.

[19] Tyagi S,Verma PK,Gambhir DS,et al. Early and long-term results of subclavian angioplasty in aortoarteritis (Takayasu disease):comparison with atherosclerosis. Cardiovasc Intervent Radiol,1998,21:219-224.

[20] Delaney CP,Couse NF,Mehigan D,et al. Investigation and management of subclavian steal syndrome. Br J Surg,1994,81:1093-1095.

[21] De Vries JP,Jager LC,Van den Berg JC,et al. Durability of percutaneous transluminal angioplasty for obstructive lesions of proximal subclavian artery:long-term results. J Vasc Surg,2005,41:19-23.

[22] Qureshi AI,Hussein HM,EI-Gengaihy A,et al. Concurrent comparison of outcomes of primary angioplasty and of stentplacement in high-risk patients with symptomatic intracranial stenosis. Neurosurgery,2008,62(5):1053-1060.

[23] 常学辉,张良芝.颈动脉狭窄支架植入术后再狭窄中医药干预思路与探讨.辽宁中医杂志,2009,(11):1895.

[24] LOWE HC,OESTERLE SN,KHACHIGIAN LM.Coronary instent restenosis:current status and future strategies. J Am Coll Cardiol,2002,39(2):183-193.

[25] Takigawa T,Matsumaru Y,Hayakawa M,et al. Cilostazol reduces restenosis after carotid artery stenting. J Vasc Surg,2010,51(1):51-56.

[26] Willfort-Ehringer A,Ahmadi R,Gessl A,et al. Neointimal proliferation within carotid stents is more pronounced in diabetic patients with initial poor glycaemic state. Diabetologia,2004,47(3):400-406.

[27] 吴云虎,黄龙坚,王殿华.补阳还五汤对脑血管支架术后气虚血瘀型再狭窄预防作用研究.新中医,2011,(5):19-21.

[28] 任丁,吴云虎,黄建民,等.丹参水蛭胶囊对血管支架成型术后再狭窄预防作用的比较研究.中华中医药杂志,2010,(9):1518.

（郭建文,侯凌波）

病例 11：Xenon CT 指导下中西医结合治疗颈内动脉颅内段重度狭窄

一、病例摘要

患者,女性,72岁,因"反复发作性右侧肢体乏力、言语不利1月余"于2011年3月30日入院。病史及治疗情况摘要如下：

2011年2月底,患者无明显诱因突发右侧肢体无力,不能抬举持物、行走,并言语不利。当时神清,稍微头晕,无头痛,无恶心呕吐,无口角歪斜,无饮水呛咳,左侧肢体活动未见明显异常。持续约3分钟后症状完全缓解,无言语不利,四肢活动良好。

2011年3月初,患者再次发作相似症状,持续约3分钟后症状再次完全缓解。

2001-3-21患者至我院就诊,行头颅MR检查：①双侧额叶、顶叶深部脑白质及放射冠、半卵圆中心、桥脑多发小腔隙性缺血变性或梗死灶;右侧顶上小叶微小出血灶;②双侧侧脑室旁轻度脑白质变性;轻度脑萎缩;③双下鼻甲肥厚;④头颅MRA示：右侧大脑后动脉起始于右侧颈内动脉,左侧颈内动脉海绵窦段管腔不规则狭窄,建议必要时DSA进一步检查,余大脑动脉未见明显异常(图70a~图70c)。建议患者入院,患者要求门诊治疗,予以对症药物治疗。

2011-3-30患者再次发作相似症状,持续约3分钟后症状再次完全缓解。为求进一步诊治,以"TIA,脑动脉狭窄"收住神经五科。既往高血压病史十余年,最高达160/100mmHg,口服络活喜治疗,血压控制尚可。否认冠心病、糖尿病、肾病等其他病史。

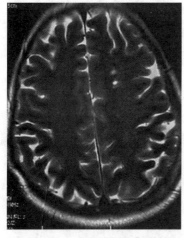

图70a 头颅MRI可见多发梗
死灶(轴位T2像)

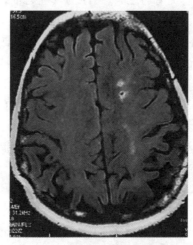

图70b 可见多发梗死灶
(轴位FLATR像)

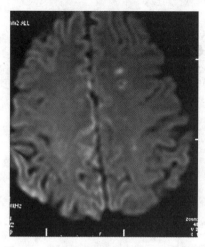

图 70c　可见多发梗死灶(轴位 DWI 像)

入院时查体:BP:160/90mmHg,神经系统查体未见明显阳性体征。

中医四诊:神清,精神好,言语清晰,四肢活动良好,可持物、行走,无偏侧肢体麻木乏力,右侧腰腹见簇状红斑、丘疱疹,带状分布,稍疼痛,无头晕头痛,无恶心呕吐,纳眠可,二便调。舌淡,苔白腻,脉弦滑。

入院后予以低脂低盐饮食,测 BPtid;完善各项检查,如三大常规、生化、凝血、肝功、血脂、心电图、胸片等了解全身状况;行头颅 TCD、颈动脉椎动脉彩超检查了解脑部血管血流情况;治疗方面,给予阿司匹林 + 波立维强化抗聚二级预防,立普妥口服调脂,择期完善脑血管造影进一步了解脑血管情况,必要时可行狭窄支架成形术。

中医辨病辨证:患者女性,59 岁,以"反复发作性右侧肢体乏力、言语不利 1 月余"为主诉入院,四诊合参,当属"中风"或"小中风"范畴。神清,故为中经络。患者年逾六旬,突然起病,病情反复发作,风邪善行而数变,故为风象;古人云"年四十而阴气自半也,起居衰矣",患者年过六旬,年老气损,故乏力;言语不利、右侧腰腹见簇状红斑、丘疱疹为痰瘀阻络之象,头晕为风痰上扰清窍之象;舌淡为气虚之征,舌黯为瘀血之象,苔白腻,脉弦滑为痰浊之征。结合舌脉象,辨证为风痰瘀血,痹阻脉络,病性为本虚标实。中医以"息风化痰,活血通络"为法,予灯盏细辛针静滴及益脑康口服液活血化瘀,化痰通络,处方如下:

天麻 15g	白术 15g	法半夏 10g	麦冬 10g
茯苓 20g	毛冬青 30g	五指毛桃 30g	当归 10g
天竺黄 10g	全虫 5g	黄芪 30g	

3 剂,每日一剂,口服。

2011-4-2 行全脑血管造影,提示:左侧颈内动脉 C2 段重度狭窄,局部可见偏心性斑块形成,狭窄率达 72%(图 71a,图 71b)。

2011-4-3 头颅 Xenon CT 显示:左侧大脑中动脉供血区与对侧镜象区比较,CBF 值降低(图 72a~图 72c)。

TCD:左侧颈内动脉终末段重度狭窄? 右侧大脑前动脉代偿性增高。

中医四诊:患者无肢体乏力,神清,精神可,言语清晰,四肢活动良好,无偏侧肢体麻木乏力。右侧腹股沟穿刺口愈合良好,无言语不利,右侧腰腹皮损较前减少,无疼痛,胃纳一般,眠可,二便调。舌淡,苔白腻,脉弦滑。汤药原方去毛冬青,加甘草温中和胃,患者并见带状疱疹皮损,加白鲜皮清热燥湿解毒,处方如下:

天麻 15g	白术 15g	法半夏 10g	麦冬 10g
茯苓 20g	甘草 5g	五指毛桃 30g	当归 10g
天竺黄 10g	全虫 5g	黄芪 30g	白鲜皮 10g

6 剂,每日一剂,口服。

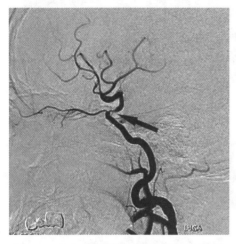 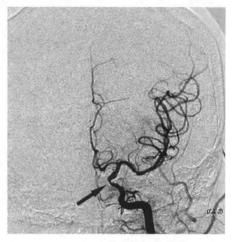

图 71a　DSA 提示左侧颈内动脉 C2 段重度狭窄(侧位片)　　　图 71b　左侧颈内动脉 C2 段重度狭窄(后前位片)

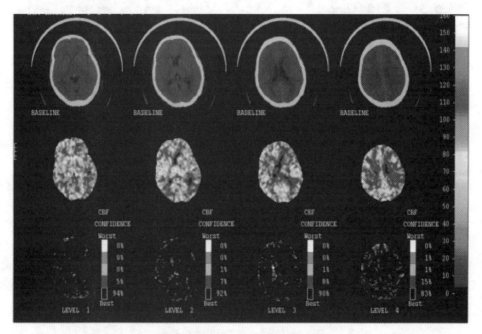

图 72a　Xenon CT(4 层面缩略图)

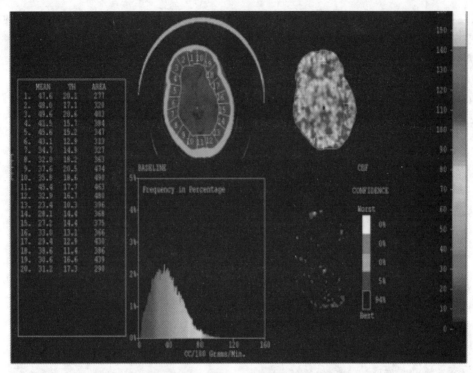

图 72b　Xenon CT(基底节区层面)

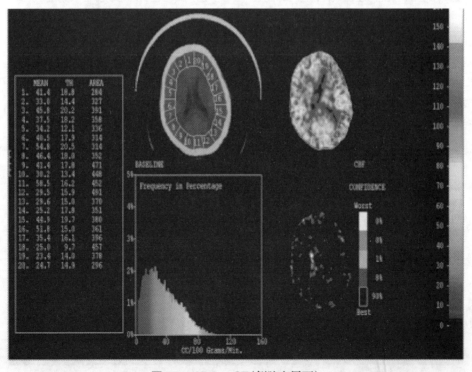

图 72c　Xenon CT(侧脑室层面)

2011-4-7 气管插管全麻下行左侧颈内动脉 C2 段重度狭窄支架成形术，预先使用 1.5×15mm gateway 球囊扩张，置入 Wingspan 2.5mm×15mm 支架，残余狭窄小于 20%（图 73a，图 73b）。麻醉清醒后患者神经系统检查未见阳性体征。术后予以抗凝治疗 3 天，继续给予双联抗血小板治疗。

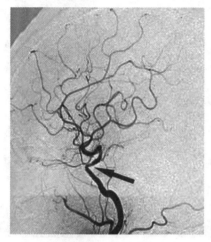 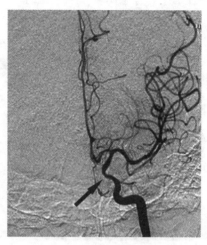

图 73a　左侧颈内动脉狭窄支架　　　　图 73b　左侧颈内动脉狭窄支架
　　　成形术后（侧位片）　　　　　　　　　　成形术后（后前位片）

2011-4-10 复查头颅 Xenon CT 显示：全脑血流 CBF 值正常。与 2011-4-2 结果比较，左侧大脑中动脉供血区 CBF 值较前增加，左侧基底节区（穿支供血区）明显增加，未见出血征象（图 74a，图 74b）。

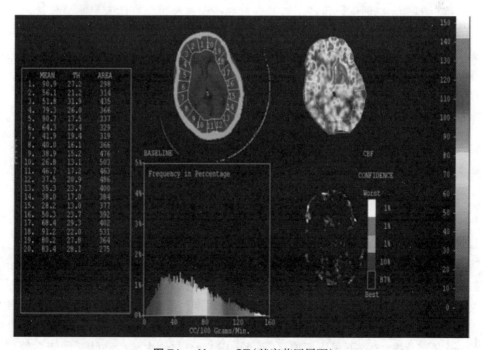

图 74a　Xenon CT（基底节区层面）

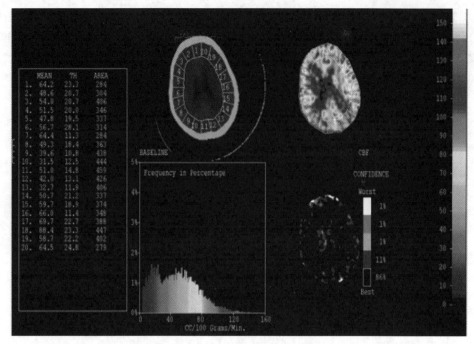

图 74b　Xenon CT（侧脑室层面）

中医四诊：患者神清，精神好，言语清晰，四肢活动良好，无麻木乏力。少许咽喉不适，右侧腹股沟穿刺口愈合良好。纳眠可，二便调。舌淡，苔白腻，脉弦滑。神经系统查体未见明显异常。

2011-7-13 随访。中医四诊：患者神清，精神好，言语清晰，四肢活动良好，无麻木乏力。无头晕头痛，纳眠可，二便调。舌淡，苔白腻，脉弦滑。神经系统查体未见明显异常。

复查左侧颈内动脉造影：左侧颈内动脉显影良好，走行尚可，颈内动脉支架固定在位，管腔未见明显狭窄。左侧眼动脉、大脑前动脉、大脑中动脉各段显影良好，走行正常，管腔未见明显狭窄。前交通动脉、后交通动脉无开放。左侧颈内动脉供血区动脉期无异常染色，毛细血管期显影良好，静脉期无异常回流。

术后 1 年临床随访，患者无再次发生卒中。

二、病例特点与分析

（一）病例特点

1. 女性，59 岁，以"反复发作性右侧肢体乏力、言语不利 1 月余"为主诉入院。

2. 病史急性起病，以发作性右侧肢体乏力、言语不利为主要表现，症状短期内变化迅速。

3. 查体：右侧腰腹见簇状红斑、丘疱疹，带状分布。心肺腹及神经系统查体未见明显异常。

4. 辅助检查：我院头颅 MR 检查：①双侧额叶、顶叶深部脑白质及放射冠、半卵圆中心、桥脑多发小腔隙性缺血变性或梗死灶；右侧顶上小叶微小出血灶；②双侧侧脑室旁轻度脑白质变性；轻度脑萎缩；③双下鼻甲肥厚；④头颅 MRA 示：右侧大脑后动脉起始于右侧颈内动脉,左侧颈内动脉海绵窦段管腔不规则狭窄。

（二）病例分析

（1）临床定位分析：患者反复发作性右侧肢体乏力、言语不利,定位在左侧大脑半球。

（2）神经解剖定位分析：结合影像学（Xe-CT）,左侧大脑中动脉供血区低灌注,定位在左侧中央前回和语言中枢。

（3）脑血管定位分析：结合 MRA、DSA、Xe-CT,定位在左侧颈内动脉 C2 段重度狭窄。

（4）定性分析：患者无明显诱因突发右侧肢体无力,不能抬举持物、行走,并言语不利,持续约 3 分钟后症状完全缓解,无言语不利,四肢活动良好。后反复多次出现类似症状,均在短时间内恢复;MRI、DWI 未见急性脑梗死,结合 Xe-CT 左侧大脑中动脉供血区低灌注,DSA 提示左侧颈内动脉 C2 段重度狭窄,考虑前循环 TIA,病因为左侧颈内动脉 C2 段重度狭窄,病理生理学机制为：左侧颈内动脉 C2 段重度狭窄,引起远端同侧大脑中动脉供血区血流动力学障碍。

三、文献复习

（一）症状性颅内动脉粥样硬化性狭窄选择治疗的依据

症状性颅内动脉狭窄是缺血性中风的常见原因之一。广义的颅内动脉狭窄的病因学机制目前还不十分清楚,除最常见的动脉粥样硬化因素外,动脉炎、动脉夹层或其他一些不明原因都可能造成颅内动脉狭窄。由于动脉粥样硬化是颅内动脉狭窄的主要原因,目前的研究主要集中在探讨颅内动脉粥样硬化性狭窄的相关问题。动脉粥样硬化使颅内血管内膜增厚或斑块形成,血管内径逐渐缩小,血管狭窄达到一定程度,可导致局部脑血流灌注不足或血栓形成,出现临床症状,如果不能得到及时治疗,最终结果是完全闭塞导致严重中风。

症状性颅内动脉狭窄的治疗属于二级预防范畴,一直是临床治疗的难点。内科抗凝、抗血小板治疗往往起不到控制中风发作的作用;外科颅外 - 颅内血管吻合术常受多种因素限制,未能广泛开展;血管内治疗技术的发展提供了新理念和方法,经过近十几年的临床实践,显示其能显著减少中风再次发作,但仍有较高的围手术期并发症和较高的远期再发中风率,由于缺乏足够的循证医学证据,目前还存在较多争议。

研究推测症状性颅内动脉狭窄引发缺血性中风的病理生理学机制,有以下四种情况[1]：①狭窄造成低灌注：当狭窄程度逐渐加重时,侧支循环不能代偿,远端血流降低,此时脑血管自动调节功能使血管反射性扩张,脑实质主动增加从血液中吸取的氧气量,以维持脑组织正常代谢,一旦这种代偿不能维持脑的代谢需求就会发生中风。这类患者非常适合采用血管内治疗。②斑块破裂引起狭窄部位血栓形成：原来存在的斑块破裂,粗糙的斑块内面、脂质核心等是形成血栓的促进因素。这类患者可接受抗血栓、调脂等治疗以稳定斑块、预防血栓形成,急性发病者可行溶栓治疗。③斑块部位栓子脱落造成远端栓塞：破裂的斑块内容物或斑块部位血栓可脱落成为栓子栓塞远端血管。这类患者发病急促,时间窗内可接受溶栓治疗。④斑块部位小的穿支动脉闭塞：Willis 环附近发出很多中央穿支动脉供应脑的深部结构,如丘脑、基底核等,基底动脉也有穿支供应脑干,穿支动脉起始部位附近病变很容易累及开口造成闭塞。这类患者在接受血管内治疗前需要仔细检查和谨慎操作,以免治疗后闭塞更多穿支开口,引发严重后果。目前对哪一种机制在症状性颅内动脉狭窄引发的缺血性中风中起重要作用,仍不是十分清楚,因此,有必要开展对症状性颅内动脉狭窄的发病机制研究,改善临床治疗方法和效果。

(二)颅内动脉狭窄的影像学评价

1. 血流速度 主要依靠经颅多普勒超声(transcranial Doppler ultrasound,TCD)进行测量和检查。

2. 血管及狭窄形态 主要依靠 CTA、MRA、DSA 等手段,对血管形态、狭窄程度进行评判和测量。

3. 狭窄远端脑组织血流、灌注和代谢状况 主要依靠 CT 灌注、MR 灌注、氙 CT、PET 等检查手段进行评判。颅内动脉粥样硬化性改变从斑块形成到出现狭窄,再到狭窄加重而尚未发生脑梗死(脑梗死前期),可能经历的脑血流动力学改变和临床表现可分为以下 3 期[2]:0 期:脑血流动力学正常,脑灌注压正常,无临床症状。1 期:出现狭窄,侧支循环有一定程度代偿,狭窄远端 CPP 下降,CCR 发挥作用,以维持正常 CBF,此期患者几乎没有明显的临床症状。2 期:狭窄进一步加重,侧支循环代偿不充分,CPP 进一步降低,CCR 失代偿,CBF 开始下降,甚至达到电衰竭阈值以下,神经元功能出现异常,机体通过脑代谢储备力来维持神经元代谢的稳定,进入所谓的"贫乏灌注"(misery perfusion)状态,可持续数年;CBF 下降的范围在 9~30ml/100g·min 之间,处于 20~30ml/100g·min 时,临床上可以出现头痛、肢体力弱、轻微抖动和言语欠流畅等症状;9~20ml/100g·min 时发生 TIA,如不及时改善脑血流灌注,则发展成为脑梗死。目前认为 2 期更需要积极的介入治疗,如何利用相关检查手段,判断颅内动脉狭窄患者血流动力学改变是否处于"贫乏灌注"状态,成为介入治疗病例选择的关键,其中 CBF 的直接测定或间接评价是目前临床常用的指标之一。

4. 狭窄段斑块特征以及血管壁情况 对于颅内动脉狭窄,目前不仅仅要评价其狭窄形态特征,而且要对狭窄部位斑块特征及血管壁的情况进行评价。

(三)症状性颅内动脉狭窄的治疗

1. 内科治疗

WASID 研究(Warfarin Versus Aspirin for Symptomatic Intracranial Disease trial,WASID)[3]是一项有关颅内动脉狭窄的随机、双盲、多中心研究,目的是比较华法林和阿司匹林在治疗颅内动脉狭窄的有效性。其提出对于重度的症状性颅内动脉狭窄患者,无论是否已经接受正规的抗凝或抗血小板聚集治疗,都应该接受更为积极的干预治疗。WASID 研究尽管可以说是一项具有里程碑意义的研究,但站在对颅内动脉狭窄组织形态和病理生理学变化认识的基础上,仍然有许多疑惑,例如:在事后分析的基础上,Koroshetz[4]提出抗凝治疗对颅内动脉狭窄仍有作用(使用低分子肝素钠治疗近期再次出现症状的患者,无症状期转变为抗血小板治疗,或在严密监测 INR 的前提下,经过抗血小板治疗责任血管仍复发缺血性事件患者使用抗凝治疗,推测这类患者复发的原因与不稳定斑块有关);此外,狭窄程度≥70% 更容易出现缺血性中风复发,其机制是与血流动力学障碍有关,还是与狭窄部位不稳定斑块造成的血栓脱落有关? 目前仍不甚清楚;如前所述,狭窄严重程度不能作为评价血流动力学障碍(低灌注）的独立指标，一个狭窄 70% 可能没有低灌注的患者，会比一个狭窄 65% 可能存在低灌注的患者有较高的再发缺血性中风的风险吗？这些疑惑有待前瞻性的临床试验来解答。

2. 血管吻合手术

颅外 - 颅内动脉吻合术国际合作研究（EC/IC Bypass Study）结果表明[5]，与药物治疗组相比，STA-MCA 吻合术（颞浅动脉 - 大脑中动脉吻合术）在降低继发性脑中风的风险方面并没有给患者带来更大的益处。其中 268 名 MCA 狭窄或闭塞的患者中，药物治疗组与手术治疗组相比，结果无明显差异。由于这项研究的权威性，使神经外科医生对这一技术热情骤降，手术例数大为下降，但之后也引起了若干质疑[6,7]；首先，研究者将多达 3000 余名的手术患者排除在研究之外，其中有许多患者是符合入选标准的，这部分患者的遗漏使手术的临床疗效大打折扣。另一个更重要的质疑点是，这项研究只根据临床症状和脑血管造影结果筛选患者，而缺乏血流动力学的信息（该研究启动时，多数研究机构并不具备评估脑血管血流动力学的技术），研究的失败可能与那些无需脑血管重建术的患者纳入此研究有关。因此，Awad 等强调：研究应更注重患者的脑血流动力学及继发脑中风的风险[7]。近期，日本颅外 - 颅内血管吻合术试验（The Japanese EC/IC Bypass Trial，JET）[8]研究中，使用 SPECT 选择入组前 3 个月内出现 TIA 或小中风的患者。随机入选患者需证实有颈内动脉或 MCA 的狭窄、闭塞，SPECT 检查远端血流灌注需处于"贫困灌注"阶段；该研究对筛选的 196 名患者进行的期中分析（手术组和药物组各 98 例患者），显示 2 年内 STA-MCA 吻合术和药物治疗分别使同侧缺血性中风复发率下降到 3.1% 和 11.2%（$P<0.05$），提示颅外 - 颅内动脉吻合术能使那些存在低灌注的患者从中受益。此外，EC/IC Bypass Study 研究中，比较 MCA 与其他区域动脉狭窄的术后治疗效果，前者更差，这可能与狭窄动脉的术后闭塞有关，血管造影显示大约 14% 的患者出现术后闭塞。目前研究认为，血管内治疗不仅能扩张狭窄、建立前向血流，从而改善狭窄远端的脑血流灌注，同时在支架表面会逐渐形成新的内皮，从解剖形态和病理组织学方面真正做到病变血管的重新塑形，只在少数罕见病例中观察到病变血管（动脉狭窄段）的闭塞，因此，相对于血管吻合术只能改善侧支循环以及术后病变血管较高的闭塞风险，血管内治疗可能更适合于颅内动脉狭窄尤其是大脑中脑狭窄的治疗；但任何事物都有其两面性，无论是血管内治疗还是血管吻合手术，本质上都是血管再通技术的一个方面，有各自的优点和劣势，临床中要充分发挥各自的优势；对于症状性颅内狭窄患者，仍有部分存在低灌注的病例不适合血管内治疗（如狭窄较长，严重成角，血管路径严重迂曲等），对于此类病例，血管吻合手术恰恰能够发挥其应有的作用，达到治疗目的。

3. 血管内治疗

随着血管内技术的发展和新材料的不断涌现，颅内动脉狭窄血管成形术和支架术成为治疗颅内动脉狭窄的主要治疗手段，并且进行了数项大型研究[9-11]，提示血管内治疗具有微创、安全和并发症少等优势，但远期结果并不十分令人满意。一项随访 2 年的研究显示，颅内动脉狭窄支架成形术后脑梗死和 TIA 等的再发生率为 38.2%[12]，一项有关自膨式支架的研究提示，其再狭窄率高达 25%~28%[13]，从中可以提出若干需要思考的问题。例如，目前大宗临床研究主要以颅内动脉狭窄程度和临床表现为血管内治疗的主要纳入标准，但已有研究证明颅内动脉狭窄程度和脑缺血程度并不成正比[14,15]；最新的病理生理学研究提示，虽然已经发生血管狭窄或闭塞，但人体脑循环存在自我调节功能，静息状态下脑供血动脉狭窄远端区域的脑组织可以通过增加侧支循环和扩张血管（即自我调节）增加脑组织血容量，其所能增加的最大血流量称为脑血管的"血管储备";若没有侧支循环或代偿不足,脑血流就开始下降[16]。因此仅凭血管狭窄程度和临床表现,很难准确判断患者是否适合血管内治疗;另一个纳入标准是对内科治疗无效,但采用什么样的内科治疗,何种内科治疗方法或治疗组合是最佳的,仍不甚清楚;导致血管内治疗适应证的选择过于宽泛,很多患者没有从治疗中真正受益,造成患者不必要的生命及财产损失。另外,支架的应用是一把"双刃剑",再狭窄的发生可能与不稳定斑块标志物(肿瘤坏死因子)表达和支架后炎症反应(白细胞介素参与)导致内膜过度增生有关[17,18],虽然有些再狭窄的患者随访没有出现症状,但长期结果有待证实。去年发表在《新英格兰杂志》网络版的SAMMPRIS试验[19],451例颅内动脉狭窄患者,狭窄程度为70~99%,分成两组:强化内科治疗组,以及血管内治疗组(在强化治疗基础上),结果提示内科强化治疗优于血管内治疗;后者30天的中风和死亡率明显高于前者。支架组224例,23例出现缺血性中风,其中12例为穿支闭塞,7例为远端栓塞,认为与不稳定斑块有关。后续的分析认为,内科治疗优于血管内治疗,原因之一,是其可以稳定斑块,防止血栓形成或脱落,而血管内治疗可能直接影响不稳定斑块,造成血栓脱落;原因之二,是其可能造成与不稳定斑块有关的血栓,出现销蚀或部分溶解或重构,进而缓解由于斑块处血栓引发的血流动力学障碍。近1年的随访显示,前者中风复发率为12.2%,后者为20%。内科治疗有12%的中风复发,提示这部分患者可能存在严重的血流动力学障碍,是潜在的血管内治疗可以受益的患者,对于此类患者,血流动力学的评价可能非常重要。SAMMPRIS试验后来不断遭到质疑,但其提出的某些观点值得思考。这些疑问和研究结果提示,对颅内动脉狭窄血管内治疗适应证的标准和疗效仍需进行更深入的研究。

四、决策难点分析

(一) 颅内动脉粥样硬化性狭窄介入治疗的适应证

近些年相关研究结果和众多质疑提示,对颅内动脉狭窄血管内治疗适应证标准和疗效仍需进行更深入的研究。从研究和分析症状性颅内动脉粥样硬化性狭窄发病机制入手,才是制定较为合理治疗适应证的基础。

源于颅内动脉狭窄的脑梗死或TIA的可能机制包括:血流动力学障碍(低灌注)、动脉血栓形成导致完全闭塞、血栓脱落导致动脉至动脉栓塞、深穿支开口局部分支闭塞,或者是这些机制的联合作用。

虽然有研究表明,颅内动脉狭窄严重程度是预示脑中风的独立危险因素,提示低灌注导致的血流动力学障碍可增加缺血性中风发生和复发的风险,此类患者更有可能从外科治疗中获益[20];但由于脑血管的复杂性(包括Willis环、眼动脉、软膜支等),具有较强的形成侧支循环的能力,单独血管狭窄的严重程度与血流动力学受累程度缺乏良好的相关性;也就是说,不是每一个严重的颅内动脉狭窄都会导致低灌注,狭窄严重程度不能作为评价血流动力学障碍(低灌注)的独立指标,而要明确血流动力学障碍就必须获得脑血流灌注的真实情况。

局部血栓形成或动脉-动脉栓塞的主要原因是狭窄部位的不稳定斑块,治疗策略的焦点应放在稳定斑块和抗血栓治疗上[21],正确分析斑块性质是这一治疗策略的前提。颅内动脉狭窄导致深穿支开口局部分支闭塞的病理改变,包括微夹层、斑块内出血和血小板聚集,治疗策略倾向于内科治疗,因为有研究提示血管内治疗不仅不能开通狭窄段内的闭塞穿支,反而可能由于"铲雪效应"进一步加重穿支动脉的闭塞[22],临床表现、梗死灶特征(来自DWI)以及血管病变形态(来自 MRA,CTA,DSA)有助于对这种发病机制的识别[23],对于轻度颅内动脉粥样硬化,研究显示异常血管壁技术的应用可以改善对此类机制的理解,有助于鉴别临床中那些无法解释病因的腔隙性脑梗死。

此外,由于这些机制的联合作用导致致病机制的复杂性,例如,可能同时存在狭窄远端血流动力学障碍与狭窄部位不稳定斑块,不稳定斑块形成的血栓可能既是远端梗死的原因,也是造成狭窄进一步加重导致低灌注的原因,如果内科治疗与中医药治疗能起到消蚀血栓的作用,那么其造成的严重狭窄会不会随之改善呢? 有太多的困惑摆在我们面前,因此,Sauvageau 等强调,对临床症候群、梗死灶的分布状况、脑血流灌注模式、斑块性质、造影所示血管病变相互关系的把握,以及对颅内动脉狭窄解剖形态和病理生理学变化的深刻理解是决定选择何种治疗方法的关键[24]。去年发表在《新英格兰杂志》网络版的 SAMMPRIS 试验饱受争议,但给我们的重要提示是,尽管内科治疗优于血管内治疗,但对于血流动力学障碍的患者,仍然需要血管内治疗达到防止中风再发的目的。

(二) 如何利用 Xenon CT 指导治疗颅内动脉狭窄

已有研究表明,对于那些脑供血动脉狭窄或闭塞远端 rCBF 降低、脑血管储备能力下降的所谓"贫乏灌注"患者,继发缺血性中风的风险可高达 13%~26.5%,需要早期诊断并采取外科治疗(血管内治疗和血管吻合手术等)手段进行干预[25,26];Xenon CT 能够精确测量出CBF,结合 ACZ 负荷试验最大程度的量化脑血管储备能力,可用于临床筛选出那些适合进行外科治疗干预的颅内动脉狭窄患者,有助于制定合理化的治疗方案,并客观地对接受外科治疗的患者进行风险效益评估,最大化地提高治疗的有效性和安全性。目前研究显示,大脑皮层局部脑血流量(CBF)下降的范围在 9~30ml/(100g·min)之间;处于 20~30ml/(100g·min)时,临床上可以出现头痛、肢体力弱、轻微抖动和言语欠流畅等症状;9~20ml/(100g·min)时发生TIA,如不及时改善脑血流灌注,则发展成为脑梗死[27-30]。

该病例 Xenon CT 检查医师发现:左侧大脑中动脉供血区 CBF 低于 30ml/(100g·min),结合病史以及 DSA,考虑 TIA 的发病机制是左侧颈内动脉 C2 段重度狭窄导致的低灌注,是非常适合介入治疗的病例,事实也证明,支架术后左侧大脑中动脉供血区 CBF 明显改善,患者症状消失,在随后 1 年多的随访中,患者没有再出现原有症状的发作。该病例也进一步表明,对于症状性颅内动脉狭窄患者,分析其致病机制对制定个体化的治疗方案具有非常重要的临床意义。

五、中医药在颅内动脉狭窄介入治疗围手术
期中如何发挥优势

从临床表现来看,本例患者可诊断为颈内动脉系统短暂性脑缺血发作(TIA),TIA 作为缺血性卒中的高危状态,必须积极寻找病因,及时预防病情进展为缺血性卒中。

该病例结合影像学检查,明确病因为左侧颈内动脉 C2 段重度狭窄导致左侧大脑中动脉供血区低灌注,行支架血管成形术很好的改善了狭窄血管,提高了脑灌注,联合中医药治疗,

采用中成药静滴、中药汤剂口服,取得了较好的疗效。中医药在治疗 TIA 的过程中,应针对不同的病因、不同的病程、不同的病情发挥不同的作用。

首先,对于动脉粥样硬化性脑血管狭窄患者,中医认为患者之痰瘀贯穿始终,痹阻脑脉,从而引起了血运不畅。"塞则通之",必须打通脑脉,血运方能通畅。结合中风的病因病机,我们需要根据不同的体质,达到行气化痰,活血通络的作用。该痰为无形之痰,可为痰热,亦可为痰湿,需辨证施治方可化痰。

其次,介入手术治疗的围手术期,中医药治疗可以在各个病程,针对不同靶点,多方位的参与治疗,提高疗效。例如,行介入手术前,通过调整阴阳,改善患者的整体状况,减轻不适症状,从而提高患者的机体免疫力,提高机体对手术治疗的耐受性。术前我们可以通过联合中医药治疗,达到协同西药稳定斑块,促进局部血栓的自溶。介入术后,部分患者可能出现恶心、呕吐、寒颤等麻醉药物的副作用,或术后疲倦感,有些患者术后又出现再灌注损伤、再梗死、脑出血等并发症,根据具体情况辨证施治,可改善症状,缩短病程,提高疗效。

再者,部分颅内动脉狭窄支架术后患者又再次出现术后支架内再狭窄的问题。古代由于历史条件所限,中医无法认识颅内血管狭窄问题,目前缺乏大样本的临床研究报道。但中医强调整体调节,强调扶正驱邪。我们不能期待某一个中药或汤剂解决这一问题,中医治疗的精髓在于辨证论治,只有掌握了颅内动脉狭窄患者的中医证候规律,那么才能正确辨证论治,提高机体的调节机制,祛除"病邪",防止颅内血管再狭窄。

参 考 文 献

[1] Neurology,2000,55:490-497.
[2] Derdeyn CP.Mechanisms of ischemic stroke secondary to large artery atherosclerotic disease. Neuroimag Clin N Am,2007,17(3):303-311.
[3] Derdeyn CP,Grubb RL Jr,Powers WJ. Cerebral hemodynamic impairment:Methods of measurement and association with stroke risk. Neurology,1999,53:251-259.
[4] Chimowitz MI,Lynn MJ,Howlett SH,et al. Comparison of warfarin and aspirin for symptomatic intracranial arterial stenosis. N Eng J Med,2005,352:1305-1316.
[5] Koroshetz WJ. Warfarin,aspirin,and intracranial vascular disease. N Engl J Med,2005,352:1368-1370.
[6] EC/IC Bypass Study Group. Failure of extracranial-intracranial arterial bypass to reduce the risk of ischemic stroke. Results of an international randomized trial. N Engl J Med,1985,313:1191-1200.
[7] Ausman JI,Diaz FG. Critique of the extracranial-intracranial bypass study. Surg Neurol,1986,26:218-221.
[8] Awad IA,Septzler RF. Extracranial-intracranial bypass surgery:a critical analysis in light of the international cooperative study. Neurosurgery,1986,19:655-664.
[9] JET Study Group. Japanese EC-IC Bypass Trial(JET study). The second interim analysis. Surg Cereb Strole,2002,30:434-437.
[10] Ogasawara K,Ogawa A. Japanese EC-IC Bypass Trial(JET study). Nippon Rinsho,2006,64:524-527.
[11] SSYLVIA Study Investigator. Stenting of Symptomatic Atherosclerotic Lesions in the vertebral or Intracranial Arteries(SSYLVIA):study results. Stroke,2004,35:1388-1392.
[12] Bose A,Hartmann M,Henkes H,et al. A novel,self-expanding,nitinol stent in medically refractory intracranial atherosclerotic stenoses:the Wingspan study. Stroke,2007,38:1531-1537.
[13] Fiorella D,Levy EI,Turk AS,et al. US multicenter experience with the wingspan stent system for the

treatment of intracranial atheromatous disease：periprocedural results. Stroke，2007，38：881-887.

［14］ Mazighi M，Tanasescu R，Ducrocq X，et al. Prospective study of symptomatic atherothrombotic intracranial stenoses：the GESICA study. Neurology，2006，66：1187-1191.

［15］ Zaidat OO，Klucznik R，Alexander MJ，et al. The NIH registry on use of the Wingspan stent for symptomatic 70-99% intracranial arterial stenosis. Neurology，2008，70（17）：1518-24.

［16］ Powers WJ. Cerebral hemodynamics in ischemic cerebrovascular disease. Ann Neurol，1991，29：231-240.

［17］ Johnston DC，Hill MD. The patient with transient cerebral ischemia：a golden opportunity for stroke prevention. CMAJ，2004，170：1134-1137.

［18］ Yamamoto KK，Miyata T，Momose T，et al. Reduced vascular reserve measured by stressed single photon emission computed tomography carries a high risk for stroke in patients with carotid stenosis. IntAngiol，2006，25：385-388.

［19］ Sardeila G，Mariani PD，Alessandro M，et al. Early elevation of interleukin-1beta and interleukin-6 levels after bare or drug-eluting stent implantation in patients with stable angina. Thromb Res，2006，117（6）：659-664.

［20］ Miller AM，MePhaden AR，Preston A，et al. TNF-alpha increases the inflammatory response to vascular ballon injury without accelerating neointimal formation. Atherosclerosis，2005，179（1）：51-59.

［21］ Marc I，Chimowitz MB，Michael J，et al. Stenting versus Aggressive Medical Therapy for Intracranial Arterial Stenosis. N Engl J Med，2011，365：993-1003.

［22］ Thijs VN，Albers GW.Symptomatic intracranial atherosclerosis：outcome of patient who fail anttithrombotic therapy. Neurology，2000，55：490-497.

［23］ Schumacher HC，Khaw AV，Meyers PM，et al. Intracranial angioplasty and stent placement for cerebral atherosclerosis. J Vasc Interv Radiol，2004，15：5123-5132.

［24］ Jiang WJ，Srivastava T，Gao F，et al. Perforator stroke after elective stenting of symptomatic intracranial stenosis.Neurology，2006，66：1868-1872.

［25］ Caplan LR.Intracranial branch atheromatous disease：aneglected，understudied，and underused concept. Neurology，1989，39：1246-1250.

［26］ Sauvageau E，Ecker RD，Levy EI，et al. Recent advances in endoluminal revascularization for intracanial atherosclerotic disease. Neurological Research，2005，27（Suppl 1）：89-94.

［27］ Yamashita T，Nakano S，shiha AH，et al. Surgical modulation of the natural courses of collateral circulation in chronic ischemic patients. Acta Neurol Scand Suppl，1996，166：74-78.

［28］ Yamashita T，Urakawa M，Yasuda H，et al. Measurement of cerebral reserve capacity using acetazolamide loading Xenon CT CBF before carotid endarterectomy. J Neuroradiol，2005，32：329-331.

［29］ Firlik AD，Rubin G，Yonas H，et al. Relation betweencerebral blood flow and neurologic deficit resolution in acute ischemic stroke. Neurology，1998，51：177-182.

［30］ Tonho H，KaFasawa J.Evaluation of time-dependent thresholdsof cerebral blood flow and transit time during the acute stage ofcerebral embolism：a retrospective study. Surg Neurol，1996，46：135-146.

［31］ Kaufmann AM，Firlik AD，Fukui MB，et al. Ischemiccore and penumbra in human stroke.Stroke，1999，30：93-99.

［32］ Marshall RS，Lazar RM，Young WL，et al. Clinical utility of quantitative cerebral blood flow measurements duringinternal carotid artery test occlusions. Neurosurgery，2002，50：996-1005.

（白小欣，张燕婷，尚婉娟）

157

病例 12：HR-MRI 指导下中西医结合治疗症状性颅内动脉狭窄

一、病例摘要

患者男性,66 岁,因"一过性晕厥 1 次"于 2011 年 12 月 23 日入院。病史及治疗情况摘要如下:

2011-11-19 患者独自一人在家看完电视走进房间途中,突然出现一过性意识丧失倒地,数秒钟后自行苏醒,醒后未能回忆倒地前后具体情况,无遗留肢体乏力、口眼歪斜、言语不利等,无头晕头痛,无胸闷胸痛,无心悸气促,无腹痛等特殊不适,后枕部少许疼痛,家属予安宫牛黄丸口服,未至医院就诊。

2011-12-23 为求进一步系统诊治,拟以"晕厥查因:脑源性? 颈源性? 心源性?"收入神经五科。既往高血压病史。

中医四诊:患者神清,精神可,暂无头晕,无肢体乏力,无胸闷胸痛,无心悸气促,无胸痛,无恶心呕吐,无头痛,无发热恶寒,纳差,口气重,眠可,夜尿 1~2 次 / 晚,大便调。舌淡黯,苔白微腻,脉弦细。

入院时查体:BP 123/78mmHg,记忆力下降,神经系统查体未及明显阳性体征。入院后行颅脑 MRI(图 75a~ 图 75d)提示:双侧大脑脚、双侧丘脑、双侧基底节区、双侧放射冠、双侧半卵圆中心及双侧额顶叶皮层下多发小缺血梗死灶,未见明确急性梗死,MRA 示:基底动脉纤细、局部狭窄。

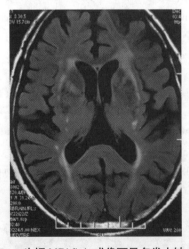

图 75a 头颅 MRI flair 成像可见多发小缺血灶

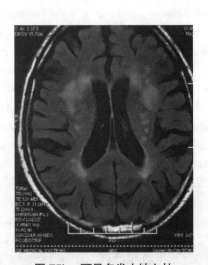

图 75b 可见多发小缺血灶

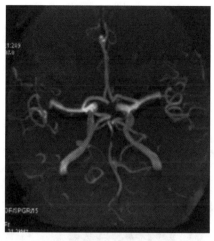
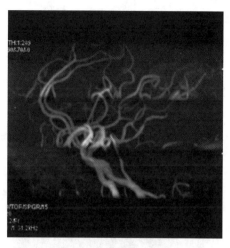

图75c　头颅MRA后前位片基底动脉狭窄　　图75d　头颅MRA侧位片基底动脉狭窄

入院后予以低脂低盐饮食;监测血压;完善相关检查,查三大常规、凝血、生化、糖化血红蛋白、血液流变学、胸片、心电图了解一般情况;查动态心电图、颈椎片、头颅MR了解晕厥病因,明确诊断。治疗上,继续予倍他乐克50mg po qd,硝苯地平10mg po qd控制血压,双嘧达莫25mg po qd抗聚,立普妥20mg po qn降脂稳定斑块。

辨病辨证:患者男性,66岁,因"头晕2年,一过性晕厥1次"入院,四诊合参,当属中医学"厥证"、"眩晕"范畴。辨证:头晕为痰瘀阻络,脑失供养之象;晕厥为痰瘀阻塞清窍;纳差、口气重为痰浊内阻,脾胃运化失司之象;舌淡黯,苔白微腻,脉弦细为痰瘀互阻之象;综上,本病病机为痰瘀互阻,病性属实。以实则泻之为原则,以"化痰祛瘀"为法,予丹参粉针静滴、脑栓通胶囊口服活血化瘀通络,中药以温胆汤酌加活血化瘀、开窍醒神药物,处方如下:

陈皮10g	法半夏10g	竹茹15g	枳实10g
茯苓20g	白术15g	天麻15g	三七片10g
甘草5g	石菖蒲15g	石决明15g(先煎)	

3剂,每日一剂,口服。

2011-12-26

中医四诊:患者服用前药后,神清,精神可,无头晕头痛,纳欠佳,进食后觉右上腹胀痛不适,无嗳气泛酸,口气重,眠可,二便调。舌质较前转淡,舌淡黯,舌底络脉瘀曲,苔白微腻,脉弦细。治疗上仍以活血化痰通络为法,考虑患者的舌质较前转淡,有气虚的表现,为防止方药过于寒凉,前方去石决明,加五爪龙益气、川芎活血通络,大便通畅,改枳实为枳壳,处方如下:

陈皮10g	法半夏10g	竹茹15g	枳壳10g
茯苓20g	白术15g	天麻15g	三七10g
甘草5g	石菖蒲15g	五爪龙20g	川芎5g

4剂,每日一剂,口服。

2011-12-29:行脑血管造影提示:基底动脉重度狭窄,局部可见偏心性斑块形成,狭窄长度约13.1mm,狭窄近端管径2.2mm,远端管径1.9mm,最狭窄处管径0.6mm,狭窄率达71%

(图 76a,图 76b)。

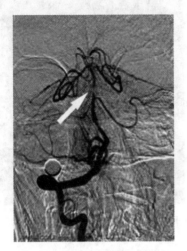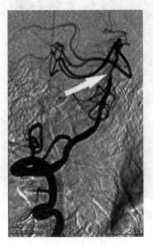

图 76a 右椎动脉造影 后前位　　　图 76b 右椎动脉造影 斜位片
　　片基底动脉重度狭窄　　　　　　　基底动脉重度狭窄

2011-12-30,行基底动脉高分辨磁共振,提示:基底动脉纤细、局部狭窄,可疑脂核形成,斑块明显不均匀强化,提示易损斑块,斑块位于动脉左前外侧壁(图 77)。

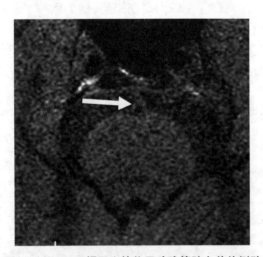

图 77 HR-MRI 提示斑块位于动脉管腔左前外侧壁

2012-1-6,行基底动脉动脉狭窄支架成形术,预先使用 1.5mm×15mm gateway 球囊扩张,置入 Wingspan 2.5mm×15mm 支架,术后造影显示残余狭窄约 10%(图 78a,图 78b)。

术后出现一过性言语不清,双下肢麻木及右上肢肢体乏力,舌淡黯,苔白腻,脉滑。

术后第一天 MRI DWI 提示基底动脉发出的右侧短旋支供血区的条索状梗死(图 79)。

四诊合参,目前表现为气虚痰瘀阻络,给予扩容及加强补液后,中成药予以静滴灯盏细辛针活血通络,静滴参麦针益气养阴,经处理,患者症状缓解。

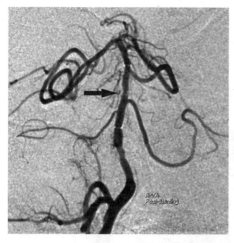

图 78a 术后右椎动脉造影（后前位片）

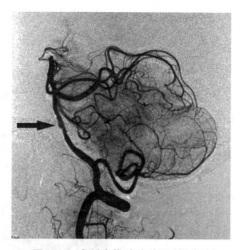

图 78b 术后右椎动脉造影（侧位片）

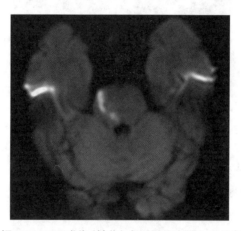

图 79 头颅 MRI DWI 成像（轴位）右侧短旋支供血区的条索状梗死

2012-1-12，行基底动脉高分辨磁共振，提示：基底动脉狭窄支架成形术后改变，腔内线状流空信号，与前片比较，管腔较前扩张；原可疑脂核部位大致同前（图 80）。

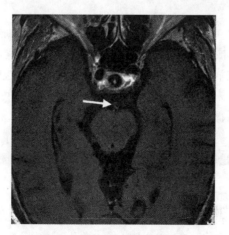

图 80 HR-MRI 管腔较前扩张

1年后临床随访,患者无卒中再发;同期复查基底动脉高分辨MRI,提示:基底动脉狭窄支架成形术后改变,腔内线状流空信号,管腔较前扩张;原可疑脂核部位大致同前(图81)。

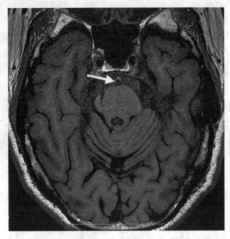

图81 头颅HR-MRI T1成像(轴位)管腔较前扩张;原可疑脂核部位大致同前

二、病例特点与分析

(一)病例特点

1. 老年男性,一过性晕厥1次,既往有头晕症状,高血压病史。
2. 查体:未见明显阳性体征。
3. 影像学检查提示:基底动脉重度狭窄。

(二)病例分析

1. **临床定位分析** 患者有一过性晕厥,查体未见明显神经系统体征,心脏检查未见异常,颈椎X片未见异常,晕厥发作与体位有关,和头位无明显关系,考虑与后循环缺血有关,临床定位在脑干。

2. **神经解剖定位分析** 结合影像学,定位在基底动脉远端供血区。

3. **脑血管定位分析** 根据症状和影像学检查,定位在基底动脉重度狭窄。

4. **定性分析** 患者发病为一过性,与体位有一定关系(坐位时间较长后起身行走过程中发病),结合影像学结果,未见梗死病灶,考虑与体位改变时基底动脉严重狭窄导致后循环供血不足有关,是典型的后循环TIA表现。

三、文献复习

(一)HR-MRI在颅内动脉狭窄介入治疗中的作用

在过去的20多年,颅内动脉粥样硬化性疾病(Intracranial atherosclerotic disease,ICAD)

已经成为一个引人注目、迅速发展的研究领域。尽管治疗上已经取得了长足的进展,症状性的 ICAD 临床复发率仍然很高,并且大多发生在同一动脉供血区,有近半数患者致残[1]。因此,识别高危患者特征,进行卒中风险分层从而调整治疗策略具有重要的临床意义。

ICAD 患者卒中风险的重要预测性因素包括动脉管腔狭窄程度和动脉管壁特征。目前,在临床上广泛应用的血管检查方法主要有:经颅多普勒超声(TCD)、磁共振血管造影(MRA)、数字减影血管造影(DSA)等,这些方法能准确评估管腔狭窄程度以及相关的血流动力学状态,但无法显示管壁结构。缺血性卒中的合理治疗应该建立在对脑血管充分评估的基础上,必须要"双管齐下"——既要了解管腔狭窄,也要关注管壁结构。

根据颅内动脉狭窄的病理生理学机制,有必要了解狭窄段斑块特征以及血管壁情况:对于颅内动脉狭窄,目前不仅要评价其狭窄形态特征,而且要对狭窄部位斑块特征及血管壁的情况也要评价。近来使用 TCD 的临床试验已经证实,病变远端微栓子信号的存在与缺血性中风危险性增加有关,推测微栓子的存在是颅内动脉狭窄不稳定斑块形成的间接标志[2];但由于设备和人员技术的原因,这项实用技术在临床开展的并不理想。由于颅内动脉相对较细,CT 的空间分辨率较小,应用 CT 对颅内动脉狭窄部位斑块进行研究受到限制;MRI 能够识别主动脉弓和颈动脉斑块,HR-MRI 所识别的颈动脉斑块特征与组织病理学结果有很好的一致性[3]。近几年来,一些学者将该技术应用于颅内动脉,开展了 HR-MRI 对颅内动脉狭窄部位斑块特征的研究,并且证实 HR-MRI 在评价颅内动脉管壁方面有重要价值;但目前研究显示高分辨磁共振对颅内动脉斑块性质的检出较低,提示针对斑块性质的检出与判断,高分辨磁共振(HR-MRI)尚没有良好的表现;但对于斑块的形态、与穿支的关系、重塑形情况、强化、夹层、假性狭窄等的检出和判断,却有着明显优势,可以用来指导临床分层治疗和血管内治疗的选择。

简而言之,HR-MRI 斑块影像学研究可以通过显示不稳定斑块,帮助临床医生识别那些缺血性中风的高风险患者(这些患者需要更积极的治疗和监测),是目前唯一可以实现活体颅内动脉管壁结构分析的无创技术,在不远的将来,HR-MRI 有可能在 ICAD 诊治中产生重要而深远的影响,具有很大的潜力和应用前景。

(二) HR-MRI 技术

用于血管成像的脉冲序列有"亮血"和"黑血"技术。"亮血"技术属于梯度回波序列,用三维时间飞跃法成像,该方法的最大优点是重复时间及回波时间值小,采集时间短。"亮血"技术在进行颈动脉粥样斑块的研究中有较大价值,但由于颅内动脉管径较小、位置较深、走行复杂,"亮血"技术并不适用于颅内动脉的管壁和斑块成像。"黑血"技术应用于饱和脉冲抑制管腔内血流信号,通过双翻转恢复自旋回波(double inversion recovery spin echo,DIR SE)获得 T1 加权像(T1 weighted imaging,T1WI),双回波自旋回波获得 T2 加权像(T2 weighted imaging,T2WI)和质子密度加权像(proton density weighted imaging,PdWI)。T1WI、T2WI 和 PdWI 在颈动脉和颅内动脉管壁成像研究中都是最常用的序列。不同序列各具优势,T1WI 和 T2WI 在识别斑块内异质成分方面更优越,而 PdWI 使管壁和管腔形成很高的对比,更适合进行量化分析,在颅内动脉管壁成像中常采取多种序列,以准确评价管壁和斑块结构。

(三) HR-MRI 在评估颅内动脉管壁中的应用

1. HR-MRI 评估颅内动脉斑块特征

HR-MRI 技术对脂质坏死核心、斑块内出血、钙化等斑块成分的检测具有较高敏感性和特异性。在颈动脉研究中,以肌肉信号作为参照,颈动脉斑块脂质核心在 T1WI 上为等信号或高信号,在 T2WI 上为低至高信号;各序列上纤维帽为等信号至低信号。斑块内出血在 T1WI 上为高信号,在 T2WI 上可表现为各种信号强度;钙化在各序列上均表现为低信号,边界清晰,这些信号特征与组织病理学结果有很好的一致性。但是由于颅内动脉斑块成像研究缺少组织病理对照,目前,仍无法证实 HR-MRI 上斑块信号与斑块成分之间的确切关系。

对比增强 HR-MRI 可以更好地检测斑块形态和反映斑块功能。增强扫描时斑块强化与斑块内致密的新生血管及巨噬细胞浸润密切相关,斑块内(特别是纤维帽内)新生血管生成会增加斑块的不稳定性。2006 年,Klein 等对 6 例有症状的大脑中动脉(middle cerebral artery,MCA)狭窄患者进行增强 HR-MRI 检查,发现全部病例 MCA 狭窄段斑块均被强化,而非狭窄段无强化[4];他们研究了 1.5T HR-MRI 评估基底动脉和大脑中动脉粥样硬化的有效性,其中使用高分辨 T2 检查方法研究了 6 个大脑中动脉重度狭窄的患者;在 T2 加权相沿 MCA 短轴方向切 10 个层面,层厚 2.5mm,5 分钟后行钆对比剂加强成像,显示与斑块一致的局部动脉壁增厚,对比剂注射后全部病例的斑块都有增强,量化测量显示动脉粥样硬化的 MCA 管壁明显增厚。提示斑块强化是斑块不稳定的标志,与缺血性卒中密切相关,对尚未出现临床症状但有斑块强化的患者,应考虑积极治疗以预防卒中。另外,这一指标也可作为临床干预前后疗效的评价指标。

2. HR-MRI 评估颅内动脉重构现象

2006 年,Klein 等在研究基底动脉时就发现部分患者的 MRA 图像显示为正常管腔,而 HR-MRI 却可见动脉粥样硬化性斑块,提出颅内动脉可能存在与冠状动脉同样的动脉重构现象,随后的研究进一步证明了这种现象的存在[5,6]。Xu 等进行了更深入的研究并提出,与无症状 MCA 狭窄相比,有症状的 MCA 狭窄有更高的正性重构(positive remodeling,PR)率[7]。有研究发现,PR 在有症状 MCA 狭窄患者中较常见,并且 PR 组比非 PR 组有更大的血管面积和管壁面积[8]。管壁面积反映了斑块负荷,较大的斑块负荷通常见于动脉粥样硬化的晚期,不仅造成管腔狭窄影响血流动力,而且还可能在纤维斑块和粥样斑块的基础上发生继发病变,如斑块内出血、斑块破裂等,从而增加缺血事件的风险。同时,对有症状的 MCA 狭窄患者进行了 TCD 微栓子监测,发现微栓子信号在 PR 组要比非 PR 组更为多见[8]。Ma 等在对 32 例重度基底动脉狭窄患者的研究中发现,PR 较非 PR 常见,并且 PR 组的斑块体积和斑块负荷更大[9]。由此推测,PR 可能是动脉粥样硬化早期的、生物学上较活跃的病变,与斑块易损性和破裂有关,更容易导致脑梗死。因此,PR 虽然有维持管腔、增加动脉远端供血的作用,但同时又可能使斑块变得不稳定,增加卒中的风险。

影响动脉重构的因素尚不明确,Ma 等发现在基底动脉重构中,PR 组比非 PR 组的年龄要大,但两组的性别、血压、总胆固醇水平、低密度脂蛋白水平、肥胖、血糖、神经功能缺损评分等因素无显著性差异[9]。

（四）HR-MRI 的局限性

在颅内动脉斑块成像研究中，组织病理标本难以获取是最大的难题，因此无法证实 HR-MRI 上斑块信号与斑块成分之间的确切关系，只能根据颈动脉或冠状动脉研究经验进行推断，缺乏最直接的证据；其次，颅内动脉的解剖特点使管壁成像较颈动脉和冠状动脉难度增大，部分患者的图像效果欠理想，要准确区分较薄的纤维帽比较困难，判断脂质坏死核心也可能会受到阅片者主观推测的影响，这就需要进一步改进技术，提高空间分辨率和图像质量；第三，当前颅内动脉管壁成像研究很少，尚无纵向研究以连续监测管壁结构和斑块特征的变化。这些都是 HR-MRI 在临床大规模应用前亟待解决的问题。

（五）HR-MRI 临床应用的展望

HR-MRI 是一种无创、无放射性损伤的检查方法，可准确评价颅内动脉管壁结构，并弥补 3D TOF-MRA 的不足，有助于检出 MRA 难以发现的早期动脉粥样硬化病变，这有可能为一部分"不明原因"的脑梗死找到病因。在血管内介入治疗方面，HR-MRI 也有重要的应用价值，不仅可通过 HR-MRI 进一步明确颅内动脉斑块以及主要分支动脉开口情况，降低手术风险；还可评价介入手术前后管壁和斑块的变化情况。最近，应用 3.0-T 多序列对比增强 HR-MRI 技术对 MCA 经皮腔内血管成形术（percutaneous transluminal angioplasty，PTA）以及 Wingspan 支架植入术进行了对比评估，HR-MRI 结果显示 PTA 可改变 MCA 管壁结构，可能使斑块变得不稳定，Wingspan 支架在恢复 MCA 管腔直径方面比单纯 PTA 更有优势。3.0-T HR-MRI 可清晰显示 MCA 介入手术前后管壁和斑块特征的变化，应用该技术评估介入手术对颅内动脉管壁结构的影响具有可行性[9]。同时，这一技术也可用于评估 ICAD 的斑块进展或逆转，如用于评估一些稳定斑块药物的疗效等。

综上，HR-MRI 是目前评估颅内动脉管壁结构的重要工具，今后将在 ICAD 的诊治及疗效评价中发挥不可估量的作用，值得更多专家做更深入的研究。

四、决策难点分析

（一）颅内动脉狭窄介入治疗术前的风险评价

鉴于 Sammpris 试验的结果，颅内动脉狭窄支架术导致的并发症主要有：导丝穿孔，再灌注损伤造成的脑出血和穿支闭塞，远端栓塞造成的脑缺血，其中后两种主要与不稳定斑块有关，因此有必要建立风险评价体系，包括年龄，有无症状，血管条件，狭窄程度，发病时间，狭窄程度和狭窄形态，脑灌注情况，血管壁情况（斑块性质、与穿支关系、重构情况）等，针对上述问题进行评价，将那些没有支架适应证或治疗风险极高的患者排除出去，以提高治疗的安全性。该患者术前评价中，HR-MRI 提示斑块位于血管外，侧壁，与穿支有一定关系，因此术中采取了相应措施进行处理（如采用小球囊，缓慢扩张），即使如此术后仍然出现穿支闭塞，如果术中使用较大球囊，可能会导致更为严重的后果。

(二) HR-MRI 的作用

HR-MRI 可以判断斑块与穿支的关系、判断狭窄段血管重塑形情况,有助于术前判断血管内治疗的风险。高分辨磁共振针对斑块性质的检出与判断尚没有良好的表现;但对于斑块的形态、与穿支的关系、重塑形情况、强化、夹层、假性狭窄等的检出和判断,却有着明显优势,可以用来指导分组和血管内治疗的选择。所谓阳性重塑形(阳性重构)是指:血管壁有斑块形成,但血管壁向外扩张(重塑形),管腔并没有明显狭窄,斑块多为不稳性斑块;阴性重塑形(阴性重构)是指:血管壁虽有斑块形成,但造成狭窄的主要原因却是血管外壁的缩窄导致;对于那些穿支与斑块关系密切、中重度阴性重构的病例,选择血管内治疗需要非常慎重;文献中提及的支架后穿支闭塞可能与斑块挤压造成穿支开口堵塞有关,球囊扩张造成SAH 或颅内出血,可能与阴性重构导致血管外壁缩小、不能承受过大的扩张压力而导致血管破裂有关;该病例术前 HR-MRI 提示基底动脉偏心型狭窄,中央穿支位于斑块边缘,血管内治疗后即刻出现偏身麻木,术后 MRI 提示基底动脉发出的一侧短旋支供血区的梗死,所幸没有发生中央穿支的闭塞,如果中央穿支位于斑块内,血管内治疗有可能造成斑块被挤压进入中央穿支而导致一侧肢体的偏瘫。因此,选择小球囊扩张或许是预防穿支与斑块关系密切时可能导致穿支闭塞的一种有效措施。

五、中医药在颅内动脉狭窄介入治疗围
手术期中如何发挥优势

从临床表现来看,本例患者可诊断为椎基底动脉系统短暂性脑缺血发作(TIA),该病例结合影像学检查明确病因为基底动脉严重狭窄,行支架血管成形术,很好的扩张了狭窄血管,防止了椎基底动脉系统梗死的发生。该病例联合中医药治疗,从"痰"、"瘀"这两点入手,术前、术后采用了中成药静滴,中药汤剂口服,取得了较好的疗效。

现代中医临床、实验室研究提示:中药治疗可起到降脂、抗过氧化损伤、保护血管内皮细胞、抑制血小板聚集、防止血栓形成、抑制血管平滑肌细胞增殖、调节血管活性多肽和细胞生长因子分泌等作用。但是,中医药预防颅内动脉狭窄的大样本临床研究较少,如何干预、干预的方法、时机、评价的方法等都是我们迫切需要解决的问题。

通过对本例患者的治疗,我们认识到,对于颅内动脉粥样硬化性脑血管狭窄患者,中医多辨证为中风,眩晕等病,从病因病机来说,痰瘀与它们的关系密切。中医学家提出"无痰不作眩"、"半身不遂,大率多痰"。总之,饮食不节,劳倦内生,脾气虚弱等均可导致脾脏的功能失调,脾失健运,聚湿成痰,痰湿痹阻脉络,上犯清窍,发为脑病。瘀血与中风、眩晕的关系也很密切。《素问·生气通天论》提出"阳气者,大怒则形气绝,而血菀于上,使人薄厥。"虞抟明确指出:"中风偏瘫在左属死血少血"。瘀血阻滞经脉,闭塞脑脉,均可导致神昏、跌扑、偏瘫等表现。痰瘀二邪在病程中常常相挟为病,而且二者可相互转化,共同消长,贯穿疾病的始终,痰瘀互为因果,因此治疗上,我们也从痰瘀入手,使用活血通络的同时,加用化痰之品,针对痰湿、痰热等辨证论治,亦不能忘本,注意本虚的问题,注意标本兼治,从根本上化掉无形之痰,达到化瘀通络的目的,从整体上预防颅内动脉狭窄。

参 考 文 献

［1］Famakin BM, Chimowitz MI, Lynn MJ, et al. Causes and severity of ischemic stroke in patients with symptomatic intracranial arterial stenosis. Stroke, 2009, 40：1999-2003.

［2］Van ZEV, Van GJ, Ackerstaff RG. The clinical relevance of cerebral microemboli detection by transcranial Doppler ultrasound. J Neuroimaging, 1998, 8：32-37.

［3］Wasserman BA, Wityk RJ, Trout HH, et al. Low-grade carotid stenosis：looking beyond the lumen with MRI. Stroke, 2005, 36：2504-2513.

［4］Klein IF, Lavallee PC, Touboul PJ, et al. In vivo middle cerebral artery plaque imaging by high-resolution MRI. Neurology, 2006, 67：327-329.

［5］Ryu CW, Jahng GH, Kim EJ, et al. High resolution wall and lumen MRI of the middle cerebral arteries at 3 tesla. Cerebrovasc Dis, 2009, 27：433-442.

［6］Swartz RH, Bhuta SS, Farb RI, et al. Intracranial arterial wall imaging using high-resolution 3-tesla contrast-enhanced MRI. Neurology, 2009, 72：627-634.

［7］Xu WH, Li ML, Gao S, et al. In vivo high-resolution MR imaging of symptomatic and asymptomatic middle cerebral artery atherosclerotic stenosis. Atherosclerosis, 2010, 212：507-511.

［8］Shi MC, Wang SC, Zhou HW, et al. Compensatory remodeling in symptomatic middle cerebral artery atherosclerotic stenosis：a high-resolution MRI and microemboli monitoring study. Neurol Res, 2012, 34：153-158.

［9］Ma N, Jiang WJ, Lou X, et al. Arterial remodeling of advanced basilar atherosclerosis：a 3-tesla MRI study. Neurology, 2010, 75：253-258.

（白小欣，张燕婷，尚婉娟）

病例 13：中西医结合防治颈内动脉重度狭窄支架术后过度灌注综合征

▍ 一、病例摘要

患者男性，72岁，因"左侧肢体乏力4月余，加重1月"于2011年4月23日入院。病史及治疗情况摘要如下：

2011年1月中旬，患者出现左侧肢体乏力，左下肢行走拖步，左上肢抬起困难，抓握无力，于1月22日于华侨医院就诊，当时查左上肢肌力近端4级，远端3级，左下肢肌力5⁻级，行头颅CT提示：右侧额叶、右侧半卵圆中心急性脑梗死。颈部血管彩超：双侧颈动脉粥样硬化并多发斑块形成，右侧颈内动脉起始段狭窄，狭窄度约78%，左侧颈外动脉起始段狭窄，狭窄度约83%，左侧椎动脉粥样硬化并狭窄。诊断为动脉粥样硬化性脑梗死，给予抗聚固斑等治疗后症状改善。

2011-2-21患者再次于华侨医院住院，予以康复及抗聚、稳定斑块等治疗后症状改善，出院时左下肢行走自如，左上肢可抬起及抓握轻物，生活基本自理。

2011-3-21患者约7点半起床时发现左侧肢体乏力较前加重，左上肢无法抬起，无法抓握，左下肢无法行走，站立不稳，并跌倒在地，左膝关节局部擦伤，伴有言语不利，构音稍含糊，饮水呛咳，吞咽困难，右侧头顶部胀痛，当时神清，无视物黑蒙、二便失禁，无头晕，无恶心呕吐，无胸闷心悸，遂到我院急诊就诊，查头颅MRI提示：①右侧额颞顶枕、放射冠大面积急性脑梗死（图82a~图82c）；②右侧额叶深部脑白质、放射冠多发腔隙性脑梗死和缺血变性灶，放射冠软化灶形成（图82d）；③MRA提示右侧ICA/MCA/ACA主干未见显影，考虑右侧颈内动脉狭窄或闭塞（图82e，图82f）。收入神经四科予以对症治疗。

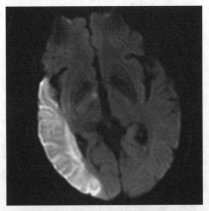

图82a 头颅MRI DWI 成像见急性
大面积脑梗死（基底节层面）

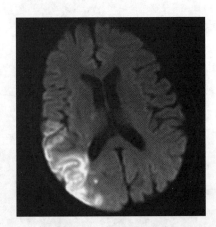

图82b （侧脑室层面）

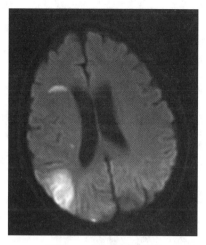

图 82c （放射冠层面）

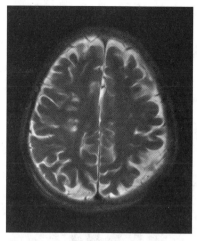

图 82d　头颅 MRI T2 成像　多发腔隙性脑梗死和缺血灶

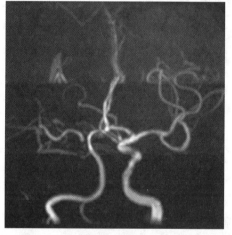

图 82e　头颅 MRA 右侧 ICA/MCA/ACA 主干未见显影（后前位片）

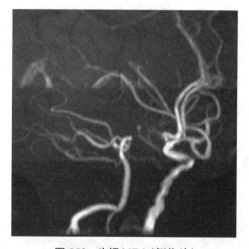

图 82f　头颅 MRA（侧位片）

2011-3-25 TCD 提示右侧 MCA 低速低搏动改变。

2011-4-20 行全脑血管 DSA 检查，结果提示：右侧颈内动脉起始部斑块形成，管腔重度狭窄，远端颅内灌注较差，颈外动脉没有代偿，左侧颈内动脉通过前交通动脉向右侧部分代偿供血，后交通动脉没有开放（图 83a~ 图 83j）。

2011-4-23 患者决定行神经介入治疗，遂以"脑梗死恢复期，右侧颈内动脉起始部重度狭窄"入住神经五科。既往：高血压病史 6 年，血压最高 170mmHg，未系统诊治。2011 年 1 月于华侨医院住院期间诊断为"糖耐量异常"，以饮食控制为主。否认心脏病、消化道疾病等病史。

入院查体：神清，精神可，言语尚清，对答合理。计算力、记忆力、定向力、理解力、判断力尚可，未查及妄想、幻觉。无失语，构音欠清。视力粗查正常，双侧视野手试法结果提示：右眼鼻侧视物偏盲。双眼球各方向运动好；双瞳孔等大等圆，Φ=3mm，右侧瞳孔对光反射迟钝，左侧瞳孔对光反射灵敏。双侧面部痛、触觉对称。双侧额纹、眼裂对称，左侧鼻唇沟变浅。露齿

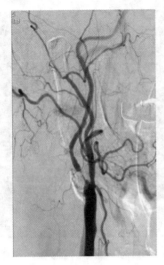 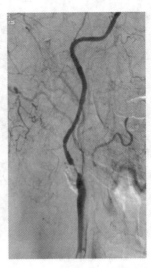

图 83a　DSA 右侧颈内动脉起始部重度狭窄　　图 83b　右侧颈内动脉起始部重度狭窄

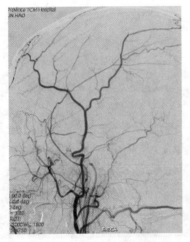 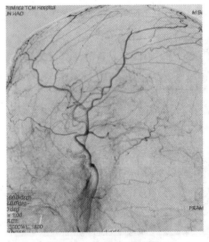

图 83c　远端灌注较差　　　　　　　　　图 83d　远端灌注较差

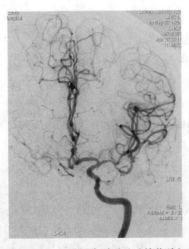 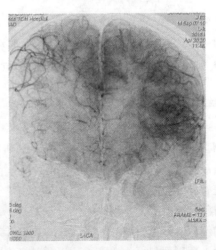

图 83e　左侧颈内动脉(后前位片)　　　　图 83f　左侧颈内动脉(后前位片)

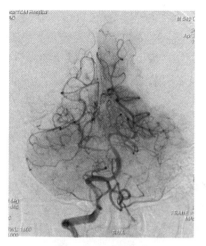

图 83g　右侧椎动脉（后前位片）

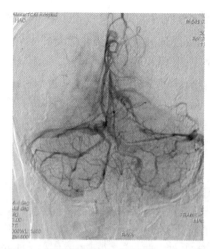

图 83h　右侧椎动脉（后前位片）

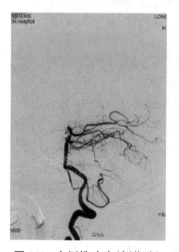

图 83i　右侧椎动脉（侧位片）

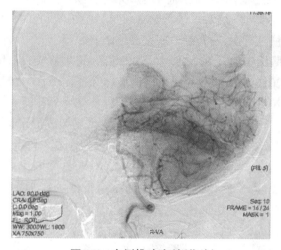

图 83j　右侧椎动脉（侧位片）

口角向右偏斜。构音尚清,饮水呛咳,洼田饮水试验评分:良。悬雍垂居中,咽后壁感觉存在。左侧肢体肌张力折刀样增高,左上肢肌力远端 1 级,近端 2 级,左下肢肌力 2 级。共济运动未查。未见不自主运动。肢体深感觉检查未见明显异常。腹壁反射正常;四肢腱反射(+++);髌阵挛、踝阵挛(−);左侧 Babinski's 征(+),左侧 Chaddock's 征(+),左侧 Oppenheim's 征(+),左侧 Gordon's 征(+),余病理反射未引出。脑膜刺激征(−)。自主神经系统未见异常。

中医四诊:患者神清,精神可,言语尚清,对答合理,左侧肢体乏力,左上下肢可在床面平移,近事记忆力下降,偶有饮水呛咳,右眼鼻侧视物偏盲,偶有咳嗽、咯痰,纳眠一般,小便调,大便偏干。舌淡黯,苔薄白微腻,舌底络脉迂曲,脉弦细。

辨病辨证:患者老年男性,以"左侧肢体乏力 4 月余,加重 1 月"为主诉入院,四诊合参,结合既往病史及影像学,辨病为"中风"。本病起因为患者年过七旬,脏腑虚衰,正气渐虚,脾虚失其健运之功,聚湿成痰;气虚则运血无力,血停而成瘀,痰瘀互结,横窜经络,上蒙清窍,发为中风。正如医家张璐所言"是论其致病之根本⋯⋯以血与痰为本。"神清,故为中络经;脉弦为风动之象;左侧肢体乏力,为痰瘀痹阻经络之征;风痰挟瘀,上扰清窍,清窍不通,可见记忆力下降、视物偏盲;咳嗽、咯痰、饮水呛咳为痰邪阻肺,肺失宣降;舌淡提示存在气虚之本,舌黯提示瘀血之象,苔腻为痰浊之征。综合以上分析,结合本例患者面色不红、无烦躁等阴类表现,故辨为风痰瘀血,痹阻脉络之阴类证。治疗上中医以"标本兼治"为原则,以"息风化痰,活血通络"为法,静滴灯盏细辛注射液活血祛瘀通络,中药汤剂以半夏白术天麻汤加减,中药处方如下:

天麻 10g	白术 15g	制半夏 10g	麦冬 10g
茯苓 20g	毛冬青 30g	五指毛桃 30g	当归 10g
天竺黄 10g	全虫 5g	海藻 10g	

4剂,每日一剂,口服。

该方取天麻息风,白术、制半夏、茯苓、天竺黄化痰,五指毛桃益气,当归补血活血通络,全虫活血通络祛风,海藻化痰软坚。

配合针灸治疗:①针刺:足三里、阴陵泉、三阴交、血海、太冲、合谷、曲池、外关、风池加电;②足针:肝、肾;③头针:百会;④红外线治疗。

入院后予以低盐低脂饮食;完善各项检查,如三大常规、急诊生化、凝血三项、肝肾功能、血脂、心电图、胸片等了解全身状况。给予阿司匹林、波立维口服抗血小板聚集,立普妥口服降脂稳定斑块,奋乃静口服镇静助眠。

服用中药4剂后,咳嗽、咯痰缓解,胃纳好转,左侧肢体乏力大致同前。大便正常。

2011-4-26 康复科予以偏瘫肢体综合训练;OT台站立训练。

2011-4-27 考虑患者存在颈动脉支架术后出现过度灌注综合征的风险,遂在气管插管全麻下,行右侧颈内动脉起始部重度狭窄支架成形术,术中使用保护伞,预先使用 4×20mm 球囊扩张,然后置入 wallstent 7×40mm,残余狭窄小于20%(图84a~图84h),术后即刻复查头颅CT提示血脑屏障通透性改变征象,未见颅内出血(图85a,图85b)。术毕麻醉未醒,保留气管插管,安全返回我科神经重症监护室。在TCD指导下予以血压控制(使用亚宁定),收缩压控制在110mmHg,人工镇静(使用异丙酚)避免插管刺激影响血压;术后6小时,TCD检测右侧MCA血流逐步恢复正常,逐步停用异丙酚,适当增加亚宁定用量,患者逐渐清醒,血压保持稳定,撤出气管插管,患者神经系统检查未见新出现的阳性体征。

2011-4-28 术后第一天。患者神清,精神可,言语清楚,对答合理,右侧腹股沟术口疼痛,左侧肢体乏力,偶有麻木,可在床面平移,无饮水呛咳,无咳痰,纳眠可。右侧腹股沟术口敷料外观干洁、无渗血渗液。舌淡黯,苔薄白微腻,脉弦细。体格检查:BP:110/68mmHg,心肺腹未及异常。神经系统查体:右眼鼻侧视物偏盲,左侧肢体肌张力折刀样增高,左上肢肌力远端1级,近端2级,左下肢肌力2级。左下肢病理征阳性。复查头颅CT,血脑屏障通透性改变征象消失(图86a,图86b)。

治疗方面,辨证同前,患者现左侧肢体少许麻木,舌淡黯,苔薄白微腻,脉弦细,为痰瘀阻络、经络不通、筋脉失养所致,治疗上予以舒筋活络洗剂(本院制剂)外洗左侧肢体,中药汤剂在原方基础上去海藻,加胆南星、地龙以加强化痰燥湿,活血通络之功,处方如下。

天麻 10g	白术 15g	制半夏 10g	麦冬 10g
茯苓 20g	毛冬青 30g	五指毛桃 30g	当归 10g
天竺黄 10g	全虫 5g	地龙 15g	胆南星 10g

3剂,每日一剂,口服。

2011-5-3 服用3剂后,患者精神好,胃纳好,左侧肢体麻木较前减轻,左侧肢体乏力大致同前,饮水呛咳消失,无咳嗽、咯痰,舌淡黯,苔薄白,脉弦细。考虑病程较久,加之行手术治疗,耗伤正气,中药汤剂在前方基础上加用黄芪、石菖蒲,以加强益气化痰之力,处方如下:

天麻 10g	白术 15g	制半夏 10g	麦冬 10g
茯苓 20g	五指毛桃 30g	当归 10g	胆南星 10g
地龙 15g	石菖蒲 15g	黄芪 30g	炙甘草 5g

6 剂,每日一剂,口服。

服药 6 剂后,患者精神好,左侧肢体乏力较前有所好转,左下肢可抬离床面,左上肢可在床面平移,无饮水呛咳,无咳痰、咳嗽,纳眠可,二便调。舌淡黯,苔薄白,脉弦细。续服前方,继续配合针灸、康复治疗,好转出院。

术后 1 年临床随访,患者无再次发生中风。

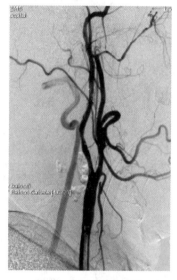 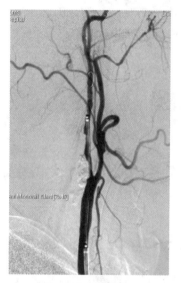

图 84a　球囊扩张后　　　　　图 84b　支架到位

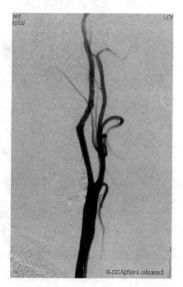 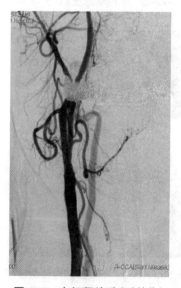

图 84c　支架释放后(侧位)　　　图 84d　支架释放后(后前位)

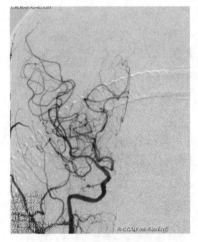 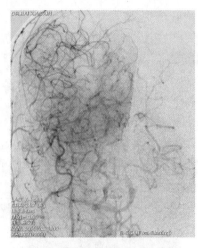

图 84e　颅内动脉显影(后前位)　　　图 84f　颅内动脉显影(后前位)

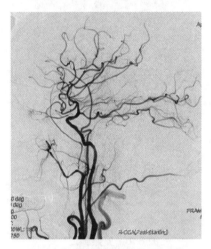 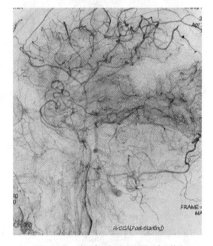

图 84g　颅内动脉显影(侧位)　　　　图 84h　颅内动脉显影(侧位)

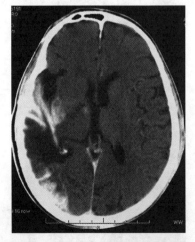 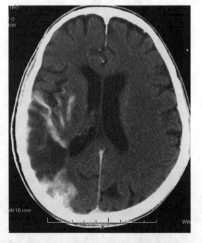

图 85a　头颅 CT 血脑屏障通透性改　　图 85b　头颅 CT 血脑屏障通透性改
　　变征象,未见出血(基底节区层面)　　　变征象,未见出血(侧脑室层面)

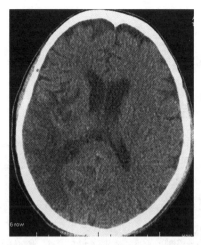
图 86a 头颅 CT 血脑屏障通透性改
变征象消失（基底节区层面）

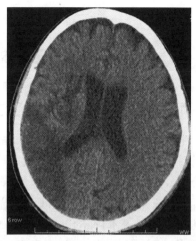
图 86b 头颅 CT 血脑屏障通透性改
变征象消失（侧脑室层面）

二、病例特点与分析

（一）病例特点

1. 患者老年男性，急性起病。
2. 因"左侧肢体乏力 4 月余，加重 1 月"入院，既往高血压、脑梗死、动脉硬化狭窄等病史。
3. 查体：BP：104/68mmHg，心肺腹未及异常。神经系统查体：右眼鼻侧视物偏盲，左侧肢体肌张力折刀样增高，左上肢肌力远端 1 级，近端 2 级，左下肢肌力 2 级。左下肢病理征阳性。
4. 辅助检查：(2011-3 我院)头颅 MRI 检查结果提示：①右侧额颞顶枕、放射冠大面积急性脑梗死；②右侧额叶深部脑白质、放射冠多发腔隙性脑梗死和缺血变性灶，放射冠软化灶形成；③ MRA 提示右侧 ICA/MCA/ACA 主干未见显影，考虑右侧颈内动脉狭窄或闭塞。全脑血管 DSA 检查，结果提示：①右侧颈内动脉起始部斑块形成，管腔重度狭窄，建议行血管内成形治疗；②左侧颈外动脉起始部斑块形成，局部管腔重度异常；③左侧椎动脉开口处重度狭窄；④多发脑动脉硬化。

（二）病例分析

1. **临床定位分析** 左侧中枢性面瘫，左侧肢体偏瘫，左侧锥体束征阳性，结合影像学检查，定位在右侧大脑半球。
2. **神经解剖定位分析** 结合影像学，定位在右侧额叶、放射冠。
3. **脑血管定位分析** 右侧大脑中动脉皮层支、中央支均受累。结合 MRA 和 DSA，定位在右侧颈内动脉起始部重度狭窄。
4. **定性分析** 患者反复出现右侧大脑中动脉供血区的梗死，结合 TCD、MRI 和 DSA 检查，考虑可能与右侧颈内动脉起始部重度狭窄导致的远端低灌注有关，也不能排除狭窄段血管斑块脱落造成的远端栓塞。

三、文献复习

（一）颈动脉血管再通术后过度灌注综合征

脑高灌注综合征（cerebral hyperperfusion syndrome，CCHS）是以同侧头痛，高血压，癫痫，局灶性神经系统损伤，认知障碍等为主要临床表现的症状群。常见于颈动脉血运重建术后，若不及时治疗，可能出现严重的脑水肿、颅内出血，最终导致死亡。

1975 年，Sandt 等[1]首次提出高灌注综合征（hyperperfusion syndrome，CHS）的临床概念，其源于颈动脉内膜剥脱术（carotid endarterectomy，CEA）后的一个少见、严重的并发症，常发生于 CEA 后几小时至 3 周内，发生率为 0.3~2.0%[1-4]。临床症状包括头痛、癫痫发作、谵妄、局灶性神经功能缺损及颅内出血等。高灌注综合征是由于颈动脉高度狭窄被解除后，同侧脑血流量（cerebral blood flow，CBF）成倍增加超出脑组织的代谢需要所致[2]，是一个病理生理学概念。目前研究发现，高灌注状态可见于颈动脉 CEA 后、颅外颈动脉及颅内脑动脉经皮血管内成形术（PTA）及支架置入术后、颅内—颅外旁路移植术等血管再通术后，也可见于线粒体脑肌病（MELAS 型）、老年慢性硬膜下血肿清除术后[1-9]。

（二）发病机制

到目前为止，CCHS 的发病机制并不完全清楚，大家比较公认的 CCHS 发病与脑血管自动调节功能受损，血管压力感受器受损，小穿支动脉灌注压骤然升高等三个机制有关[10]

1. **自动调节系统的受损**　血管自身调节系统的受损，这就意味着在 CEA 术后随着脑血流量的增加，受损的血管自身调节系统不会对脑血流量进行调控[11,12]，CEA 术后同侧大脑中动脉的平均血流速度是压力依赖性的，并且动脉压力的改变决定了血流速度及这些患者的症状，这些发现类似于高血压脑病的发病机制[13]。导致血管自动调节功能受损的物质，可能有一氧化氮[14]、氧自由基[15]及二氧化碳[16]。

2. **压力感受器受损**　压力感受器受损可能参与了 CCHS 的发生，压力感受器对体循环血压的调节作用非常迅速。而 CEA 手术可能造成感受器损伤，从而不能有效迅速地调节血压。高血压患者伴随压力感受器反射破坏，就很可能使脑血流灌注增加[17]。

3. **小穿支动脉灌注压骤然升高**　即基底核区的小穿支动脉突然暴露于正常灌注压下而导致破裂出血。

简而言之，CHS 发生在血管自动调节功能衰退并已适应低灌注压的血管床，通常在同侧（偶尔在对侧）出现颅内血管血流量显著增高。毛细血管床灌注压急剧增加而引起血脑屏障破坏，从而导致脑肿胀、脑内出血，严重者可导致死亡。

（三）病理学

脑过度灌注完全破坏了自身调节系统，导致液体渗出到毛细血管周的星形细胞及组织间隙，同时细胞胞饮作用增加导致细胞水肿，以椎动脉供血区明显，这与大脑血管交感神经支配的分布有关。CCHS 患者尸检的病理学改变与恶性高血压相一致，包括了内皮细胞肿胀、增生,红细胞渗出,纤维蛋白样坏死[18]。

尸检发现,CHS 引起脑组织的变化类似恶性高血压,包括动脉纤维素样坏死、红细胞逸出血管进入脑实质,从而脑组织发生严重肿胀。围手术期高血压或急性脑缺血发作,可诱发这些组织学上的变化[19]。

(四) 危险因素

CHS 可能的危险因素包括:高度狭窄且侧支血管代偿不足;CBF 的储备能力或血管的反应性低;对侧颈动脉闭塞;具有同侧慢性低灌注的证据;术前及术后高血压、抗凝及抗血小板治疗等。研究发现,狭窄率大于 80% 的颈动脉狭窄术后易发生 CHS,而狭窄率在 95%~99% 间发生 CHS 的危险性最高。严重狭窄促使脑动脉最大限度地扩张,因此脑的自动调节功能必须重新调整以适应较低的供血量。CEA 后血管床不能立即适应增加的灌注压,脑肿胀及出血由此发生。Hosoda 等[20]的研究进一步提示 CEA 前血管反应性低下或重度 CBF 降低 [通过乙酰唑胺负荷试验及单光子发射断层成像 (SPECT) 半定量统计图分析法]的患者,术后易发生 CCHS。

便于临床操作的具体参数可能有:CCHS 的危险因素,包括:①基础疾病:包括糖尿病、长期高血压、高血压后微血管病变、卒中发作史、年龄≥72 岁、对侧 CEA 术后 <3 个月、颈动脉高度狭窄;②血流动力学因素,其中术前危险因素包括侧支循环欠佳、对侧动脉闭塞、Willis环不完整、术前低灌注、脑血管储备能力或反应性下降以及颅内盗血等情况;术中和术后危险因素包括松开颈动脉阻断夹后脑血流量增加、术中颈动脉末端压力 <40mmHg、术后持续高灌注超过数天等;③其他因素,包括高剂量的挥发性麻醉剂、抗血小板聚集或抗凝治疗、脑梗死等。但这些因素究竟是 CCHS 的危险因素,还只是动脉粥样硬化的易感因素,仍存在争议。大多数学者认为脑血流储备量减少,术后高血压,CEA 后过度灌注持续长达数小时至数天是 CCHS 发生最重要的危险因素。

(五) 临床症状

头痛、谵妄、呕吐、癫痫发作及局部神经功能缺损为 CHS 常见的临床症候群。头痛是CHS 最常见的、早期的症状,通常发生在血管再通术后,表现为同侧额颞部或眶周的严重疼痛,常常提示脑内出血或蛛网膜下腔出血等高灌注损害(为病理学概念),应引起临床医师的高度警惕。CEA 后癫痫的发生率为 0.4%~1.0%,这些患者术前同侧血流量为正常的 75%,术后可增至 170%。1.3% 的 CEA 患者脑电图显示同侧周期性癫痫样放电,其中 30% 的患者有癫痫发作。CHS 相关的癫痫发作通常发生在术后 10d 内,头痛往往先于癫痫出现。通常以局限性癫痫为主,继发全身发作,随后可出现 Todd 瘫痪。最初癫痫很难控制。但可以完全恢复。40% 以上的癫痫患者发生脑出血,一旦脑出血发生,可使死亡率增加 50%。高灌注损害也可导致局部神经功能缺损,依损伤部位不同临床症状各异,常表现为轻偏瘫、失语、偏盲等,重者死亡[21-24]。

(六) 影像学检查

目前,有两种较常用的途径来识别 CCHS 高危患者和诊断 CCHS 患者:术前证实有脑灌注不足,或者术中、术后证实有脑过度灌注的患者。常用的检查手段包括计算机断层扫描

(CT),核磁共振成像(MRI),经颅多普勒(TCD)和某些较少应用的技术,例如单光子发射计算机断层成像术(SPECT)和 Xenon CT 等,也能被应用在 CCHS 诊断上。

1. CT CT 提示 CCHS 的异常表现是:散在或不均匀白质水肿、占位效应、血管再通手术同侧脑实质点状/片状出血或蛛网膜下腔出血[21-22]。由于椎基底动脉系统缺乏交感神经支配,白质水肿大部分分布在后顶枕部。注意,在 CCHS 的早期,甚至当 SPECT 或 Xenon CT 显示过度灌注的时候,CT 检查也可能是完全正常的。术后癫痫患者 CT 扫描提示皮层下低密度是血管性水肿的特征,而由于癫痫本身或急性栓塞性梗死直接引起的可能性不大。颅内出血为 CHS 严重的颅内损害,Henderson 等[22]回顾了 2747 例 CEA 患者,12 例发生了术后脑内出血(0.4%),其中 7 例患者死亡(58.3%)。颈动脉 PTA 或支架置入术颅内出血的发生率似乎较高,为 1.4%~4.4%[25-26]。

2. MRI MRI 的异常表现包括白质水肿(主要涉及枕区)、局部梗死灶和脑出血。MRI 的改变优于 CT。DWI 能够明确白质水肿并且用于区分细胞毒性脑水肿和脑缺血及高灌注综合征引起的间质水肿[27]。需要注意的是,DWI 提示的白质水肿可能被忽略或者被误认为是梗死灶。有研究对在 CEA 术后出现 CCHS 症状的患者,使用 DWI 和磁共振灌注加权成像(PWI)检查,其中 DWI 显示无异常,排除急性缺血;而 PWI 显示了两个半球间脑灌注的差别。但 PWI 不是定量的检查方法,不能计算出脑血流量的绝对差值[28]。磁共振灌注成像(PWI)结合磁共振血管造影术(MRA)对于确定由于侧支循环不良及术前慢性低灌注状态的 CHS 高危患者有一定的价值,对一些高度狭窄的患者可以选择性的应用。

3. TCD 术后 TCD 能发现早期升高的脑血流量。使用多普勒探头经颅骨窗可测量大脑中动脉(MCA)的血流速度。TCD 可以直接而准确地显示 MCA 血流信息,进而反映术前低灌注、脑血管反应性、术后高灌注和 CEA 术后栓子的形成等情况,并提供诊断依据[29]。CHS 的 TCD 诊断标准:与 CEA 前比较,同侧大脑中动脉(MCA)的峰血流速度增加大于 100%。按此标准,CCHS 的发生率为 6%~9%,较临床及影像学定义 CCHS 的发生率 0.3%~1.2% 大大增加。TCD 的早期动态检测对于确定 CCHS 高危患者有重要价值。研究发现,符合 CCHS TCD 诊断标准的患者中,11% 的患者最终演化成临床或影像学定义的 CHS[30]。有关 TCD 数据分析显示,CEA 术后大脑血管自动调节重新适应需要一段时间,一般不超过 6 周。但有文献报道,TCD 预测 CEA 术后高灌注的假阳性率为 33%,同时,由于受操作者手法的影响,常可导致 10% 的 TCD 评价无效。尽管如此,TCD 监测仍然是 CEA 术前、术中、术后最有效的检查方法。当脑持续过度灌注,要重复测量直至脑过度灌注及临床症状消失。目前研究认为,TCD 应当用作高灌注患者的治疗指导和随访观察[29]。

4. 脑电图 高灌注综合征的患者,常常可以显示周期性的手术侧癫痫样放电,即便是在没有癫痫发作的患者或者癫痫发作后的患者,这些放电提示有局灶性的大脑刺激性病灶。随着高灌注状态得到控制,这些放电将完全消退,它们的发生是敏感但非特异指标,无助于识别有高灌注综合征风险的患者。在 CEA 术后,有学者认为亚临床发作的脑电活动能提示抗癫痫药物的应用[31]。

5. SPECT SPECT 能够测定术前脑血流量储备,检测术后过度灌注。在 SPECT 上显示的术后 1~3d 的持续过度灌注,可以用于识别有发生 CCHS 危险的患者。SPECT 可用于在排除其他诊断后,鉴别来自过度灌注的局部缺血[32]。

6. Xenon CT 氙吸入 CT 血流测定对于评价 CBF 的储备能力、提供血流增加的量化信息有一定的优势,是确定 CHS 最好的方法。

综上所述,术前证实可能有脑灌注不足的常用手段包括 TCD、CTP、PWI、SPECT、Xenon CT 等,需要强调的是,对怀疑是 CCHS 高危患者要采用上述手段进行综合评判,预先判断并进行防治是非常关键的;术中、术后证实有脑过度灌注的常用手段包括 TCD、CT、MRI 等,血管再通术后,一旦怀疑 CHS,应立即进行这些常规的神经影像学检查。

(七) CHS 的诊断标准

Schaafsma 等[33]系统观察了 112 例 CEA 患者术后前 4 天 TCD 的变化,依据临床、TCD 及影像学特点提出 CCHS 诊断标准:①同侧(或对侧)MCA 血流速度异常升高。MCA 平均血流速度比术前增加 100% 以上,是发生 CHS 最早、最敏感的指标,可在 CEA 后 1 天内出现,往往先于临床症状。②血压急剧升高,可以达到恶性高血压的水平:即收缩压达到 200mmHg 以上,舒张压在 100mmHg 或以上。③头痛通常发生在手术动脉的同侧,特异性较低。④局限性癫痫发作、局限性神经功能缺损、颅内出血和(或)颅内水肿。可能是 CCHS 的诊断标准:具备①。确诊 CCHS 的诊断标准:具有① + ②或③中的任何一条。值得强调的是,任何患者在 CEA 或 CAS 后前几天出现 MCA 血流速度的异常增高,都应考虑可能为 CHS,特别是较高的血流速度发生在术后 1 天前后,这样的患者应转运到 ICU 进行动脉血压控制与监护。

有关高血压是否可以作为诊断 CHS 的一个指标存在争议。血压升高可以是 CCHS 的原因,也可以是机体的应激反应。而血压无明显增高,同样可以发生 CCHS。McCabe 等[34]报道了 1 例 68 岁正常血压的患者,左侧颈内动脉支架置入术后 7 小时,病情恶化,脑内大量出血,18 天后死亡。在病情恶化期间,血压仅有轻度升高。也有研究发现,即使血压控制良好,对于灌注储备能力较差而明显低灌注的患者,血管再通术后仍可发生 CHS[35]。另外,有关头痛是否可以作为 CHS 的一个诊断指标也同样存在异议,因为术后脑内出血或 SAH 可能仅表现为同侧头痛。

通过复习近 10 年的文献,我们考虑 CHS 的诊断可分为两个层次:①脑血流动力学诊断标准,即与颈动脉血管再通术的术前比较,同侧大脑中动脉的峰血流速度增加大于 100% 或 SPECT 提示同侧局部 CBF 成倍增加,与 Schaafsma 等[33]诊断标准中的可能 CHS 一致;②临床及影像学诊断标准:临床症状包括头痛、癫痫发作、谵妄、局灶性神经功能缺损,影像学表现为颅内水肿、颅内出血(包括 SAH)。后者即为最初乃至现在临床仍在沿用的 CHS 诊断标准。仅符合 CHS 的血流动力学诊断标准,而无临床症状及影像学异常的患者,可考虑为高灌注现象(hyperperfusion phenomenon)而不作 CHS 的诊断。将脑血流动力学诊断标准与临床及影像学诊断标准联合应用是最科学的诊断方法。目前,强调血管再通术后应在超早期进行 TCD 动态检测,及早识别出可能为 CHS 的患者,并给予足够的重视和干预,阻止病变进展,从而避免临床及影像学 CHS 的发生。

(八) 干预措施

CHS 是可以预防及治疗的,术前应该详细评价 CHS 发生的危险性,围手术期谨慎应用抗血小板及抗凝药物,阶段性解除局部血管狭窄,术后及早识别并采取有效的措施,则可以降低 CHS 的发生率及改善预后。

1. 术前评价

指标包括责任动脉的狭窄度,狭窄对侧动脉的病变程度;侧支循环状况;脑血管的自动调节功能或血管的反应性;CBF 的储备能力;抗凝药及抗血小板药物的应用状况及凝血指标;血压水平等。

2. 预防措施

(1) 注意血管再通手术的时机:如果在脑梗死后早期的 3~4 周做手术会增加手术风险,特别是在大面积梗死或者进展性卒中的患者。因为术后过度灌注综合征,会使软化脑实质的出血风险增加。欧洲颈动脉外科实验和北美对有症状患者 CEA 的实验数据分析显示,CEA 对神经系统症状稳定的患者获益最大。

(2) 注意 CEA 手术的麻醉类型:由于各种各样的麻醉药物对脑血流量和脑血管的自身调节有不同的影响,如异氟醚对脑代谢率及自身调节的影响是剂量依赖的,在高剂量时可损害脑血管自身调节,氧化亚氮可以诱导脑血流量、颅内压和脑血容量的轻度增加,大剂量挥发性卤代烃麻醉药可能促进 CCHS 的发生发展,因此手术时麻醉药的剂型和剂量选择都应该慎重。

(3) 术中及术后抗凝药物及抗血小板药物的应用,目前尚无统一的标准。但为了减少脑出血的危险性,应用抗凝药时必须慎重。

(4) CEA 或 PTA 及支架置入术等血管再通术后,狭窄远端动脉血流速度增加 100% 的患者,最好在 NICU 持续监控,直至 CHS 被控制为止。

(5) 未来的干预目标是利用药物预防再灌注性损伤,这对 CHS 高危患者有特殊价值。

用依达拉奉进行预处理:在再灌注的时候,中枢神经系统会产生自由基,它可以导致术后过度灌注。依达拉奉抑制脂质过氧化反应及血管内皮细胞损伤,并且改善脑水肿及组织损伤。目前有文献报道,依达拉奉(60mg 加入 100ml 生理盐水,在颈动脉夹闭前 30min 由静脉内推注)的预处理,可以减少 CEA 或 CAS 后过度灌注的发生率[36]。

3. 术前及术后检测指标

术前及术后即刻、前 3 天 TCD 检测;术后即刻常规 CT 扫描或出现异常情况时即刻 CT 扫描;术前、术中及术后血压及凝血指标的监控;术前及术后 3 天 SPECT 扫描、Xenon CT 扫描或灌注 CT 扫描(不做常规要求)。

4. 治疗

(1) 充分控制高血压是防治 CHS 的主要措施,注意降压药的应用:因为 CCHS 患者的血流量是压力依赖的,并且症状可以在降低全身动脉压后,迅速消失,因此绝大多数学者建议对 CCHS 患者应该严格控制血压。药物选择方面以拉贝洛尔和可乐定为常选药物,拉贝洛尔对脑血流量没有直接作用,但是可以使脑灌注压及平均动脉压降低基线的 30%,常用于 CCHS 患者,α_2- 肾上腺素能受体激动剂可乐定可导致血管舒张压降低,心率减慢,心输出量下降,脑血流量减少,其他血管扩张剂则会使 CCHS 情况恶化[37]。避免应用增加 CBF 的降压药物(例如肼苯哒嗪等)。控制血压的标准:同侧与对侧 TCD 血流速度均等为血压控制最优化的评价方法。理想的治疗策略:监测血压,维持血压的稳定,预防血压的急剧上升,使患者免于达到临床确诊 CHS 阶段。

(2) 脑水肿治疗:脑水肿的治疗包括镇静,(短期)过度换气,甘露醇或者高张生理盐水脱水等。

（3）抗癫痫治疗：是否预防性抗癫痫治疗一直存在争议。一些学者认为，当 EEG 显示周期性单侧痫样放电，还有 CCHS 引起的单侧头痛或者局灶神经功能缺损症状时，可以预防性用药。目前尚无大宗临床对照研究。当患者有癫痫发作，抗癫痫治疗是肯定的。既往文献报道常把劳拉西泮作为高灌注综合征癫痫发作的首选急性期用药，苯妥英钠及苯巴比妥钠为维持抗癫痫用药[38]。

（4）长期治疗：强化降压治疗应该持续至脑自身调节功能恢复后。对各种患者自身调节功能恢复所需的时间，已经上升成为另一个问题，用何种检查手段来鉴别自身调节功能是否恢复最敏感？脑自身调节功能恢复所需时间目前尚无统计学证据，一些医师认为在术后 6 个月，而有些医师则用两侧大脑半球标化的超声多普勒信号作为治疗的指导。

（九）预后

预后依赖于 CHS 发生的时间、准确的诊断和治疗。结果预测是基于少数的 CHS 患者，他们的诊断时期不同，治疗也不同，所以仅供参考。尽管绝大多数早期诊断治疗的患者似乎都痊愈了，但仍有文献报道几乎 30% 的 CHS 患者（严重的 CHS，或者延迟诊断）留有部分残疾，并且有 50% 的死亡率。事实上，尽管 CHS 的患者颅内出血很罕见，但一旦出现几乎都是毁灭性的事件[38]。

四、决策难点分析

（一）该患者手术适应证

该患者肌力下降，mRS 评分 3 分，按照目前国内指征要求，不符合手术适应证，但患者家属担心再次中风造成大面积脑梗死，同时患者低灌注状态可能会影响患者的智能障碍恢复，低灌注状态亦有可能影响神经联络的再生，基于此，予以支架成形，事实证明术后患者智能障碍有所恢复，肌力亦有所恢复。

（二）如何识别过度灌注高危患者

根据文献以及自身经验总结，需要重视的颈动脉狭窄术后过度灌注综合征危险因素包括以下几个方面：① TIA 或经常头晕；② CT 或 MRI 可见分水岭梗死，白质变性；③颈动脉起始部重度狭窄；④ TCD 提示狭窄远端 MCA 流速明显下降，低于 30cm/s，或低于对侧 1/3；⑤ DSA 提示狭窄远端循环较为孤立，没有通过前交通动脉或后交通动脉来的侧支循环；⑥年龄较大；⑦有高血压病史；⑧血流动力学检查提示低灌注，负荷试验提示脑储备能力下降；⑨既往有脑梗死病史。其中第④项、第⑤项和第⑧项具有明确的诊断意义。

该患者术前评价：TCD 提示右侧颈内动脉起始部重度狭窄远端流速明显下降和阻力降低，DSA 提示右侧颈内动脉起始部重度狭窄远端没有建立良好的侧支循环代偿，既往有脑梗死病史，考虑为高危患者，有必要采取预防措施。

（三）如何在围手术期处理，避免出现过度灌注

处理原则包括：必要时气管插管全麻，根据 TCD 进行血压控制，逐步增大颈动脉管径。

具体处理对策主要有以下几个方面：

1. 围手术期控制好血压：一般采取全麻插管，多见于患者血压控制不稳定，情绪易波动，不耐久卧，对尿管敏感等，术中保持血压平稳。术后处理：拟在介入导管室拔管时，注意预先予以降压药物，以免气管插管拔出过程中血压突然升高；另外，可以回到神经重症监护病房，使用神经安定药物和静脉用降压药物，互相配合，保持患者处于人工镇静状态，同时保持血压稳定，在24小时后逐步停止静脉药物，根据影像学检查结果，最终停止药物。对于能够配合的患者，可在局麻下进行手术，但要注意避免术后对血压的影响，如不适、疼痛等。

2. 可采取分阶段扩张的方法：术中可以逐步扩张，开始使用小球囊，逐步增加球囊的直径，一般可分为3~4次扩张，每次扩张间隔时间为15分钟，给予血管适应血流速度和流量的变化时间，一般扩张到4mm时，对于老年患者可以放置支架，对于中年患者，4mm直径相对较小，以后发生再狭窄的机会较大，根据情况，若没有明显夹层可结束手术，有夹层的可予以放置6mm的solitarie支架，以后进行二次扩张和放置支架。另外，对于术前估计风险非常高的患者，可在第一次手术中，将极重度狭窄扩张至2~3mm即可，然后放置solitarie支架，待狭窄远端极度扩张的血管逐步恢复自动调节能力后，再进行第二次手术，予以扩张和放置支架。

五、中医药在颈动脉狭窄介入治疗围手术期中如何发挥优势

西医学认为颈动脉狭窄是缺血性卒中的一个重要致病因素，随着神经介入学的发展，越来越多的颈动脉狭窄患者被发现，并接受了血管狭窄成形术治疗。临床中，神经介入治疗为我们防止缺血性卒中提供了一个有效的手段，但介入治疗本身也存在术后出现再灌注损伤、术后再出血、术后再狭窄等问题。由于历史条件的限制，传统中医学不可能对颈动脉狭窄作出诊断。但结合西医学研究，可以使中医的理论、临床与现代神经病学相结合，为中医干预颈动脉狭窄血管围手术期找到契合点。中医现代临床、实验室研究提示部分中药治疗可起到降脂、抗过氧化损伤、保护血管内皮细胞、抑制血小板聚集、防止血栓形成、抑制血管平滑肌细胞增殖、调节血管活性多肽和细胞生长因子分泌等作用。因此，我们认为，在颈动脉狭窄支架围手术期西医治疗基础上配合中医辨证施治，可以提高机体抵抗力，提高临床疗效，减少并发症。具体如下：

1. 颈动脉狭窄患者介入术前，通过中医辨证施治，扶正祛邪，以减轻症状，增强机体免疫力，稳定内环境。颈动脉狭窄患者多伴有肢体偏瘫、乏力，偏盲，认知障碍等，中医可诊断为中风病。中风病的主要病机归纳起来不外是风、火、痰、气、瘀、虚六端，此六端常相互作用，合而为病，导致阴阳失调，气血逆乱，上犯于脑，发为中风。我们可以根据病情调养身体，提高机体抵抗力，提高手术耐受性。痰瘀阻络，辨证治疗时强调化痰通络。该例患者术前采用息风化痰，活血通络的治法，起到调节机体全身情况，缓解症状的效果。

2. 术后高灌注综合征，是颈动脉狭窄介入治疗术后的一个严重并发症，目前对于如何预防颈动脉狭窄支架成形术后过度灌注综合征，中医药治疗尚无临床及实验的研究报道。根据临床表现，可参照头痛、痫病、中风等病诊治。中医治疗时可针对不同临床表现施治，减

轻症状。该病例术后、术前评估有高灌注损伤的风险，因此介入治疗术后，在西医治疗基础上，联合中医治疗，中药汤剂以息风涤痰，活血通络为法，在原方基础上去海藻，加胆南星、地龙以加强化痰活血通络之功，服用 3 剂后再次加用黄芪增强益气活血之功。为该患者术后避免出现再灌注综合征，取得了较好疗效。但是目前临床尚缺乏大样本的研究，在今后的研究中需要我们进一步探讨颈动脉支架术后再灌注损伤患者的中医证候演变规律，从而进一步制定有效的辨证论治方案。

参 考 文 献

[1] Sundt TM Jr,Sandok BA,Whisnant JP. Carotid endarterectomy：complications and preoperative assessment of risk. Mayo Clin Proc,1975,50：301-306.

[2] Sundt TM Jr,Sharbrough FW,Piepgras DG,et al. Correlation of cerebral blood flow and electroencephalographic changes during carotid endarterectomy. Mayo Clin Proc,1981,56：533-543.

[3] Reigel MM,Hollier LH,Sundt TM Jr. Cerebral hyperperfusion syndrome：a cause of neurologic dysfunction after carotid endarterectomy. J Vasc Surg,1987,5：628-634.

[4] Ascher E,Markevich N,Schutzer RW,et al. Cerebral hyperperfusion syndrome after carotid endarterectomy：predictive factors and hemodynamic changes. J Vasc Surg,2003,37：769-777.

[5] Morrish W,Grahovac S,Douen A,et al. Intracranial hemorrhage after stenting and angioplasty of extracranial carotid stenosis. Am J Neuroradiol,2000,21：1911-1916.

[6] Meyer PM,Higashida RT,Phatouros CC,et al. Cerebral hyperperfusion syndrome after percutaneous transluminal stenting of the craniocervical arteries. Neurosurg,2000,47：335-343.

[7] Uno M,Nakajima N,Nishi K,et al. Hyperperfusion syndrome after extracranial-intracranial bypass in a patient with moyamoya disease-case report,Neurol Med Chir（Tokyo）,1988,38：420-424.

[8] Amagasaki K,Shimozu T,Suzuki Y,et al. Focal hyperperfusion in a patient with mitochondrial myopathy，encephalopathy,lactic acidosis,and stroke like episodes. Case report. J Neurosurg,2001,94：133-136.

[9] Ogasawara K.,Ogawa A,Okuruchi T,et al. Postoperative hyperperfusion syndrome in elderly patients with chronic subdural hematoma. Surg Neurol,2000,54：155-159.

[10] Streifler JY. Hyperperfusion syndrome. Harefuah,2004,143：496-499,549.

[11] Sundt TM,Sharbrough FW,Piepgras DG,et al. Correlation of cerebral blood flow and electroencephalographic changes during carotid endarterectomy：with results of surgery and hemodynamics of cerebral ischemia. Mayo Clin Proc,1981,56：533-534.

[12] Magee TR,Davies AH,Baird RN,et al. Transcranial Doppler measurement before and after carotid endarterectomy. JR Coll Surg Edinb,1992,37：311-312.

[13] Jorgensen LG,Schroeder TV. Defective cerebrovascular autoregulation after carotid endarterectomy. Eur J Vasc Surg,1993,7：370-379.

[14] Janigro D,West GA,Nguyen TS,et al. Regulation of blood-brain barrier endothelial cells by nitric oxide. Circ Res,1994,75：528-538.

[15] Soong CV,Young IS,Hood JM,et al. The generation of byproducts of lipid peroxidation following carotid endarterectomy. Eur J Vasc Endovasc Surg,1996,12：455-458.

[16] Patel RL,Turtle MR,Chambers DJ,et al. Hyperperfusion and cerebral dysfunction：effect of differing acid-basemanagement duringcardiopulmonary by pass. Eur J Cardiothorac Surg,1993,7：457-463.

[17] Timmers HJ,Wieling W,Karemaker JM,et al. Baroreflex failure：a neglected type of secondary hypertension.

Neth J Med,2004,62:151-155.

[18] Schwartz RB. Hyperperfusion encephalopathies:hypertensive encephalopathy and related conditions. Neurolog,2002,8:22-34.

[19] Sakaki T,shozaburo T,Nishitani M,et al. Perfusion pressurebreakthrough threshold of cerebral autoregulation in the chronically ischemic brain:an experimental study in cats,J Neurosurg,1992,76:478-485.

[20] Hosoda K,Kawaguchi T,Ishii K,et al. Prediction of hyperperfusion after carotid endarterectomy by brain SPECT analysis with semiquantitative statistical mapping method. Stroke,2003,34:1187-1193.

[21] I iu AY,Do HM,Albers GW,et al. Hyperperfusion syndromewith hemorrhage after angioplasty for middle cerebral arterystenosis. Am J Neuroradiol,2001,22:1597-1601.

[22] Henderson RD,Phan TG,Piepgras DG,et al. Mechanisms of intracerebral hemorrhage after carotid endarterectomy. J Neurosurg,2001,95:964-969.

[23] Dalman JE,Beenakkers IC,Moll FI,et al. Transcranial Doppler monitoring during carotid ecdarterectomy helps to identify patients at risk of postoperative hyperperfusion. Eur J Vase Endovasc Surg,1999,18:222-227.

[24] Gossetti B,Martinelli O,Guerricchio R,et al. TranscranialDoppler in 178 patients before,during and after carotid endarterectemy. J Neuroimaging,1997,7:213-216.

[25] Morrish W,Grahovac S,Douen A,et al. Intracranial hemorrhageafter stenting and angioplasty of extracranial carotid stenosis. Am J Neuroradiol,2000,21:1911-1916.

[26] Meyer PM,Higashida RT,Phatouros CC,et al. Cerebral hyperperfusion syndrome after percutaneous transluminal stenting of the craniocervical arteries. Neurosurg,2000,47:335-343.

[27] Wu Q,Marescaux C,Wolff V,et al. Tacrolimus associated posterior reversible encephalopathy syndrome after solid organ transplantation. Eur Neurol,2010,64:169-177.

[28] van Mook WN,Rennenberg RJ,Schurink GW,et al. Cerebral hyperperfusion syndrome. Lancet Neurol,2005, 4:877-888.

[29] Dunne VG,Besser M,Ma WJ. Transcranial Doppler in carotid endarterectomy. J Clin Neurosci,2001,8:140-145.

[30] Dalman JE,Beenakkers IC,Moll FI,et al. Transcranial Doppler monitoring during carotid ecdarterectomy helps to identify patients at risk of postoperative hyperperfusion.Eur J Vase Endovasc Surg,1999,18:222-227.

[31] Pinkerton JA Jr. EEG as a criterion for shunt need in carotid endarterectomy. Ann Vasc Surg,2002,16:756-761.

[32] Harrison PB,Wong MJ,Belzberg A,et al. Hyperperfusion syndrome after carotid endarterectomy:CT changes. Neuroradiology,1991,33:106-110.

[33] Schaafsma A,Veen LAS,Vos JPM.Three cases of hyperperfusion syndrome identified by daily transcranial Doppler investigation after corotid surgery. Eur J Vase Endovasc Surg,2002,23:17-22.

[34] McCabe DJ. Browm MM,Clifton A. Fatal cerebral reperfusionhemorrhage after carotid stenting. Stroke,1999, 30:2483-2486.

[35] Yoshimoto T,Houkin K,Kuroda S,et al. Low cerebral bloodflow and perfusion reserve induce hyperperfusion after surgical revascularization:case reports and analysis of cerebral hemodynanmics.Surg Neurol,1997,48:132-138.

[36] McCarthy RJ,Nasr MK,McAteer P,et al. Physiological advantages of cerebral blood flow during carotid endarterectomy under local anaesthesia:a randomised clinical trial. Eur J Vasc Endovasc Surg,2002,24:215-221.

［37］Tietjen CS,Hurn PD,Ulatowski JA,et al. Treatment modalities for hypertensive patients with intracranial pathology:options and risks. Crit Care Med,1996,24:311-322.

［38］Hingorani A,Ascher E,Tsemekhim B,et al. Causes of early post carotid end artectomystorke in a recent series:the increasing importance of hyperperfusion syndrome. Acta Chir Belg,2002,102:435-438.

（白小欣，张燕婷，毕佳希）

病例 14：大脑中动脉闭塞的 Xenon CT 指导治疗

一、病例摘要

一、病例摘要

患者男性,52岁,因"左侧肢体乏力2年,头晕1年,加重1月"于2010年9月25日入院。病历及治疗情况摘要如下:

患者于2008年10月因左侧肢体乏力在外院拟脑梗死治疗,后遗留左侧肢体乏力,行走拖步。自2009年9月起患者出现头晕,呈漂浮感,无天旋地转,起立行走时头晕明显加重,夜间平躺及入睡后症状可缓解。行TCD提示:右侧大脑中动脉血流速度减低,双侧椎动脉血流速度减低、右椎为著。行头颅MR提示:①右侧半卵圆中心、基底节区和右侧颞岛叶大面积陈旧性脑梗死,伴脑软化灶形成;②头颅MRA示右侧大脑中动脉显著狭窄,分支血管大部分闭塞(图87a,图87b)。在外院反复多次治疗,效果欠佳,入住我院。既往有高血压病史多年,未规律服用药物。

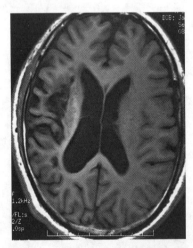 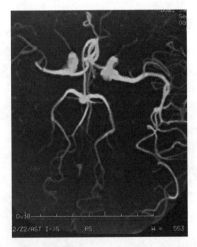

图87a　头颅MRI可见陈旧脑梗灶　　　　图87b　MRA示右侧大脑中动脉狭窄

入院后行脑血管造影,提示右侧大脑中动脉M1段M2段交界处闭塞,M2段供血区由大脑前动脉经软膜血管吻合供血,染色尚可,但延迟(图88a,图88b)。考虑此种情况难以介入再通,且风险较大,故未行介入治疗。氙气CT提示右侧大脑中动脉皮层供血区CBF值正常低限(图89)。

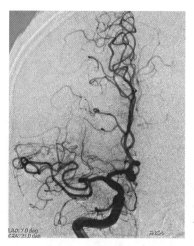

图 88a　DSA 示右侧大脑中动脉 M1 段 M2 段交界处闭塞

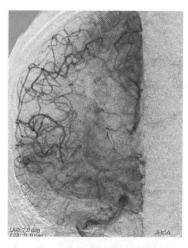

图 88b　M2 段供血区由大脑前动脉供血,染色尚可

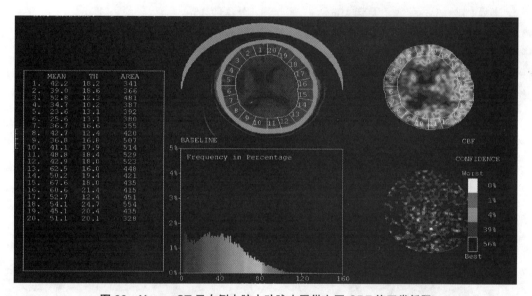

图 89　Xenon CT 示右侧大脑中动脉皮层供血区 CBF 值正常低限

　　入院时中医四诊:神清,精神可,言语清晰,头晕呈漂浮感,无天旋地转感,无耳鸣耳聋,无恶心呕吐,左侧肢体乏力,行走稍拖步,左手活动欠灵活,无视物模糊,无口干口苦,纳眠可,小便调,大便稍干。舌淡黯,苔白腻,脉弦滑。辨证为气虚痰瘀阻络,治以健脾益气,化痰通络。

处方:

五指毛桃 30g	白术 15g	炙甘草 5g	桔梗 15g
枳壳 10g	葛根 30g	菟丝子 15g	杜仲 15g
丹参 20g	半夏(制)15g	天麻 10g	藿香 10g

3 剂,每日一剂,口服。

其后住院月余,中药汤剂基本以此方为底,根据舌苔、脉象变化酌加祛湿、化痰之品(一般加减不超过 3 味)。服药后头晕稍有减轻,主要表现在头晕发作时间上,即入院时患者起立行走后即觉头晕,服药后行走一段时间方觉头晕,行走与头晕时间间隔延长至 15 分钟左右,但始终无法完全消除头晕症状。

因同房间的病友行颅内外动脉搭桥术成功,患者及家属强烈要求行搭桥手术治疗,科室讨论认为本患者行颅内外动脉搭桥手术无禁忌证,但适应证方面存在争议,与患者及家属详细沟通病情后,患者及家属仍坚决要求手术,遂行右侧颞浅动脉-大脑中动脉搭桥术。

术后患者肢体乏力症状无明显改善,但头晕改善。术后出现右侧头部胀痛不适,疼痛部位位于耳后,较术口位置偏后。舌淡黯边有齿痕,苔白腻,脉弦滑。中医辨证考虑全麻术后,阳气受抑,脾气虚弱明显,因此加强健脾益气之力;且见苔腻、脉滑等水湿运化不及积聚之象,故予石菖蒲、藿香芳香化湿;头痛部位与术口不一致,为胆经走行位置,加柴胡、川芎入肝胆经,行气活血,畅达经脉,处方如下:

黄芪 45g	党参 20g	茯苓 15g	白术 15g
半夏(制)15g	天麻 10g	石菖蒲 15g	藿香 15g
丹参 15g	川芎(制)15g	柴胡 15g	炙甘草 5g

3 剂,每日一剂,口服。

服上药后头痛渐消,头晕未再发作,腻苔逐渐消退,减藿香、柴胡以防过于温燥,加用山茱萸滋养肝阴,防肝阳上亢。

复查 TCD 提示:右侧大脑中动脉搭桥术后,血流通畅,可探及低流速低搏动血流信号;双侧椎动脉血流速度减低。复查脑血管造影提示:搭桥血管血流通畅(图 90a,图 90b)。复查氙气 CT 提示:脑血流较前改善(图 91)。患者头晕、头痛症状消失后出院。

随访 2 年余,患者未再出现明显头晕头痛,生活自理。

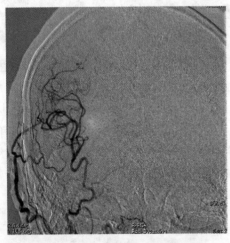
图 90a　DSA 示搭桥血管血流通畅

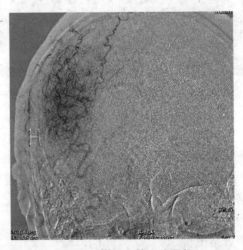
图 90b　搭桥血管血流通畅

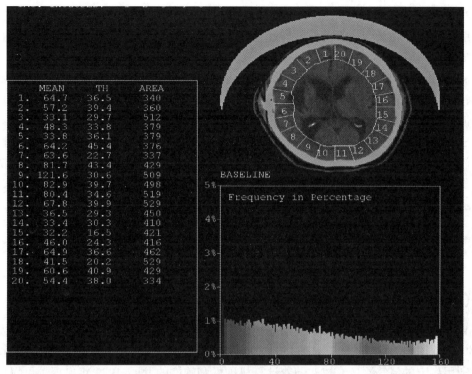

MEAN	TH	AREA
1. 64.7	36.5	340
2. 57.2	39.4	360
3. 33.1	29.7	512
4. 48.3	33.8	379
5. 33.8	36.1	379
6. 64.2	45.4	376
7. 63.6	22.7	337
8. 81.7	43.4	429
9. 121.6	30.6	509
10. 82.9	39.7	498
11. 80.4	34.6	519
12. 67.8	39.9	529
13. 36.5	29.3	450
14. 33.4	30.3	410
15. 32.2	16.5	421
16. 46.0	24.3	416
17. 64.9	36.6	462
18. 41.5	20.2	529
19. 60.6	40.9	429
20. 54.4	38.0	334

图 91　Xenon CT 示脑血流较前改善

二、病例特点与分析

(一)病例特点

1. 中年男性,反复发作头晕,既往有脑梗死病史,遗留肢体乏力症状。

2. 主要症状为脑梗死 1 年后出现头晕,呈漂浮感,无天旋地转,夜间平躺及入睡后症状可缓解。

3. 脑血管评价 TCD:右侧大脑中动脉血流速度减低,双侧椎动脉血流速度减低、右椎为著;头颅 MRA 示右侧大脑中动脉显著狭窄,分支血管大部分闭塞;脑血管造影提示右侧大脑中动脉 M1 段闭塞;氙气 CT 提示右侧大脑中动脉皮层供血区 CBF 值正常低限。

(二)病例分析

1. 患者既往因急性脑梗死在外院治疗,结合头颅 MR 及脑血管造影情况,考虑患者脑梗死的原因为右侧大脑中动脉闭塞;结合患者脑血管造影,提示侧支血管代偿情况,考虑大脑中动脉闭塞为慢性狭窄基础上的急性闭塞。

2. 从造影上看,患者右侧大脑中动脉 M1 远端闭塞,而大脑前动脉及大脑中动脉颞下干参与原颞上干供血区域,但额叶后部皮层血管明显稀疏,结合 Xenon CT 检查,考虑侧支血管灌注不足,而侧支血管代偿分流了部分后循环血流灌注,导致后循环供血不足,出现头晕症状,表现为站位时头晕加重,卧床休息可缓解。

3. 患者发生急性脑梗死后未出现头晕症状，考虑与急性期发生应激导致血压偏高、出院后服用降压药物及脑血管动脉粥样硬化的发展等有关，导致原来处于代偿期的脑血管灌注出现灌注不足，表现为头晕症状，与体位改变密切相关。

4. 本患者在严格内科治疗下，症状无好转，可考虑手术治疗。目前对于脑血管闭塞的手术治疗包括血管再通及搭桥术，考虑该患者脑血管闭塞时间长，血栓机化导致再通困难，且即使再通成功，发生再通后出血的风险极大，因此考虑行搭桥手术。

5. 颅内-外血管搭桥主要有两种手术方式：一种是低流量（15~25ml/min）血管搭桥，利用颞浅动脉或颌内动脉进行搭桥；另外一种是高流量（70~140ml/min）血管搭桥，利用桡动脉或大隐静脉进行搭桥。考虑该患者脑灌注不足程度轻，选择低流量搭桥即可满足需求，且避免高流量搭桥可能导致的灌注突破风险。

三、文献复习

（一）氙气 CT 灌注的基本原理

具有放射活性的氙气曾广泛应用于核医学局部脑血流的测量。随着 CT 技术的发展及 Xe 的稳定同位素的发现，运用 CT 进行 CBF 的测量成为可能。1977 年，Winkler[1]等首先报道了利用稳定的氙气测量 CBF。随着计算机硬件和软件的发展，1983 年出现了可以供临床使用的商用型 Xe-CT CBF 系统。

氙气具有很好的脂溶性，吸入后能够很快在血液内达到饱和，并通过血脑屏障弥散入脑组织（摄取过程），然后能够再从脑组织中迅速反弥散回到血液中并被血液带走（清除过程）。氙气的这种弥散能力只取决于脑的血容量和氙气在脑组织不同部位之间的溶解度。这个摄取和清除的过程可被 CT 检测出来，表现为 CT 值的改变，因而可以利用氙气作为一种理想的 CBF 测量示踪剂[2]。吸入氙气后测得各部位的时间-密度曲线即 Xe 摄取和清除曲线，根据曲线的摄取或者清除速率，依据一定的生理数学模型，可以计算出各部位的 CBF。氙气 CT 灌注数据处理的数学模型非常稳定，其获得的 CBF 值不仅准确，而且重复性也非常好。

（二）安全性方面

氙气可以在体内被迅速清除（大约 3 分钟，生理半衰期大约 30 秒），行 Xenon CT CBF 研究可以在短时间内重复进行，使得该检查安全、可靠，因此，Xenon CT 广泛应用于临床工作，可以给临床医生提供准确有用的信息使患者获益。但是由于氙气具有麻醉作用，可导致呼吸抑制等不良事件。有研究发现，32% 氙气导致呼吸抑制大于 10 秒的发生率为 3.6%，头痛为 0.4%，癫痫发作为 0.2%，恶心呕吐为 0.2%[3]。因此，考虑到部分不良事件的发生，以及 CT 技术的发展，有学者推荐将 Xenon CT 浓度下降至 28%，在保证结果准确的基础上，减少不良事件的发生。该研究包括 7 个中心在内的 2003 例研究对象（大部分为脑血管闭塞或缺血性中风病例），结果发现 93% 的研究者数据在临床上是积极有效的，而其中有 1.9% 的病例出现呼吸抑制大于 20 秒，但均可自行恢复，呼吸抑制小于 20 秒的为 5.9%，1.7% 出现过度通气，其他不良事件为 5.3%，没有造成永久的神经功能损害[4]。到目前为止，包括日本在内的过去 10 年超过 400 个中心的研究中，没有由于行 Xenon CT CBF 检查而导致永久性损害的病例报道。

(三) 氙气 CT 灌注的临床应用价值与限制

脑血管狭窄或闭塞患者,如果侧支血管不足或者病变血管栓子脱落,可发生短暂性神经功能缺损症状(TIA)甚至脑梗死。静息状态下脑血管狭窄区域的脑组织通过增加侧支循环和扩张受累区域的血管(即自我调节)来增加脑组织的血容量,以保持脑血流在缺血阈值之上。静息状态下脑血管狭窄患者这种脑缺血改变往往被脑血管的自我调节所掩盖。但是,当出现血压下降或者心输出量下降等情况时,这些在静息状态下已经扩张达到最大限度的血管不能够再继续增加血流,以满足脑组织需要的时候,就可能发生 TIA 甚至脑梗死。Ogasawara 等[5]研究发现一侧颈内动脉或者大脑中动脉闭塞的患者,如果血管储备功能降低,则 2 年内发生卒中的概率高达 37.5%,而血管储备功能正常者,2 年内发生卒中的比率仅为 6%。因此,通过负荷试验(静脉注射乙酰唑胺)研究血管床的代偿能力,可帮助我们判断哪些脑血管狭窄闭塞的患者将可能发生卒中,也能帮助我们判断哪些患者需要进行支架扩张或者进行旁路手术。

由于氙气 CT 灌注是单参数成像,目前只能计算 CBF,单纯 CBF 不能反映脑组织的功能状态及细胞活力,也不能预测缺血组织的可复性。

(四) 氙气 CT 在脑血管闭塞中的评价

脑动脉闭塞的低灌注是引发 TIA 和脑梗死的主要原因,所以应该将闭塞血管供应区域脑血流量的准确分析作为术前评估的重要内容,而氙气 CT CBF 是脑血流动力学的定量评价。有研究表明当脑血流量降至 20ml/(100g·min)水平时,可出现一系列功能障碍,首先是神经元电活动衰竭;降至 15ml/(100g·min)水平时,维持神经元内环境能量所依赖的离子泵进行性衰竭;降至 10ml/(100g·min)以下时,细胞膜去极化,离子流进神经元,最终细胞发生不可逆死亡[6]。

对于急性脑血管闭塞病变,梗死灶中央部神经元已经坏死,但周边部有一层尚未死亡的神经元和水肿带(半暗带),这部分组织若能及时恢复血供,则能完全恢复。但是其有效治疗时间窗很短,必须在很短时间内恢复血供,否则半暗带将发展为不可逆性梗死灶。因此,对于在时间窗内的急性脑血管闭塞事件,可通过静脉和或动脉溶栓及机械溶栓等手段再通血管,恢复缺血区血流灌注,挽救半暗带,改善神经功能缺损。但在临床上,也经常出现溶栓失败或溶栓后出血事件的发生,导致临床症状加重,甚至死亡。因此,对于在时间窗以内的病例,溶栓前通过某些快速、有效的检查,提前判断溶栓手术的可行性及风险显得格外重要。有学者对急性大脑中动脉闭塞(6 小时内)的病例,在溶栓治疗前行 Xenon CT 检查后,采用静脉联合动脉内溶栓或单独动脉内溶栓的方法治疗,发现同侧大脑中动脉供血区平均 CBF 与再通相关($p=0.035$),并指出平均值为 18ml/(100g·min)以上与溶栓治疗的成功密切相关[7]。也有学者结合 Xenon CT 研究急性大脑中动脉闭塞(6 小时内)溶栓病例,发现术前同侧大脑中动脉供血区 CBF 小于 13ml/(100g·min)的病例,再通术后出现脑出血的风险明显增大[8]。

对于脑血管慢性闭塞病例,临床症状主要与侧支循环代偿情况有关。静息状态下通过侧支循环维持 CBF 在缺血阈值之上。当血压下降或者心输出量下降时,这些静息状态下扩张达到最大限度的血管自我调节失代偿,CBF 开始下降,可导致卒中发生,此类患者的年脑卒中发生率可高达 13%,所以必须对其进行早期诊断和治疗。因此,可通过氙气 CT 了解这类患者 CBF,并通过负荷试验检查血管储备能力。如果发现血管储备能力不足,这些患者需要采取外科或介入治疗[9-11]。

四、决策难点分析

本例患者存在脑血管狭窄的高危因素,如吸烟、高血压及高血脂等,长期发展导致大脑中动脉动脉粥样硬化性狭窄,由于脑血管灌注足够,患者未出现临床表现。当脑血管狭窄程度不断加重到一定程度时,在某些情况下(如脱水导致血液浓缩等),导致狭窄处血栓形成,血管闭塞,出现神经功能缺损。但患者至当地医院时,已错过溶栓的时间窗,行药物及康复治疗后,遗留肢体乏力后出院。此后因头晕至广东省中医院就诊,行氙气 CT 提示右侧大脑中动脉皮层供血区 CBF 值正常低限,但由于我院没有乙酰唑胺不能行负荷时间了解血管储备,但考虑头晕与体位有关(站立行走加重,卧床休息好转),考虑患者血管灌注储备不足。在药物治疗后,头晕症状仍未缓解,因闭塞时间较长,用介入技术再通,难度及风险均较大,故行右侧颞浅动脉 - 大脑中动脉搭桥术,术后造影明确搭桥血管通畅,额叶后部皮层血供改善,复查氙气 CT 提示该区域血管灌注改善,患者头晕明显改善,考虑低流量搭桥术后,患者通过颞浅动脉供应脑皮层缺血区域,后循环分流减少,因而临床症状改善。

五、中医药在脑血管搭桥术前后的应用启示

(一)准确辨证基础上应用中医药可以改善脑血流

本例患者入院时表现为气虚痰瘀阻络,故以半夏白术天麻汤为底方,兼加活血药物,因"头为诸阳之会",故酌加少许养阳之品。虽未能完全消除症状,但头晕仍有令人可喜的程度改善。

结合本例患者的现代影像学检查,可以知道患者的头晕症状主要来源于灌注相对不足(当然这种不足的原因是由于向前循环代偿供血造成的相对不足)。中药汤剂的使用使患者症状改善,提示中药汤剂在一定程度上可以改善脑血流灌注,这早已在众多的动物实验及临床研究中得到证实,而本例患者使用氙气 CT 评价脑血管灌注,是以往类似病例报道中未曾出现的。

(二)中医药改善术后的不适症状

颅内外动脉搭桥手术是一个"锦上添花"型的手术,因此尽量减少患者术后的不适症状是一个重要的要求。手术需在气管插管全麻下进行,此时患者使用呼吸机辅助呼吸,处于绝对镇静状态,类似中风病之"脱证"状态,说明自身阳气明显受抑。术后多数患者见舌淡等脾气虚弱征象,且见苔腻、脉滑等水湿运化不及积聚之象,出现精神疲倦、乏力懒言、纳差等不适症状。因此全麻术后应加强益气健脾、芳香化湿之力。

本例患者术后出现右侧头部胀痛不适,疼痛部位位于耳后(较术口位置偏后)。考虑为胆经走行位置,因此在此方中加入引经药,较好地解决了头痛问题。

参 考 文 献

［1］ Winkler SS，Sackett JF，Holden JE，et al. Xenon inhalation as an adjunct to computerized tomography of the brain：preliminary study. Invest Radiol，1977，12：15-18.

［2］ Meyer JS，Shinohara T，Imai A，et al. Imaging local cerebral blood flow by Xenon-enhanced computed tomography technical optimization procedures. Neuroradiology，1988，30：283-292.

［3］ Mathis JM，BarrJD，Jungreis CA，et al. Temporary balloon test occlusion of the internal carotid artery：experience in 500 cases.AJNR Am J Neuroradiol，1995，16：749-54.

［4］ Carlson AP，Brown AM，Zager E，et al. Xenon-enhanced cerebral blood flow at 28% Xenon provides uniquely safe access to quantitative，clinically useful cerebral blood flow information：a multicenter study. AJNR Am J Neuroradiol，2011，32（7）：1315-20.

［5］ Ogasawara K，Ogawa S，Yoshimoto T. Cerebrovascular reactivity to acetazolamide and outcome in patients with symptomatic internal carotid or middle cerebral artery Occlusion：a Xenon-133 single-photon emission computed tomography study. Stroke，2002，33：1857-1862.

［6］ 王桂红，姜卫剑，王拥军，等 . 高灌注综合征 . 中风与神经疾病杂志，2004，21（1）：87-88.

［7］ Jovin TG，Yonas H，Gebel JM，et al. The cortical ischemic core and not the consistently present penumbra is a determinant of clinical outcome in acute middle cerebral artery occlusion. Stroke，2003，34（10）：2426-33.

［8］ Jovin TG，Gupta R，Horowitz MB，et al. Pretreatment ipsilateral regional cortical blood flow influences vessel recanalization in intra-arterial thrombolysis for MCA occlusion. AJNR Am J Neuroradiol，2007，28（1）：164-7.

［9］ Gupta R，Yonas H，Gebel J，et al. Reduced pretreatment ipsilateral middle cerebral artery cerebral blood flow is predictive of symptomatic hemorrhage post-intra-arterial thrombolysis in patients with middle cerebral artery occlusion. Stroke，2006，37（10）：2526-30.

［10］ Yamashita T，Nakano S，Ishihara H，et al. Surgical modulation of the natural course of collateral circulation in chronic ischemic patients. Acta Neurol Scand Suppl，1996，166：74-78.

［11］ Yamashita T，Urakawa M，Yasuda H，et al. Measurement of cerebral reserve capacity using acetazolamide loading Xenon CT CBF before carotid endarterectomy. J Neuroradiol，2005，32：329-331.

（陈锐聪，林浩）

病例 15：复杂动脉瘤的分期治疗

一、病例摘要

患者女性，55岁，因"突发意识模糊1天"于2012年8月24日入院。病史（家属代诉）及治疗情况摘要如下：

2012-8-23 07:00患者在卫生间解大便后，突发头晕，站立不稳，遂向家属呼救，家属到达现场，发现患者靠坐在地上，意识欠清，全身乏力，伴呕吐，非喷射状，呕吐物为胃内容物，非咖啡样，当时无肢体抽搐、二便失禁等情况。

2012-8-23 07:00—2012-8-23 16:00家属及时送患者至某市人民医院就诊，行头颅CT平扫提示蛛网膜下腔出血，急行全脑血管造影术提示颅内多发动脉瘤（左侧大脑后动脉P1段起始部、左侧大脑后动脉P1段与后交通动脉交界部脉瘤），左侧颈总脉闭塞，右侧颈内动脉严重狭窄。左侧大脑前动脉代偿途径：右侧大脑前动脉→前交通动脉→左侧大脑前动脉；左侧大脑中动脉代偿途径：椎动脉（右侧增粗为优势供血）→基底动脉→左侧大脑后动脉P1段→左侧后交通动脉→左侧颈内动脉→左侧大脑前、中动脉。动脉瘤均为代偿途径中的血流相关动脉瘤。予以脱水降颅压、抗血管痉挛等治疗。

2012-8-24 03:00患者家属转送患者至我院，收入脑病一科进一步治疗。转入时见患者呈嗜睡状，维持丙泊酚泵入镇静，面红，留置气管插管接球囊辅助通气，暂无恶心呕吐，无肢体抽搐。查体：GCS:8分（E2V1M5），嗜睡状，双瞳孔等大、等圆，Φ=2mm，直间接光反射均迟钝，四肢肌张力正常，肌力查体不配合，四肢偶见自主活动，疼痛刺激可见肢体收缩，颈项强直，颏胸距约4横指，Brudzinski's征（+），双侧Kernig's征（+）。

2012-8-24 03:50完成相关术前准备后，送介入室，在气管内插管全麻下行介入治疗。造影显示左侧颈总动脉起始部闭塞，右侧颈内动脉严重狭窄（图92a）。左侧大脑前动脉由右侧颈内动脉通过前交通动脉供血；双侧椎动脉通过基底动脉→左侧大脑后动脉→左侧后交通动脉→左侧颈内动脉→向左侧大脑前动脉、左侧大脑中动脉供血（图92b）。颅内两个动脉瘤（左侧大脑后动脉P1段起始部梭形动脉瘤，大小约6.8mm×10.4mm；左侧大脑后动脉P1段与左侧后交通动脉交界部宽颈动脉瘤，大小约11mm×7mm）（图92c~图92f）。两个动脉瘤均为代偿途径中的血流相关动脉瘤。由于患者病情较重、血流动力学复杂、动脉瘤形态特殊，难于治疗，故必须重点栓塞破裂的动脉瘤。根据动脉瘤的形态，我们认为后者为破裂动脉瘤，因此这一动脉瘤的处理为本次治疗的重点。采用ROADMAPPING技术，在synchro 0.014微导丝引导下，将Rebar18微导管穿过两个动脉瘤，放入左侧大脑后远端（图92g），退出微导丝，将solitaire 4×20支架置于左侧大脑后动脉P1与P2段交界处，半释放支架，在synchro 0.014微导丝导引下，将Echelon-10微导管放置到左侧大脑后动脉P1段与后交通动脉交界部动脉瘤内，依次放入EV3 A×IUM 6×20，5×20，4×12，MICROPLE×3×8四个弹

194

簧圈。造影显示动脉瘤体栓塞致密,瘤颈部部分残留,左侧颈内动脉、左侧大脑后动脉 P2 段以远显影良好(图 92h)。解脱支架。在 synchro 0.014 微导丝引导下,将 Rebar27 微导管远端放置到左侧大脑后动脉 P1 段动脉瘤内,退出微导丝,将 solitaire 6×20 支架近端放置到基底动脉内,跨过左侧 P1 段近端动脉瘤,远端放置到左侧大脑后动脉 P1 段内,半释放支架(图 92i)。以 synchro 0.014 微导丝引导下,将 Echelon-10 微导管放置到左侧大脑后动脉 P1 段动脉瘤内。造影显示位置合适,依次放入 EV3 A×IUM 7×30,3×8 两个弹簧圈,造影显示动脉瘤部分栓塞。双侧大脑后动脉显影良好,解脱支架,复查血管造影,显示载瘤动脉显影良好。

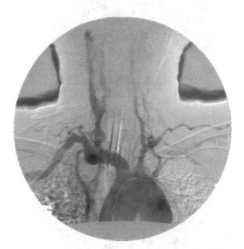

图 92a　DSA 主动脉弓造影正位,示左侧
颈总动脉闭塞

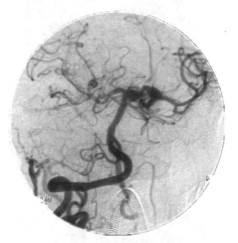

图 92b　DSA 右椎动脉造影正位,示椎
动脉向前循环代偿供血

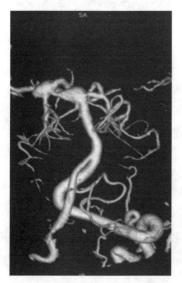

图 92c　DSA 正前方视角,显示两
动脉瘤情况

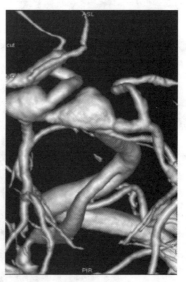

图 92d　DSA 后上方视角,显示两
动脉瘤情况

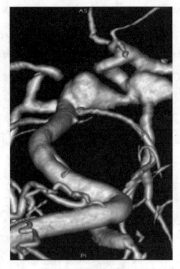

图 92e DSA 正位三维图像,清晰
显示两动脉瘤

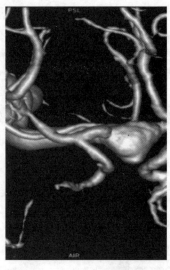

图 92f DSA 正上方观察,清晰
显示左侧后交通动脉瘤

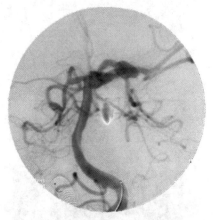

图 92g DSA 将 Rebar18 微导管放入
左侧大脑后远端

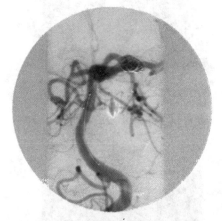

图 92h DSA 栓塞后,左侧颈内动脉、左
侧大脑后动脉 P2 段以远显影良好

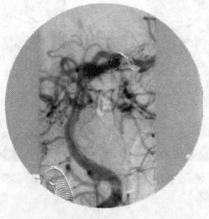

图 92i DSA 放置 solitaire 6×20 支架

（根据造影的动脉瘤形态表现，认为左侧大脑后动脉 p1 段与后交通交界处的动脉瘤为破裂动脉瘤，破裂口在后顶端，向左。图 92g~ 图 92i 为 Solitaire AB 支架辅助弹簧圈栓塞动脉瘤过程。）

2012-8-24　07：00 手术结束，术后立刻复查头颅 CT 提示：①左侧大脑后动脉瘤栓塞术后改变，左侧颞叶可见小血肿；②脑肿胀；③蛛网膜下腔出血、脑室内积血（图 95）。送患者安返病房，予呼吸机辅助通气，禁食 6 小时，维持血压稳定（>120mmHg），治疗上采用"3H 疗法"配合抗血管痉挛（尼莫同＋法舒地尔＋罂粟碱）处理，同时予脱水降颅压、抗聚、改善循环、护胃、营养支持等治疗。同时行动态腰椎穿刺术了解颅内情况变化及清除积血（具体情况见折线图 1）。

手术结束后查看患者，呈嗜睡状态，颈项强直（+），Brudzinski's 征（+），双侧 Kernig's 征（+）。左侧肢体可见自主活动，右侧肢体疼痛刺激下可见躲避反应。锥体束征（−）。

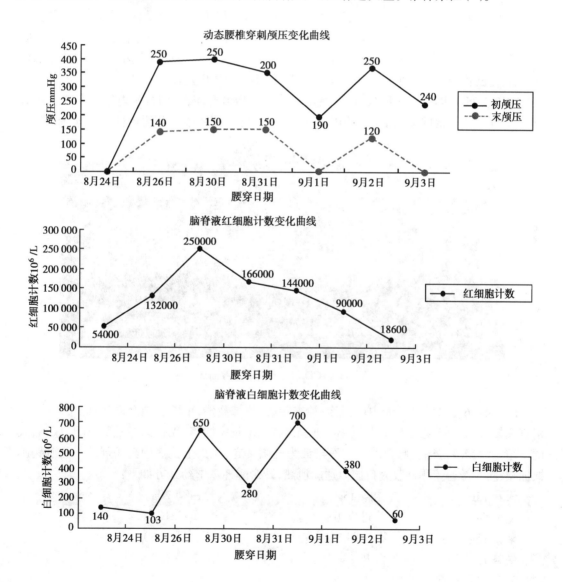

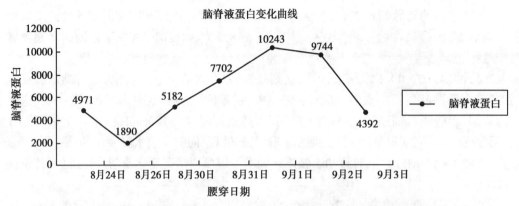

脑脊液蛋白变化曲线

折线图1 为动态行腰穿,测得颅压、脑脊液红细胞、脑脊液白细胞及脑脊液蛋白的变化

中医四诊:神志不清,呈嗜睡状,呼之可睁眼,但不能配合指令动作,无呕吐,无肢体抽搐,无言语错乱等,舌象查体不能配合,脉弦。辨证属于风火上扰清窍,治疗上以清热息风,平肝潜阳为法,予清开灵针静滴平肝清热息风,益脑脉胶囊口服清热息风,云南白药口服活血止血、化瘀止痛。考虑患者为术后禁食状态,暂不予服用中药汤剂。

2012-8-25 术后第一天 TCD 提示:脑血管搏动指数升高,请结合颅内压(图93)。继续予脱水降颅压,及腰椎穿刺术清除颅内积血等处理,配合使用中成药清热息风,开窍促醒。

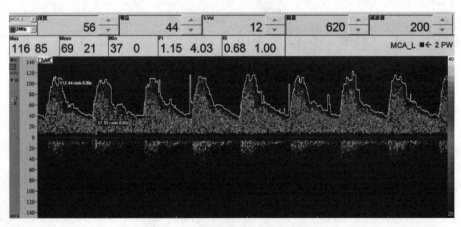

图 93 TCD 示血管搏动指数偏高

2012-8-26 术后第二天中医四诊:神志转清,精神疲倦,可配合指令动作,间中诉头痛,稍有头晕,乏力,四肢肢体可见自主活动,无呕吐,无肢体抽搐,无言语错乱等,尿频尿急,大便干结。舌黯淡,苔白,脉弦滑。中医辨证为肝阳暴亢,风火上扰。中药汤剂给予天麻钩藤饮加减,同时予通腑醒神胶囊口服以通腑泄热,开窍醒神。中药处方如下:

天麻 15g	钩藤 15g	白芍 20g
栀子 5g	牡丹皮 10g	黄芩 10g
菊花 15g	石决明 30g(先煎)	浙贝母 20g
牛膝 15g	白及 20g	白茅根 30g

3剂,每日一剂,口服。

　　服中药汤剂 3 剂后，患者神志较前清楚，疲倦症状改善，头痛不适较前缓解。患者术后症状表现为肝阳暴亢，风火上扰，故以天麻钩藤饮为底方，加用敛血止血之白及、白茅根，以清除颅内积血。患者神识昏蒙、嗜睡，为风火上扰清窍，由中经络向中脏腑转化，故去茯神、夜交藤等安神定志之品；患者小便频数，故去益母草等利水之品；起病时伴有头晕、头痛，故加菊花以清利头目；李濒湖云："血中伏火，即阴火也，阴火即相火也。"故加用牡丹皮、白芍、浙贝以去阴中之火。同时考虑到蛛网膜下腔出血患者需保持大便通畅，故予通腑醒神胶囊口服以通畅大便。

　　2012-8-27　术后第三天复查头颅 CT 提示：①左侧大脑后动脉瘤栓塞术后改变；左侧颞叶小血肿，与前比较略有吸收；②脑肿胀；蛛网膜下腔、脑室内积血，与前比较略有吸收（图96）。患者下午开始出现发热，体温最高可达 38.9℃，查体双肺呼吸音粗，右肺可闻及干湿啰音，神经系统查体欠配合，颈项强直（+），Brudzinski's 征（+），双侧 Kernig's 征（+）。结合外院留置气管插管病史，考虑发热原因不排除留置气管插管所致菌群移位，而致肺部感染可能，予冰毯机降温、哌拉西林钠他唑巴坦钠静滴抗感染，并完善病原学检查明确发热原因及指导抗生素选用。

　　2012-8-29　复查 TCD：①左侧大脑中动脉考虑轻度血管痉挛；②右侧大脑中动脉、大脑前动脉血流速度略增快（图 94）。继续行抗脑血管痉挛治疗，并控制血压，保持脑灌注以预防迟发性脑梗死的发生。

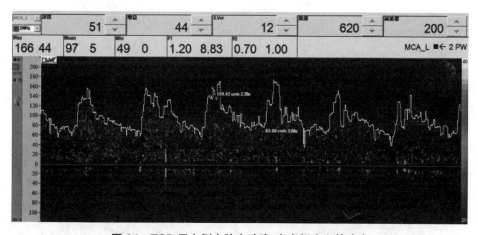

图 94　TCD 示左侧大脑中动脉，考虑轻度血管痉挛

　　中医四诊：神志清楚，精神尚可，四肢可自主活动，能配合指令动作，言语清晰，时诉头痛，无头晕，间中发热，无咳嗽，间中咯少量白色黏痰，舌黯淡，苔白，脉弦滑。中药汤剂继续拟"清热息风，平肝潜阳"之治法，必要时可加强清热泻火之力。考虑到患者头痛不适仍较明显，故在原方基础上加用延胡索 20g，川芎 15g，行气止痛。

　　2012-8-30　复查颅脑 CT：①左侧大脑后动脉瘤栓塞术后改变；左侧颞叶小血肿，与前比较略有吸收；②脑肿胀；蛛网膜下腔、脑室内积血，与前比较部分吸收（图 97）。

　　2012-8-31　患者神清，间中仍有发热，双肺呼吸音粗，右肺可闻及湿啰音，以右上肺为主。神经系统查体欠配合，颈项强直（+），Brudzinski's 征（+），双侧 Kernig's 征（+）。继续予哌拉西林钠他唑巴坦钠静滴抗感染，同时注意动态行脑脊液细菌培养检查以明确有无颅内感染可能,必要时调整抗生素用药。

中医四诊:患者神清,精神较前有所好转,间中发热,体温最高 38.7℃,言语清晰,可进行简单交谈,间中诉头痛,无头晕,四肢肢体可见自主活动,无咳嗽,间中咯少量黄白色黏痰,无呕吐,无肢体抽搐等,无腹痛腹泻,大便调,舌黯红,苔黄微腻,脉弦滑。考虑合并湿热之象,中医辨证为湿热壅滞。中药汤剂给予蒿芩清胆汤加减,处方如下:

青蒿 15g(后下)	柴胡 10g	威灵仙 15g
葛根 30g	生石膏 30g(先煎)	桑白皮 20g
牛至 20g	土茯苓 20g	法半夏 15g
薏苡仁 30g	厚朴 10g	滑石 30g
甘草 5g		

4 剂,每日一剂,口服。

煎服中药 4 剂,配合头孢曲松钠、万古霉素静滴及头孢曲松钠鞘内注射,加强抗感染治疗力度,发热症状较前减轻,头痛不适较前缓解,精神较前好转。

2012-9-4 中医四诊:神清,精神好转,言语清晰,可进行简单交谈,偶有头痛,无头晕,四肢肢体可见自主活动,无发热,无咳嗽咯痰,无呕吐,无肢体抽搐等,留置导尿,大便未解。舌黯淡,苔白,脉弦。结合患者精神疲倦,舌淡,考虑阳热已退,目前表现为气虚血瘀之象,故治以益气活血,予停清开灵、益脑脉。中药汤剂给予补阳还五汤加减,处方如下:

黄芪 30g	天麻 10g	制天南星 10g
法半夏 10g	石菖蒲 10g	桃仁 10g
红花 10g	水蛭 3g	白芍 30g
木瓜 30g	葛根 15g	

3 剂,每日一剂,口服。

3 剂中药煎服后,患者精神转好,言语清晰,四肢肢体可见自主活动。

2012-9-6 09:00 复查颅脑 CT:①左侧大脑后动脉瘤栓塞术后改变;原左侧颞叶小血肿现已吸收;②脑肿胀基本改善;脑室内积血已基本吸收,蛛网膜下腔积血较前吸收(图 98)。

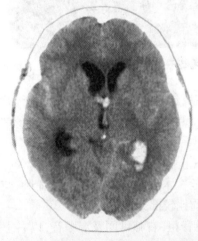 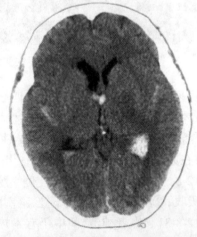

图 95 8-24 术后复查头颅 CT 示:左侧颞叶小水肿,脑肿胀,蛛网膜下腔出血、脑室内积血

图 96 8-27 复查头颅 CT 示:左侧颞叶小水肿减小,脑肿胀,蛛网膜下腔出血、脑室内积血稍吸收

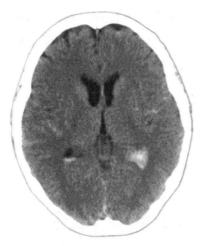 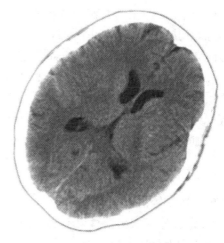

图 97　8-30 复查头颅 CT 示：左侧颞叶小水肿减小，脑肿胀，蛛网膜下腔出血、脑室内积血稍吸收

图 98　9-6 复查头颅 CT 示：左侧颞叶小水肿已吸收，脑肿胀改善，脑室内积血基本吸收

2012-9-7　10:00　查体：NIHSS：0 分，MRS：1 分，BI：80 分，MMSE：23 分。双肺呼吸音清，未闻及干湿啰音。神志清楚，言语清晰，可配合应答，颈项强直（+），颏胸距约 3 横指，Brudzinski's 征（+），双侧 Kernig's 征（+）。四肢均可见自主活动。锥体束征（-）。转当地医院继续治疗，嘱患者在当地医院中药调理。

2012 年 12 月随访情况：患者在某市当地医院门诊复查，无明显神经系统阳性体征。家属述患者思维略迟缓，余无明显异常，头颅 CT 无脑积水征象，可见动脉瘤栓塞后之异物伪影。了解患者病情后，我们建议患者于 2013 年 1 月复查动脉瘤造影，同时行右侧颈内动脉支架成形术，视造影情况决定是否对动脉瘤行进一步治疗。患者家属因经济因素考虑春节后带患者至我院进一步治疗。

2013 年 9 月电话随访情况：患者生活可自理，症状恢复到发病以前的 80% 左右，MRS 评分：1 分，BI 指数：100 分。

二、病例特点与分析

（一）病例特点

1. 老年女性，突发起病，发病至转我院行介入治疗在 24 小时以内，病情渐进加重，既往有高血压病史。

2. 主要症状为意识不清，恶心呕吐。NS：GCS：8 分（E2V1M5），嗜睡状，双瞳孔等大等圆，直间接光反射均迟钝，四肢偶见自主活动，疼痛刺激可见肢体收缩，颈项强直，颏胸距约 4 横指，Brudzinski's 征（+），双侧 Kernig's 征（+）。

3. 头颅 CT 提示：脑肿胀，蛛网膜下腔出血、脑室内积血。全脑血管造影术提示：颅内多发动脉瘤（左侧大脑后动脉 P1 段起始部、左侧大脑后动脉 P1 段与后交通动脉交界部动脉瘤），左侧颈总动脉闭塞，右侧颈内动脉严重狭窄。左侧大脑前动脉代偿途径：右侧大脑前动脉→前交通动脉→左侧大脑前动脉；左侧大脑中动脉代偿途径：椎动脉（右侧增粗为优势供血)→基底动脉→左侧大脑后动脉 P1 段→左侧后交通动脉→左侧颈内动脉→左侧大脑前、中动脉。动脉狭窄、动脉闭塞导致了血流动力学变化及血流再分配,在血流量增多的同时血流方向改变的部位出现动脉瘤,动脉瘤均为代偿途径中的血流相关动脉瘤。

4. 患者症状体征及影像学表现符合动脉瘤破裂所致的蛛网膜下腔出血,属危急重症。造影既有出血性病变——动脉瘤,又有缺血性病变——动脉狭窄、动脉闭塞,属复杂病变。处理原则应分轻重缓急,首先处理出血性病变,有效减低再出血风险,待病情稳定后再择期处理缺血性病变。

(二)病例分析

蛛网膜下腔出血

1. **定位分析** 突发意识不清,恶心呕吐,脑膜刺激征阳性,结合外院 CT 及 DSA 结果,定位在左侧大脑后动脉 P1 段及左侧后交通动脉。

2. **定性分析** 结合患者外院 CT 及 DSA 结果,该患者蛛网膜下腔出血为动脉瘤破裂后,血液流入蛛网膜下腔所致。

3. **鉴别诊断** 蛛网膜下腔出血的常见病因:①颅内动脉瘤破裂:最常见(50%~85%),DSA(+),诊断明确;②动静脉畸形:多见于青少年且多导致脑内血肿,DSA(-),不支持;③脑底异常血管网:DSA(-);④夹层动脉瘤:DSA(-);⑤血管炎:可查 ANCA 或血管炎 3 项排除;⑥颅内静脉系统血栓形成;⑦结缔组织病:既往无免疫病史,可查免疫指标排除;⑧凝血功能异常:检查结果不支持。

三、文献复习

蛛网膜下腔出血(Subarachnoid hemorrhage,SAH),是指多种病因引起脑底部或脑及脊髓表面血管破裂导致的急性出血性脑血管疾病,血液直接流入蛛网膜下腔,又称原发性或自发性 SAH。由脑实质内、脑室出血和硬膜下血管破裂,血液穿破脑组织和蛛网膜流入蛛网膜下腔者,称为继发性 SAH。而由于外伤导致的 SAH 又称为外伤性 SAH[1]。一般所谓的 SAH、非创伤性 SAH 都是指的原发性 SAH,其病因 85% 是颅内动脉瘤破裂,形成动脉瘤性 SAH(Aneurysmal subarachnoid hemorrhage ASAH),10% 是中脑周围非动脉瘤性 SAH(perimesencephalic nonaneurysmal subarachnoid hemorrhage,PNSH),余下的 5% 则是其他罕见原因的 SAH。蛛网膜下腔出血的发病率为(6~20)/10 万人·年,占脑血管病总发病率的 5%~10%[2]。

一旦发生 SAH,30%~90% 的患者有可能发生脑血管痉挛(cerebral vaso-spasm,CVS)。Greenberg M 将 CVS 定义为 SAH 后脑底大动脉延迟出现的狭窄,常伴有受累血管远端分布区灌注减少。脑血管痉挛分为急性脑血管痉挛(Acute cerebral vasospasm,ACVS)和迟发性脑血管痉挛(Delayed cerebral vasospasm,DCVS)。其危害性尤以 DCVS 为甚,具有较高的致死率和致残率,常常引起严重的局部脑组织缺血或迟发性缺血性损伤,甚至导致脑梗死,成为致死和重残的主要原因。SAH 的病死率约 50%,经过积极救治,30% 的患者可能恢复正常生活。而颅内动脉瘤作为自发性蛛网膜下腔出血(SAH)的最主要病因,其危害性也不言而喻。根据《Stroke》杂志 2012 年发布的最新动脉瘤性蛛网膜下腔出血治疗指南(Guidelines for the Management of Aneurysmal Subarachnoid Hemorrhage），我们将从以下几个方面学习 ASAH 相关知识。

（一）ASAH 流行病学状况、危险因素的预防及诊断措施进展

1. ASAH 的流行病学

系统回顾证实，ASAH 发病率以芬兰和日本最高，中南美地区较低，平均发病率 9.1/10 万人年，波动于 2~16/10 万人年[3,4]。中低收入国家是高收入国家的 2 倍[4]。在过去 40 年中，其发病率没有显著变化。研究表明，ASAH 好发年龄≥50 岁[5-8]。女性发病率高于男性[6,9-12]，是男性的 1.24 倍[3]。25~45 岁男性，55~85 岁的女性以及大于 85 岁的老年男性发病率较高[3]。有研究指出，美国黑种人和西班牙裔人的发病率高于白种人，这表明了人种也是 ASAH 发病的相关因素[13-14]。

2. ASAH 的危险因素及预防

ASAH 的危险因素包括：高血压，吸烟，酗酒和拟交感神经药物（如可卡因）。增加多发动脉瘤破裂风险的危险因素包括：未治疗的脑动脉瘤（尤其是有症状，动脉瘤体较大，位于后循环或椎基底动脉），既往 ASAH 病史（有或无遗留未治疗动脉瘤），ASAH 家族病史，遗传性疾病包括常染色体显性遗传的多囊肾和 F 型 Ehlers-Danlos 综合征等。

ASAH 还有以下临床特征：①前循环动脉瘤破裂患者，年龄多 <55 岁，后循环动脉瘤破裂多见于男性，基底动脉瘤破裂与酒精摄入相关[15]；②高血压及吸烟均会增加 ASAH 风险[16]；③1 个月内的剧烈情绪变化也会增加 ASAH 的风险[17]；④动脉瘤体积 >7mm 是破裂发生的独立危险因素[18]；⑤妊娠、分娩和产褥期均不会增加 ASAH 风险[19]。

基于以上分析，指南指出：①建议对高血压患者进行降压治疗，以预防缺血性卒中、脑出血以及心脏、肾脏等器官损害；②戒烟和限制饮酒可以降低 ASAH 风险；③动脉瘤破裂风险与动脉瘤大小、位置以及患者年龄和健康状况相关，还受动脉瘤的形态和血流动力学特征影响；④足量摄入蔬菜可能降低 ASAH 风险；⑤为明确新生或再生动脉瘤，应对家族性动脉瘤患者或既往 ASAH 病史患者进行非侵入性检查（CT、MR 等），但风险及收益未有定论；⑥动脉瘤外科手术或血管内介入治疗后，应即刻行脑血管造影明确有无需治疗的残留及新生动脉瘤。

3. ASAH 的临床表现及诊断

头痛是 ASAH 患者最典型的临床表现，约 80% 患者感到"有生以来最剧烈的头痛"。头痛的特征是，疼痛快速到达顶峰，约 10%~43% 的患者以轻度或先兆性头痛为首发表现[20,21]。先兆性头痛使早期再出血率增加 10 倍[22]。颅内动脉瘤破裂前大部分无临床症状。

体力活动或压力可诱发 ASAH[23]。一项为 513 例 ASAH 患者的研究表明，从事非剧烈日常活动时破裂出血发生率最高[24]。头痛发作可伴随其他症状，包括恶心和（或）呕吐、颈项强直、短暂意识丧失或局灶性神经功能障碍（包括脑神经麻痹）等。对 109 例确诊的 ASAH 患者进行回顾性研究，发现其中 74% 的患者有头痛症状、77% 有恶心或呕吐、53% 出现意识丧失及 35% 伴有颈项强直[25]。其中 12% 的患者在接受治疗前死亡。

除典型的临床表现外，部分 ASAH 患者（尤其是老年患者），头痛、脑膜刺激征的临床症状不明显，反而以精神症状作为主要表现，这常导致误诊或诊断延迟。ASAH 的误诊率曾高达 64%，近期下降至 12% 左右，最常见的误诊原因是患者未接受头部 CT 扫描。故对临床表

现高度可疑的患者应行头部 CT 扫描和脑脊液检查以确诊。

ASAH 的基本诊断方法是头部 CT 平扫,ASAH 发病 3 d 内 CT 诊断敏感性极高(接近 100%),后续敏感度逐渐减低。5~7d 后 CT 阴性率显著增加,腰椎穿刺脑脊液常呈黄色。当头部 CT 平扫阴性而临床怀疑 ASAH,应用 MRI 等新技术,可避免行腰椎穿刺检查。在有蛛网膜下腔出血的患者中,应当进行选择性脑血管造影,以明确动脉瘤的存在和解剖学特点。CTA-MMBE(多层 CTA 联合配对伪影清除)是一项新技术,能在任何部位去除重叠骨影,准确检测颅内动脉瘤[26]。但 CTA-MMBE 对微小动脉瘤敏感性差。

基于以上分析,指南建议:①蛛网膜下腔出血是一种急症,经常被误诊。患者有急性发病的严重头痛时,要高度怀疑蛛网膜下腔出血;②当怀疑蛛网膜下腔出血时,应当进行 CT 扫描,如果 CT 扫描结果阴性,强烈建议行腰穿脑脊液检查;③ CTA 可用于诊断 ASAH。如 CTA 检测到动脉瘤,可根据检测结果制定动脉瘤的治疗方案。如果 CTA 不能确定,建议行 DSA 进一步明确诊断;④ MRI 和其他新技术可用于诊断已行 CT 平扫的 SAH,但即使出现阴性结果,仍应行脑脊液检测分析;⑤ DSA 用于检测 SAH 是否由动脉瘤引起和决定手术方案。

(二) ASAH 的治疗措施进展

1. 非手术治疗方法

包括了颅内动脉瘤再破裂出血的预防手段和常见神经系统并发症,如脑血管痉挛和迟发性脑梗死(Delayed Cerebral Infarction, DCI)、脑积水及癫痫的处理。

(1)预防动脉瘤再破裂出血方面:患者发病后 2~12 小时再出血风险最大。超过 1/3 的再出血发生在 3 小时内,近半数的再出血发生在 6 小时内并伴随早期症状[27]。早期再出血较晚期预后差[28]。动脉瘤破裂的早期治疗可以降低再出血的危险性。

在预防 ASAH 再次出血方面,指南建议:①从出现症状到动脉瘤消除期间,必须采用滴定药物控制血压,预防卒中和高血压性再出血风险,维持脑灌注压(I 类,B 级);②降低再出血发生风险的目标血压数值尚未明确,建议控制收缩压 <160mmHg(Ⅱ b 类,C 级);③对于不可避免的延迟性闭塞动脉瘤,有重大出血风险且没有严格医学禁忌证的患者,为减少早期再出血风险,应在短期内(<72 小时)应用氨甲环酸或氨基己酸进行治疗(Ⅱ a 类,B 级)。

同时,最新指南不再推荐使用抗纤溶剂预防再出血,也不再推荐将卧床作为预防再出血的整体治疗的一部分。

(2)ASAH 痉挛和迟发性脑梗死(DCI)的处理方面:ASAH 后造影显示,30% -70% 的患者会出现脑血管痉挛,典型发作在动脉瘤破裂后 7~10d,而后于 2~4 周逐渐消失。约有一半的病例,其脑血管痉挛可导致迟发的缺血性神经功能缺损,并最终发展为脑梗死。虽经全力救治,仍有 15% ~20% 的患者死于卒中或者脑血管痉挛。经统计调查,血管痉挛可以导致 50% 治疗成功的 SAH 患者死亡。

在处理 ASAH 后脑血管痉挛和 DCI 方面,指南建议:①口服尼莫地平,可降低 ASAH 所致各种严重并发症的风险(I 类,A 级)。其他口服药物以及静脉注射钙拮抗剂的疗效尚不明确。②在早期处理破裂动脉瘤时,应立即行抗脑血管痉挛治疗。对于大部分患者,应维持等量体液以及正常血容量以预防 DCI(Ⅱ a 类,B 级)。③诱导性高血压推荐用于 DCI,除非基线时血压已经升高或心功能状态不允许(I 类 B 级证据)。④根据不同的临床情况,在 3H

治疗时或治疗后，可行血管成形术和（或）选择性动脉扩张治疗（Ⅱb类，B级），也可用其替代3H治疗。⑤当发展为血管造影证实的血管痉挛之前，不推荐使用预防性低血容量或球囊血管成形术（Ⅲ类，B级）。⑥TCD有助于监测脑血管痉挛[29]，CT或MR灌注有助于识别潜在的脑缺血区域（Ⅱa类，B级）。⑦对于出现脑血管痉挛者，特别是高血压治疗无明显疗效者，可行脑血管成形术和/或选择性动脉内血管扩张剂治疗（Ⅱa类，B级）。

（3）ASAH合并脑积水的处理方面：15%~87%的ASAH患者会并发急性脑积水，8.9%~48%的ASAH患者并发慢性分流依赖性脑积水[30-35]。对于ASAH并发脑积水的患者，EVD通常能够改善神经功能。腰椎引流治疗ASAH引起的脑积水，从以往的报告中得知是安全的（没有增加再出血的风险），但它仅在以往的回顾性研究中得到证实[36-39]。

在处理ASAH合并脑积水方面，指南建议：①对SAH后合并慢性症状性脑积水的患者，推荐进行永久性脑脊液分流（Ⅰ类，C级）。②SAH后出现脑室扩大并且伴有意识障碍的患者，可对其行脑室穿刺术（Ⅱa类B级）。③夹闭脑室外引流（EVD）超过24小时，并不能有效降低患者对脑室分流的需求（Ⅲ类，B级）。④颅板开窗术并不能有效减低分流性脑积水发生程度，故不推荐常规使用（Ⅲ类，B级）。

（4）ASAH合并癫痫的治疗方面：目前还没有随机对照试验来指导决策防治ASAH合并癫痫发作，同时对于ASAH合并癫痫发作的发病率、对患者预后的影响也尚无定论[40,41]。临床上有相对较多的ASAH患者并发癫痫，但目前还不清楚是否由ASAH所导致发生[41,42]。在处理ASAH合并癫痫方面，指南建议：①可在SAH出血后的超急性期，对患者预防性应用抗惊厥药（Ⅱb类，B级）。②不建议常规长期使用抗惊厥药，对于迟发癫痫已知危险因素的患者，有癫痫发作史、脑实质血肿、顽固性高血压、脑梗死或大脑中动脉动脉瘤的患者，可以考虑使用（Ⅲ类，B级）。

2. 外科手术治疗

颅内动脉瘤外科手术方法主要包括动脉瘤颈夹闭或结扎术；载瘤动脉夹闭及动脉瘤孤立术；动脉瘤包裹术；开颅动脉壁栓塞术；动脉瘤加固术；动脉瘤血管搭桥吻合术；经皮穿刺术；颅外动脉结扎术等。目前最常用、最有效的方法是动脉瘤颈夹闭术（图99）。

颅内动脉瘤颈夹闭术主要适用于Willis动脉环前部的颅内动脉瘤[43]。蛛网膜下腔出血后病情较轻者，瘤颈宽，重要分支从瘤颈发出者。手术进入路径多以yasargirs翼点入路作为经典入路，可适合颅内动脉环前部各个部位的动脉瘤；手术可根据不同部位通过向前、向后交换切口完成颅内动脉瘤良好暴露；操作时骨窗尽可能低，以显露前颅窝底和中颅底部；咬除蝶骨脊，牵开外侧裂后，充分解剖颈动脉池、视交叉池、外侧裂池，释放脑脊液，使脑压下降，然后牵开额、颞叶；向后通过解剖终板池，即可完全显

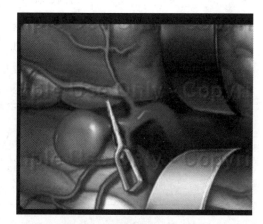

图99　颅内动脉瘤颈夹闭术

颅内动脉瘤颈夹闭术，是指用特制的动脉瘤夹将瘤颈夹闭，阻断动脉瘤的血液供应，将动脉瘤排除在血循环之外，既避免发生再出血，又保持载瘤动脉通畅，维持脑组织正常血供，是处理颅内动脉瘤最好和最常用的方法。［原图来自Ribotoute，Raymond J.Gene therapy and endovascular treatment of intracranial aneuysms. stroke，2004，35（3）：786-793.］

露动脉瘤。通过翼点入路显露同侧的 ICA 床突上段,MCA-M 及 ACOA 等好发。同时,对颈 - 后交通及大脑中动脉瘤采用颞部入路;对于前交通动脉瘤,采用额下或冠状经纵裂半球间入路;对于基底动脉分叉部的动脉瘤,Yasargil 报道采用翼点入路,经视神经 - 颈内动脉间隙完成手术,也是较常见的手术入路。目前最常用、最有效的手术方法是采用显微技术分离动脉瘤颈及周围血管施行瘤颈夹闭术。对于瘤体大,有占位效应者可切除部分瘤体,电凝残端,注意不要伤及瘤体附近的穿支血管;瘤体小者可电凝残端使其缩小即可。对于瘤颈难以显露清楚的巨大动脉瘤可采用包裹术,可用肌肉片、筋膜、明胶海绵及生物胶等加固瘤体,对于梭形或难以暴露的动脉瘤可采用孤立术、填塞术。手术选择时间可划分为早期和延迟期或稳定期[27]。前者是指蛛网膜下腔出血发作后 3 天内手术;后者是指发作后 10 天以上。目前大多数专家认为,早期手术疗效明显优于延期手术。指南指出,大部分患者都应该尽早行动脉瘤夹闭或血管内弹簧圈栓塞治疗,以减少 ASAH 后再出血的发生率(Ⅰ类,B 级)。故现在认为对 1~2 级(附表)及没有明显意识障碍的 3 级患者应尽早进行手术,同时还能在血管发生痉挛和脑水肿之前清除血肿,预防迟发性脑损害的可能。对于 3~4 级者,老年人合并其他重要脏器功能障碍患者和血管痉挛期,一般选择药物治疗,待过渡到稳定期好转后再行手术。

(1)一般采用 Hunt 和 Hess 分级法(表2),对动脉瘤性 SAH 的临床状态进行分级以选择手术时机和判断预后。

表 2　Hunt 和 Hess 分级法

分类	标准
0 级	未破裂动脉瘤
Ⅰ级	无症状或轻微头痛
Ⅱ级	中～重度头痛、脑膜刺激征、颅神经麻痹
Ⅲ级	嗜睡、意识混浊、轻度局灶神经体征
Ⅳ级	昏迷、中或重度偏瘫、有早期去脑强直或自主神经功能紊乱
Ⅴ级	深昏迷、去大脑强直、濒死状态

(2)根据格拉斯哥昏迷评分(Glasgow Coma Scale,GSC)和有无运动障碍,制定的世界神经外科联盟(WFNS)分级(表3)也广泛应用于临床。

表 3　WFNS 分级法(1988 年)

分级	GCS	运动障碍
Ⅰ级	15	无
Ⅱ级	14~13	无
Ⅲ级	14~13	有局灶症状
Ⅳ级	12~7	有或无
Ⅴ级	6~3	有或无

3. 血管内介入栓塞术

适应于外科手术失败或手术难以到达的部位，如椎-基底动脉系统动脉瘤、蛛网膜下腔出血病情危重者，梭性或基底较宽；缺乏清晰可辨的瘤颈，全身及局部情况不适应开颅手术，难以耐受手术及全身麻醉者。指南指出：①大部分患者都应该尽早行动脉瘤夹闭或血管内弹簧圈栓塞治疗，以减少 ASAH 后再出血的发生率（Ⅰ类，B 级）。②尽可能完全闭塞动脉瘤（Ⅰ类，B 级）。③对于破裂动脉瘤治疗方案的选择，应该根据患者的病情及动脉瘤的特点，由经验丰富的血管外科医师和血管内治疗医师共同讨论，以决定动脉瘤的治疗方法（Ⅰ类，C级）。要注意根据患者的病情及动脉瘤的特点来决定治疗方案。建议尽量在可同时提供两种疗法的医院内对患者进行治疗（Ⅱa，B 级）。④动脉瘤破裂的患者符合管内介入治疗和外科手术治疗时，应优先考虑介入栓塞治疗（Ⅰ类，B 级）。⑤如果没有绝对禁忌证，动脉瘤手术后应该随访血管造影（时机和方法应该个体化），如果动脉瘤残留明显（比如生长），必须再次进行手术，如介入或手术外科（Ⅰ类，B 级）。⑥脑实质大量出血（>50ml）和 MCA 动脉瘤者倾向于显微外科手术；高龄（>70 岁）、分级不良 ASAH（WFNS Ⅳ / Ⅴ）或基底动脉顶端动脉瘤者，倾向于选择血管内弹簧圈治疗（Ⅱb 类，C 级）。⑦破裂动脉瘤支架术增加致残率和病死率，应在除外其他低风险治疗方案后进行（Ⅲ类，C 级）。

血管内介入处理动脉瘤的方法可以宽泛地分为破坏性手术和重建性手术。我们通过血管内处理脑动脉瘤的方法来辨别这两种策略：首先，用栓塞材料填塞动脉瘤腔而保持载瘤动脉通畅；其次，对于无法处理的动脉瘤则堵塞载瘤动脉，以使动脉瘤与血液循环隔绝。自从 20 世纪 70 年代 Serbinenko 率先使用乳胶球囊栓塞载瘤动脉以来，颅内动脉瘤的血管内治疗取得了巨大的进步（Serbinenko，1974）。闭塞载瘤动脉仍是一种治疗选择，尤其对于无法手术的颈内动脉宽颈动脉瘤。这种治疗方法需要假设患者能耐受载瘤动脉闭塞而不出现缺血并发症。尽管对于如何检测患者对永久性闭塞血管的耐受性尚无定论，一些学者根据经验提出一种简便有效的方法：压迫有症状侧的颈内动脉，同时从对侧颈内动脉注射造影剂，如果被压迫侧的静脉期消失较对侧延迟不超过 1s，那么从解剖结构上看，闭塞颈内动脉是可行的。相对于各种术前试验，大部分学者认为术后如何监护患者更加重要。对于经验丰富的外科医师，闭塞载瘤动脉是安全、方便、有效的。闭塞动脉可以采用可脱式球囊或者可解脱弹簧圈填塞在动脉瘤近端。有学者建议孤立动脉瘤，以防止远端血流逆流入动脉瘤（van Rooij 等，2000）。目前，运用比较广泛的血管内介入治疗主要是直接栓塞动脉瘤这一类手术。下面主要介绍目前运用较广泛的栓塞材料及栓塞技术：

（1）球囊再塑型技术：继 1973 年前苏联学者 Serbinenko 最早应用可脱性球囊进行血管内栓塞术治疗之后，Moret 等首创"球囊再塑型"技术治疗宽颈动脉瘤。此操作可经动脉入路也可经双侧股动脉入路，经输送管送入不可脱的球囊充盈后，阻塞动脉瘤颈开口部，暂时阻断载瘤动脉血流和缩小瘤颈；经另一置于动脉瘤内的微导管将弹簧圈送入动脉瘤腔，中间可将球囊排空，等待 1~2 分钟确认弹簧圈稳定，然后解脱 GDC。如此重复上述过程，直到动脉瘤被致密填塞。再塑型技术的优点是：①充盈的球囊可以暂时固定微导管；②有效防止了弹簧圈经瘤颈突入载瘤动脉；③反复充盈球囊可使弹簧圈的填塞更紧密，提高完全闭塞率（图 100）。

（2）微弹簧圈栓塞治疗:弹簧圈栓塞治疗动脉瘤,经历了游离微弹簧圈技术,机械可脱微弹簧圈技术和电解可脱微弹簧技术等几个阶段,1991年,Guglielmi设计电解可脱微弹簧圈（GDC）使动脉瘤血管内治疗有了突破性的进展。其闭塞动脉瘤的主要原理有两个方面:一是弹簧圈闭塞动脉瘤腔;二是电解脱卸弹簧圈时诱发血栓。电解可脱卸弹簧圈在临床应用普遍,其柔韧性好,可控性强,手术操作方便、安全,成功率高,治疗结果满意;小瘤颈动脉瘤完全闭塞高达70%~85%,而宽颈或梭形动脉瘤栓塞较困难;有学者采取双弯塑性,横向成蓝,蓝外填塞及分部填塞技术,Morel应用瘤颈重缩性技术可以提高闭塞率;之后又出现超柔软和抗解旋微弹簧圈、机械解脱弹簧圈、新一代机械解脱弹簧圈等,提高了柔韧性和可控性,可针对不同形态的动脉瘤来选择治疗,还可多点解脱,解决了尾端遗留载瘤动脉的问题(图101);对于宽颈动脉瘤,普通弹簧圈通常不能致密或突入载瘤动脉,cloft等报道用三维成蓝,避免了释放过程中的不稳定性。

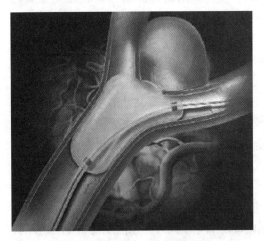

图100 Hyperform 球囊系统

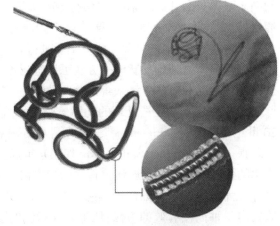

图101 Matrix 可脱式弹簧圈

（3）液体栓塞技术的应用:液体栓塞剂栓塞治疗的原理是:通过液体栓塞剂进入瘤腔与瘤腔的血液迅速凝集成固体栓塞动脉瘤,目前应用较多的是醋酸纤维素聚合物;murayama等尝试在球囊保护后注入Onyx以减少远段栓塞的风险;液体栓塞剂可以顺应动脉瘤形态固化,减少残留死腔,达到完全闭塞(图102)。Murayama等率先用Onyx与多种栓塞材料相结合进行血管内治疗各种类型动脉瘤,Moret等[44]用16%~20% Onyx与血管内金属支架或球囊相结合治疗21例动脉瘤。Mawad等[45]用Onyx与球囊结合治疗30例脑动脉瘤,完全栓塞的动脉瘤随访3mo未发现再通。Ciceri等用血管内金属支

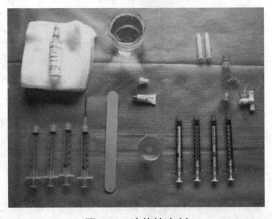

图102 液体栓塞剂

［图片来自:Moret J,Piotin M,Spelle L,et al. Liquid material（Onyx）in aneurysms treatment. The 6th Congress of World Federation of Interventional and Therapeutic. Neuroradiology（WFITN）Sept,2001,3:54.］

架与 Onyx 联合应用临床治疗 15 例复杂脑动脉瘤，绝大多数治疗后完全闭塞而载瘤动脉保持畅通。如果能解决好液体栓塞进入动脉瘤腔后不向远端漂移及栓塞剂毒性的问题，液体栓塞剂是很有发展前景的。

（4）支架结合微弹簧圈技术：当宽颈或梭性动脉瘤单纯用可解脱弹簧圈栓塞不可行时，可选择植入血管内支架并穿过支架进行弹簧圈栓塞（Byrne 等，2000；Lanzino，1999b；Horowitz 等，2001；Lownie 等，2000；Lylyk 等，2001）。Higushida 等[46]于 1997 年首先报道了临床上支架置入结合弹簧圈治疗动脉瘤，国内在 2000 年开始开展该治疗方法。该技术主要用于宽颈动脉瘤、梭形动脉瘤与夹层动脉瘤。其技术的要点是先骑跨动脉瘤口放置相应的支架，再通过支架网眼将微导管插入到动脉瘤腔内，放置微弹簧圈从而闭塞动脉瘤，并防止微弹簧圈突入载瘤动脉内。颅内支架需要具备更好的柔韧性、支撑性及更轻的组织反应性。作为较早出现的专用于颅内血管重建的自膨式颅内血管支架，Neuroform 是其中相当具有代表性的，文献报道有将近 100 例植入 Neuroform 支架的经验（Wanke 等，2003）。近来一种新型颅内血管支架 Solitaire 开始应用，Solitaire 支架是专门设计用于配合弹簧圈栓塞颅内宽颈动脉瘤的新一代自膨式闭环支架[47]。Fiorella 等人分析了 156 例支架辅助栓塞动脉瘤的病例，发现支架内狭窄的发生率为 5.8%，而只有 1.7% 患者出现症状。根据首批关于动脉瘤支架辅助栓塞的报道，结果是令人鼓舞的，而且，宽颈动脉瘤亚组的中期效果也良好（Fiorella，2005；Wanke，2005；Biondi，2007）（图 103，图 104）。

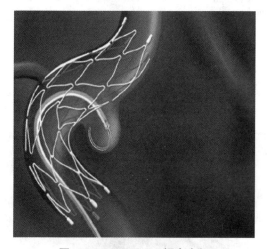

图 103　Neuroform 颅内支架

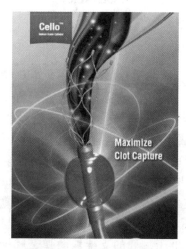

图 104　Solitaire AB 支架

［图片来自：Sychra V，Klisch J，Werner M.Waffle-cone technique with SolitaireTM AB Remodeling Device：endovsseular treatment of highly selected complex cerebral aneurysms.Neuroradiology，2010，49（7）：555-561.］

（三）Solitaire 支架辅助弹簧圈治疗复杂动脉瘤现状

血管内支架辅助载瘤动脉成形技术适用于宽颈、梭形、夹层动脉瘤，不受体颈比的限制，对于载瘤动脉也存在病变的，支架可起到血管重塑形的作用。随着颅内支架的不断研发，一些颅内宽颈动脉瘤通过支架的辅助栓塞，可以取得非常好的治疗效果[48]。

Solitaire 支架作为一种专门设计用于配合弹簧圈栓塞颅内宽颈动脉瘤的新一代自膨式闭环支架（图 105，图 106），于 2007 年开始用于临床[49]，除用以辅助动脉瘤的栓塞，也用于开通闭塞的颅内大动脉，特别是动静脉溶栓、采用 MERCI 器取栓治疗失败的病例。Solitaire 为自膨式、可回收的颅内支架。其一侧完全开放，同时具有闭合和开放网孔设计的优势，保证了支架良好的输送能力和较高的径向支撑力。同时，Solitaire 可完全释放、回收两次。上述特点不仅能保证闭塞动脉的血流恢复，也能快捷、安全、有效地清除血栓，提高血管再通率，改善神经功能预后。该支架可以用于开通 2~5mm 的血管，包括颈内动脉、MCA Ml~M2 段、大脑前动脉、椎 - 基底动脉[50]。目前，Solitaire 共有 4 个尺寸：4/15mm、4/20mm、6/20mm、6/30mm。

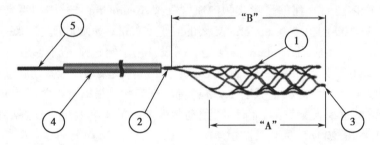

1. SOLITAIRE™ A. Usable Length
2. Proximal Marker B. Total Length
3. Distal Markers
4. Introducer Sheath
5. Push Wire

图 105　Solitaire 支架模型

目前 Solitaire 支架在动脉瘤血管内手术运用，多是根据动脉瘤的位置、形态及术者的经验等来制定相应的治疗方案。约阿希姆 Klisch 等随访调查了 45 例 Solitaire 支架在技术上成功地用于基础广泛或复杂的前循环动脉瘤患者，整体的发病率与死亡率也是低于一般的支架辅助弹簧圈栓塞动脉瘤手术，但学者们仍旧认为要慎重考虑 Solitaire 支架在动脉瘤性蛛网膜下腔出血血管重塑中的使用[51]。另一方面，B. LubiczL. 等于 2010 年报道了 14 例运用 Solitaire 支架进行动脉瘤栓塞即期及中后期疗效的评价（可参考下表），结果显示，该支架在复杂颅内动脉瘤血管内治疗上具有价值，但是对于直径小于 2mm 的动脉，运用 Solitaire 支架则需要谨慎[52]。

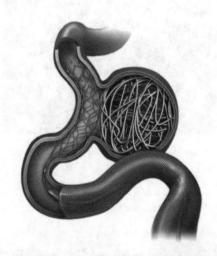

图 106　Solitaire 支架结合弹簧圈技术

［图片来自：Nayak S，Ladurner G，Kiler M，et al. Treatment of acute middle cerebral artery occlusion with a Solitaire AB stent：preliminary experience.Br J Radiol，2010，83（996）：1017-1022.］

附表　Intracranial aneurysms treated by stent placement:clinical and anatomical findings in 15 patients with 17 aneurysms.

Patient n	Age/sex	Clinical Presentation	Aneurysm type/location	Parent vessel Size (mm)	Treatment	Procedural complication	Clinical outcome	Aneurysm occlusion	6-month DSA
1	F/57	SAH from another aneurysm	S/supraclinoidal ICA	3.6	Stent+coils	No	Excellent	Complete	Complete
			S/carotid-ophtalmic	3.8	Stent+coils	No	Excellent	Incomplete	Complete
2	M/49	Incidental	S/MCA	2.6	Stent+coils	No	Excellent	Complete	Complete
3	M/47	Post-clipping regrowth	S/basilar tip	2.9 PCA2.3	Stent+coils	No	Known CN palsies	Complete	Complete
4	F/44	Post-coiling recanalisation	S/ICA bifurcation	3.3 MCA2.6	Stent+coils	No	Excellent	Incomplete	Complete
5	F/59	Familial history of SAH	S/carotid-ophtalmic	3.3	Stent+coils	No	Excellent	Complete	Complete
6	F/50	Incidental	S/supraclinoidal ICA	3.8	Stent+coils	No opening of the 1st stent	Good	Incomplete	Complete
7	M/52	SAH	S/supraclinoidal ICA	3.9	Stent+coils	No	Excellent	Complete	Complete
	F/49	Incidental	S/supraclinoidal ICA	3.9	Stent alone	No	Excellent	Incomplete	Decreased size
8	F/49	Incidental	F/vertebral artery	3.2	Stents+coils	No	Excellent	Incomplete	Complete
9	F/39	Facial pain	S/extra-intracavernous ICA	3.1	Stent+coils	No	Excellent	Incomplete	Complete
10	F/47	Transient CN palsies	S/cavernous ICA	3.7	Stent+coils	No	Excellent	Complete	Complete
11	F/44	Transient CN palsies	S/cavernous ICA	3.9	Stent+coils	No	Excellent	Neck remnant	Complete
12	F/47	Incidental	S/basilar artery	3.3 PCA2.2	Stent+coils	No	Excellent	Complete	Complete
13	F/45	Incidental	S/basilar artery	2.7 PCA1.8	Stent placement	Flow reduction in PCA	Excellent		
14	F/50	Incidental	S/carotid-ophtalmic	3.6	Stent+coils	No	Excellent	Complete	NA
15	F/48	Post-coiling recanalisation	S/Pcom	3.5	Stent+coils	No	Excellent	Neck remnant	NA

SAH:subarachnoid hemorrhage;S:saccular;F:fusiform;ICA:Internal carotid artery;MCA:middle cerebral artery;Pcom:posterior communicating artery;CN:cranial nerve;PCA:posterior cerebral artery;DSA:digital substraction angiography.

四、决策难点分析

1. 动脉瘤性蛛网膜下腔出血患者进行血管内手术治疗时要注意什么？

本例患者发病后即刻在外院紧急行 DSA，提示颅内多发动脉瘤合并颅外大血管闭塞及严重狭窄，结合发病时突发的意识不清伴恶心呕吐等表现及相关体征，均符合动脉瘤破裂所致的蛛网膜下腔出血，属危急重症。造影既有出血性病变——动脉瘤，又有缺血性病变——动脉狭窄、动脉闭塞，属复杂病变。处理原则应分轻重缓急，首先处理出血性病变，有效减低再出血风险，待病情稳定后再择期处理缺血性病变。根据报道，动脉瘤再出血致死率极高，幸存者预后也较差。发病后 2~12 小时再出血风险最高，超过 1/3 的再出血发生在 3 小时内，近半数的再出血发生在 6 小时内并伴随早期症状。故临床上的第一要务是预防 aSAH 后再出血，aSAH 最新指南中提到，早期治疗可以降低再出血的风险，并最好立即行外科或介入手术栓塞动脉瘤（Ⅰ类，B 级）。而作为 aSAH 再出血的一个重要相关因素，急性高血压必须得到控制已普遍认同，但血压控制的目标与再出血之间的关系尚不明确，指南推荐收缩压控制在 160mmHg 以内（Ⅱ b 类，C 级）。而为了预防再出血与缺血性卒中的发生，尤其在类似于本例患者合并有颅内大血管严重闭塞的情况下，在控制血压的同时应保证足够的脑灌注量（Ⅰ类，B 级）。与此同时，指南中也不再把卧床休息作为预防 aSAH 后再出血的推荐证据。另一方面，aSAH 后出现的脑血管痉挛及继发的迟发性脑梗死，也是导致 aSAH 致死率高的重要原因，故必须预防脑血管痉挛的发生，而其中口服尼莫地平是相当有效的手段（Ⅰ类，A 级）。该动脉瘤位置靠近后循环，同时为分级不良（WFNS Ⅳ / Ⅴ）的 aSAH，外科夹闭手术难以到达这一位置，故选择行血管内手术治疗（Ⅱ b 类，C 级）。本例患者行血管内介入栓塞治疗过程中，术者根据脑血管造影显示的动脉瘤具体位置、大小形态及自身手术经验，采取了支架配合弹簧圈栓塞动脉瘤的治疗手段。同时，考虑患者合并颅内大血管闭塞，不排除必要时行动脉支架成形术。

2. 对合并颅内血管严重狭窄的 aSAH 患者进行分期治疗的认识

本例 aSAH 患者合并有颅内动脉严重狭窄，在发病后即送医院行头颅 CT，未见明显脑梗死低密度灶，不排除发病 24 小时无阳性表现的可能。这是一个既有出血，又有缺血的复杂病例。左侧颈内动脉闭塞后，左侧大脑半球的血供主要来自于后循环（左侧大脑后动脉、左后交通动脉）。因此，左侧后交通动脉的血流量大大增加，进而导致左侧大脑后动脉及后交通动脉的血流相关性动脉瘤的形成。在治疗时要分清轻重缓急，考虑患者发病以意识不清、恶心呕吐等蛛网膜下腔出血表现，结合 DSA 结果，必须紧急行动脉瘤栓塞处理以防止再次破裂出血，是该患者当前的主要矛盾。故本次治疗先处理动脉瘤破裂所致的出血性疾病，而动脉狭窄导致的缺血性疾病暂不予处理。

针对动脉瘤的处理首先要确定哪个是破裂的动脉瘤，破裂后的动脉瘤随时可能再出血。未破裂的动脉瘤每年破裂的机会不到 2%。我们通过本例患者动脉瘤的形状，认为是后交通动脉与大脑后动脉交界处的动脉瘤是破裂的动脉瘤，而本次介入治疗的目的就是致密填塞破裂的动脉瘤，有效地降低再出血的风险。由于该例患者病情危重，颅内压高，此时要是处理颅外动脉狭窄，改善脑血供，有可能进一步升高颅内压。而作为血管内介入治疗，能够分次治疗是其一大优势。介入治疗的入路方便，根据病情可以随时实施治疗，这是开颅手术难以达到的。综合考虑,该例患者采取了 Solitaire 支架辅助弹簧圈行血管内动脉瘤栓塞术,术程顺利,术后加强抗血管痉挛处理,避免迟发性脑缺血的发生,同时结合患者颅内大动脉闭塞特点,给予了双联抗聚治疗。通过中西医综合治疗,术后患者恢复良好。

本例患者合并有颅外大血管严重狭窄,待患者病情稳定后,要行进一步介入治疗。大部分医师要求患者在动脉瘤栓塞术后 6 个月复查 DSA 了解栓塞效果,或许可以考虑在那个时间同时行颈内动脉支架植入术。当然在这一段时间内,双联抗聚处理应该坚持,同时做好长期随访也是必须的。

3. aSAH 常合并的内科并发症的处理

aSAH 主要的神经内科并发症为动脉瘤再出血,脑血管痉挛和迟发性脑梗死(DCI)、脑积水以及癫痫。预防措施包括:控制血压,维持脑灌注,抗血管痉挛,脱水降颅压,必要时可预防性应用抗惊厥药以及行脑室引流。同时针对该患者颅内大血管闭塞的特点,给予双联抗聚处理。

2012 年,Stroke 指南提出了 aSAH 常见内科并发症,如发热、血糖增高等的处理意见。本例患者术后出现了持续发热的表现,根据指南中的建议,在 aSAH 急性期,使用标准或高级的降温设备严格控制发热,将体温控制在正常范围内(Ⅱ a 类,B 级)。考虑发热原因可能为肺部感染、吸收热及颅内感染等三方面因素,先后给予哌拉西林钠他唑巴坦钠、头孢曲松钠、万古霉素抗感染治疗,并配合中药汤剂清热解毒等处理后,患者发热得到有效的控制。

五、中医药在 aSAH 治疗中如何发挥优势

中医诊疗过程:入院时患者呈嗜睡状,维持丙泊酚泵入镇静,面红,留置气管插管接球囊辅助呼吸,颈项部稍强直,四肢偶见自主活动,疼痛刺激可见肢体收缩,暂无恶心呕吐,无肢体抽搐,平素纳眠可,留置尿管固定通畅,大便干结。舌苔未及,脉弦滑。

辨病:患者为中老年女性,因"突发意识模糊 1 天"入院,四诊合参,属于"中风 - 中脏腑"范畴。辨证:患者神志不清,故为中脏腑;见面红、大便干结、脉弦滑等热象,故为阳类证;突然起病,乃风、火为病之象;意识不清乃风火上扰、蒙蔽清窍、神机失用之象;面红、大便干结、脉弦均为肝阳暴亢,风火上扰之象。综上所述,本病病位在脑,与肝脾肾相关,病性为本虚标实;病机为风火上扰清窍之阳类证。治疗以中药汤剂天麻钩藤饮加减,辅以益脑康胶囊清肝息风、破瘀涤痰,清开灵清热化痰开窍,通腑醒神胶囊泻下通便。患者术后持续出现发热,结合苔白,脉滑等舌脉之象,考虑合并湿热之象,可予以加服清热化湿之剂,予以蒿芩清胆汤加减。经中药清热化湿处理及抗感染治疗后,患者体温逐渐恢复正常。结合患者精神疲倦,舌淡,考虑阳热已退,目前表现为气虚血瘀之象,故治以益气活血,给予停清开灵、益脑脉,中药汤剂以"益气活血,柔肝止痉"为法,拟方辨证治疗。

结合中医病因病机和现代病理变化,将本病归入"出血性中风"范畴[53]。[53]从古代文献复习来看,其病因病机主要有肝阳暴亢、瘀阻脑窍、痰湿阻窍、元阳暴脱等。如郭氏报道,aSAH 急性期病性以实证为主,病理因素以内风、瘀血、火热为主。肝阳暴张、肝风内动、气机逆乱于上、血随气逆、络破血溢是本病的始发因素。离经之血即为瘀血,痰瘀同源,痰邪内生,瘀血痰浊内蕴,蕴久化热生火,火性上炎,风火相煽,扰乱神明,耗血动血,迫血妄行,使病情进一步加重,险证丛生[54]。故宜辨证给予平肝息风、清热凉血、活血化瘀等治疗[55]。本例患

者突然起病，乃风、火为病之象；意识不清乃风火上扰、蒙蔽清窍、神机失用之象。病性为本虚标实；病机为风火上扰清窍之阳类证。故予益脑康胶囊清肝息风、破瘀涤痰，清开灵清热化痰开窍，通腑醒神胶囊泻下通便，配合天麻钩藤饮以收平肝息风、滋阴清热之效。其后患者出现持续高热，结合舌脉考虑为湿热上壅之象，加服青蒿、竹茹等清热化湿之品。患者阳热退后，考虑患者术后元气大伤、瘀血阻络，酌用黄芪大补元气，桃仁、红花等活血之品。同时充分发挥中医的整体优势，给予患者针灸、肢体康复、外用药物熏洗等，促进功能恢复。

参 考 文 献

［1］王维治.神经病学.北京：人民卫生出版社，2006：774-792.

［2］吴江.神经病学.北京：人民卫生出版社，2010：175-180.

［3］de Rooij NK，Linn FH，van der Plas JA，et al. Incidence of subarachnoid haemorrhage：a systematic review with emphasis on region，age，gender and time trends. J Neurol Neurosurg Psychiatry，2007，78：1365-1372.

［4］Feigin VL，Lawes CM，Bennett DA，et al. Worldwide stroke incidence and early case fatality reported in 56 population-based studies：a systematic review. Lancet Neurol，2009，8：355-369.

［5］Ingall T，Asplund K，Mahonen M，et al. A multinational comparison of subarachnoid hemorrhage epidemiology in the WHOMONICA stroke study. Stroke，2000，31：1054-1061.

［6］Shea AM，Reed SD，Curtis LH，et al. Characteristics of nontraumatic subarachnoid hemorrhage in the United States in 2003. Neurosurgery，2007，61：1131-1137.

［7］Mahindu A，Koivisto T，Ronkainen A，et al. Similarities and differences in aneurysmal subarachnoid haemorrhage between eastern Finland and northern Sydney. J Clin Neurosci，2008，15：617-621.

［8］Vadikolias K，Tsivgoulis G，Heliopoulos I，et al. Incidence and case fatality of subarachnoid haemorrhage in Northern Greece：the Evros Registry of Subarachnoid Haemorrhage. Int J Stroke，2009，4：322-327.

［9］Kozak N，Hayashi M. Trends in the incidence of subarachnoid hemorrhagein Akita Prefecture，Japan.J Neurosurg，2007，106：234-238.

［10］Sacco S，Totaro R，Toni D，et al. Incidence，case-fatalities and 10-year survival of subarachnoid hemorrhage in a population-based registry. Eur Neurol，2009，62：155-160.

［11］Koffijberg H，Buskens E，Granath F，et al. Subarachnoid haemorrhage in Sweden 1987-2002：regional incidence and case fatality rates. J Neurol Neurosurg Psychiatry，2008，79：294-299.

［12］van Munster CE，von und zu Fraunberg M，Rinkel GJ，et al. Differences in aneurysm and patient characteristicsbetween cohorts of Finnish and Dutch patients with subarachnoid hemorrhage：time trends between 1986 and 2005. Stroke，2008，39：3166-3171.

［13］Labovitz DL，Halim AX，Brent B，et al. Subarachnoid hemorrhage incidence among Whites，Blacks and CaribbeanHispanics：the Northern Manhattan Study. Neuroepidemiology，2006，26：147-150.

［14］Eden SV，Meurer WJ，Sanchez BN，et al. Gender and ethnic differences in subarachnoid hemorrhage. Neurology，2008，71：731-735.

［15］Lindner SH，Bor AS，Rinkel GJ. Differences in risk factors according tothe site of intracranial aneurysms. J Neurol Neurosurg Psychiatry，2010，81：116-118.

［16］Etminan N，Beseoglu K，Steiger HJ，et al. The impact of hypertensionand nicotine on the size of ruptured intracranial aneurysms.J Neurol Neurosurg Psychiatry，2011，82：4-7.

［17］Shiue I，Arima H，Anderson CS，et al. Life events and riskof subarachnoid hemorrhage：the Australasian Cooperative Research onSubarachnoid Hemorrhage Study（ACROSS）. Stroke，2010，41：1304-1306.

［18］ Lall RR，Eddleman CS，Bendok BR，et al. Unruptured intracranialaneurysms and the assessment of rupture risk based on anatomical andmorphological factors：sifting through the sands of data. Neurosurg Focus，2009，26：E2.

［19］ Hirsch KG，Froehler MT，Huang J，et al. Occurrence of perimesencephalic subarachnoid hemorrhage during pregnancy. Neurocrit Care，2009，10：339-343.

［20］ de Falco FA. Sentinel headache. Neurol Sci，2004，25（suppl3）：S215-S217.

［21］ Polmear A. Sentinel headaches in aneurysmal subarachnoid haemorrhage：what is the true incidence？ A systematic review. Cephalalgia，2003，23：935-941.

［22］ Beck J，Raabe A，Szelenyi A，et al. Sentinel headache and the risk of rebleeding after aneurysmal subarachnoid hemorrhage. Stroke，2006，37：2733-2737.

［23］ Brisman JL，Song JK，Newell DW. Cerebral aneurysms. N Engl J Med，2006，355：928-939.

［24］ Matsuda M，Watanabe K，Saito A，et al. Circumstances，activities，and events precipitating aneurysmal subarachnoidhemorrhage. J Stroke Cerebrovasc Dis，2007，16：25-29.

［25］ Fontanarosa PB. Recognition of subarachnoid hemorrhage. Ann Emerg Med，1989，18：1199-1205.

［26］ Romijn M，Gratama van Andel HA，van Walderveen MA，et al. Diagnostic accuracy of CT angiography withmatched mask bone elimination for detection of intracranial aneurysms：comparison with digital subtraction angiography and 3D rotationalangiography. AJNR Am J Neuroradiol，2008，29：134-139.

［27］ Tanno Y，Homma M，Oinuma M，et al. Rebleedingfrom ruptured intracranial aneurysms in North Eastern Province ofJapan：a cooperative study. J Neurol Sci，2007，258：11-16.

［28］ Cha KC，Kim JH，Kang HI，et al. Aneurysmal rebleeding：factors associated with clinical outcome in the rebleeding patients. J Korean Neurosurg Soc，2010，47：119-123.

［29］ Dankbaar JW，de Rooij NK，Velthuis BK，et al. Diagnosing delayed cerebral ischemia with different CT modalities in patients with subarachnoid hemorrhage with clinical dete-rioration. Stroke，2009，40：3493-3498.

［30］ Komotar RJ，Hahn DK，Kim GH，et al. The impact of microsurgical fenestration of the laminaterminalis on shunt-dependent hydrocephalus and vasospasm after aneurismalsubarachnoid hemorrhage. Neurosurgery，2008，62：123-132.

［31］ Little AS，Zabramski JM，Peterson M，et al. Ventriculoperitoneal shuntingafter aneurysmal subarachnoid hemorrhage：analysis of the indications，complications，and outcome with a focus on patients with borderline ventriculomegaly. Neurosurgery，2008，62：618-627.

［32］ de Oliveira JG，Beck J，Setzer M，et al. Risk of shunt-dependent hydrocephalus after occlusion of ruptured intracranial aneurysms by surgical clipping or endovascular coiling：asingle-institution series and meta-analysis. Neurosurgery，2007，61：924-933.

［33］ Mura J，Rojas-Zalazar D，Ru1'z A，et al. Improvedoutcome in high-grade aneurysmal subarachnoid hemorrhage byenhancement of endogenous clearance of cisternal blood clots：a prospectivestudy that demonstrates the role of lamina terminalis fenestrationcombined with modern microsurgical cisternal blood evacuation.Minim Invasive Neurosurg，2007，50：355-362.

［34］ Kwon JH，Sung SK，Song YJ，et al. Predisposing factors related to shunt-dependent chronic hydrocephalus after aneurismal subarachnoid hemorrhage. J Korean Neurosurg Soc，2008，43：177-181.

［35］ Rincon F，Gordon E，Starke RM，et al. Predictors of long-termshunt-dependent hydrocephalus after aneurysmal subarachnoid hemorrhage：clinical article. J Neurosurg，2010，113：774-780.

［36］ Hoekema D，Schmidt RH，Ross I. Lumbar drainage for subarachnoid hemorrhage：technical considerations and safety analysis. Neurocrit Care，2007，7：3-9.

[37] Ochiai H,Yamakawa Y. Continuous lumbar drainage for the preoperative management of patients with aneurysmal subarachnoid hemorrhage.Neurol Med Chir(Tokyo),2001,41:576-580.

[38] Ruijs AC,Dirven CM,Algra A,et al. Therisk of rebleeding after external lumbar drainage in patients withuntreated ruptured cerebral aneurysms. Acta Neurochir(Wien),2005,47:1157-1161.

[39] Kwon OY,Kim YJ,Cho CS,et al. The utility and benefitsof external lumbar CSF drainage after endovascular coiling on aneurismal subarachnoid hemorrhage. J Korean Neurosurg Soc,2008,43:281-287.

[40] Bederson JB,Connolly ES Jr,Batjer HH,et al. Guidelines for the management of aneurysmal subarachnoid hemorrhage:a statement for healthcare professionals from a special writinggroup of the Stroke Council, American Heart Association[publishedcorrection appears in Stroke. 2009;40:e518]. Stroke,2009,40:994-1025.

[41] Gilmore E,Choi HA,Hirsch LJ,et al. Seizures and CNS hemorrhage:spontaneous intracerebral and aneurysmal subarachnoid hemorrhage. Neurologist,2010,16:165-175.

[42] Hart RG,Byer JA,Slaughter JR,et al. Occurrence and implications of seizures in subarachnoid hemorrhage due to ruptured intracranial aneurysms. Neurosurgery,1981,8:417-421.

[43] Ribotoute,Raymond J.Gene therapy and endovascular treatment of intracranial aneurysms.stroke,2004,35(3):786-793.

[44] Moret J,Piotin M,Spelle L,et al. Liquid material(Onyx)in aneurysms treatment. The 6th Congress of World Federation of Interventional and Therapeutic. Neuroradiology(WFITN)Sept,2001,3:54.

[45] Mawad M,Klucznik R,Ciceri E,et al. Endovascular treatment of cerebral aneurysms with the liquid polymer Onyx:Initial clinical experience. The 6th Congree of WFITN. Sept,2001,58:96.

[46] Yasargil MG.Miceronurosurgery,georg thieme,verlag stuttag-art. New York,2005,11:216.

[47] Sychra V,Klisch J,Werner M.Waffle-cone technique with Solitaire(TM)AB Remodeling Device:endovsseular treatment of highly selected complex cerebral aneurysms.Neuroradiology,2010,49(7):555-561.

[48] Lubicz B,Colignon L,Raphaeli G,et al. Solitaire AB solitaire AB stent for endovascular treatment of intracranial aneurysms:immediate and mid-term results in 15 patients with 17 aneurysms. J NEURORADIOL,2010,37(2):83-90.

[49] Mpotsaris A,Bussmeyer M,Loehr C,et al. Mechanical thrombectomy in severe acute stroke:preliminary results of the Solitaire stent. J Neurol Neurosurg Psychiatry,2011.

[50] Nayak S,Ladurner G,Kiler M,et al. Treatment of acute middle cerebral artery occlusion with a Solitaire AB stent:preliminary experience.Br J Radiol,2010,83(996):1017-1022.

[51] Joachim Klisch,Christi n Clajus.Coil embolization of anterior circulation aneurysms supported by the Solitaire[TM] AB Neurovascular Remodeling Device. Neuroradiology,2010,52:349-359.

[52] Lubicz B,Collignon L,Raphaeli G,et al. Solitaire stent for endovascular treatment of intracranial aneurysms:Immediate and mid-term results in 15 patients with 17 aneurysms. Neuroradiology,2010,37:83-88.

[53] 黄培新. 中医专科专病丛书——神经科专病中医临床诊治. 第2版. 北京:人民卫生出版社,2005.

[54] 郭蓉娟,韩刚,王颖辉.72例蛛网膜下腔出血急性期患者中医症状学与病机分析. 北京中医药大学学报(中医临床版),2005,12(4):11-13.

[55] 黄培新,刘茂才. 神经科专病中医临床诊治. 北京:人民卫生出版社,2000:406.

（张迎光,黄广铭）

病例16：大动脉瘤栓塞的分次栓塞

一、病例摘要

患者男性，24岁，因"突发头痛4天"于2010年4月16日入院。病史及治疗情况摘要如下：

2010-4-12 患者于2010年4月12日晚吃夜宵时突然出现头痛，后枕部为主，头痛程度较剧烈，当时意识清楚，伴有干咳、肢体抽搐，无恶心呕吐、胸闷心悸、发热，无二便失禁，立即就诊于岳阳市人民医院，急查头颅CT示蛛网膜下腔出血，给予尼莫地平防止脑血管痉挛、氨基己酸止血等治疗，并于4月15日行全脑血管造影术，提示颅内动脉瘤破裂出血（具体结果未见）。

2010-4-16 由外院转入我科，入科时神清，精神疲倦，头痛，呈钝痛感，以后枕部为主；hunt-hess 评分：Ⅱ级，颈强直，颏胸距3横指，克氏征、布氏征(-)。T:36.8℃，P:90次/分，R:21次/分，BP:123/74mmHg，入院后予氨基己酸止血、尼莫地平防止血管痉挛、复方氯化钠及糖盐水补液支持、增加脑灌注、鲁米那镇静、奥西康抑酸护胃。患者家属拒绝开颅行动脉瘤夹闭术，要求介入治疗。

中医四诊：神情，精神疲倦，头痛，以枕部为主，无肢体麻木乏力，无恶心呕吐，无肢体抽搐，口干口苦，大便数日未解。舌暗红，苔腻微黄，脉滑。辩病为：中风（中经络），辨证为风火痰瘀、痹阻脉络，治予中成药清开灵针、益脑脉口服以清热平肝、活血化瘀，以及通腑醒神胶囊以通腑化浊。由于患者稍有咳嗽，为避免诱发呕吐及咳嗽，同时配合术前准备，中药汤剂暂不给予。

2010-4-17 患者在气管插管全麻下行全脑血管造影术+颅内动脉动脉瘤栓塞术。右侧颈内动脉造影显示，右侧大脑中动脉M1末端较大宽颈动脉瘤，瘤颈6mm，瘤体10.6mm×12.8mm，右侧大脑中动脉M2两条分支从瘤体发出（图107a～图107f）。在Traxcess-14微导丝导引下将一微导管Echelon-10送至动脉瘤囊内，在球囊保护下，依次将MICROPLEX弹簧圈10mm×30mm 1个，7mm×30mm 2个，5mm×15mm 4个，5mm×12mm 1个，4mm×10mm 4个，3mm×10mm 2个，2mm×8mm 1个，推送并解脱至动脉瘤内。造影显示动脉瘤体基本完全栓塞，动脉瘤发出M2两条动脉显影良好。术后予抗凝、脱水降颅压、抗血管痉挛、护胃及维持内环境稳定相关治疗。

2010-4-18 术后复查头颅CT提示：脑动脉瘤栓塞术后改变，右侧大脑半球蛛网膜下腔出血较前无明显增多。

2010-4-21 患者神情，精神疲倦，轻度头痛，以枕部为主，无肢体麻木乏力，无恶心呕吐，无肢体抽搐，口干、不口苦，纳眠可，大便频质稀，小便调。舌淡红，苔薄白，脉弦滑。患者病久体虚，综合临床体征（心率慢、血压偏低、大便稀），当辨证为阳气不足、瘀血阻络，治以益气

温阳,活血通络,暂停服用通腑醒神胶囊及清开灵注射液,中药汤剂以益气活血汤加味:

黄芪 45g	党参 20g	茯苓 15g	白术 15g
益母草 30g	丹参 20g	毛冬青 20g	熟附子 15g
赤芍 15g			

7剂,每日一剂,口服

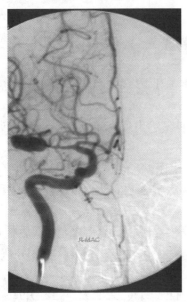

图 107a 术前造影(2010-4-17):右侧大脑
中动脉 M1 末端较大宽颈动脉瘤

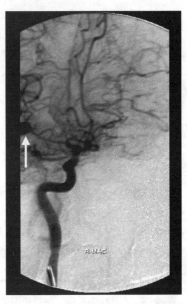

图 107b 术前造影(2010-4-17):右侧大脑
中动脉 M1 末端较大宽颈动脉瘤

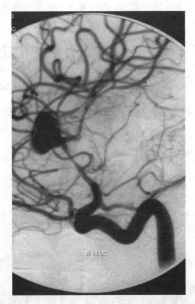

图 107c 术前造影(2010-4-17):右侧大脑
中动脉 M1 末端较大宽颈动脉瘤

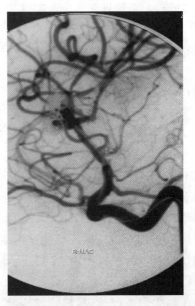

图 107d 术前造影(2010-4-17):右侧大脑
中动脉 M1 末端较大宽颈动脉瘤

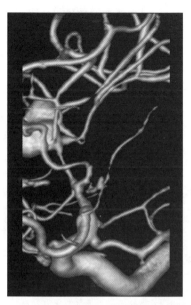
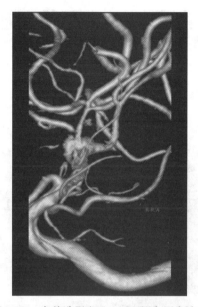

图 107e　术前造影（2010-4-17）：右侧大脑
中动脉 M1 末端较大宽颈动脉瘤

图 107f　术前造影（2010-4-17）：右侧大脑中
动脉 M1 末端较大宽颈动脉瘤

　　患者服用上方后精神转佳，头痛明显缓解，二便调。遵上方，带药出院。术后腰椎穿刺术结果提示血性脑脊液逐渐转清，复查头颅 CT、TCD 提示术后恢复良好，并于 2010 年 4 月 29 日出院。

　　2010-7-29 患者第二次入院，复查全脑血管造影术，造影提示右侧大脑中动脉动脉瘤少量造影剂渗入，提示弹簧圈栓塞欠致密，未见颅内血管痉挛，毛细血管期、静脉期未见异常（图 108a~ 图 108e）。

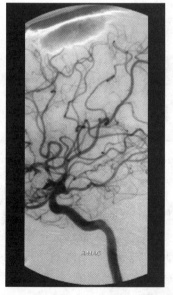
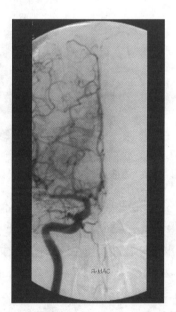

图 108a　复查造影（2010-7-29）：造影提示
右侧大脑中动脉动脉瘤少量造影剂渗入

图 108b　复查造影（2010-7-29）：造影提示
右侧大脑中动脉动脉瘤少量造影剂渗入

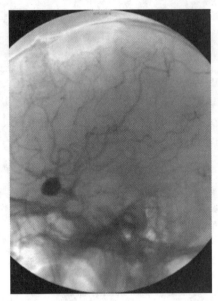

图 108c 复查造影(2010-7-29):造影提示右侧大脑中动脉动脉瘤瘤颈部少量造影剂渗入

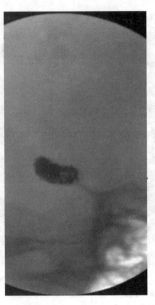

图 108d 复查造影(2010-7-29):造影提示右侧大脑中动脉动脉瘤瘤体欠致密

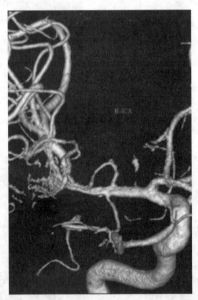

图 108e 复查 CTA(2010-7-29):造影提示右侧大脑中动脉动脉瘤瘤体少量造影剂渗入

　　2011-2-24 患者第三次入院,复查全脑血管造影术。造影可见:右侧大脑中动脉动脉瘤瘤颈处造影剂进入,提示弹簧圈栓塞欠致密,大小范围 7cm×8cm,毛细血管期、静脉期未见异常。造影术后诊断:右侧大脑中动脉动脉瘤复发。

　　2011-2-28 患者在气管插管全麻下行右侧颈内动脉造影术 + 颅内动脉动脉瘤栓塞术。右侧颈内动脉造影显示,右侧大脑中动脉 M1 末端较大宽颈动脉瘤,栓塞术后复发,瘤颈 6mm,瘤体 7mm×8mm,右侧大脑中动脉 M2 两条分支从瘤体发出。在 Traxcess-14 微导丝导引下将一微导管 Headway-17× 送至动脉瘤囊内,依次 MICROPLEX 弹簧圈 5mm×15mm 2

个,5mm×12mm 1 个,4mm×8mm 3 个,3mm×10mm 2 个,2mm×8mm 3 个,推送并解脱至动脉瘤内。造影显示动脉瘤体基本致密栓塞,动脉瘤发出 M2 两条动脉显影良好。

2011-6-19 患者第四次入院,复查全脑血管造影术。造影提示右侧大脑中动脉瘤栓塞较为致密,无造影剂填充(图 109a,图 109b)。

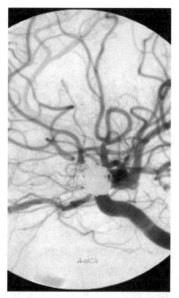 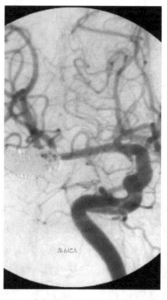

图 109a　造影(2011-6-21):造影提示右侧大
脑中动脉瘤栓塞较为致密,无造影剂填充。

图 109b　造影(2011-6-21):造影提示右侧
大脑中动脉瘤栓塞较为致密,无造影剂填充

2012-2-20 患者第五次入院,行全脑血管造影复查。造影见右侧大脑中动脉分叉部动脉瘤复发,宽颈。载瘤动脉未见狭窄。余血管动脉期、毛细血管期、静脉期未见异常(图 110a,110b)。

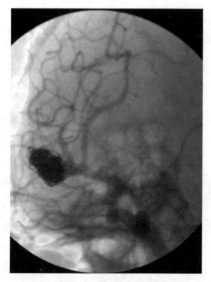 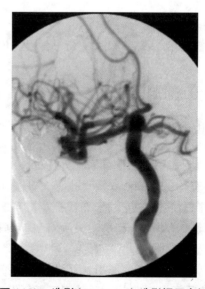

图 110a　造影(2012-2-22):造影提示右侧
大脑中动脉分叉部动脉瘤复发,宽颈。

图 110b　造影(2012-2-22):造影提示右侧
大脑中动脉分叉部动脉瘤复发,宽颈。

中医四诊:患者精神疲倦,偶发头痛,以右颞侧为主,纳眠可,二便调。舌质暗红,苔薄白,脉细。精神疲倦为气虚之象,头痛为瘀血内停、留滞不去、脉络瘀阻,不通则痛。舌质黯为瘀血之象,苔薄白,脉细亦为气虚之象。综上所述,证属"气虚血瘀",治疗以标本兼治为原则,以益气活血为法,予复方北芪口服药益气扶正,汤剂予以六君子汤加减:

熟党参 30g	茯苓 20g	白术 15g	甘草 5g
丹参 15g	川芎 15g	陈皮 10g	砂仁 15g(后下)
薏苡仁 20g	黄芪 20g		

10 剂,每日一剂,口服。

2012-2-27 患者在气管插管全麻下行右侧颈内动脉造影术 + 颅内动脉瘤栓塞术(球囊辅助右侧大脑中动脉分叉部动脉瘤栓塞术)。采用 ROADMAPPING 技术,选用合适工作位,以 Hyperform 7×7 球囊在 X-PEDION-10 微导丝引导下,放入右侧中动脉远端,并充盈球囊;在 X-PEDION-10 微导丝导引下,将 Echelon-10 微导管放置到动脉瘤内,造影显示位置合适,依次放入 MICROPLEX 3D 5×15,AXIUM 4×12,MICROPLEX 3×8 三个弹簧圈,造影显示动脉瘤栓塞致密。评价剩余颅内血管,显示载瘤动脉显影良好。

中医诊疗过程:入院时患者神情,精神疲倦,头痛以枕部为主,无肢体麻木乏力,无恶心呕吐、发热咳嗽,无肢体抽搐、牙关紧闭,口干口苦,大便数日未解。舌暗红,苔腻微黄,脉滑。结合病史及西医学诊断,辨病为"中风",神志清,故为"中经络"。急性起病,为风动之象,头痛为风痰瘀上扰清窍、阻滞脑络之征,舌黯为瘀血之征,舌红、苔黄、口干苦为火热之征。综上所述,本病病位在脑,病性属实,证属"风火痰瘀,闭阻脉络"。中医以"急则治其标"为原则,以"清热平肝、祛瘀浊痰、通腑醒神"为法,初期给予清开灵注射液以清热平肝、益脑脉清热活血化瘀、通腑醒神胶囊通腑化浊;后期患者"阳气不足,瘀血阻络",治以"益气温阳、活血通络"为法,中成药予复方北芪口服药益气扶正,中药汤剂以益气活血汤加味辨证施治。

2013 年 9 月电话随访情况:患者无头痛头晕,无肢体抽搐、麻木乏力,无恶心呕吐,完全恢复正常。

二、病例特点与分析

(一) 病例特点

1. 青年男性,突发起病,临床表现主要为头痛,呈剧烈钝痛感,以枕部为主,起病时伴肢体抽搐,无肢体麻木乏力、意识不清、恶心呕吐、心悸胸闷、二便失禁等其他不适。既往无高血压病、糖尿病病史,起病时无外伤史。

2. 查体:神志清,双侧瞳孔等大等圆,hunt-hess 评分:Ⅱ级,颈强直,颏胸距 3 横指,四肢肌力、肌张力正常,克氏征、布氏征(-)。

3. 影像学检查:起病时头颅 CT 提示蛛网膜下腔出血;DSA 提示右侧大脑中动脉 M1 末端较大宽颈动脉瘤。

4. 入院后患者家属拒绝开颅行动脉瘤夹闭术,要求介入治疗。予行颅内动脉动脉瘤栓塞术,术后复查 DSA 提示动脉瘤反复复发,并共行 3 次动脉瘤栓塞术。

（二）病例分析

1. 诊断与鉴别诊断

定位定性分析：患者以头痛为主要临床表现，无意识障碍、肢体麻木乏力等神经功能缺损症状，考虑脑实质病变可能性小，结合头颅 CT 可明确定位在蛛网膜下腔；患者脑膜刺激征阳性，结合头颅 CT，可定性为：急性、出血性。

病因分析：头颅 CT 提示 SAH 诊断明确，流行病学资料显示 50%~85% 的 SAH 为颅内动脉瘤破裂出血导致，考虑颅内动脉瘤破裂出血的可能性大；起病后行 DSA 明确右侧大脑中动脉 M1 末端较大宽颈动脉瘤。

鉴别诊断：蛛网膜下腔出血需与其他类型脑卒中（脑血栓形成、脑栓塞、脑实质出血）、脑膜炎相鉴别。患者年龄轻，无脑血管病危险因素，起病后无局灶性神经功能缺损症状，结合影像学可鉴别。患者起病急剧，无伴发热，脑脊液相关指标无感染征象，故可排除脑膜炎。

2. 动脉瘤栓塞后复发

患者行动脉瘤栓塞术后，定期复查脑血管造影发现弹簧圈栓塞欠致密，提示动脉瘤复发，并再次行栓塞术两次。

3. 首次栓塞术后反复脑血管痉挛

患者首次栓塞术中发现右侧大脑中动脉载瘤动脉严重痉挛，仅呈一细线。栓塞术后予尼莫地平抗血管痉挛，复查 TCD 可见右侧大脑中动脉血流速度异常增快，提示脑血管痉挛，加用罂粟碱针、法舒地尔加强抗血管痉挛后，症状缓解。

三、文献复习

颅内动脉瘤是颅内血管异常改变而产生的血管瘤样突起，好发于脑底 willis 动脉环及其主要分支上，颅内动脉瘤的发生率大约为 1%~8%，85% 的蛛网膜下腔出血（subarachnoid hemorrhage，SAH）是因为颅内动脉瘤破裂引起[1]。根据血管造影显示的动脉瘤直径，可分为小（≤5mm），中（6~10mm），大（11~25mm），巨大（>25mm）[2]。许多临床研究表明颅内动脉瘤瘤体越大，发生破裂引起蛛网膜下腔出血的机会越大。由于颅内大动脉瘤的复杂性，外科手术难度大、风险高，目前多采用介入治疗，但其术后复发率高及血管痉挛等问题仍需进一步探究。本文通过总结该例大动脉复发后反复栓塞的诊治经验，并进一步分析目前颅内大动脉瘤的血管内治疗情况，同时归纳术后复发的影响因素及并发症，初步探讨相关问题的处理方法。

（一）颅内大动脉瘤的血管内治疗

随着介入技术的不断发展及所应用材料的逐步完善，越来越多的颅内大动脉瘤可采用血管内治疗手段即介入治疗，目前，颅内巨大动脉瘤常用的介入治疗手段有弹簧圈栓塞、载瘤动脉闭塞、支架结合弹簧圈栓塞、腹膜支架等。根据动脉瘤所在部位、形态特点、瘤颈情况及有无附壁血栓选择不同治疗方式。常用的三种血管内治疗手段分析如下：

1. 弹簧圈栓塞术

近年来，随着介入栓塞材料的不断发展和血管内栓塞技术的进步，血管内弹簧圈栓塞已被越来越多地应用于颅内动脉瘤的治疗,因其早期手术的适应征明显广于开颅动脉瘤颈夹闭术,并可极大地降低病死率和致残率,目前已经成为临床上首选的治疗方法之一[4,5]。同时因其手术过程可控性好、创伤小,安全有效,也逐渐被患者接受。但其栓塞致密性不确定及术后复发率较高仍是困扰临床的主要问题。

动脉瘤栓塞治疗的机理是通过机械性填塞瘤腔,改变局部血流动力学因素,继而形成血栓,消除出血或再次出血隐患。颅内动脉瘤采用弹簧圈栓塞首次治疗后完全闭塞率为46%~75.8%,复发率约为30%左右[6]。其中,对中小动脉瘤的效果较为理想,但对大型或巨大型动脉瘤则有待提高,首次完全闭塞率仅为10%~68%。其原因为[7]:①颅内大动脉瘤常为宽颈、体腔较大,而且多处于 willis 动脉环或交叉处,很难一次性达到完全填塞;②即使最初能够完全填塞,有时由于弹簧圈回缩致使瘤腔再度开放;③由于大动脉瘤大多位于颅内段颈内动脉,所受血流冲击力大,在高血压等危险因素影响下易造成瘤腔再开放或扩大;④颅内大动脉瘤腔内往往存在附壁血栓,弹簧圈栓塞后,血栓逐渐压缩变小致使瘤腔相对性开放。Tamatani 等[8]研究了采用弹簧圈栓塞动脉瘤后,瘤体内弹簧圈体积和动脉瘤本身体积的关系,发现动脉瘤体积越大,弹簧圈占动脉瘤体积的比率则越小,有时甚至很难达到动脉瘤体积的 20%,而当瘤体内弹簧圈体积小于动脉瘤体积的 30% 时,动脉瘤复发的可能性非常高。Murayama 等报道[9]最初应用弹簧圈栓塞 73 例巨大动脉瘤,仅有 26% 的患者达到了致密栓塞。

由此可见,能否致密填塞动脉瘤是操作技术的难点,也是能否获得确切满意疗效的关键。因此,栓塞前必须明确动脉瘤的影像特征、瘤颈大小、载瘤动脉及其邻近的重要血管分支,完善无创及有创血管评价,准确评估动脉瘤的大小,选择最佳的手术方式。例如,对于宽颈动脉瘤栓塞可采用 3D 弹簧圈网篮编织技术,球囊辅助栓塞技术及支架结合弹簧圈技术等。

2. 闭塞载瘤动脉

应用可脱卸球囊或弹簧圈闭塞载瘤动脉,经大量临床应用证实其治疗效果好且并发症少,而且治疗后动脉瘤复发率低[9,10],因为它能彻底阻断供应颅内动脉瘤的载瘤动脉血流、消除占位效应。该治疗手段的适应证较广,对于高龄,身体条件差,血管迂曲明显,影像学检查瘤腔内有明显附壁血栓,假性动脉瘤,球囊临时阻断无症状者,均适合行载瘤动脉球囊闭塞术。但其缺点为,有 5%~10% 的患者在术后出现脑缺血或脑梗死并发症。

3. 支架治疗

近年来,有报道采用冠状动脉覆膜支架治疗颅内段颈内动脉瘤,初步临床结果显示了较好疗效。覆膜支架提高了较大动脉瘤的治愈率,尤其适用于不能耐受 BOT 的患者,但覆膜支架治疗的适应证较窄。覆膜支架治疗的优点在于[7,11-14]:①手术操作位置在载瘤动脉,并没有损及动脉瘤,不存在与手术相关的动脉瘤破裂、再出血的风险。②动脉瘤腔内不放置任何栓塞物质,避免了占位效应造成的神经功能损害。③对比手术夹闭载瘤动脉,该方式保留载瘤动脉通畅,从而避免了继发脑组织供血不足甚至脑梗死形成。④手术时间相对较短,适合不能耐受大剂量麻醉的患者。目前的覆膜支架用于颅内血管,柔顺性较差,递送困难,很难越过迂曲的颅段颈内动脉,覆膜支架放置后血管的开放性也还需要长期的随访数据,临床应用受到很大限制。

（二）颅内大动脉瘤的术后复发

采用弹簧圈栓塞治疗颅内动脉瘤的优势毋庸置疑，但其高复发率的问题也逐渐显现。近年来，随着血管内治疗技术的提高，一些报道显示复发率呈减少的趋势。研究发现[15]，颅内动脉瘤介入栓塞后复发的影响因素众多，主要与动脉瘤是否位于血管分叉处、瘤体的大小、瘤颈的宽度、瘤囊的形态、栓塞术后致密程度以及是否瘤颈残余有关。

有研究发现[17]，致密栓塞组与非致密栓塞组在动脉瘤部位、形态、大小及 Fisher 分级、Hunt-Hess 分级、血管痉挛情况、栓塞时间、栓塞材料等临床因素上均存在统计学差异，提示多种临床因素均可影响动脉瘤的致密栓塞。动脉瘤形态、Hunt-Hess 分级、血管痉挛指标取值越低，致密栓塞的概率越大；动脉瘤部位采用分类指标，大脑中动脉瘤的致密栓塞率最低。

现就动脉瘤术后复发的几个主要影响因素分析如下：

1. 动脉瘤栓塞不致密或不完全　栓塞不致密，载瘤动脉的血流容易进入瘤腔内，血流的冲击力可透过弹簧圈间隙传导到动脉瘤壁，使动脉瘤再次扩大或再生子囊。由于不完全，进入残腔的血流对弹簧圈直接造成较大冲击，甚至可造成对瘤腔内壁的推挤压缩，也可导致动脉瘤的复发[15,16]。

2. 血流动力学改变　介入栓塞动脉瘤仅是在形态学上填塞动脉壁上的异常膨出部分，而瘤颈部分的开放，导致该瘤口不易新生血管内膜，因此不能完全避免血流对动脉瘤的冲击作用。尤其是在动脉分叉处，血流的冲击力更大，容易造成动脉瘤的复发或者形成新的动脉瘤[15-18]。所以栓塞动脉瘤时，应该强调致密栓塞，尤其是最好不要有瘤颈残留。

3. 动脉瘤大小　有关文献报道，动脉瘤复发率与动脉瘤的大小有密切关系，认为较大或巨大型动脉瘤的复发率最高[19]。研究认为，较大型动脉瘤栓塞治疗后之所以更容易复发，可能与以下两个方面有关：①较大型动脉瘤形态大多不规则，而且瘤颈较宽，很难达到致密栓塞。Sluzewski 等[20]研究显示，有 22.6% 的大型或巨大动脉瘤为不完全栓塞，并且在动态随访中，有 69% 的动脉瘤栓塞患者在 6 个月内复发。②动脉瘤体积较大时，一般瘤腔内都会有血栓形成，栓塞时弹簧圈与这些血栓共同填塞了动脉瘤瘤体，因此难以致密栓塞。当术后使用双联抗聚等治疗后，随着血栓的吸收消退，瘤腔就会逐渐扩大。

4. 瘤颈与动脉瘤复发　瘤颈的宽度被认为是影响动脉瘤栓塞治疗成功与否的重要因素之一[21,22]。因为在栓塞过程中，瘤颈口相对保留，当瘤颈宽时，意味着有较大面积的弹簧圈面临着被血流冲击，慢慢的就会导致动脉瘤的复发以及瘤内弹簧圈被压缩。

（三）颅内大动脉瘤术后血管痉挛

蛛网膜下腔出血（SAH）是临床常见的神经系统急重症之一，在病因学方面大部分为颅内动脉瘤性导致，其病死率和致残率高，统计[23]发现：约 15% 的患者入院前死亡，20% 入院 24 小时内死亡，40% 一周内死亡，56% 1 月内死亡，60% 半年内死亡。而脑血管痉挛是 SAH 患者死亡中的高危因素之一，因此，目前对于脑血管痉挛的病因研究及规范化治疗越来越受到重视。

脑血管痉挛（cerebral vasospasm, CVS）是包括各种物理和化学刺激在内的多因素共同作用于颅内动脉所致的一种异常收缩状态，也是导致患者高死亡率和迟发性缺血性神经功能障碍（delay ischemic neurological deficit, DIND）的主要原因之一[24]。

在临床上,SAH 所致脑血管痉挛有早发性与迟发性。早发者,一般脑血管痉挛发生在出血后 10 分钟至 2 天内,临床上较少见。迟发性多在发病后 3~6 天发生,持续 2 周左右,发生率高达 30%~70%[25]。在迟发性脑血管痉挛中,有约 50% 是有症状性的,其具有一定的危险性,可造成缺血性神经功能缺损,而脑血流量的减低及脑自动调节功能被损坏,则可导致脑灌注不足甚至发生脑梗死。

1. 脑血管痉挛发生的机制

脑血管痉挛的病因是多种因素叠加所致,有研究者发现一氧化氮及一氧化氮合酶异常,炎症反应和细胞凋亡等多种因素是加剧脑血管痉挛的重要推动者。综合文献发现,出现大血管痉挛的原因有几种:更多的原因可能是直接刺激了血管壁,即机械刺激可能是导致大血管痉挛的主要原因之一;其次,可能是因为术中导丝进入血管后导致局部血流动力学的改变(如血流减慢或局部形成涡流)等因素导致血管痉挛;第三,可能是因为瘤内弹簧圈本身对血管壁的化学性刺激导致。

2. 脑血管痉挛的诊断

脑血管痉挛的诊断[26]:①SAH 症状经治疗或休息好转后出现恶化或进行性加重,伴发热、白细胞升高但无感染迹象。②出现头痛、呕吐等颅内压升高症状。③意识障碍呈波动性变化或进行性加重。④出现偏瘫、失认、失语等神经系统定位体征。⑤ DSA 或 CTA 和 MRA 检查提示 CVS。⑥经颅多普勒(TCD)显示,大脑中动脉(MCA)和大脑前动脉(ACA)血流速度≥120cm/s,大脑后动脉(PCA)血流速度≥90cm/s。对符合上述标准之一或多项,排除再出血、颅内血肿、脑积水、电解质紊乱等,且症状发生在出血后 2~12 天内,可诊断为脑血管痉挛。

目前,临床广泛使用的 HUNT-HESS 分级及改良 FISHER 评分法,是预测 CVS 的最准确及最广泛使用的量表[27]。

3. 脑血管痉挛的防治[26,28,29]

(1)一般治疗:患者应绝对卧床、镇痛、通便、监测生命体征及维持水电解质平衡等。

(2)清除蛛网膜下腔积血:蛛网膜下腔积血是导致 CVS 发生的根本原因。尽快清除蛛网膜下腔积血是防治 CVS 的关键,包括反复腰椎穿刺,有侧脑室积血的可行双侧或单侧脑室外引流术引流血性脑脊液。临床上,依达拉奉是一种自由基清除剂,通过提高 N- 乙酰门冬氨酸保护脑细胞,抑制脂质过氧化,从而抑制血管内皮细胞及神经细胞的损伤,起到抗血管痉挛的作用。

(3)药物治疗:钙拮抗剂尼莫地平目前已被美国、加拿大等多个国家和地区的 SAH 诊疗指南推荐为防治脑血管痉挛的首选药物。尼莫地平(nimodipine)是第二代双氢吡啶类钙离子拮抗剂,是目前唯一被美国食品药品管理局证明用来治疗血管痉挛的有效药物,而且是脂溶性最高的钙拮抗剂,高亲脂性决定了其易透过血脑屏障,双氢吡啶环使其对血管平滑肌具有高度选择性。尼莫地平具有安全性、有效性,能最大程度地降低动脉瘤后 SAH 血管痉挛的风险。

(4)结合患者的血管评价情况,适时使用抗血小板集聚药物,降低血液黏稠度,预防血栓形成。

(5)传统的血流动力学治疗(例如三高疗法,即高血容量、高血压、高血液稀释):扩容、血液稀释以及适当升高血压是临床较为常用的一种治疗方法,可以保证血管痉挛时的脑血流量充足。相关研究表明，三高疗法可降低症状性血管痉挛的发生[30]。但使用三高疗法时需严密监测血压及生化指标等，注意防止心肌缺血、肺水肿及低钠血症等并发症。

（6）动脉内血管舒张剂灌注术罂粟碱是一种有效的平滑肌舒张剂，大量研究显示，罂粟碱对血管造影性血管痉挛立即产生强烈的舒张效果，并且被证明能明显改善局部脑血流量。

（7）早期手术治疗：动脉瘤夹闭或手术治疗，研究表明早期手术能有效防止 SAH 后再出血和 CVS 等并发症，改善预后。

四、决策难点分析

（一）颅内大动脉瘤的治疗手段选择

本例患者于 4 月 12 日起病，已经在外院明确蛛网膜下腔出血诊断。入本院后行 DSA 提示右侧大脑中动脉 M1 末端较大宽颈动脉瘤，瘤颈 6mm，瘤体 10.6mm×12.8mm，右侧大脑中动脉 M2 段两条分支从瘤体发出，此时选择正确的手术方式对患者的预后很重要。

患者为大脑中动脉 M1 段末端动脉瘤，位于外侧裂近颅底部，位置表浅，开颅暴露方便，比较合适外科开颅夹闭术，术后复发机会少，并发症少，应该为较好的治疗手段。但患者较为年轻，其家属拒绝开颅手术，且当时大脑中动脉痉挛明显，开颅手术可能会使病情进一步加重，介入治疗也是可选方案之一。但由于血流动力学原因，这个位置的动脉瘤介入治疗复发机会较大。而在三种主要的血管内治疗手段中，动脉瘤栓塞技术较为成熟，鉴于患者为首次发病，故选择可控性好、创伤小、安全有效的弹簧圈动脉瘤栓塞术。介入治疗的优点就是易于实现重复治疗，急性期治疗的首要目的就是防止再破裂出血。由于当时病情较重，动脉瘤结构复杂，与载瘤动脉关系显示不良，瘤颈部残留，留在后期处理，也是可以考虑的治疗策略。即当有残留，可安全期随访适时治疗。如果残留不随时间而扩大，可以继续观察；如继续增大则是重复治疗的指征。

我们知道内动脉瘤栓塞有 3 个目的：机械栓塞、改变血流和促进动脉瘤腔内的血栓形成。上述 3 个目的达不到任何一个，都会导致动脉瘤复发。术后即刻 DSA 提示栓塞致密，但术后三个月提示动脉瘤复发且为宽颈动脉瘤，这符合弹簧圈栓塞术后复发的情况，可见，能否栓塞致密是技术的关键。对介入栓塞后复发的动脉瘤，如果无再次蛛网膜下腔出血史，可行再次补充栓塞治疗，因此再次行弹簧圈栓塞术。但直到第三次栓塞采用球囊辅助，才完全避免了复发。该患者进行了三次重复填塞，均安全、顺利完成，无并发症发生。这对患者十分重要，因患者年轻，未娶妻生子，一旦留下永久残疾，将对其以后的生活、工作产生重大影响。

通过本病例，提示我们对于宽颈、梭形等复发率较高的复杂动脉瘤，应用球囊辅助成型技术和血管内支架结合微弹簧圈或者新型胶体 Onxy 来提高栓塞率和防止动脉瘤复发。对于大、中型颅内动脉瘤的栓塞，不论是否应用支架和球囊等辅助措施，都应该尽量做到瘤腔尤其是瘤颈部的致密栓塞。另外需要考虑的是，颅内动脉瘤栓塞后常常采用扩容、适当升压、稀释血液（三高疗法）和药物抗凝等治疗预防血管痉挛，采取这些治疗措施也许会对动脉瘤复发有影响。

(二) 颅内动脉瘤术后血管痉挛的防治

颅内动脉瘤栓塞术后或 SAH 后脑血管痉挛是常见的并发症,对于它的防治,到目前为止,很少有可靠的文献提供肯定性答案,大量的不确定因素决定了治疗血管痉挛存在很大的挑战性。从我科收治的该病例来看,栓塞术中 DSA 及术后 TCD 均提示血管痉挛存在,而在临床上均未能观察到体征和症状,这提示 CVS 不一定会有明显的临床表现。一般临床诊断 CVS 诊断首先是依靠临床症状,但临床性 CVS 在 SAH 之后的数天不会出现,只有当调节功能障碍,脑血流量减少时症状才会发生。另一方面,神经功能改变可能是微小的或是不明显的,对于那些在 SAH 之后神经功能状况较差的患者,很难发现其存在 CVS 性缺血。因此,及时发现 CVS 很重要。虽然脑血管造影是诊断 CVS 的金标准,但 TCD 作为无创检查,可以在床边施行并且也能够每天开展,因此可以用来监测 SAH 后患者颅内血流速度,以提示是否出现 CVS,且大脑中动脉是最适于 TCD 检查的动脉。

在防治方面,一般药物治疗,如高灌注压 / 高血容量治疗措施是 CVS 的药物治疗基础,预防 CVS 性缺血最重要的措施是补充水分和红细胞。从我科收治的 CVS 患者总结分析,经钙离子拮抗剂,加自由基清除剂依达拉奉,中药清开灵抗炎、扩张小动脉、改善脑循环等联合治疗,对颅内动脉瘤破裂性 CVS 的治疗有很好的疗效。依达拉奉联合尼莫地平能显著改善动脉瘤术后 CVS 的发生率,且未见明显的不良反应,是防治 CVS 非常有效的方法。

五、中医药如何在治疗颅内动脉瘤中发挥优势

颅内动脉瘤造成的脑出血属于中医"中风"范畴,临床症状错综复杂,关联各个脏器以及气血、经络、风、火、痰,阳亢及气虚常为发病因素,导致脑络痹阻,或血溢脑络之外的急性脑血管病变,本虚标实、上盛下虚为其主要病性。

在动脉瘤破裂急性起病、尚未进行手术时,稳定病情及清除颅内血肿是关键。中医认为,由于患者起病后卧床少动,病机多为上盛下虚,风阳气火上浮,痰瘀壅滞,腑气不通,常伴大便多日不解。如果病情严重,可有昏迷症状。其病理基础均有脑水肿、感染、缺血缺氧、血液黏稠度高等,进而产生中医的"风火痰瘀"等病理机制。中医急性期予清开灵清热解毒、化痰通络、醒神开窍,同时予院内制剂通腑醒神胶囊导肠通便。清开灵注射液是在传统中成药"安宫牛黄丸"的基础上改进而研制成的针剂,具有清热解毒,化痰通络,醒神开窍之功效。该方以清热解毒为主,配以醒神、化痰之品,以加强其"清开"之力,故名为清开灵。清开灵具有广泛的药理作用、多方面的功效,均能针对上述之病理改变,配合西医的综合抢救措施,达到治疗效果,从而挽救生命,缩短疗程。而通腑醒神胶囊是我院的院内制剂,该药既能通便,又能达到釜底抽薪、上病下取、导邪下行,还能使气血上下畅通,对脑出血有确切的疗效。

在手术后的康复期,中医认为患者多病久体虚,需予补中益气活血,兼以调补肝肾。故术后可停用清开灵、通腑醒神胶囊,结合患者体质、年龄、病情变化,辨证予补中益气口服液、复方北芪口服液、生脉胶囊等以益气活血,中药汤剂常选用补阳还五汤、六君子汤、益气活血汤、地黄饮子等方剂辨证加减。

动脉瘤破裂后遗留的肢体麻木乏力、感觉障碍、言语不利、意识障碍甚至情志改变等,应

根据基本病机，结合患者体质辨证，制定长期的治疗方案，包括康复、针灸、理疗等相关治疗手段。

参 考 文 献

［1］Pera J，Korostynski M，Krzyszkowski T. Gene expression profiles in human ruptured and unruptured intracranial aneurysms：what is the role of inflammation？ Stroke，2010，41（2）：224-226.

［2］李明华. 神经介入影像学. 上海：上海科学技术文献出版社，2000：45.

［3］黄志伟，李学东，陆建吾，等. 血管内介入治疗颅内巨大动脉瘤. 中华神经外科疾病研究杂志，2012，11（4）：316-318.

［4］Iizuka Y，M aehara T. Endovascular neurointervention for cerebral aneurysm. Nippon Igaku Hoshasen GakkaiZassh，2000，60：65-70.

［5］Tan XX，Zhong M，Li ZQ，et al. Early endovascular embolization of acutely ruptured intracranial aneurysms. Chin J Cereb D is（Chinese），2004，1：204.

［6］Mordasini P，Schroth G，Guzman R，et al. Endovascular treatment of posterior circulation cerebral aneurysms by using Guglielmi detachable coils：a 10-year single-centre experience with special regard to technical development.AHNR，2005，26：1732-1728.

［7］李永东，李明华，方淳，等. 颅内巨大或大型动脉瘤的血管内治疗：三种技术的比较. 介入放射学杂志，2006，15（12）：707-712.

［8］Tamatani S，Ito Y，Abe H，et al. Evaluation of the stability of aneurysms after embolization using detachable coils：correlation between stability of aneurysms and embolized volume of aneurysms. AJNR Am J Neuroradiol，2002，23（5）：762-767.

［9］Murayama Y，Nien YL，Duckwiler G，et al. Guglielmi detachable coil embolization of cerebral aneurysms：11 years' experience. J Neurosurg，2003，98（5）：959-966.

［10］Saatci I，Cekirge HS，Ozturk MH，et al. Treatment of internal carotid artery aneurysms with a covered stent：experience in 24 patients with mid-term follow-up results. AJNR Am J Neuroradiol，2004，25（10）：1742-1749.

［11］Ahn JY. Chung SS，Lee BH，et al. Treatment of spontaneous arterial dissections with stent placement for preservatipon of the parent artery. Acta Neurochir（Wien），2005，147：265-273.

［12］Kocer N，Kizilkilik O，Albayram S，et al. Treatment of iatrogenic internal carotid laceration and carotid cavernous fistula with endovascular stent-graft placement.AJNR，2002，23：442-446.

［13］Felber S，Henkes H，Weber W，et al. Treatment of extracranial and intracranial aneurysms and arterivenous fistulae using stent grafts.Neurosurgery，2004，55：631-638.

［14］Blasco J，Macho JM，Burrel M，et al. Endovascular treatment of a giant intracranial aneuysm with a stent-graft. Vasc Interv Radiol，2004，15：1145-1149.

［15］李志立，黄光富，张天，等. 颅内动脉瘤 12 例复发原因及微创外科治疗. 实用医院临床杂志，2010，7（1）：58-60.

［16］冯文峰，漆松涛，黄胜平，等. 颅内动脉瘤显微手术夹闭栓塞治疗后再破裂. 中国微侵袭神经外科杂志，2003，8（4）：170-172.

［17］邱胜利，张扬，魏建军，等. 影响颅内动脉瘤致密栓塞的临床因素分析. 中国临床神经外科杂志，2007，12（8）：487-489.

［18］金点石，高宝山，钱盛伟，等 .89 例颅内动脉瘤栓塞术后血管造影随访报告. 中华神经外科杂志，2007，

23（3）：194-196.

［19］Sattar A，Manousakis G，Jensen MB. Systematic review of reversible cerebral vasoconstriction syndrome. Expert Rev Cardiovasc Ther，2010，8（10）：1417-1421.

［20］Shzewski M，Menovsky T，van Rooij WJ，et al. Coiling of very large or giant cerebral aneurysms：long-term elinical and serial angiographic results. AJNR Am Neuroradiol，2003，24（2）：257-262.

［21］温玉东，魏建军，张扬，等．弹簧圈栓塞治疗颅内动脉瘤短中期复发的观察．中国脑血管病杂志，2011，81：18-22.

［22］Kai Y，Hamada J，Mofioka M，et al. Evaluation of the st，ability of small ruptured aneurysms with a small neck after emimlization with Guglielmi detachable coils：correlation between coil packing ratio and coil compaction. Neurosurgery，2005，56（4）：785-792.

［23］VanGijnJ，RinkelG J，subarachnoid haemorrhage：diagnosis，Causee And management. Brain，2001，124：249.

［24］Sattar A，Manousakis G，Jensen MB. Systematic review of reversible cerebral vasoconstriction syndrome. Expert Rev Cardiovasc Ther，2010，8（10）：1417-1421.

［25］刘建民，潘奇，许奕等，颅内破裂动脉瘤栓塞术后早期破裂再出血危险因素分析．介入放射学杂志，2010，2：95-100.

［26］沈健康．脑血管痉挛的机制和防治．国际脑血管病杂志，2006，14（7）：481-493.

［27］R.Loch Macdonald，Marcus Stoedley，Bryce Weir. Intraeranial Aneurysms. Neurosurgery Quarterly，2011，11（3）：181.

［28］Treggiari MM，Walder B，Suter PM，et al. Systematic review of the prevention of delayed ischemic neurological deficits with hypertnsion，hypervolemia，and hemodilution therapy following subarachnoid hemorrhage. J Neurosurgery，2003，98（5）：978.

［29］R.Loch Macdonald，Managment of Care bral vasospasm. Neurosurgical Review，2006，29（3）：179-193.

［30］王载忠．蛛网膜下腔出血后脑血管痉挛诊断与治疗的进展．医学综述，2011，17（19）：2967-2970.

（王立新，杨伟林）

病例 17：表现为突发头痛的未破裂椎动脉夹层动脉瘤

一、病例摘要

患者男性,46 岁,因"头痛 9 天"于 2012-5-27 日入院。病史及治疗情况摘要如下:

2012-5-18　患者外地出差途中无明显诱因突发头痛,疼痛局限于左侧乳突后发际下一点,疼痛持续,难以忍受,头痛始发时伴一过性右侧肢体麻木、乏力,无发热,无头晕及恶心呕吐等不适,遂至当地医院就诊。行相关检查:颈椎片:①颈椎骨质增生、退行性变,伴颈椎生理曲度变直,并轻度反曲;②颈 4~5 椎间隙狭窄,提示间盘病变;③钩椎关节增生、变尖,伴双侧椎间孔不同程度狭窄,以双侧颈 4~5 及颈 5~6 狭窄显著。头颅 CT 平扫:未见明显异常。颈部血管彩超:右侧颈总动脉流速减低,双侧颈外动脉流速增高,左侧椎动脉阻力指数增高。结合相关检查,当地医院诊断为"混合型颈椎病"。

患者经治疗后症状缓解不明显,25 日头痛仍剧,遂于 2012-5-27 日至我院就诊,入院即行腰椎穿刺术,查脑脊液常规及脑脊液生化结果未见异常。既往无高血压病、糖尿病、心脏病、肾病等病史,否认外伤史。入院后查体:心肺、神经系统查体均未见明显异常;左侧乳突后发际下一点压痛明显。查三大常规、肝肾功、电解质、凝血功能等未见明显异常。

中医四诊:神清,精神稍倦,时有头痛,右侧肢体稍乏力,无头晕,无恶心呕吐,无颈部强硬不适,无四肢抽搐,无肢体乏力,无口干口苦,纳眠可,二便调。舌淡,苔薄白,脉细弦涩。四诊合参,当属中医学"头痛"范畴,病位在脑。病机分析:患者因先天禀赋不足,易受外邪侵袭;体质偏弱,久则气机运化失调则见气滞,气滞无力运化则见痰凝血瘀,感受外风,挟痰浊瘀血闭阻血络则见头痛,辨证属"风痰上扰夹瘀",舌脉即为佐证。治以川芎茶调散加减祛风止痛,化痰活血治疗,处方如下:

制川芎 15g	荆芥穗 15g	细辛 3g	防风 15g
白芷 15g	葛根 30g	羌活 10g	炙甘草 5g
蔓荆子 15g	延胡索 15g	鸡血藤 30g	

4 剂,每日一剂,口服。

并辅以天麻素胶囊口服祛风通络,通天口服液活血化瘀,祛风止痛,活络枕活血化瘀通络。在口服中药期间,患者头痛症状得到控制,积极完善相关检查。

2012-5-30　患者于我院行颅脑 + 颈椎磁共振:①颅脑磁共振平扫未见异常(图 111a~图 111c);②双侧下鼻甲肥大;③左侧椎动脉瘤,余颅脑 MRA 未见异常(图 112a~ 图 112c);④颈椎退行性变:C4-5、C5-6、C6-7 椎间盘向后突出,其中 C4-5 椎间盘突出压迫右侧神经根;C4-5、C5-6、C6-7 水平项韧带轻度肥厚(图 112d);⑤ C6-7 椎体及终板处骨质信号异常,拟终板炎可能性大,请结合临床;⑥双侧臂丛神经未见明确异常。

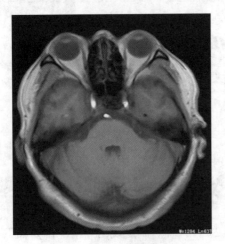 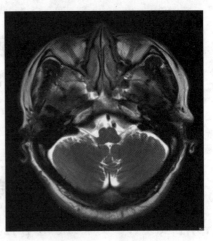

图 111a　T1 轴位像　　　　　　　　　　　　图 111b　T2 轴位像

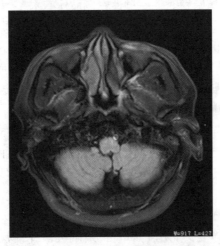

图 111c　Flair 轴位像

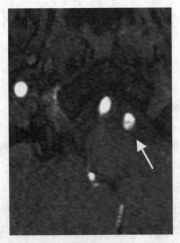 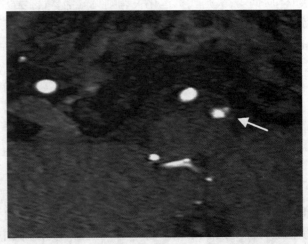

图 112a　MRA 示椎动脉正常段　　　　　　图 112b　MRA 示椎动脉夹层段(箭头示)
　　　　　(如箭头示)

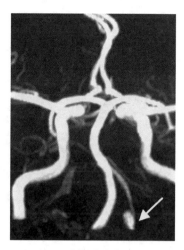

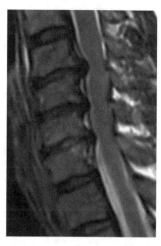

图 112c　3D-MRA 示椎动脉夹层动脉瘤(箭头示)　　图 112d　颈椎 MRI:颈椎退行性变

　　2012-5-31　行全脑血管造影术(DSA),造影见:右侧椎动脉为优势动脉向基底动脉供血,左侧椎动脉远段近基底动脉处可见夹层动脉瘤,左侧夹层动脉瘤位于左侧小脑后下动脉以远,且夹层动脉瘤无血管分支发出,夹层以远血管明显狭窄。左侧椎动脉远段近基底动脉处可见夹层动脉瘤。余血管动脉期、毛细血管期、静脉期未见异常。全脑血管造影术中诊断:左侧椎动脉夹层动脉瘤(图 113a~ 图 113d)。

　　DSA 后患者诊断明确,有颅内动脉瘤栓塞术适应证,无绝对禁忌证,对双侧椎动脉及基底动脉血管综合评价后,认为自夹层动脉瘤处闭塞载瘤动脉不会导致患者神经功能缺损,经患者及家属知情同意后,于 2012 年 6 月 1 日行动脉瘤及载瘤动脉血管内栓塞术。手术简要经过:气管内插管全麻,麻醉满意后,置 6F 导管鞘,造影显示左椎动脉颅内段夹层动脉瘤。用 6F 指引导管,放置到左侧椎动脉远端,采用 ROADMAPPING 技术,选用合适工作位,在 X-PEDION-10 微导丝导引下,将 Echelon-10 微导管放置到动脉瘤内,造影显示位置合适,依次放入 eV3 3×12 一个,MICROPLEX 4×10 两个,3×10 两个,2×8 一个,共六个弹簧圈,造影显示动脉瘤栓塞致密,左椎动脉夹层段闭塞(图 113e,图 113f 栓塞过程,可见血流明显

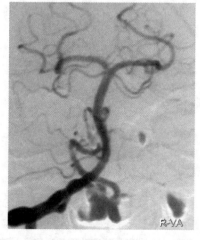

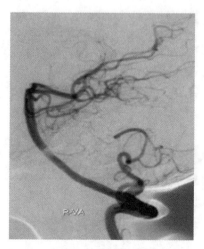

图 113a　右侧椎动脉造影正位片,动脉期　　图 113b　右侧椎动脉造影侧位片,动脉期

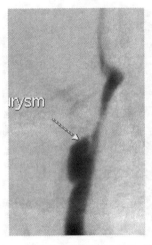

图113c 左侧椎动脉造影正位片,动脉期

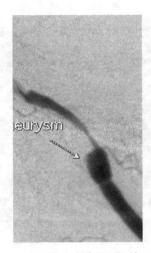

图113d 左侧椎动脉造影侧位片,动脉期

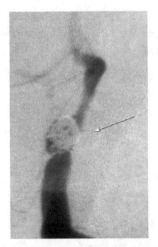

图113e 弹簧圈闭塞过程,可见血流明显减少

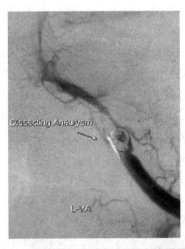

图113f 弹簧圈闭塞过程,可见血流明显减少

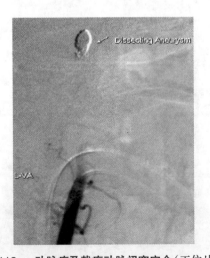

图113g 动脉瘤及载瘤动脉闭塞完全(正位片)

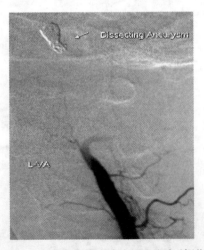

图113h 动脉瘤及载瘤动脉闭塞完全(侧位片)

减少;图 113g,图 113h 示术后栓塞完全,无血流通过)。撤除微导管、指引导管。不中和肝素,保留导管鞘。拔除气管插管,患者清醒,安返病房。

2012-6-2 患者头痛较前明显减轻,无发热,无头晕,无恶心呕吐,无言语功能障碍,无肢体感觉及运动障碍。中医四诊:神清,精神稍倦,头痛明显缓解,无肢体乏力,无头晕,纳眠可,二便调。舌质略黯,苔薄白,脉细弦涩。中药处方:在原方基础上加三七片 10g 以加强活血化瘀之功效,共 5 剂。

2012-6-8 患者头痛消失,无其他不适,带药出院,中药方剂同 6 月 2 日处方,4 剂,嘱其6 个月后 DSA 复查。随访至今,患者无再发类似头痛症状,无其他不适。

二、病例特点与分析

(一)病例特点

1. 患者为 46 岁男性,突发头痛。否认既往高血压、糖尿病等病史,否认外伤史。
2. 病例特点:以头痛为主要临床表现,痛剧,部位局限,持续性,伴一过性右侧肢体麻木、乏力。
3. 查体:心肺、神经系统查体均未见明显异常;左侧乳突后发际下一点压痛明显。
4. 辅助检查:腰椎穿刺术提示颅内压正常,送查脑脊液常规及脑脊液生化结果未见异常。颅脑 CT 及 MR 平扫未见异常;颅脑 MRA 示左侧椎动脉夹层动脉瘤,余颅脑 MRA 未见异常。全脑血管造影可见:左侧椎动脉远段近基底动脉处可见夹层动脉瘤。

(二)病例分析

1. **临床定位分析** 左侧近乳突附近神经或血管、脑膜。
2. **神经解剖定位分析** 神经有枕大神经、耳后神经、颈段脊神经感觉支。疼痛部位血管有颅外、颈外动脉分支,及分布在后颅窝的硬脑膜血管。
3. **脑血管定位分析** 结合影像,考虑为左侧椎动脉夹层动脉瘤。
4. **定性分析** 因突发起病,所以考虑为血管性、炎症性和外伤性。病史和脑脊液除外炎症性,无外伤史,故应考虑血管性。
5. **鉴别诊断** 此处头痛并伴有一过性右侧肢体麻木乏力,应与下列疾病鉴别:偏头痛、局部神经炎症、左侧后循环 TIA、蛛网膜下腔出血、高颈段硬脊膜动静脉瘘、颅颈交界处硬脑膜动静脉瘘、疼痛附近近脑膜处肿瘤、脑静脉窦血栓形成等。

三、文献复习

(一)椎动脉夹层动脉瘤分类

夹层动脉瘤(dissecting aneurysm)是指血液穿过病变的血管内膜进入血管壁,引起血管内、中膜或中、外膜分离,压迫真正的动脉管腔,导致原管腔狭窄,并伴瘤体向外扩张形成的动脉瘤样改变(图 114)。椎动脉夹层动脉瘤(vertebral artery dissecting aneurysm,VADA)的

年发生率在(1~1.5)/10 万人,80% 发生在 30~50 岁人群,部分学者认为内弹力板缺损可能
是动脉夹层动脉瘤形成的主要原因[1]。虽然颈动脉及椎动脉夹层动脉瘤导致的缺血性
卒中只占全部缺血性卒中的 2%[2],但却是青中年卒中的主要原因,约占到 10%~25% 的
比例[3]。

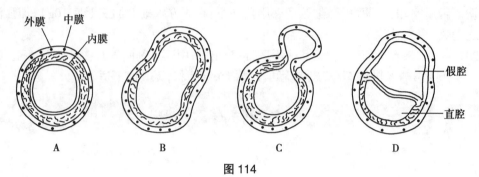

图 114

A. 正常动脉　B. 真性动脉瘤　C. 假性动脉瘤　D. 夹层动脉瘤

　　依据发病原因不同,椎动脉夹层动脉瘤可以分为自发性(特发性)夹层动脉瘤和继发性
夹层动脉瘤两大类,其中前者占绝大多数,原因不明;继发性 VADA 可能与以下因素有关:头
颈部外伤、高血压、口服避孕药、偏头痛及与遗传变异有关的动脉壁病变,如 Ehler-Danlos 综
合征、马凡综合征、肌纤维发育不良等。另有学者认为,VADA 的发生可能和呼吸道感染有
关[43],因为 VADA 的发病也呈现出一定的季节性,高峰在秋季[34]。

　　椎动脉解剖上分为颅内段及颅外段,故椎动脉夹层动脉瘤可分为颅内段 VADA 及颅
外段 VADA。颅外段 VADA 是因为其解剖位置接近颅骨等骨性结构,在发生外伤时容易
损及椎动脉发生夹层动脉瘤;颅内段 VADA 是因为椎动脉入颅后一段血管内膜较薄,弹
性纤维少,故易发生动脉瘤。Huang 等[5]研究病例中,81.6% 的后循环夹层动脉瘤涉及颅
内椎动脉。Coert B 等[6]的研究发现,约有 3/4 到 4/5 的椎 - 基底动脉夹层动脉瘤发生在
椎动脉的 V4 段(V1= 骨外段(锁骨下动脉至 C6);V2= 椎间孔段(C6~C2);V3= 脊椎外段
(自 C1 出至枕骨大孔);V4= 硬膜内段(枕大孔与基底动脉连接处)。椎动脉颅内及颅外解
剖见(图 115a,图 115b)。依据椎动脉颅内段夹层动脉瘤的形态[7],可将其分为偏侧型动
脉瘤和全周型动脉瘤:前者动脉瘤位于椎动脉管壁的一侧,可为一个或多个,范围相对局
限。后者累及椎动脉管壁横截面的大部或全部,在椎动脉长轴方向上其体积可比较局限
也可累及较大范围,甚至累及基底动脉,表现为椎动脉大范围迂曲、扩张伴狭窄。根据小
脑后下动脉(posterior inferior cerebellar artery,PICA)和动脉瘤体的关系,穆等[8]将椎动
脉夹层动脉瘤分为:Ⅰ 类:PICA 起始部远离瘤体;Ⅱ 类:PICA 起始部发自瘤体上下缘;Ⅲ
类:PICA 起始部发自瘤体,在行血管内治疗时应充分考虑 PICA 的位置、走行以及供血区
的代偿等。

(二) VADA 的临床表现

　　椎动脉夹层动脉瘤的临床表现与囊性及梭形动脉瘤相似,可见一侧头痛和颈部疼痛,M
Arnold 等[9]的研究认为以头痛为单一表现的颈动脉夹层动脉瘤患者(单纯椎动脉夹层动脉
瘤占 60%,单纯颈动脉夹层动脉瘤占 15%,多发夹层动脉瘤占 25%),头痛的主要原因可能是

壁间血肿刺激血管上的痛觉感受器、血管膨胀产生疼痛,研究发现头痛没有固定的模式,最常见的特征是性质剧烈、跳动且疼痛持续;部分患者可有眩晕、行走不稳、构音障碍、吞咽困难或意识障碍,和肢体麻木、瘫痪等后循环缺血、梗死症状,可能是动脉管腔狭窄或瘤体内血栓形成并脱落导致动脉 - 动脉栓塞所致;也有报道一例颅外 VADA 表现为多节段联合运动感觉神经根病变[10];亦存在一定数量的患者没有任何临床症状或仅有极轻微的非典型临床表现,如轻微头痛、眩晕、耳鸣等[11],多在体检时发现。如继发蛛网膜下腔出血,表现为头痛、恶心、呕吐,或意识障碍和神经功能障碍等,且 VADA 引起的 SAH 发生再出血风险率高,24 小时内复发率为 30%~40%[12]。

(三) VADA 的影像学诊断

诊断 VADA 主要依赖于影像学技术,包括血管彩色多普勒超声、CT 及 CT 血管成像技术(CTA)、MRI 及 MR 血管成像技术(MRA),以及全脑血管造影术(DSA)。其诊断的金标准是 DSA,而随着影像技术的发展,三维血管成像及造影技术在 VADA 的诊断及随访中也发挥了重要的作用[13,-14]。

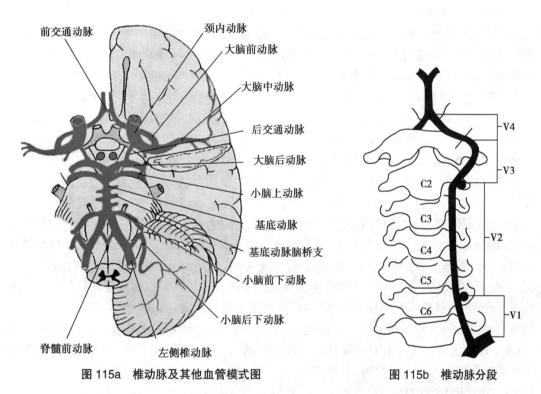

图 115a　椎动脉及其他血管模式图　　　　　　图 115b　椎动脉分段

鉴于 VADA 发生的部位及各研究单位条件技术的不同,对于 CT/CTA 和 MR/MRA 作为无创性血管检查在 VAD 的诊断中的价值,学者的说法不一:Chen 等[15]的研究报道,多层螺旋 CTA 在 VADA 的诊断上敏感度 100% 而特异度 98%。Vertinsky 等[16]研究认为,多层螺旋 CT/CTA 扫描在颈部血管动脉夹层的特征识别上比 MRI/MRA 要好,尤其表现在椎动脉夹层的识别上,而 MRI/MRA 在缺血性并发症的发现上有优势。而 O. Naggara 等[17]研究认为在怀疑有急性 VADA 或者在 MR 平扫中发现有可疑时,高分辨率 MRI 可以作为一个二线的诊断方法。

VADA 在 DSA 检查时主要表现为珠线征、双腔征或壁间血肿[18]及玫瑰花结征,造影时可见扩张的腔或假腔中的造影剂清除延迟。珠线征是指局部扩张伴近端或远端的局限性狭窄;动脉夹层有时表现为壁内血肿与血管管腔交通,对比剂在血管管腔(真腔)与壁内血肿(假腔)内同时显影,即"双腔"征(内膜活瓣),且 DSA 造影晚期,动脉夹层(假腔)内多有对比剂滞留;玫瑰花结征是指局部有多个扩张的动脉瘤,呈分页样增大;此外,如夹层动脉瘤破裂,可形成假性动脉瘤。临床中大多数 VADA 表现为线样或串珠样。

在临床诊断时,需要根据病情及现有条件,选择合适的检查手段以明确病情,避免漏诊。

(四) VADA 的治疗

VADA 因血管自身及周围结构的特殊性、瘤体形态的多样性、临床表现及并发症的复杂性等,尚未形成统一的临床治疗规范。由于椎动脉夹层动脉瘤无真正的瘤颈,且具有较高的破裂出血率以及病死率,目前学者多倾向于积极治疗,包括内科保守治疗、手术治疗及血管内治疗,其中以血管内介入治疗为主[19]。

1. 内科保守治疗

对于临床中偶然发现或临床表现轻微的 VADA 患者,动脉瘤尚未发生破裂出血,有个别研究报道此类动脉瘤可以自愈,但是绝大多数会继续进展,夹层动脉瘤变大,造成局部压迫,进而引起后循环缺血症状[20]。对于未破裂颅内动脉瘤的管理,至今仍是最具争议的话题之一,有症状者多数建议积极治疗,而对于无症状、小型的动脉瘤的治疗尚存争议。Kim BM 等[21]对症状性颅内未破裂椎基底动脉夹层(symptomatic intracranial unruptured vertebrobasilar artery dissection,siu-VBD)的预后及影响因素研究后发现,单纯头痛不伴缺血表现及大多数缺血表现的 siu-VBD 临床预后较好,所有患者均未发生 SAH,而老龄及夹层涉及基底动脉是 siu-VBD 不良预后的独立预测因素。尚氏等[7]根据其临床体会认为,对于表现为缺血性卒中的椎动脉夹层动脉瘤,如果椎动脉受累范围比较局限、动脉瘤体积较小,可以通过药物予以保守治疗,定期复查,当动脉瘤增大或反复出现缺血症状时,再积极治疗。张氏等[22]总结后循环缺血表现的未破裂 VADA 的治疗,临床上多采用积极抗凝治疗,从而降低载瘤动脉血栓形成或者血栓脱离所致脑梗死的发生率,治疗原则为:先将低分子肝素皮下或静脉给药 3~7d,再口服阿司匹林等 3~6 个月,必要时也可长期甚至终身口服阿司匹林等进行抗凝治疗。若抗凝治疗无效,且患者缺血症状加重,亦可采取手术治疗改善后循环血供。因此,对于未破裂夹层动脉瘤的内科保守治疗,一则要建立在综合评估血管情况及临床症状的基础上,权衡"危险-效益比率",另一方面要加强临床及影像随访,如症状加重或动脉瘤增大,则需积极采用手术及血管内介入治疗等。

2. 血管内介入治疗

(1) 动脉瘤及载瘤动脉闭塞术:当动脉瘤位于非优势侧且未累及小脑后下动脉,多数学者都选择微弹簧圈闭塞动脉瘤(图 116a)和载瘤动脉或行动脉瘤孤立术[23]。结合文献结果[24,25],动脉瘤及载瘤动脉闭塞术是治疗椎动脉夹层动脉瘤快捷、有效、可靠的方法之一。Lee 等[25]对 21 例破裂的椎动脉夹层动脉瘤行载瘤动脉闭塞术,术后 17 例效果良好,2 例出现严重并发症。但是在闭塞前必须反复研究动脉瘤形态结构以及小脑后下动脉的状况,因为闭塞椎动脉可能会累及 PICA 而引起症状。另外,如果动脉瘤位于优势侧椎动脉,会给治疗带来极大的风险[8]。有文献报道一患者行动脉瘤及载瘤动脉闭塞术 14 个月后复查 DSA,发现动脉瘤闭塞良好而载瘤动脉血管再通的案例,因此认为患者应加强术后的症状及影像随访[26]。

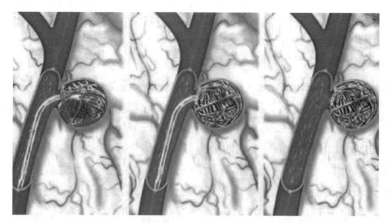

图 116a 弹簧圈闭塞动脉瘤示意图[引自:Kim BM,Kim SH,Kim DI,et al. Outcomes and prognostic factors of intracranial unruptured vertebrobasilar artery dissection. Neurology,2011,76(20):1735-1741.]

(2)支架辅助弹簧圈闭塞动脉瘤:闭塞载瘤动脉近端可能会累及潜在的穿支动脉,如小脑后下动脉或脊髓前动脉等,故支架置入辅助弹簧圈闭塞联合治疗是椎动脉夹层动脉瘤治疗的理想选择(图 116b)。当夹层动脉瘤累及 PICA 时,将支架一端置入椎动脉,另一端置入 PICA,再行动脉瘤和夹层部位的闭塞术,既能保护 PICA 等重要穿支动脉,又能防止再出血,是一种值得推荐的治疗方法[27]。Kono 等[28]将此技术同计算机模拟流体动力学结合,双侧放置支架辅助弹簧圈治疗一例双侧 VADA 导致蛛网膜下腔出血的患者取得满意疗效,并认为支架辅助弹簧圈技术是一项合理有效的方式。廖氏等[29]通过临床经验,认为在使用支架辅助弹簧圈过程中一般行支架治疗,即使瘤腔较大也只能弹簧圈疏松填塞:一方面是支架本身较柔软,过度填塞容易导致载瘤动脉狭窄;另一方面是过度填塞极

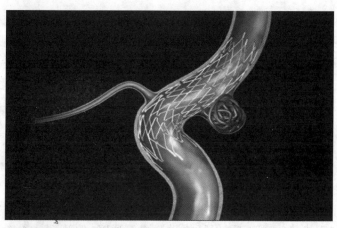

图 116b 支架辅助弹簧圈闭塞动脉瘤示意图(引自:Peluso JP,van Rooij WJ,Sluzewski M,et al. Endovascular treatment of symptomatic intradural vertebral dissecting aneurysms. AJNR Am J Neuroradiol,2008,29:102-106.)

易导致夹层动脉瘤破裂出血，此外，夹层动脉瘤与囊状动脉瘤的不同之处是瘤腔易于形成血栓，无需致密填塞。但支架置入后期的抗凝和（或）抗血小板聚集治疗成为此项技术的一个主要缺点。

（3）单纯支架置入术：单纯支架置入术包括单、双或多个支架及带膜支架置入等，该技术治疗夹层动脉瘤在文献中已有成功的报道，其机制是由于支架置入后，因瘤内血流方向的改变，形成血栓而最终动脉瘤闭塞[30]；同时支架及支架网孔保证病侧椎 - 基底动脉的通畅、PICA 及其他分支的血供[31]。穆等[8]的研究中，8 例行单纯支架置入术，术后仅 3 例无明显变化，5 例出现瘤体生长，因此认为单纯支架置入术仅能作为一种姑息手术，在支架结合微弹簧圈栓塞术及载瘤动脉闭塞术难以实施的情况下应用。鉴于单纯支架置入术存在瘤体闭塞不全甚至生长等缺点，且后期也需进行抗凝和（或）抗血小板聚集的治疗，影响了其在 VADA 治疗中的应用。但对于范围较大的全周型夹层动脉瘤或根据病情不能耐受闭塞术者，则可行单纯支架置入术[32,33]。也有学者在处理累及 PICA 的 VADA 时运用单纯支架技术，将支架从椎动脉近端置入至 PICA，患者术后影像随访 PICA 血流通畅，未发现支架内狭窄[34]。Park SI 等[32]依据其所研究的病例认为，单纯支架置入术是一种安全有效的治疗方法，但不适用于对载瘤动脉的闭塞。

3. 显微神经外科手术直接夹闭动脉瘤

随着血管内介入治疗技术的发展，显微外科手术的应用减少。对于椎动脉受累范围较局限的动脉瘤，若患者存在血管内治疗禁忌证或操作难度较大，仍应采用显微神经外科手术：对于偏侧型动脉瘤，可直接手术夹闭；对于较为局限的全周型动脉瘤可行动脉瘤孤立术；而椎动脉受累范围较大的夹层动脉瘤，若存在血管内治疗的禁忌证，也应采用显微神经外科手术，选择闭塞近端血管，同时结合远端血管搭桥术以改变血流动力学特性[7]。

4. 血管重建辅助血管内介入治疗

当治疗可能影响到小脑后下动脉血流时，可先行血流重建，将同侧的枕动脉和小脑后下动脉行血管或椎动脉 - 大脑后动脉吻合，术后确定吻合口血流通畅后，再行支架辅助弹簧圈栓塞动脉瘤，确保后循环供血。包括枕动脉 - 小脑后下动脉血管吻合术及椎动脉 - 大脑后动脉吻合术，术后辅助弹簧圈闭塞动脉瘤和载瘤动脉。

5. 并发症

文献报道，术后有出现累及 PICA 供血区导致不完全性失语及轻偏瘫等症状，MRI 上可见局灶性的梗死灶；偶有术后并发单侧脊髓梗死者[35]，但经对症治疗后症状均可好转。少数术中出现与手术操作相关的动脉瘤破裂[7]及血管痉挛的报道。术后急性或亚急性血栓形成的报道较少。术后应根据病情予相应后续治疗如抗血小板聚集等。同时，即使术后即刻动脉造影显示动脉瘤或（和）载瘤动脉闭塞完全，仍应进行长期的临床随访及影像随访[26]。

6. VADA 的治疗现状

目前，对 VADA 的治疗多是根据动脉瘤的形态及术者的经验等制定相应的治疗方案[24],[36]：如果夹层动脉瘤位于非优势侧且远端侧支循环代偿良好，若仅闭塞近端载瘤动脉，由于远端血流逆行，动脉瘤可能复发或继续进展，可采用微弹簧圈闭塞动脉瘤和载瘤动脉；若动脉瘤位于优势侧，则需要保证椎动脉血流通畅，偏侧型夹层动脉瘤可采用支架辅助微弹簧圈栓塞动脉瘤；对全周型夹层动脉瘤，局限者亦可以支架辅助微弹簧圈栓塞或单纯行支架植入术。尚氏等[7]根据其临床体会认为,对于表现为缺血性卒中的椎动脉夹层动脉瘤,如果椎动脉受累范围比较局限、动脉瘤体积较小,可以通过药物予以保守治疗,定期复查,当动脉瘤增大或反复出现缺血症状时,再积极治疗;若动脉瘤体积较大,或椎动脉受累范围较大,甚至累及基底动脉时,发生脑干、小脑缺血性卒中的机会增大,由于此类动脉瘤瘤体内往往有较多血栓形成和钙化灶,占位效应和压迫症状相对严重,此时则应积极采取血管内或外科手术治疗,不应保守治疗;对于偶然发现的椎动脉夹层动脉瘤也应遵照类似原则。

同时,随着介入技术及介入材料的发展,以及同其他相关学科的相互渗透,新型的介入材料及技术运用到 VADA 的治疗及监测随访中。有案例报道,颅内 VADA 继发 SAH 及广泛的 PICA 供血区梗死的患者,在行弹簧圈闭塞时因病变血管狭窄限制了微导管进入血管远端,故采用弹簧圈辅助 Onyx 胶闭塞近端及远端血管,术后 3 个月无并发症及再出血[37]。《Science Daily》报道英属哥伦比亚大学研究人员 Kenichi Takahata 等开发了一种用来监测脑动脉瘤的新技术:将微弹簧圈同无线传感技术结合,即可体外实时监测脑动脉的血流情况,可能会比现有监测手段更精确、创伤更小(图 117)。

总之,目前 VADA 的治疗遵循个体化的治疗原则,如同中医学中的“辨证论治”理论一样,但随着介入技术的发展、临床研究的深入及多学科的相互渗透,VADA 的诊疗会逐渐规范完善。

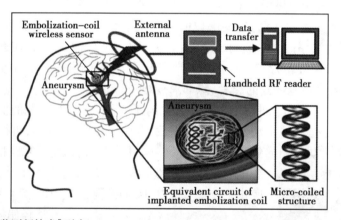

图 117　脑动脉瘤监测新技术[引自:Cho IY, Hwang SK. A case of lateral medullary infarction after endovascular trapping of the vertebral artery dissecting aneurysm. J Korean Neurosurg Soc, 2012 Mar, 51(3):160-163.]

四、决策难点分析

(一)本例以头痛为主要表现的 VADA 诊断

椎动脉夹层动脉瘤(VADA)的发生率极低,如未继发 SAH,临床表现以头痛、颈部疼痛以及后循环缺血、梗死等症状为主。本例患者即未继发 SAH,仅表现为头痛,如缺乏对 VADA 的认知,则容易漏诊。而我们敏锐地意识到此绝非单纯的头痛,关键在其症状表现上:①突发头痛,性质剧烈,难以忍受,部位局限;②虽然在患者入院时查体无明确神经系统阳性体征,但询问病史,患者头痛初期有一过性右侧肢体麻木、乏力表现;③无发热,无恶心呕吐,无颈项强直等表现,除外感冒及脑炎等其他疾病。故入院时即行腰椎穿刺术,以排除SAH,腰穿提示未见异常后仍不能掉以轻心,予 MRA 检查进一步明确诊断,最终 MRA 提示VADA。之后行 DSA 对双侧椎动脉及基底动脉供血进行血管评价,并明确动脉瘤同 PICA 等血管的关系,确定手术方式为动脉瘤及椎动脉夹层段闭塞术,及时行血管内介入治疗后,患者症状消失。

因此,在临床中发现患者以头痛为主要表现的时候,一定要认真询问病史,详辨疼痛的性质、伴随症状及具鉴别意义的阴性症状,谨慎判断有无 VADA 的可能,如有怀疑时,可行CTA 或 MRA 及血管三维重建技术进行初步诊断,必要时行 DSA 检查明确诊断,以防遗误诊治的时机。

(二) 未破裂 VADA 的治疗

对于未破裂 VADA 治疗专题的临床研究较少,目前多参照未破裂颅内动脉瘤的治疗。根据国际未破裂颅内动脉瘤研究(ISUIA)的结果[38]:既往无蛛网膜下腔出血的小动脉瘤患者发生动脉瘤破裂的概率极小,因此对直径 <7mm、既往无蛛网膜下腔出血史的患者,可暂时观察;既往有蛛网膜下腔出血或存在严重心理障碍的年轻患者,即使动脉瘤直径微小,亦应积极进行预防性治疗;而动脉瘤直径 >7mm 者则需行预防性治疗,除非患者高龄、预期寿命较短可暂时观察;但对于大脑中动脉、前交通动脉或后交通动脉的动脉瘤,应予以积极的治疗,因为这些部位的动脉瘤发生破裂的风险极高。而根据未破裂颅内动脉瘤的治疗指南[39]:①除了极个别情况,所有出现症状者都应予以处理;②直径<5mm 的动脉瘤可保守治疗,但应将那些伴有严重心理障碍的年轻患者排除在外;③年龄 <60 岁、动脉瘤直径 >5mm 的患者,除非有明确的禁忌证,应予以处理;④年龄 <70 岁、直径 >10mm 的动脉瘤应予处理,但年龄更大的患者不一定要处理;⑤对于低风险病例(年轻患者、位于前循环的小动脉瘤),应首选手术夹闭治疗而不是血管内栓塞治疗。可见对于颅内未破裂动脉瘤的处理也存在争议,但目前较为公认的观点都认为:应准确评价预防性治疗可能存在的风险和动脉瘤的自然病程,综合考虑患者年龄,动脉瘤大小、部位、形态,既往有无蛛网膜下腔出血史,家族史,吸烟及酗酒史,患者预期寿命,心理状况及意愿等[39,40]。

对于未破裂动脉瘤手术疗效的评价,越来越多的研究表明血管内栓塞治疗与手术夹闭的长期疗效无明显差异性,但血管内栓塞治疗的短期疗效更佳、不良反应更少、住院病死率更低、平均住院时间更短、医疗资源消耗更少[41,42]。然而,至今仍缺乏一项大型的前瞻性随机对照临床试验对这两种治疗方法的疗效进行远期随访。

(三) 本例患者 VADA 的手术方式评估

本例患者经 DSA 评估后发现右侧椎动脉为优势动脉向基底动脉供血,左侧夹层动脉瘤位于左侧小脑后下动脉瘤以远,且夹层动脉瘤无血管分支发出,从夹层动脉瘤处闭塞载瘤动脉不会导致患者神经功能缺损,故采用动脉瘤及椎动脉夹层段弹簧圈栓塞术,术后临床随访至今,患者未再发类似头痛症状,嘱患者半年后 DSA 复查。

五、 中医药在 VADA 治疗中如何发挥优势

依据 VADA 的临床表现,可归属于中医学之"头痛"、"中风"、"真头痛"、"类中风"等范畴。国内对于颅内动脉瘤破裂后 SAH 的研究较多,认为其病位在脑而与心、肝、肾关系密切,风(肝风)、火(心火、肝火)、痰、瘀乃其重要的病理因素[43,44],治疗采用平肝息风、活血化瘀等法。对于 VADA 未破裂前辨证分型及对症治疗的国内研究较少,熊录等[44]主张将颅内动脉瘤性蛛网膜下腔出血归属于"真头痛"范畴,分为四期,即先兆期、急性期、稳定期及恢复期。先兆期以肝肾阴虚、肝经瘀热为主,缓则治其本,治宜滋阴清热,凉血化瘀;急性期络破血溢、颅脑水瘀为其病理之关键,主张急性期急则治其标,采用清肝凉血、活血化瘀、通络利水之法;稳定期宜标本兼治,以活血化瘀药物加滋补肝肾药物治疗;恢复期以扶正培本,防止复发为治疗原则。此种分类方法将 VADA 未破裂归于先兆期,对于辨证治疗具有指导意义。

《张氏医通·诸血门》云:"血溢血泻,诸蓄妄证,其始也,宜行血破瘀之剂,折其锐气,而后区别治之"。《血证论》有云:"即是离经之血,虽清血、鲜血,亦是瘀血";亦云:"凡治血者,必先以祛瘀为要"。VADA 的病机总属血液不循常道,溢于脉外或脉道之间,为离经之血,即是瘀血,瘀血不去,新血不生,活血化瘀能生新血,散胶结,若骤加收摄之剂,恐败血留积,瘀结难去,故宜活血行血,不宜止血。对于未经手术处理的动脉瘤,活血恐有加剧病情之虞。虽然活血化瘀治疗几乎贯穿 VADA 治疗的始终,然活血时不宜用峻急破血之品,恐伤正气,则摄血之力减,当酌用活血止血、凉血止血、收涩止血之剂,如丹皮、三七、血余炭、白茅根等。慎用温热或辛燥之品,因 VADA 之肇端无外风、火、痰、瘀等,温燥之剂恐进一步生风动血,加重病情。若手术成功,避免了诱发出血之风险后,可使用破血散血之品,而临床研究也证明了活血化瘀疗法在治疗颅内出血性疾病时有良好的疗效[45-47]。

VADA 的诊断主要依靠影像学资料,在一些医疗设备不完善的地方,或者患者在等待影像检查的过程中,西医学方面暂无明确诊断,不能给予详尽的治疗方案;以及在患者行血管内介入治疗后需预防血栓形成等,中医学皆可发挥优势,此时可结合患者的四诊资料,辨病辨证施治。如本例患者,西医学确诊前中医辨病属"头痛",分析病机责之先天禀赋不足,体质偏弱,易受外邪侵袭,加之素体气机运化失调,痰凝血瘀,受风则挟痰浊瘀血上攻头目,辨证属"风痰上扰夹瘀",予天麻素胶囊祛风通络、平肝潜阳,川芎、鸡血藤、三七等养血活血又不动血伤血,并辅以局部贴敷理疗,改善颈项部不适等兼症,提高了患者生活质量,与手术相辅相成,标本兼治,收到了满意疗效。

参 考 文 献

[1] Wenban A, McQuaid H. Dissection of vertebral artery. Ir Med J, 2004, 97:55-56.

[2] Schievink WI. Spontaneous dissection of the carotid and vertebral arteries. N Engl J Med, 2001, 344:898-906.

[3] Grau AJ, Brandt T, Buggle F, et al. Association of cervical artery dissection with recent infection. ArchNeurol, 1999, 56:851-856.

[4] Kwan-Woong Park, Jong-Sun Park, Sun-Chul Hwang, et al. Vertebral Artery Dissection: Natural History,

Clinical Features and Therapeutic Considerations. J Korean Neurosurg Soc,2008,44：109-115.

［5］ Huang YC,Chen YF,Wang YH,et al. Cervicocranial arterial dissection：experience of 73 patients in a single center. Surg Neurol,2009,72（2）：S20-27.

［6］ Coert B,Chang S,DoH,et al. Surgical and endovascularmanagement of symptomatic posterior circulation fusiform aneurysms. J Neurosurg,2007,106：855-865.

［7］ 尚彦国,佟小光. 椎动脉颅内段夹层动脉瘤的个体化治疗. 中国现代神经疾病杂志,2012,12（1）：20-25.

［8］ 穆士卿,李佑祥,杨新健,等. 椎动脉夹层动脉瘤的血管内治疗. 中国微侵袭神经外科杂志,2011,16（12）：529-531.

［9］ M Arnold,R Cumurciuc,C Stapf,et al. Pain as the only symptom of cervical arterydissection. J Neurol Neurosurg Psychiatry,2006,77：1021-1024.

［10］ Mc Gillion SF,Weston-Simons S,Harvey JR. Vertebral artery dissection presenting with multilevel combined sensorimotor radiculopathy：a case report and literature review. J Spinal Disord Tech,2009,22（6）：456-458.

［11］ Takaaki H,Michito A,Koichi Y,et al. Clinical and neuroradiological features of intracranial vertebrobasilar artery dissection. Stroke,1999,30：1083-1090.

［12］ Takagi T,Takayasu M,Suzuki Y,et al. Prediction of rebleeding from angiographic features in vertebral artery dissecting aneurysms.Neurosurg Rev,2007,30：32-39.

［13］ Takahata H,Ishimaru H,Morofuji Y,et al. Shrinkage of a vertebral dissecting aneurysm after stent-assisted coil embolization demonstrated by the three-dimensional driven equilibrium sequence. Case report.Neurol Med Chir（Tokyo）,2012,52（4）：205-208.

［14］ Koh JS,Lee CY,Lee SH,et al. Dissecting aneurysm associated with a double origin of the posterior inferior cerebellar artery causing subarachnoid hemorrhage.J Korean Neurosurg Soc,2012,51（1）：40-43. Epub,2012,31.

［15］ Chen CJ,Tseng YC,Lee TH,et al. Multisection CT angiography compared with catheter angiography in diagnosing vertebral artery dissection. AJNR Am J Neuroradiol,2004,25（5）：769-774.

［16］ Vertinsky AT,Schwartz NE,Fischbein NJ,et al. Comparison of multidetector CT angiography and MR imaging of cervical artery dissection. AJNR Am J Neuroradiol,2008,29（9）：1753-1760.

［17］ Naggara O,Louillet F,Touzé E,et al. Added Value of High-Resolution MR Imaging in the Diagnosis of Vertebral Artery Dissection. AJNR Am J Neuroradiol,2010,31：1707-1721.

［18］ Coert BA,Chang SD,Do HM,et al. Surgical and endovascular management of symptomatic posterior circulation fusiform aneurysms. J Neurosurg,2007,106（5）：855-865.

［19］ Rabinov JD,Hellinger FR,Morris PP,et al. Endovascular management of vertebrobasilar dissecting aneurysm. AJNR Am J Neuroradiol,2003,24（7）：1421-1428.

［20］ Ahn JY,Han IB,Kim TG,et al. Endovascular treatmentof intracranial vertebral artery dissections with stentplacement or stent-assisted coiling. AJNR Am J Neuroradiol,2006,27（7）：1514-1520.

［21］ Kim BM,Kim SH,Kim DI,et al. Outcomes and prognostic factors of intracranial unruptured vertebrobasilar artery dissection. Neurology,2011,76（20）：1735-1741.

［22］ 张涛,于耀宇,邓剑平,等. 椎动脉夹层动脉瘤的诊疗现状. 中国脑血管病杂志,2009,6（5）：269-270.

［23］ Peluso JP,van Rooij WJ,Sluzewski M,et al. Endovascular treatment of symptomatic intradural vertebral dissecting aneurysms. AJNR Am J Neuroradiol,2008,29：102-106.

［24］ Taha MM,Sakaida H,Asakura F,et al. Endovascular management of vertebral artery dissecting aneurysms：review of 25 patients.Turk Neurosurg,2010,20（2）：126-135.

［25］ Lee JM,Kim TS,Joo SP,et al. Endovascular treatment of ruptured dissecting vertebral artery aneurysms-long-term follow-up results,benefits of early embolization,and predictors of outcome. Acta Neurochir（Wien）,

2010,152（9）：1455-1465.

［26］Ihn YK，Sung JH，Byun JH. Antegrade recanalization of parent artery after internal trapping of ruptured vertebral artery dissecting aneurysm. J Korean Neurosurg Soc，2012，51（5）：301-304.

［27］CHUNG J，KIM B S，LEE D，et al. Vertebral artery occlusion with vertebral artery-to-posterior inferior cerebral artery stenting for preservation of the PICA in treating ruptured vertebral artery dissection.Acta Neurochir（Wien），2010，152：1489-1492.

［28］Kono K，Shintani A，Fujimoto T，Terada T. Stent-Assisted Coil Embolization and Computational Fluid Dynamics Simulations of Bilateral Vertebral Artery Dissecting Aneurysms Presenting with Subarachnoid Hemorrhage：Case Report. Neurosurgery，2012：31.

［29］廖旭兴，马廉亭，杨铭，等．颅内后循环动脉瘤的诊断及治疗（附41例报告）．中国神经精神疾病杂志，2010,30（9）：550-552.

［30］Young-Joon Kim. Sole stenting technique for treatment of complex aneurysms. J Korean Neurosurg Soc，2009，46：545-551.

［31］Shin YS，Kim HS，Kim SY. Stenting for vertebrobasilar dissection：a possible treatment option for nonhemorrhagic vertebrobasilar dissection. Neuroradiology，2007，49（2）：149-156.

［32］Park SI，Kim BM，Kim DI，et al. Clinical and angiographic follow-up of stent-only therapy for acute intracranial vertebrobasilar dissecting aneurysms. AJNR Am J Neuroradiol，2009，30：1351-1356.

［33］Narata AP，Yilmaz H，Schaller K，et al. Flow-diverting stent for ruptured intracranial dissecting aneurysm of vertebral artery. Neurosurgery，2012，70（4）：982-988；discussion 988-989.

［34］Kim MJ，Chung J，Kim SL，et al. Stenting from the vertebral artery to the posterior inferior cerebellar artery. AJNR Am J Neuroradiol，2012，33（2）：348-352.

［35］Cho IY，Hwang SK. A case of lateral medullary infarction after endovascular trapping of the vertebral artery dissecting aneurysm. J Korean Neurosurg Soc，2012，51（3）：160-163.

［36］Jin SC，Kwon DH，Choi CG，et al. Endovascular strategies for vertebrobasilar dissecting aneurysms. AJNR Am J Neuroradiol，2009，30：1518-1523.

［37］Oh DC，Hirsch JA，Yoo AJ. Novel use of Onyx for treatment of intracranial vertebral artery dissection. J Neurointerv Surg，2012，4（1）：31-33.

［38］Raymond J，Guillemin F，Proust F，et al. UnrupturedIntracranial Aneurysms：a critical review of the InternationalStudy of Unruptured Intracranial Aneurysms（ISUIA）and of Appropriate Methods to Address the Clinical Problem. Interv Neuroradiol，2008，14：85-96.

［39］Horowitz M. Guidelines for the surgical treatment of unrupturedintracranial aneurysms：the first annual J. Lawrence PoolMemorial Research Symposium：controversies in themanagement of cerebral aneurysms. Neurosurgery，2009，64：577.

［40］Origitano TC. Current options in clipping versus coiling ofintracranial aneurysms：to clip，to coil，to wait and watch. Neurosurg Clin N Am，2008，19：469-476.

［41］Higashida RT，Lahue BJ，Torbey MT，et al. Treatment ofunruptured intracranial aneurysms：a nationwide assessment ofeffectiveness. AJNR Am J Neuroradiol，2007，28：146-151.

［42］Hoh BL，Chi YY，Dermott MA，et al. The effect of coilingversus clipping of ruptured and unruptured cerebral aneurysmson length of stay，hospital cost，hospital reimbursement，and surgeon reimbursement at the university of Florida. Neurosurgery，2009，64：614-619.

［43］郭蓉娟，韩刚，王颖辉．72例蛛网膜下腔出血急性期患者中医症状学与病机分析．北京中医药大学学报（中医临床版），2005，12（4）：11-13.

［44］熊录，张学文，范吉平．近二十年来蛛网膜下腔出血中医研究现状评述．中国中医基础医学杂志，

2001,7(90):70-73.

[45] 熊燕,晁卫红,周海星.活血化瘀法治疗急性脑出血33例.陕西中医,2010,31(10):1309-1310.

[46] 周义杰,吴子辉,何旭明,等.消瘀利水在脑出血急性期的治疗体会.四川中医,2006,24(10):30-31.

[47] 原爱中,姚小军,文军宝,等.活血化瘀早期治疗中小量脑出血临床研究.临床军医杂志,2009,37(6):1019-1021.

（张迎光,侯紫君）

病例18：支架辅助弹簧圈栓塞治疗颈内动脉血泡样动脉瘤

一、病例摘要

患者女性，53岁，因"突发头痛伴恶心呕吐14小时"于2011年11月10日入院。病史及治疗情况摘要如下：

患者于2011-11-10凌晨0时左右突然出现剧烈头痛，以前额为主，伴有恶心、呕吐非咖啡色胃内容物3次，非喷射状，稍感头晕，患者未予重视，未至医院就诊。当天上午11时起床后，仍有头胀痛、恶心症状未见好转，呕吐非咖啡色胃内容物2次，非喷射状，遂至我院急诊就诊。

查体：意识清楚，言语流利，对答切题。记忆力、计算力可，未查及妄想、幻觉。视力粗查正常，双侧视野手试法未见缺损。双眼球各方向运动可，双眼裂对称，双瞳孔等大等圆，直径约3mm，对光反射存在。面部痛、触觉正常，双颞肌咬肌无萎缩。张口下颌无偏斜。双侧额纹、眼裂对称，双侧鼻唇沟无变浅，鼓腮、吹哨动作尚可完成。构音无障碍，饮水无呛咳。悬雍垂居中，咽后壁感觉存在，双侧软腭提升可，咽反射正常，伸舌居中。双侧肢体肌力、肌张力正常。四肢深浅感觉正常。双侧肢体腱反射正常。病理征未引出。颈稍硬，脑膜刺激征可疑阳性。

辅助检查：2011-11-10急诊头颅CT示："鞍上池、左侧侧裂池高密影，左侧小脑幕密度增高，考虑蛛网膜下腔出血"（图118a，图118b）。

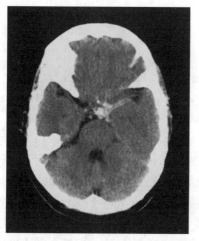 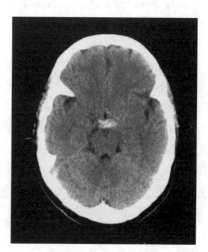

图118a　头颅CT提示鞍上池、左侧侧裂池高密影，左侧小脑幕密度增高，考虑蛛网膜下腔出血

图118b　鞍上池密度增高，考虑蛛网膜下腔出血

于2011-11-10 14:00收入我院脑血管外科,予抗纤溶、控制血压、止痛、抗血管痉挛、对症支持治疗。

2011-11-14:在局麻下行全脑血管造影术,造影见左侧颈内动脉床突上段动脉瘤(图119a,图119b),约2.5mm×3.0mm大小。该动脉瘤瘤体小、瘤颈宽,考虑为血泡样动脉瘤可能,暂不予手术,继续予前述治疗,密切观察病情变化。

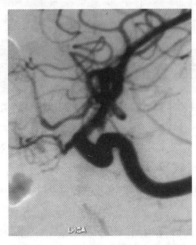 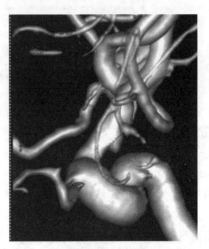

图119a　DSA示左侧颈内动脉床 突上段动脉瘤　　　　图119b　左侧颈内动脉床突上段 动脉瘤3D成像

中医四诊:患者神清,略疲倦,体型偏胖,头痛,恶心呕吐,无烦躁,四肢活动可,无胸闷胸痛等症,言语流利,无口干口苦,纳眠差,二便调。舌红,苔薄黄,脉滑。中医辨证为肝阳暴亢、风火上扰,以平肝潜阳、清热息风止痛为法,予清开灵静滴清热息风,麻仁软胶囊口服润肠,保持大便通畅。中药汤剂予羚角钩藤汤加减,处方如下:

羚羊骨30g(先煎)	钩藤15g	生地黄15g	茯苓20g
竹茹15g	白芍10g	首乌藤20g	白芷15g
蔓荆子15g	石菖蒲15g	郁金15g	三七粉5g(冲服)

共3剂,日一剂,口服。

2011-11-28在气管插管全麻下行颈内动脉瘤支架辅助弹簧圈栓塞术。以Seldinger技术穿刺右侧股动脉,置6F导管鞘,在泥鳅导丝导引下以6F指引管行左侧颈内动脉造影,见左侧颈内动脉床突上段动脉瘤,瘤体大小约2.0mm×3.0mm,瘤颈约3.0mm,较前无明显增大(图120a)。采用Roadmapping技术,以左斜位作为工作位,在Traxcess.014微导丝导引下将一Headway-17微导管置于动脉瘤体内,再在Traxcess.014微导丝导引下,将一Prowler select plus微导管置入左侧大脑中动脉,退出微导丝,通过Prowler select plus微导管将一4.5mm×22mm Enterprise支架半释放覆盖动脉瘤颈,经Headway-17微导管将一Axium-3D 2mm×6.0cm弹簧圈填充并解脱至动脉瘤内,造影见动脉瘤体填塞致密(图120b)。予以完全释放并解脱支架,拔出微导管,造影复查见动脉瘤体填塞致密(图120c,图120d),左侧颈内动脉颅内供血正常,结束手术。

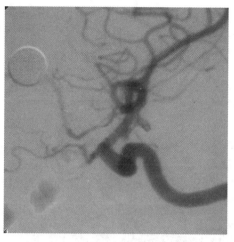

图 120a　2 周后复查造影动脉瘤未见
明显增大

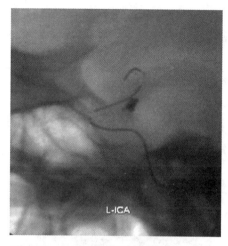

图 120b　winspan 支架辅助下 Axium-3D
2mm×6.0cm 弹簧圈填塞动脉瘤

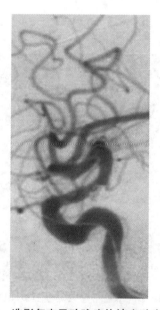

图 120c　造影复查见动脉瘤体填塞致密（侧位）

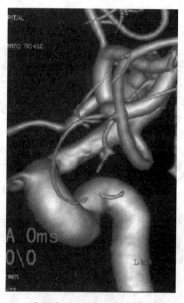

图 120d　造影复查见动脉瘤体填塞致密（3D）

2011-11-29 术后第二天中医四诊：患者病情稳定，头痛逐渐消失，肢体可自如活动，但自觉疲乏感，活动后汗出较多，胃纳稍差，睡眠可。小便调，大便稍溏，舌质稍黯，苔薄白，脉缓。中医辨证考虑为气虚痰瘀阻络，治以益气化痰通络。中成药以复方北芪口服液益气活血。处方如下：

党参 30g	白术 15g	茯苓 15g	甘草 5g
黄芪 45g	川芎 10g	赤芍 15g	生地黄 15g
石菖蒲 15g	法半夏 15g		

共 4 剂，日一剂，口服。

2011-12-2 患者病情稳定，无明显神经功能缺损，复查头颅 CT 未发现脑积水，予以出院。

2012-7-18 术后 7 个月返院复查 DSA:左侧颈内动脉动脉瘤栓塞后弹簧圈固定在位,未见脱出,动脉瘤未见复发和残留,支架部位未见血管狭窄(图 121a~ 图 121d)。

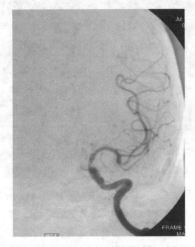

图 121a 术后 7 个月复查 DSA 正位

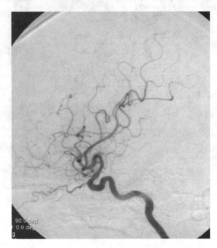

图 121b 术后 7 个月复查 DSA 侧位

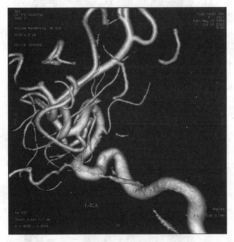

图 121c 术后 7 个月复查 DSA 3D

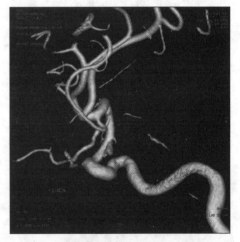

图 121d 术后 7 个月复查 DSA 3D

中医诊疗过程:入院时患者神清,略疲倦,体型偏胖,头痛,恶心呕吐,无烦躁,四肢活动可,无胸闷胸痛等症,言语流利,无口干口苦,纳眠差,二便调。舌红,苔薄黄,脉滑,平素嗜食肥甘厚味。结合病史及西医学辨病为"中风",神识清晰,故为"中经络"。患者年过四十,内经有云:"人过四十而阴气自半",阴精自伤,阴亏于下,阳亢于上,加之嗜食肥甘厚味,损伤脾胃,脾失运化,痰浊内生,郁久化热,痰热互结,肝阳暴亢化风,风阳之邪挟痰上扰,气血逆乱,痹阻脑脉,血溢络外,发为中风。头痛剧烈,为肝阳上亢、风火上扰清窍之象;恶心呕吐、纳差,为肝火横逆犯胃之征;夜眠差,为肝火内扰心神之象;舌红、苔薄黄、脉滑,均为肝阳暴亢、风火上扰之象。中医方面,以"平肝潜阳,清热息风"为法,予清开灵静滴清热息风,麻仁软胶囊口服润肠保持大便通畅,中药汤剂予羚角钩藤汤加减。手术治疗一周后根据患者中医四诊情况,辨证考虑为气虚痰瘀阻络,治以益气化痰通络。

二、病例特点与分析

(一)病例特点

1. 中年女性，突发起病，主要症状为剧烈头痛，伴恶心呕吐，症状持续不能缓解。既往有高血压病史。

2. 神经系统体检主要为脑膜刺激征阳性，无颅神经麻痹，无局灶体征。

3. 影像学检查：头颅 CT 发现鞍上池、左侧侧裂池高密影，左侧小脑幕密度增高，考虑蛛网膜下腔出血。脑血管造影：左侧颈内动脉床突上段动脉瘤，约 2.5mm × 3.0mm 大小。

(二)病例分析

1. 临床定位定性分析：患者既往高血压病病史，在无明显诱因下突发剧烈头痛，恶心呕吐，脑膜刺激征阳性，余神经系统查体未见异常。CT 提示蛛网膜下腔出血，定性诊断为蛛网膜下腔出血，出血主要聚集于鞍上池左侧颈内动脉部位，所以出血的病变根据 CT 定位于左侧颈内动脉附近，脑血管造影明确出血的病变为左侧颈内动脉床突上段动脉瘤。

2. 责任血管或责任动脉瘤分析：患者头颅 CT 提示出血位置位于左侧鞍上池，左侧小脑幕密度增高，提示动脉瘤在左侧，根据第一次 DSA 情况，患者颅内动脉瘤位于颈内动脉床突上段，瘤体小、呈半球血泡样，瘤颈宽，考虑为血泡样动脉瘤可能，与 CT 显示的出血位置相符，考虑为出血责任病灶，此外未发现颅内其他血管性病变。该瘤体栓塞难度大，加上经济原因，观察 2 周后，可视颅内血肿吸收情况和动脉瘤体变化情况，再决定治疗方案。术前应先复查脑血管造影，明确动脉瘤的形态及大小有无变化，根据动脉瘤大小及部位的情况选择治疗方案，行支架辅助弹簧圈栓塞术，必要时可行叠加多支架辅助技术。

三、文献复习

颈内动脉动脉瘤约占颅内动脉瘤的 22.9%~31.5%[1,2]。多数的颈内动脉动脉瘤发生于血管分叉(如眼动脉、后交通动脉或脉络膜前动脉)的部位，极少数的颈内动脉动脉瘤起自颈内动脉非分叉部。这类动脉瘤常位于 ICA 床突上段的前内侧壁，在血管造影中常表现为半球形或血泡样，根据其形状分为两类：一类是半圆形小膨出，称血泡样动脉瘤(blood blister-like aneurysms，BBA)，另一类是囊状动脉瘤[3]。

BBA 多数位于颈内动脉床突上段非分叉部，前壁多见，为半球样小膨出；而在临床上，虽然多数病例的蛛网膜下腔出血量较多，但随后的首次血管造影通常显示为颈宽、半球样膨出状的小动脉瘤；常常在前后位及侧位的血管造影中，瘤体易被颈内动脉遮挡而不能显露此类动脉瘤，对可疑的病例应行多角度造影和三维血管造影，以免漏诊[4]。

尸检病理结果显示：BBA 为局灶性血管壁缺陷病变，仅由薄层纤维组织组成，缺乏胶原组织覆盖，没有真性瘤壁结构[5]。由于 BBA 的瘤壁脆弱而薄，急性期手术夹闭此类动脉瘤，常可导致瘤体术中破裂或术后再破裂出血，是一类较其他形态的颅内动脉瘤相对复杂及凶险的动脉瘤。因此，国内外学者提出了多种治疗手段。

（一）动脉瘤夹闭手术

在降低颈内动脉压力的同时，将动脉瘤夹平行于载瘤动脉，然后同时夹住 BBA 和瘤颈基底部下方极少的正常动脉壁（图 122）。但这样可能会造成颈内动脉狭窄，导致严重缺血并发症[3]。跨血管动脉瘤夹（图 123）可能是有效的，但需保证动脉瘤周围没有分支，或者分支能够被窗式动脉瘤夹保护[6]。

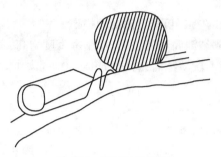
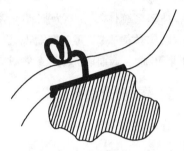

图 122　普通动脉瘤夹　　　　　　　图 123　跨血管动脉瘤夹

（二）完全的包裹术或包裹病变后的夹闭术

成功应用的包裹材料有纤维织物、凝血纤维板、自体肌肉以及肌肉筋膜等。但由于此方法中包裹材料需要达到充分加强动脉瘤壁，阻止动脉瘤继续扩大的目的，因此对包裹材料的厚度、弹性、柔韧性、组织相容性等方面有着较高的要求。目前仍无最合适的包裹材料，并有学者认为包裹术不能预防再出血，同时伴有术后出血和死亡的高风险[5]。丰育功等[4]报道了自体硬脑膜加窗式动脉瘤夹技术治疗 BBA。

（三）血管缝合修复[7]

血管缝合技术经常受限于无法控制的出血、血管的位置和脆弱的血管壁。这种方法经常需要长时间闭塞供血动脉，临床效果多不理想。由于手术操作空间有限，颈内动脉撕裂的修复非常困难，仅使用动脉瘤夹可能无法达到止血效果。如果撕裂的边界脆弱且距离较大，术中操作可能扩大撕裂的范围。

（四）颈内动脉闭塞术

颈内动脉闭塞术是防止动脉瘤再出血的最确切有效的治疗手段之一，但前提条件是患者必须有充分的代偿血流，而不致出现脑缺血并发症。有文献报道，颈内外血管旁路术后行颈内动脉闭塞术取得良好结果[8,9]。但一方面，出血急性期旁路手术风险较大，另一方面，旁路血管未必能提供足够的血流，而且即使在球囊闭塞试验（BOT）阴性的患者，在闭塞颈内动脉后仍有 10% 左右发生迟发性脑缺血事件[10]。

（五）覆膜支架

覆膜支架作为一种腔内隔绝物可以隔绝血流对动脉瘤壁的冲击，闭塞动脉瘤，从而促进瘤内血栓形成治愈动脉瘤。目前，已有使用覆膜支架成功治疗 BBA 的报道[11]。但 BBA 多位于颈内动脉床突上段，目前可使用的覆膜支架输送系统的顺应性较差，较难通过虹吸段到达病变部位，操作相对风险较大；而且 BBA 多与后交通动脉及脉络前动脉毗邻，覆膜支架在充分覆盖动脉瘤颈时容易对这些血管造成影响，因此，只能选择性用于特定的病例。

(六) 支架辅助弹簧圈栓塞

支架辅助弹簧圈栓塞术已被广泛用于宽颈动脉瘤的治疗。血管内支架植入后不但能作为一种"栅栏"阻挡弹簧圈突入载瘤动脉，同时利用支架的纵向膨胀力使弹簧圈压至瘤内及加固瘤口周围血管壁，而且能改变血流方向，减少血流对瘤壁的冲击，减少动脉瘤复发，随着时间推移，血管内膜有机会沿着支架生长覆盖在支架表面使支架完全或部分内膜化。因此，这种方法被认为是在保留载瘤动脉前提下，既治疗了动脉瘤又治疗了血管壁病变。而支架半释放技术的应用，则可有效增加支架辅助弹簧圈栓塞在微小动脉瘤中应用的成功率[12]。

支架半释放技术：支架导管和弹簧圈微导管平行放置，在支架到位后先部分释放至瘤口处，经微导管输送部分弹簧圈后释放部分支架，使之在动脉瘤颈部形成一个楔形的空间，再输送弹簧圈将这个空间和动脉瘤作为一个整体进行填塞，完全释放支架将弹簧圈压缩至瘤内，部分压至瘤口周围加强薄弱的血管壁，这样就使半球状动脉瘤的栓塞成为可能，同样会对瘤颈部弹簧圈重塑型而获得满意的瘤颈覆盖。为了更好地改变血流动力学及瘤颈网孔覆盖率，使用 2~3 个多重支架或密网孔支架辅助弹簧圈栓塞可能是最佳选择。

(七) 单纯支架植入

对于拟行支架辅助弹簧圈栓塞的动脉瘤，若支架释放后瘤内空间太小无法进一步栓塞，又不适合行颈内动脉栓塞术时，常使用单纯支架植入治疗动脉瘤结束手术。Fiorella 等[13]报道使用单纯支架成功治疗 10 例假性动脉瘤，其中 2 例为 BBA，分别以单支架和双支架治疗，并取得了良好的效果。但鉴于目前常用的颅内支架孔率均大于 90%，对动脉瘤内血流动力学的改变有限，若只能使用单纯支架治疗时，建议使用多支架或密网孔支架以增加瘤颈处网丝覆盖率，起到低孔率支架的作用。

低孔率支架（又称为密网孔支架）在计算机模拟研究和动物实验中取得了满意的效果[14]，在初步的临床应用中用于治疗囊性宽颈动脉瘤也取得了满意结果[15]。由于能显著改变动脉瘤局部的血流动力学而穿支血管通畅性影响较小，其应用前景非常广阔。尤其对于包括 BBA 在内的伴有血管壁缺陷的病变，低孔率支架可能会成为理想的解决方案。

总之，血管内支架治疗颅内复杂动脉瘤目前已经得到广泛应用。在 BBA 的治疗方案上，虽然国内外学者尚未得出一种公认的方法，但通过对近期文献的回顾分析，我们发现学者们更倾向于血管内治疗。颈内动脉闭塞术，因其缺血性并发症的高风险，不提倡作为第一选择。覆膜支架虽有报道，但欲将其应用到 BBA 治疗还需进一步改进支架的性能。支架辅助的弹簧圈栓塞术已被广泛用于宽颈动脉瘤的治疗，是目前治疗 BBA 较为理想的一种方法。随着支架性能及材料学的改进，支架辅助弹簧圈栓塞会成为治疗 BBA 的重要手段，而使用 2~3 个多重支架或密网孔支架辅助弹簧圈栓塞，治疗可出血的血泡样动脉瘤可能是最佳选择。

四、决策难点分析

（一）血泡样动脉瘤的诊断

血泡样动脉瘤多数位于颈内动脉床突上段非血管分叉部，直接从血管壁上膨出的小半球样膨出，因瘤小，多位于前壁，也可位于侧壁或下壁，常常在普通前后位及侧位的血管造影中，瘤体易被颈内动脉遮挡而不能显露此类动脉瘤，通过三维血管造影及选择多角度投照可清楚显示瘤体位置及形态，另外，因血泡样动脉瘤呈半球样膨出，表面光滑无小子囊、无分叶，瘤体又小，容易被误认为非责任病变，所以容易漏诊，根据蛛网膜下腔出血的积血位置多聚集于鞍上池，与半球样膨出位置相符，瘤位于颈内动脉床突上段，从血管侧壁上半球样膨出，可获得诊断。

（二）治疗颅内血泡样动脉瘤，该采取手术治疗还是血管内治疗？

目前，国内外关于颈内动脉血泡样动脉瘤的诊断研究，特别是治疗方案仍存在较大争议，目前很多中心多采取手术夹闭或其他方式，但是由于该类动脉瘤小，囊壁菲薄，动脉瘤夹难以稳定，有时造成载瘤动脉的狭窄。随着颅内支架辅助技术的成熟，部分专家采用支架辅助栓塞技术栓塞 BBA，也获得了成功，本例采用的就是该技术。但是由于其瘤体呈半球状，瘤深度浅，囊壁薄弱，术中破裂的风险也是术者较为担心的问题，采用支架半释放技术是比较有效的方法。支架导管和弹簧圈微导管平行放置，微导管放置于载瘤动脉指向瘤体，弹簧圈选择成蓝好的三维弹簧圈，在支架到位后先部分释放至瘤口处，经微导管输送部分弹簧圈后释放部分支架，使之在动脉瘤颈部形成一个楔形的空间，再输送弹簧圈将这个空间和动脉瘤作为一个整体进行填塞，完全释放支架将弹簧圈压缩至瘤内，部分压至瘤口周围支架与血管壁之间加强薄弱的血管壁，这样就使半球状动脉瘤的栓塞成为可能，同样会对瘤颈部弹簧圈重塑型并使瘤周薄弱的血管壁得以加固而获得满意的瘤颈覆盖。选择三维的合适大小、柔软的弹簧圈显得非常重要。同时，患者临床分级、动脉瘤的大小、形状和出血病史，医院的设备质量、临床医师的技术水平和经验，以及患者及家属的意愿对治疗方法的决定也是相当重要的。

（三）血泡样动脉瘤的手术时机

血泡样动脉瘤的手术时机与术式选择密切相关。潘奇、刘建民教授[16]等认为当最初急性期（≤3 天）动脉瘤诊断是血泡样时，主张通过适当的外科手术来治疗，因为考虑到这个病变有非常高的快速生长和再出血的风险，而在亚急性期（3~7 天），可针对假性动脉瘤进行治疗，因为病变的瘤壁由于成纤维细胞和其他元素包含在内而变得坚固。在慢性期（>7 天），当病变已进展为有瘤囊出现且有表面血栓形成时可以选择弹簧圈栓塞治疗。本例患者为蛛网膜下腔出血，首次脑血管造影显示左侧颈内动脉床突上段动脉瘤，该动脉瘤瘤体小、瘤颈宽，形态不规则，考虑为血泡样动脉瘤。考虑该 BBA 为微小动脉瘤，瘤壁菲薄且脆弱，急性期直接手术夹闭动脉瘤夹难以稳定，可能导致瘤体术中破裂或术后再破裂，故不予行手术夹闭。考虑患者当时情况尚稳定，加上经济方面原因观察 2 周，待瘤体表面血栓形成时再行支架辅助弹簧圈栓塞治疗。最后手术获得成功，但是在等待的 2 周里，也承担着动脉瘤再次破裂的风险。根据半年后随访的结果，显示动脉瘤无复发征象，鉴于血管内支架 3~6 月后支架内多数已内皮化，基本可以认定动脉瘤治愈，也说明该患者手术方式的选择是正确的。

目前，对于 BBA 的治疗方法与时机仍没有统一的意见，故我们建议应根据患者的整体及动脉瘤特点来制定个体化的方案，以最大限度使患者受益。

五、中医药在颅内动脉瘤破裂中如何发挥优势

颅内动脉瘤破裂可导致血液进入蛛网膜下腔，主要表现为头痛和脑膜刺激征，导致患者死亡和致残的主要并发症是再出血和脑血管痉挛（cerebral vasospasm，CVS），而 CVS 更常见，发生率为 60%~80%，大部分发生在病后 2~3 日，7~10 日达高峰。对于不能立即行动脉瘤栓塞术的患者，抗纤溶治疗和预防脑血管痉挛二者在治疗上有相互矛盾的地方，虽然抗纤溶止血药能够预防再出血，但可增加 CVS 的发生率，而防治 CVS 的药物又容易引起再出血。应用中医药辅助治疗能兼顾二者，是中医药发挥优势的重要环节。

中医学认为此病是肝肾阴虚，肝阳上亢，升发太过，化火生风，头部气血逆乱所致，发病之条件在于"风"，即肝风挟火、痰等邪气。病机在于阴虚阳亢，本虚标实，上实下虚。所以治疗应该平肝息风，滋阴潜阳。现代研究发现，中药羚羊角、天麻、钩藤、白芍、蔓荆子、葛根等具有止痛、缓解血管平滑肌痉挛的作用，茯苓、竹茹、石菖蒲、郁金等具有止吐和胃作用。平肝潜阳的中药也有镇静、扩张血管作用，配伍三七活血止血，祛瘀生新，既避免再次出血，又可以改善微循环，减轻脑血管痉挛。本例患者在动脉瘤栓塞术前 2 周中西医结合治疗，未发生动脉瘤再次破裂，并使血管痉挛得到缓解，术后患者无遗留任何神经系统体征，获得了较好的临床结局。

参 考 文 献

[1] Yasargil MG, Microneurosurgery. Clinical Considerations, internal carotid artery Aneurysms. stuttgart: Georg Thieme Verlag, 1984: 33-122.

[2] Meling TR, Sorteberg A, Bakke SJ, et al. Blood blister-like aneurysms of the internal carotid artery trunk causing subarachnoid hemorrhage: treatment and outcome. J Neurosurg, 2008, 108(4): 662-671.

[3] Ogawa A, Suzuki M, Ogasawara K. Aneurysms at nonbranching sites in the supraclinoid portion of the internal carotid artery: Internal carotid artery trunk aneurysms. Neurosurgery, 2000, 47(3): 578-586.

[4] 丰育功，孟庆海，李环廷，等. 自体硬脑膜技术治疗颈内动脉血泡样动脉瘤 2 例. 中华神经外科疾病研究杂志, 2012, 11(3): 274-276.

[5] Ishikawa T, Nakamura N, Houkin K, et al. Pathological consideration of a "blister-like" aneurysm at the superior wall of the internal carotid artery: case report. Neurosurgery, 1997, 40(2): 403-405.

[6] Takeshita M, Onda H, Tanikawa T, et al. Clinical analysis of the aneurysms of the anterior wall of the intracranial internal carotid artery. Surg Cereb Stroke, 1997, 26(5): 134-139.

[7] Regelsberger J, Matschke J, Grzyska U, et al. Blister-like aneurysms: a diagnostic and therapeutic challenge. Neurosurgical review, 2011, 34(4): 409-416.

[8] Park JH, Park IS, Han DH, et al. Endovascular treatment of blood blister-like aneurysms of the internal carotid

artery. J Neurosurg,2007,106(5):812-819.

[9] Baskaya MK,Ahmed AS,Ates O,et al. Surgical treatment of blood blister-like aneurysms of the supraclinoid internal carotid artery with extracranial-intracranial bypass and trapping. Neurosurg Focus,2008,24(2):E13.

[10] Meling TR,Sorteberg A,Bakke SJ,et al. Blood blister-like aneurysms of the internal carotid artery trunk causing subarachnoid hemorrhage:treatment and outcome. J Neurosurg,2008,108(4):662- 671.

[11] Lee BH,Kim BM,Park MS,et al. Reconstructive endovascular treatment of ruptured blood blister-like aneurysms of the internal carotid artery. J Neurosurg,2009,10(3):431-436.

[12] FangYi-bin,Liu Jian-min,Huang Qing-ha,et al. Treatment of blood blister-like aneurysms of the internal carotid artery with stent-assisted coil embolization. J Intervent Radiol,2010,19(5):349-353.

[13] Fiorella D,Albuquerque FC,Deshmukh VR,et al. Endovascular reconstruction with the Neuroform stent as monotherapy for the treatment of uncoilable intradural pseudoaneurysms. Neurosurgery,2006,59(2):291-300.

[14] 张星,黄清海,刘建民,等. 不同孔率支架对颅内动脉瘤血流流场影响的计算机模拟研究. 中国脑血管病杂志,2009,6(3):139-143.

[15] Lylyk P,Miranda C,Ceratto R,et al. Curative endovascular reconstruction of cerebral aneurysms with the pipeline embolization device:the Buenos Aires experience. Neurosurgery,2009,64(4):632-642.

[16] 潘奇,刘建民,许奕,等. 颈内动脉血泡样动脉瘤的研究进展. 介入放射学杂志,2008,17(9):681-683.

（李贵福,尤劲松,马朝晖,邓惠全）

病例 19：多发颅内动脉瘤的评估及治疗

一、病例摘要

患者女性，64岁，因"突发剧烈头痛20小时"于2012年1月18日入院。病史及治疗情况摘要如下：

2012-1-18（08：00）突发头痛，呈爆炸样裂痛，伴头晕，头部昏沉感为主，恶心呕吐，心悸胸闷，无明显肢体麻木乏力、视物模糊、听力下降、言语不利、饮水呛咳、行走不稳等不适，到从化市中医院就诊，查头颅CT提示蛛网膜下腔出血（图124a，图124b），予对症处理后，患者症状无明显好转。

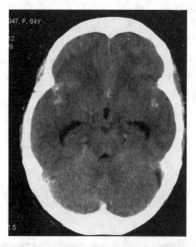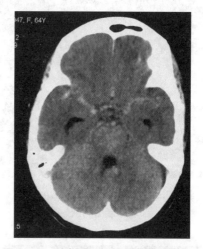

图124a　头颅CT提示蛛网膜下腔出血　　图124b　头颅CT提示蛛网膜下腔出血

2012-1-18（23：38）为求进一步系统治疗，收入我院。患者神志清楚，头痛，恶心呕吐，伴少许头晕，颈强直，颏胸距约2横指，克氏征阳性，无神经功能障碍体征。结合患者症状、体征、病史、外院CT，蛛网膜下腔出血诊断明确，考虑动脉瘤破裂出血可能，决定第二天行全脑血管造影及颅内动脉瘤栓塞术。

2012-1-19当天中医四诊：神清，精神疲倦，面红，头痛，恶心呕吐，伴少许头晕，口干不苦，纳眠尚可，留置尿管可引出淡黄色尿液，大便调。舌黯红，苔黄，脉弦。辨证属于肝阳暴亢，风火上扰（阳类证），以清热开窍，平肝息风为法，予益脑脉口服、清开灵静滴以清热开窍、平肝息风，通腑醒神胶囊口服清热通腑。

2012-1-19（15：30至16：45）行全脑血管造影及颅内动脉瘤栓塞术。全麻后，以Seldinger法双侧股动脉穿刺，置入6F导管鞘，行双侧椎动脉造影见左侧小脑后下动脉起始部分叶状动脉瘤,大小约 3.8mm × 2.6mm,瘤颈 3.6mm(图 125a~ 图 125d),考虑为责任动脉瘤。决定行支架辅助下动脉瘤栓塞术,经左侧椎动脉放置栓塞动脉瘤微导管,经右侧椎动脉采用跨越技术支架导管经右椎动脉、基底动脉汇合处至左椎动脉,逆行放置于左侧小脑后下动脉内,以 SOLITARE 支架保护小脑后下动脉。因双侧椎动脉起始部迂曲明显,以加硬交替导丝放置 6F 长鞘至右侧椎动脉枢椎段,Traxcess0.014 微导丝导引下将一 Rebar-18 微导管经长鞘小心通过右侧椎动脉至左侧小脑后下动脉,撤出微导丝,沿微导管将一 4mm × 15mm Solitaire 支架远端放置在左侧小脑后下动脉内。在 X-Pedion10 微导丝引导下将 Enchelon-10 微导管小心通过左侧椎动脉放置在动脉瘤内,半释放支架,通过 Enchelon-10 微导管分别将 Axium 2mm × 6cm、2mm × 6cm、Microplex 1.5mm × 3cm 弹簧圈置入动脉瘤腔内,造影见动脉瘤致密填塞,全释放支架。复查造影见血管充盈良好,动脉瘤致密填塞(图 125e~ 图 125h)。造影同时发现左侧颈内动脉眼动脉段见一大小约 2mm × 1.5mm 动脉瘤,形态光滑,判断与本次蛛网膜下腔出血无关。术后积极抗血管痉挛、扩容、脱水、能量及营养支持。

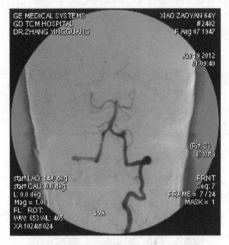

图 125a　椎动脉造影见 PICA 起始部动脉瘤图(正位)

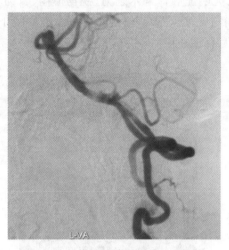

图 125b　椎动脉造影见 PICA 起始部动脉瘤图(侧位)

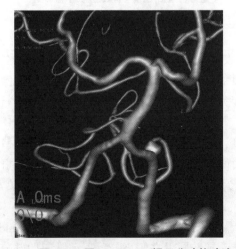

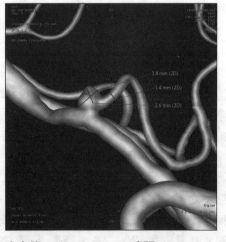

图 125c、图 125d　3D 提示分叶状动脉瘤,大小约 3.8mm × 2.6mm,瘤颈 3.6mm

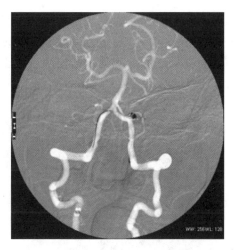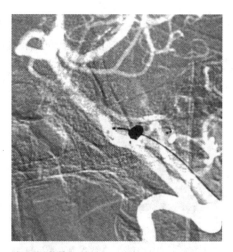

图 125e、图 125f　支架辅助下弹簧圈栓塞

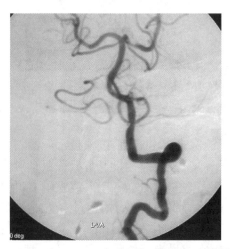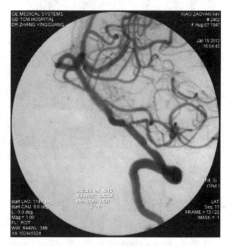

图 125g、图 125h　术毕造影见 PICA 动脉瘤完全栓塞

　　2012-1-21 术后第二天中医四诊：神清，精神疲倦，面红，头痛、恶心欲呕好转，伴少许头晕，口干不苦，纳眠尚可，留置尿管可引出淡黄色尿液，大便调。舌黯红，苔黄，脉弦。辨证属于肝阳暴亢，风火上扰（阳类证），以平肝息风，清热活血解痉为法，方以脑脉解痉汤（自拟方）加减。

　　2012-1-26 精神好转，面红转淡，头痛明显好转，无恶心呕吐，无头晕。考虑原处方有效，继续服用。

　　2012-1-29 复查头颅 CT 提示：1.颅内动脉瘤术后改变；2.原蛛网膜下腔高密度影基本吸收；3.左侧基底节区腔隙性脑梗死。

　　2012-1-31 查 TCD 提示：脑血流未见明显异常。18d 后患者出院，出院时神清，精神好，无头晕头痛，无肢体乏力，脑膜刺激征（−）。

　　2012-8-14 复查左侧小脑后下动脉起始部动脉瘤，拟行左侧颈内动脉动脉瘤栓塞术，收入我院。患者偶有头晕，无头痛、恶心呕吐、肢体乏力及抽搐。神经系统查体未见明显异常。

2012-8-15 行脑血管造影术。局麻后，以 Seldinger 技术穿刺右股动脉，置入 5F 导管鞘，以 5F 单弯造影管行左侧颈内动脉、左侧椎动脉造影，造影可见左侧颈内动脉眼动脉段见一大小约 2mm×1.5mm 动脉瘤（图 126a）。左侧小脑后下动脉起始部动脉瘤栓塞后弹簧圈固定在位，动脉瘤未见复发和残留，小脑后下动脉和椎动脉通畅良好（图 126b）。

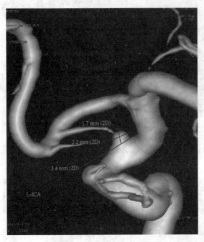 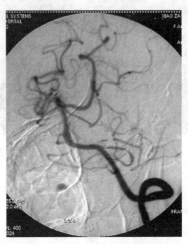

图 126a　8 月 15 日造影见左侧颈内动脉眼动脉上方见一 2.2mm×1.7mm 微小动脉瘤　　图 126b　8 月 15 日椎动脉造影见原 PICA 起始部动脉瘤无显影

2012-8-17 行左侧颈内动脉眼动脉段动脉瘤栓塞术。全麻后，以 Seldinger 法右侧股动脉穿刺，肝素化后，以 5F 造影管行左侧颈内动脉造影，左侧颈内动脉虹吸段眼动脉上方见一大小约 2.2mm×1.7mm 宽颈动脉瘤，以加硬交替导丝放置 6F 长鞘至左侧颈内动脉内，在 Traxcess0.014 微导丝引导下，将一 Power select plus 微导管经长鞘小心通过左侧颈内动脉，头端置入至左侧大脑中动脉 M2 段，撤出微导丝，沿微导管将一 Enterprise 4.5×22mm 支架置入，支架横跨眼动脉及动脉瘤部分瘤颈，Enterprise 支架呈半释放状态覆盖瘤颈，填入 Axium 3D 2mm×60mm 弹簧圈，造影见动脉瘤栓塞致密，遂完全释放 Enterprise 支架，撤出微导管，复查左侧颈内动脉造影，见动脉瘤无显影（图 127a，图 127b）。术后抗血小板聚集、制酸护胃、调脂、补液改善循环。

2012-8-19 术后第二天中医四诊：神清，精神可，无头晕头痛，无恶心呕吐。纳眠可，二便调。舌淡红，苔薄白，脉濡。辨证为气虚痰瘀阻络，以益气活血，祛痰通络为法，处方如下：

党参 35g	红花 10g	桃仁 10g	当归 10g
赤芍 10g	川芎 10g	地龙 10g	乌梢蛇粉 10g
丹参 20g	毛冬青 10g		

共 3 剂，日一剂，口服。

2012-8-20 神清，精神良好，无特殊不适，查体无异常，出院。

出院后 6 个月随访，患者神清，精神良好，无头痛头晕，恶心呕吐等不适，纳眠可，二便调，生活自理。

中医诊疗过程：①患者因"突发剧烈头痛 20 小时"入院，入院时神清，精神疲倦，面红，头痛，恶心呕吐，伴少许头晕，口干不苦，纳眠尚可，留置尿管，可引出淡黄色尿液，大便调。

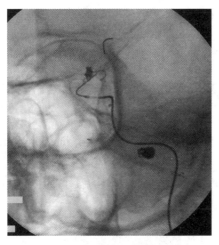

图 127a　支架辅助下栓塞左侧颈内
动脉眼动脉段动脉瘤

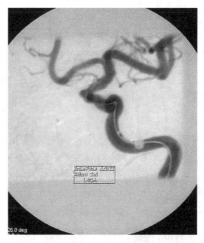

图 127b　复查造影见左侧颈内动脉
眼动脉段动脉瘤完全栓塞

舌黯红,苔黄,脉弦。结合病史及西医学辨病为"中风",神志清楚,故为"中经络"。突发起病为风动之象,头痛、头晕为肝阳暴亢、风火上扰清窍之象,恶心欲呕为肝失调达,肝气犯胃之象;舌黯红,苔黄,脉弦为肝阳暴亢,风火上扰之象。面红,口干,舌红苔黄故为阳类证。治疗以脑脉解痉汤加减平肝息风,清热活血解痉为法,辅以益脑脉口服、清开灵静滴以清热开窍、平肝息风,通腑醒神胶囊口服清热通腑。②患者因颅内动脉瘤栓塞术后半年余复查入院,入院时患者神清,偶有头晕,无头痛、恶心呕吐、肢体乏力及抽搐。纳眠可,二便调。舌淡红,苔薄白,脉濡。四诊合参,辨病为眩晕。患者有明确手术史,手术伤正,正气亏虚,气虚则血行不畅,久而成瘀,再者,患者年过六旬,脾气亏虚,运化失职,痰湿内生,痰瘀互阻,阻于脑窍;头晕为气虚痰瘀阻于脑窍之象;舌淡红,苔薄白,脉濡,均为气虚痰瘀阻络之象。治以中药汤剂以益气活血,祛痰通络。

二、病例特点与分析

（一）病例特点

1. 患者女性,64 岁,突发剧烈头痛 20 小时入院,既往高血压病病史。
2. 主要症状、体征为:头痛,恶心呕吐,颈强直,颏胸距约 2 横指,脑膜刺激征阳性。
3. 影像学特点:外院头颅 CT 提示蛛网膜下腔出血,DSA 提示左侧颈内动脉眼动脉动脉瘤、左侧小脑后下动脉动脉瘤。

（二）病例分析

1. 临床定性分析:患者既往高血压病病史,在无明显诱因下突发剧烈头痛,恶心呕吐,脑膜刺激征阳性,余神经系统查体未见异常,无神经功能缺损体征。CT 提示蛛网膜下腔出血,定性明确,尽管有高血压病史,但无脑实质出血,所以考虑出血原因为颅内动脉瘤,造影证实有颅内多发动脉瘤。

2. 责任动脉瘤分析:定位分析:我院 DSA 左侧颈内动脉虹吸段眼动脉动脉瘤,形态光滑;左侧小脑后下动脉动脉瘤,形态不规则呈分叶状。根据首次 CT 蛛网膜下腔出血的分布位置及造影所见动脉瘤形态,考虑为左侧小脑后下动脉分叶状动脉瘤为责任病灶。

三、文献复习

颅内有两个或两个以上动脉瘤同时存在者即为多发动脉瘤(multiple intracranial aneurysms, MIA),多发动脉瘤发生破裂的机会及自然死亡率要明显高于单发动脉瘤,同时带来的手术风险、对术者及设备的要求条件高、术后并发症相应增多等,是目前颅内动脉瘤诊治中的难点之一。

(一) MIA 的发病率及发病机制

文献中有关颅内多发动脉瘤的发生率报道不一,2003 年,日本 Kaminogo 等[1]对 2037 例破裂动脉瘤研究统计中发现,361 例为多发动脉瘤,其发病率为 17.72%。总体来讲,约占颅内动脉瘤的 8.7%~45%,平均 16%。多发动脉瘤的好发年龄与单发动脉瘤并无二致,多为 40~60 岁之间[2],且以女性居多,在 Kaminogo 的研究中发现:女性的总体发病率为 20.2%。男性的总体发病率为 12.4%,二者有显著性差异,有学者认为,女性多发动脉瘤的发生与绝经呈正相关,原因尚需进一步研究,可能与绝经后雌激素水平下降,血管胶原合成减少有关[3]。颅内多发动脉瘤的病因尚不清楚,一般认为与下列因素有关:性别、年龄、高血压、烟酒嗜好、动脉粥样硬化,以及好发于一些先天性疾病如多囊肾、多发性神经纤维瘤病(I 型)、Ehlers-Danlos 综合征(Ⅳ型)[4-6]等,具体哪种病因占主导地位仍存在较大争议,但是目前主流的观点认为,动脉粥样硬化及高血压后高血流剪切力是其形成的主要原因[4-6],尤其在血管分叉部更易形成动脉瘤。

(二) MIA 的颅内分布情况及临床表现

颅内多发动脉瘤通常分布于颈内动脉系统的双侧对称位置,成为“镜像动脉瘤”,如颈内动脉 - 后交通动脉,大脑中动脉等[7],多发动脉瘤中,有 2 个动脉瘤者为多,随着动脉瘤数目的增加发生率依次降低。Inagama 等[8]报道 126 例 302 个动脉瘤中,91 例有 2 个动脉瘤,24 例有 3 个动脉瘤,8 例有 4 个动脉瘤,2 例有 5 个动脉瘤,1 例有 6 个动脉瘤。本组 29 例,16 例有 2 个动脉瘤,10 例有 3 个动脉瘤,3 个动脉瘤以上者仅 3 例。

颅内多发动脉瘤的临床表现与单发动脉瘤区别不大,多以蛛网膜下腔出血起病,但往往只是其中一个动脉瘤破裂出血,另外一些常见的临床表现,如动眼神经麻痹、偏瘫、癫痫、交通性脑积水和占位效应等。

(三) MIA 的诊断

目前,对于颅内动脉瘤的诊断颅内仍以 DSA 为金标准,但是 MRA 以及 CTA 的技术进展相当快,CTA 基本上可以发现大多数的动脉瘤,三维 CT 血管造影(3D-CTA)可以无创性快速了解载瘤动脉的情况、观察瘤颈的形态以及动脉瘤与周围穿支血管的关系,但对于床突下动脉瘤和脑动脉远端的动脉瘤诊断较为困难[13]。MRI 可显示血栓性动脉瘤和比较大的动脉瘤的流空效应，有助于夹层动脉瘤的诊断，MRA 对于脑底动脉环的动脉瘤（包括床突下动脉瘤）有一定的诊断意义，但 MRI 和 MRA 显示动脉瘤与载瘤动脉的关系欠清楚，MRA 对较小动脉瘤（直径≤10mm）的诊断仍然存在一定难度，容易漏诊。颅内多发动脉瘤容易漏诊，对于蛛网膜下腔出血患者，临床医师一旦发现动脉瘤的存在，即考虑其为责任病灶，而忽视其他动脉瘤的存在或漏检其他血管，尤其是出血的位置与发现的动脉瘤位置没有矛盾时，而被认为只有一个动脉瘤，这是导致术前误诊的最主要原因。此外，造成多发性颅内动脉瘤漏诊的原因是：动脉瘤破裂出血后形成的血块掩盖了小型未破裂动脉瘤。

（四）MIA 的治疗策略

1. 手术夹闭或介入治疗

单发动脉瘤的手术夹闭治疗已经是经典的术式，显微外科或微创锁孔手术的进步给夹闭治疗多发动脉瘤提供了更多的选择，有报道应用锁孔技术结合神经内镜辅助有很好的疗效[9]，直接手术死亡率已由早期 20%~30% 下降到 1%~7%。但是，随着血管内介入治疗技术理念及材料的飞速进展，目前绝大部分颅内动脉瘤都可通过介入治疗获得解决，其中包括大的、不规则的、多发的动脉瘤等以往的治疗难点。而且，介入治疗在进行脑血管造影后可即刻进行，不需要再次转入手术室重新准备。不同侧的动脉瘤若行开颅手术需要多个手术入路，后循环动脉瘤暴露难度大，故对于不同侧的多发动脉瘤以及后循环动脉瘤宜首选介入治疗。对于前循环单个动脉瘤多数既可选择介入也可开颅夹闭，根据术者对介入和开颅手术掌握的熟练程度来决定，如果动脉瘤巨大栓塞易复发者或其他不适合栓塞的情况，加之经济困难的患者，可首选显微手术夹闭。

2. 一期手术治疗与分期手术治疗

对于 MIA 的手术治疗时机存在较大争议，早期多主张分期手术治疗 MIA，一期治疗破裂动脉瘤，二期再治疗未破裂动脉瘤，但是有学者认为，在等待二期手术的过程中，原未破裂动脉瘤可能破裂出血，同时也增加了住院时间和住院费用，增加了患者的痛苦，需两次或两次以上的手术过程，Cheong[10]等分析了 300 多例多发动脉瘤，发现既往有 SAH 的患者，原有未破裂动脉瘤破裂的几率高达 0.28%~1.63%/ 年。所以，即使对于多发动脉瘤中未破裂者，也存在很大的破裂机会，主张应一期积极治疗。Santana[11]等对 69 例双侧多发动脉瘤患者，除去 9 例整体状况较差，无法一期完全手术夹闭所有动脉瘤，其中 43 例行一期对侧开颅夹闭所有动脉瘤，17 例行二期手术，两者在预后上无显著性差异，因而提出术前 Hunt-Hess 分级不高于Ⅲ级，颅脑情况良好，动脉瘤直径小于 15mm 的多发动脉瘤可行一期手术。而 Hunt-Hess 分级较差、合并症较多或者动脉瘤比较复杂的患者可采用分次处理，先选择处理出血的责任动脉瘤。而介入栓塞治疗创伤小，住院时间短，可以一次处理多个动脉瘤，尤其适用于椎 - 基底动脉系统的多发性动脉瘤，或 Hunt-Hess 分级较高、合并症较多的老年患者。

总的来讲，对于 MIA 的诊治，术前应充分完善血管检查，防止漏诊，根据多发动脉瘤的部位、大小、患者 Hunt-Hess 分级及患者的经济状况进行综合选择治疗方式，以期达到最佳治疗效果。

（五）宽颈动脉瘤的处理

宽颈动脉瘤属于复杂动脉瘤，介入栓塞治疗是一个难题，其缺点是因为瘤颈宽动脉瘤在栓塞过程中弹簧圈容易脱出至载瘤动脉，瘤颈处易残留，致密填塞困难，易复发。为了达到有效栓塞宽颈动脉瘤的目的，可以采用篮筐技术、双导管技术、冰激凌技术、球囊重塑技术、支架辅助技术、血流导向支架技术等方法进行栓塞。支架辅助栓塞动脉瘤通过支架阻挡弹簧圈脱出及改变血流方向、支架内面内膜化而克服以上缺点，成为介入栓塞宽颈动脉瘤的重要方法。

四、决策难点分析

（一）多发动脉瘤的责任病灶判定

发现颅内多发动脉瘤后需明确责任动脉瘤，以便首先处理引起出血的动脉瘤，防止再次出血。目前我们多根据以下几点来判断：① CT 显示出血位置：一般破裂动脉瘤多与蛛网膜下腔出血集中的部位或颅内血肿部位一致。例如，ACoA 动脉瘤出血多集中在前纵裂池，而 MCA 动脉瘤引起的血肿多位于外侧沟的颞极方向；②动脉瘤形态：不规则形态的动脉瘤，一般都是破裂出血的责任病灶。动脉瘤的分叶外形、存在小囊、小阜等也是容易引起动脉瘤破裂的因素。本例患者全脑血管造影显示患者为多发动脉瘤，一个位于左侧颈内动脉眼动脉段动脉瘤，形态光滑；另一个位于左侧小脑后下动脉动脉瘤，形态不规则。根据首次 CT 蛛网膜下腔出血的分布位置及造影所见动脉瘤形态，考虑形态不规则的左侧小脑后下动脉动脉瘤为责任病灶。

（二）多发动脉瘤的治疗策略选择

目前的血管内治疗技术可完成绝大部分的多发动脉瘤的栓塞，故我们主张对多发动脉瘤进行一期栓塞，不适合栓塞者则考虑手术夹闭治疗。栓塞治疗原则仍然是首先处理出血的责任动脉瘤，如果不能判断那个动脉瘤为责任动脉瘤，则本着先易后难的原则。多发动脉瘤均较复杂，如本例患者均为宽颈动脉瘤，均需支架辅助栓塞治疗，如一起同时处理两个动脉瘤则不仅手术时间过长，另外因未行足量的抗聚准备，只能临时给予欣维宁代替，同时在两个部位放置两个支架，则万一发生支架内急性血栓处理很困难。所以，本例患者采取分期治疗方案。

（三）宽颈动脉瘤的治疗方法选择

处理宽颈动脉瘤有多种方法，包括篮筐技术、双导管技术、冰激凌技术、球囊重塑技术、支架辅助技术、血流导向支架技术等，怎样根据不同的患者选择不同的方法，以便获得更好的效果存在很大争议。对于已经破裂出血的急性期患者因需要尽早处理动脉瘤以免动脉瘤在等待过程中再次破裂，采用相对简单的方法如篮筐技术、双导管技术、球囊重塑技术等不需做特殊准备，急诊手术时更方便，但容易复发；而支架辅助技术、血流导向支架技术治疗效果相对更好，但因需永久放置血管内支架需要先行抗聚治疗准备，若充分准备需 3~5 天时间，在准备期间存在动脉瘤再次破裂风险，一旦破裂因有抗聚药物作用，出血难以控制可能会引起灾难性的后果；折中的办法可以在术前 4~6 小时服用波立维 300mg、拜阿司匹林 300mg 或术中静脉给予 15~20ml 欣维宁代替，但因准备不够充分，有支架内急性血栓形成之虞。该患者即于出血急性期采用支架辅助技术获得了很好的效果,术前准备也采用了后一种方法。

(四) 跨越技术

支架辅助弹簧圈栓塞动脉瘤是治疗宽颈动脉瘤的重要方法,已经得到广泛认可,但该患者小脑后下动脉瘤位于椎动脉和小脑后下动脉交界处,支架如何放置才能获得最佳效果?如果单纯放置在椎动脉内,保护椎动脉效果很好,但动脉瘤颈横跨小脑后下动脉,在弹簧圈填塞动脉瘤时有可能影响小脑后下动脉通畅,怎样既能保护椎动脉又能保护小脑后下动脉成为手术成功的关键,支架放入小脑后下动脉可行吗?小脑后下动脉与椎动脉之间的夹角为锐角,动脉瘤方向指向上方,为了能够同时保护两支血管,且更好封闭瘤颈,采用跨越技术将支架自对侧椎动脉逆行置入小脑后下动脉就能达到了两个目的,支架的放置就避开了呈锐角的路径而变得顺畅,容易到位。

(五) 小动脉内支架辅助技术支架的选择

小脑后下动脉直径约 1.5mm,支架放置后是否闭塞血管既往没有经验,该患者选择 Solitare 4mm 直径的支架基于其侧方开口的特性,可以卷曲变为网眼较密的支架,且其径向支撑力好,支架远端没有导丝,只要微导管到位,支架即可到位。半年后随访显示动脉瘤无复发迹象,椎动脉和小脑后下动脉于放置支架处内面均光滑,未见狭窄发生,说明 Solitare 4mm 直径的支架可以放置于 4mm 左右的小动脉内。

五、中医药干预动脉瘤性蛛网膜下腔出血围手术期治疗的思路探讨

动脉瘤性蛛网膜下腔出血(aneurysmal subarachnoid hemorrhage, aSAH)是指动脉瘤出血流入蛛网膜下腔所引起的一系列综合征,其临床表现同其他原因所致的 SAH 大致相同,表现为剧烈头痛、项强、呕吐,甚则神昏,间有半身不遂,言语謇涩等等,可将其归入"出血中风"范畴[12]。

aSAH 的病因病机主要有肝阳暴亢,瘀阻脑窍,痰湿阻窍,元阳暴脱等[13]。郭蓉娟等[14]报道 SAH 急性期病性以实证为主,病理因素以内风、瘀血、火热为主;肝阳暴张,肝风内动,气机逆乱于上,血随气逆,络破血溢是本病的始发因素;离经之血即为瘀血,痰瘀同源,痰邪内生,瘀血痰浊内蕴,蕴久化热生火,火性上炎,风火相煽,扰乱神明,耗血动血,迫血妄行,使病情进一步加重,险证丛生。动脉瘤性蛛网膜下腔出血患者围手术期,素体阳盛或手术过程失血不多者,多发为阳类证,乃风火痰瘀交阻脑髓、闭阻神明清窍,中经络、中脏腑是病邪不同程度的表现;素体阴盛或手术过程失血多者,多发为阴类证,总属气/阳不足,而致风痰(湿)瘀交结,闭阻脑脉清窍甚至神昏,是气/阳不足,风、痰(湿)瘀交结的不同程度表现;因此,将出血中风急性期分为风火痰瘀闭阻神明清窍之阳类证,以及风痰瘀闭阻脑脉清窍之阴类证[13]。对于 aSAH 的中医药治疗,我们的原则是:辨证论治,针对核心病机立法遣方,方药选择应结合 aSAH 围手术期的西医学病理变化,且药物安全性好,临床简便易行,术前慎用活血化瘀药防止动血,术后若气血亏虚应补益气血。

因 SAH 的患者大都有头痛如劈,固定不移表现,符合中医"瘀血头痛"的临床特点,治宜活血化瘀,但由于没有进行介入或手术治疗,动脉瘤仍有破裂的危险,故慎用活血化瘀药;而术后,溢出血脉之血没有清除干净,留在脑内为患,故增加破血化瘀之药;而患者大多有颈项强直,属于肝风内动之象,故柔肝止痉贯穿动脉瘤性 SAH 围手术期的治疗始终。基于以上原则,我们自拟脑脉解痉汤以治疗动脉瘤性蛛网膜下腔出血。脑脉解痉汤 1 号方具有泻热平肝,醒脑开窍,柔肝止痉之功。脑脉解痉汤 2 号方则具泻热平肝,破血逐瘀,柔肝止痉之功,且研究证明采用脑脉解痉汤治疗后,SAH 患者脑脊液中内皮素 1 水平下降,而NO 水平上升,SAH 后血管痉挛的发生率下降,提示该方药对 SAH 后血管痉挛有较好的防治作用[15]。

本案患者即是在以上治疗原则的指导下辨证处方,围手术期辨证为肝阳暴亢、风火上扰,以脑脉解痉汤加减以平肝息风、清热活血解痉;术后半年辨证为气虚痰瘀阻络,治以益气活血、祛痰通络,收效甚可。

参 考 文 献

[1] Kaminogo M, Yonekura M, Shibata S. Incidence and outcome of mutiple intracranial aneurysm sin a defined population. stroke, 2003, 34(1):16-21.

[2] Gu YX, Chen XC, Song DL, et al, Risk factors for intracranial aneurysm in Chinese ethnic population. Chinese Medical Journal, 2006, 119(16):1359-1364.

[3] Schrier RW, Belz MM, Johnson AM, et al, Repeat imagingfor intracranial an eurysms in patients with autosomal dominant polycystic kidney diease with initially negative studies: a prospective ten-year follow-up. J Am Soc Nephrol, 2004, 15(4):1023-1028.

[4] Rinkel GL. Intracranial aneurysm screening: indications and advice for practice. Lancet Neurol, 2005, 4(2):122-128.

[5] Dumont AS, Kassell NF, Editorial comment-parity and risk ofsubarachnoid hemorrhage: an emerging association. Stroke, 2004, 35(1):32-33.

[6] Feigin V, Parag V, Lawes CM, et al, Smoking and elevated blood pressure are th emost important risk factors for subarachnoid hemorrhage in the asia-pacific region: an overview of 2 6 cohorts involving 306620 participants. Stroke, 2005, 36(7):1360-1365.

[7] De Sousa AA, Filho MA, Faglioni JW, et al, Unilateral pterional approach to bilateral aneurysm s of the middle cerebral artery. Surg Neurol, 2005, 63(suppl 1):s1-7.

[8] Inagawa T. Surgical treatment of multiple intracranial aneurysms. AetaNeumchir(Wien), 1991, 108:22-29.

[9] Lan Q, Gong ZG, K ang DZ, et al. Microsurgical experience with keyhole operations on intracranial aneurysms. Surg Neurol, 2006, 66(Supp l)1:S 2-9.

[10] Cheong JJ, Ghinea N, van Geld er JM. Estimating the annualrate of denovo multiple aneurysms: three statistical approaches. Neurosurg Focus, 2004, 17(5):E8.

[11] Santana Pereira RS, Casulari LA. Surgical treatment for bilateral multiple intracranial aneurysms. J Neurosurg Sci, 2006, 50(1):1-8.

[12] 黄培新. 中医专科专病丛书:神经科专病中医临床诊治. 第 2 版. 北京:人民卫生出版社, 2005.

[13] 蔡业峰,李贵福,郭建文,等. 中医药干预 aSAH 围手术期迟发性血管痉挛的思路探讨. 中国中医基础医学杂志, 2008, 14(9):674-676.

［14］郭蓉娟，韩刚，王颖辉.72 例蛛网膜下腔出血急性期患者中医症状学与病机分析.北京中医药大学学报（中医临床版），2005，12（4）：11-13.

［15］罗望池，石尧，李贵福，等.脑脉解痉汤对动脉瘤性蛛网膜下腔出血阳类证患者脑脊液中内皮素 1 和一氧化氮含量的影响.辽宁中医杂志，2012，39（9）：1788-1790.

（李贵福，尤劲松，马朝晖，黄婷）

病例 20：急慢性缺血性病变合并动脉瘤的中西医治疗

患者男性，62岁，因"突发左侧肢体乏力，伴言语不清2小时"于2011-12-21入院。病史及治疗情况摘要如下：

2011-12-21　10：00（发病2小时）：患者呈嗜睡状，稍烦躁，左侧肢体在痛刺激下未见活动反应，查体：血压175/79mmHg，心率80次/分，律齐。左上肢肌张力下降，左下肢肌张力升高，肌力0级，左上肢肱二头肌、肱三头肌腱、桡骨骨膜反射均减弱，左下肢膝腱、跟腱反射活跃，左侧踝震挛（+），左侧巴氏征（+）。头颅CT示：右侧基底节区、双侧放射冠、左侧半卵圆中心多发缺血梗死灶，结合病史，建议MR进一步检查（图128）。头颅MR示：①右侧脑桥、右侧放射冠、双侧额颞顶叶及左侧枕叶皮层下多发脑缺血梗死灶，其中右侧脑桥及左侧颞顶枕叶皮层下病灶，考虑为急性梗死（图129）；②轻度脑萎缩；③MRA示颅内动脉多发狭窄，双侧椎动脉颅内段、基底动脉及左侧大脑中动脉闭塞，提示脑动脉硬化所致（图130）。

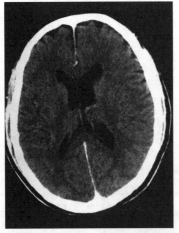

图128　CT（2011-12-21）右侧基底节区、双侧放射冠、左侧半卵圆中心未见明显低密度改变

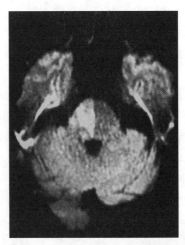

图129　DWI（2011-12-21）可见右侧桥脑急性梗死灶

2011-12-21　11:15(发病 3 小时 15 分):脑血管造影 + 动脉取栓术(基底动脉)。造影所见:行双侧颈内动脉、双侧锁骨下动脉、右侧椎动脉造影,见右侧椎动脉发出小脑后下动脉后闭塞(图 131a),双侧颈内动脉造影未见经后交通向基底动脉逆向供血。左侧椎动脉闭塞于颈段即未见显影(图 131b),右侧大脑中动脉 M1 段整段重度狭窄,且有成角,右侧大脑中动脉分叉部动脉瘤,大小约 2.1mm×3.0mm(图 131c)。左侧大脑中动脉自起始部闭塞,因左侧大脑中动脉供血区在 MRI 上未见急性梗死,考虑为慢性闭塞(图 131d)。因主动脉弓迂曲明显,导管进入右侧椎动脉困难,故决定手术路径经右侧肱动脉。常规消毒铺巾,以 Seldinger 法右侧肱动脉穿刺,置入 6F 导管鞘,在泥鳅导丝导引下将 6F 指引管置入右侧椎动脉,Traxcess.014 微导丝

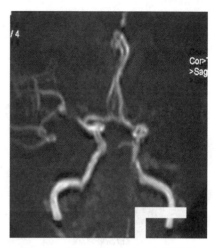

图 130　MRA(2011-12-21)椎基底动脉均未见显影

导引下,将一 Rebar-27 微导管经指引管小心通过椎动脉基底动脉闭塞段,置入至左侧大脑后动脉 P1 段,撤出微导丝经微导管将一 Solitaire 6mm×30mm 支架置入,远端至左侧大脑后动脉起始部,支架横跨椎动脉基底动脉闭塞段,释放支架,使支架张开,造影显示椎动脉基底动脉已通畅,基底动脉中段见有狭窄,将支架与微导管一起回撤,见支架内有血栓取出,造影显示基底动脉及左侧大脑后动脉已通畅,局部血管痉挛(图 131e),自指引管滴注罂粟碱 20 分钟后见痉挛解除(图 131f)。

2011-12-21 14:40:手术结束。

术后复查头颅 CT:"脑干梗死取栓术后"复查,对比今日 CT 旧片,现片示:①脑桥见斑片状低密度灶,符合急性脑梗死;②小脑幕、大脑镰密度增高、增宽,考虑造影剂可能性大,建议复查;③余所见与前大致相仿(图 132)。

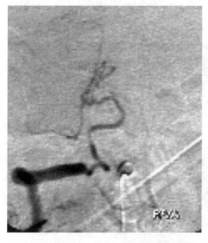

图 131a　DSA(2011-12-21)右侧椎动脉发出小脑后下动脉后闭塞

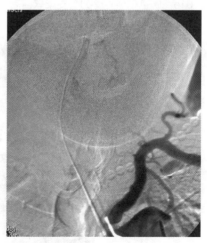

图 131b　DSA(2011-12-21)左侧椎动脉自起始部闭塞

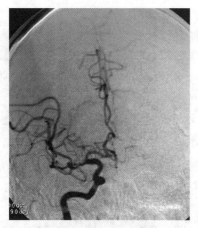

图 131c　DSA（2011-11-21）右侧大脑中动脉 M1 段整段重度狭窄，且有成角，右侧大脑中动脉分叉部动脉瘤

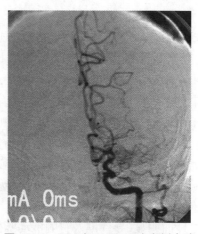

图 131d　DSA（2011-11-21）左侧大脑中动脉闭塞

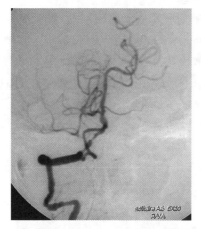

图 131e　DSA（2011-12-21）：支架取栓后局部存在严重血管痉挛

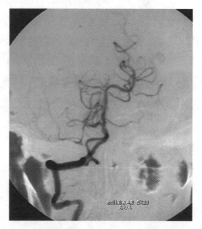

图 131f　DSA（2011-12-21）：罂粟碱滴注 20 分钟后见痉挛解除，椎基底动脉通畅

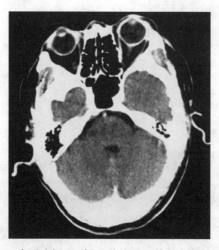

图 132　术后头颅 CT 提示脑桥见斑片状急性脑梗死灶

中医四诊：患者呈嗜睡状，稍烦躁，对答合理，言语不清，右侧肢体可见自主活动，左侧肢体在痛刺激下未见活动反应，无发热寒战，无胸闷气促，平素纳眠可，口干无口苦，二便尚调。舌红，苔黄，脉弦。辨证属于"肝阳暴亢，风火上扰"，予"平肝潜阳，清火熄风"治法。

处方：

羚羊角骨 30g（先煎）	钩藤 15g	桑叶 10g	菊花 10g
生地 15g	白芍 15g	浙贝母 15g	天竺黄 15g
虎杖 20g	毛冬青 20g	九节茶 15g	石菖蒲 15g

共 3 剂，日一剂，口服。

2011-12-24 复查头颅 MR 示：①双侧小脑半球、左侧丘脑、右侧额顶枕叶新发急性腔隙性脑梗死；②余右侧脑桥、右侧放射冠、双侧额颞顶叶及左侧枕叶皮层下多发脑缺血梗死灶，其中右侧脑桥及左侧颞顶枕叶皮层下亚急性梗死，范围与前大致相仿；轻度脑萎缩（图133）。③ MRA 示：a，基底动脉大部显影，基底动脉中下段局部未见显影，请结合临床；b. 颅内动脉多发狭窄，右侧大脑中动脉 Ml 段、右侧大脑后动脉 P1-2 段局部狭窄；c. 左侧大脑中动脉闭塞（图 134）。TCD 示：①脑动脉硬化血流频谱改变；②右侧大脑中动脉 M1 远段中度狭窄；左侧大脑中动脉 Ml 远段考虑慢性闭塞；③基底动脉中段中度狭窄；④左侧椎动脉未探及血流信号，右侧椎动脉取栓术后，血流通畅；⑤右侧大脑后动脉血流速度减低，考虑后交通支开放。

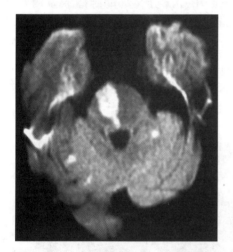

图 133　DWI（2011-12-24）：右侧脑干梗死未见明显扩大

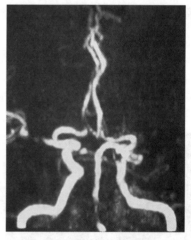

图 134　MRA（2011-12-24）：基底动脉大部显影，基底动脉中下段局部未见显影，右侧大脑中动脉 Ml 段、右侧大脑后动脉 P1~2 段局部狭窄；左侧大脑中动脉闭塞

中医四诊：术后服用中药 3 剂后，患者神志转清，言语渐清，四肢可见自主活动，左侧肢体稍乏力，右侧肢体可见自主活动，气促，纳眠可，口干无口苦，二便尚调。舌红，苔黄，脉弦。患者入院辨证为"肝阳暴亢，风火上扰"，给予羚角钩藤汤加减，患者言语不清，伴肢体乏力，考虑为风火夹痰上扰，加用虎杖、毛冬青、九节茶、石菖蒲等以清热活血，化痰通腑；继续服用 4 剂，上述症状较前明显好转。

2011-12-28 中医四诊：患者神清，无头晕耳鸣等不适，对答合理，言语渐清，四肢可见自主活动,左侧肢体稍乏力,无气促,无发热寒战,口干口苦,纳眠好转,小便调,大便可,舌稍红,苔淡黄,脉弦。患者热象较前减轻,在前方基础上去菊花、毛冬青,以减轻清热之力。上方加减治疗 2 周。

2012-1-2 患者神清,头晕,耳鸣,左侧肢体稍乏力。查体:双眼可引出左右水平眼震,左侧额纹、鼻唇沟稍变浅,口角向右侧歪斜,左上肢肌张力下降,左下肢肌张力稍高,左侧肢体肌力 5⁻ 级,左上肢腱反射减弱,左下肢腱反射活跃,左侧踝震挛(+),左侧巴氏征(+)。

2012-1-4 09:00 颅内动脉瘤栓塞术(双支架辅助,右侧大脑中动脉)+ 脑动脉成形术(右侧大脑中动脉,M1 段),造影示:右侧颈内动脉造影显示右侧大脑中动脉分叉部宽颈动脉瘤,大小 2.1 × 3.0mm,瘤颈 2.1mm,右侧大脑中动脉 M1 段重度狭窄,狭窄近端血管直径 3.0mm,狭窄长约 12.5mm(图 135a,图 135b)。

经双侧股动脉鞘管将两条 6F 指引管在交替导丝指引下,置入右侧颈内动脉入颅处,采用 Roadmapping 技术,在 REBAR 18 微导管指引下将 Trancend 300mm 微导丝置入右侧大脑中动脉中间一分支,将 Gateway 2.5mm × 9mm 球囊置入大脑中动脉狭窄处,球囊加压至 6atm,造影见狭窄无明显纠正,再次加压至 8atm,造影见狭窄明显好转,移动球囊至远段狭窄,球囊再次加压至 8atm,造影见狭窄明显好转(图 136a),退出球囊,保留微导丝。在 X-pedion.010 微导丝的指引下将一 REBAR-18 微导管置入右侧大脑中动脉上干,将另一 Rebar-18 微导管经 TRANSEND 微导丝置入右侧大脑中动脉中间分支,将 Echelon-10 微导管在 X-pedion.010 微导丝的指引下,放置于右侧大脑中动脉分叉部动脉瘤瘤囊内。将两个 Solitaire 4mm × 20mm 支架放置于大脑中动脉,部分释放使支架覆盖动脉瘤瘤颈。经 Echelon-10 微导管将 MICROPLEX 2mm × 8cm,MICROPLEX 1.5mm × 3cm 弹簧圈推送至动脉瘤内,弹簧圈在动脉瘤内成形满意,解脱至动脉瘤内(图 136b)。造影显示动脉瘤完全栓塞,释放两个 solitaire 支架,使支架并列覆盖大脑中动脉狭窄部至颈内动脉末段(图 136c),拔除微导管、导管、导引管,自然中和肝素,血管缝合器缝合穿刺血管,结束手术。

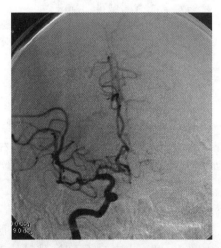

图 135a DSA(2012-1-4):右侧大脑中动脉 M1 段整段重度狭窄,且有成角,右侧大脑中动脉分叉部动脉瘤较前无明显变化

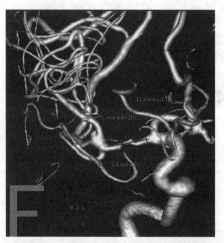

图 135b DSA(2012-1-4):右侧大脑中动脉 3D 成像,M1 段最窄处 0.8mm

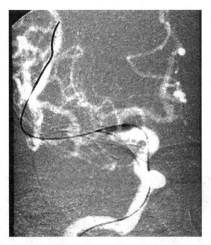

图 136a DSA（2012-1-4）：先采用 2.0mm
球囊扩张 M1 狭窄，改善通道

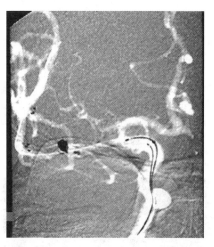

图 136b DSA（2012-1-4）：双支架覆盖狭窄
和瘤颈辅助下进行弹簧圈栓塞动脉瘤

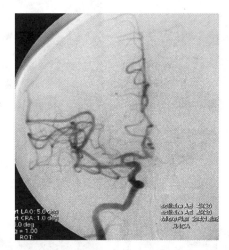

图 136c DSA（2012-1-4）：动脉瘤完全栓塞，释放两个 solitaire 支架，M1 狭窄纠正

2012-1-4 12：15 结束手术。

2012-2-3 患者因"一过性左侧肢体乏力"再次入院。

2012-2-4 查颅脑 MR：①脑内梗死灶范围较前减少，现脑桥右侧部及邻近右侧桥臂亚急性 - 慢性脑梗死（图 137）；②右侧小脑半球、右侧放射冠、双侧额叶皮层下小缺血梗死灶，余脑内未见异常；③脑萎缩；④ MRA 示：a. 右侧颈内动脉分叉部所见，考虑术后改变；b. 基底动脉大部显影，基底动脉中下段局部未见显影，请结合临床；c. 颅内动脉多发狭窄，右侧大脑中动脉 M1 段及邻近 M2、3 段、右侧大脑后动脉 P1-2 段局部狭窄；左侧大脑中动脉闭塞（图138）。椎动脉彩超：左侧椎动脉起源异常，走行变异。左侧椎动脉单峰频谱，考虑远段病变。右侧椎动脉流速稍低。双侧锁骨下动脉未见异常。TCD：左侧大脑中动脉考虑慢性闭塞性病变；基底动脉狭窄。右侧颈内动脉分叉部动脉瘤未见复发，右侧大脑中动脉情况尚可。本次病变为基底动脉重度狭窄所致，于 2012-2-13 行基底动脉狭窄支架成形术。

术中所见：造影显示基底动脉狭窄（图 139a），使用长交替导丝将 6F 长鞘置入右侧椎动脉,经 TRANSEND 微导丝引导下将一 Rebar-18 微导管,经指引管小心通过基底动脉狭窄处至左侧大脑后动脉 P1 段,撤出微导管,将一 2.5mm × 9mm Gateway 球囊置于基底动脉狭窄处,压力泵加压至 6~8atm,造影显示狭窄基本纠正,撤出球囊,微导丝引导下将 Rebar-18 微导管再次通过狭窄处,经微导管将一 Solitaire 4.0mm × 20mm 支架置入,释放支架,使支架张开,造影显示基底动脉狭窄完全纠正(图 139b)。

术后三个月随访,患者精神可,言语清晰,无明显头晕,左侧肢体稍乏力,无行走不稳,余无不适,纳眠可,生活自理。

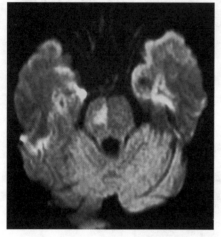

图 137　2012-2-4:查颅脑 MR:脑桥右侧部及邻近右侧桥臂亚急性 - 慢性脑梗塞

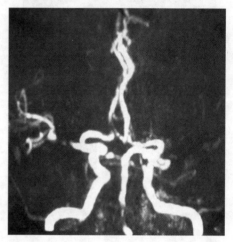

图 138　MRA(2012-2-4):颅内动脉多发狭窄,右侧大脑中动脉 M1 段及邻近 M2、3 段(考虑支架影响)、右侧大脑后动脉 P1-2 段局部狭窄;左侧大脑中动脉闭塞

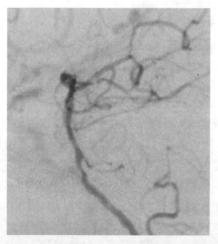

图 139a　DSA(2012-2-13):造影显示基底动脉狭窄,约 65%

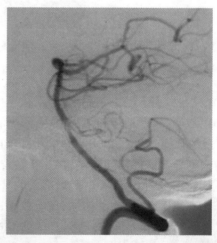

图 139b　DSA(2012-2-13):2.5 × 9mm Gateway 球囊扩张,Solitaire 4.0 × 20mm 支架置入,造影显示基底动脉狭窄完全纠正

二、病例特点与分析

（一）病例特点

1. 老年男性，突发起病，既往高血压病史。

2. 主要症状为嗜睡状，左侧肢体在痛刺激下未见活动反应。查体：左上肢肌张力下降，左下肢肌张力升高，肌力 0 级，左上肢肱二头肌、肱三头肌腱、桡骨骨膜反射均减弱，左下肢膝腱、跟腱反射活跃，左侧踝震挛（+），左侧巴氏征（+）。

3. 影像学提示：头颅 MR 示：①右侧脑桥、右侧放射冠、双侧额颞顶叶及左侧枕叶皮层下多发脑缺血梗死灶，其中右侧脑桥及左侧颞顶枕叶皮层下病灶，考虑为急性梗死；② MRA 示颅内动脉多发狭窄，双侧椎动脉颅内段、基底动脉及左侧大脑中动脉闭塞，提示脑动脉硬化所致。DSA 提示：右侧椎动脉发出小脑后下动脉后闭塞，双侧颈内动脉造影未见经后交通向基底动脉逆向供血。左侧大脑中动脉自起始部闭塞，左侧椎动脉闭塞于颈段即未见显影。右侧大脑中动脉 M1 段整段重度狭窄，且有成角，右侧大脑中动脉分叉部宽颈动脉瘤，大小约 2.1mm×3.0mm。

（二）病例分析

1. **临床定性分析**　患者年龄 62 岁，有高血压病史，无心脏病病史，影像学特征为多发血管狭窄和急性、慢性闭塞，定性考虑患者脑动脉的病变原因为动脉粥样硬化所致。

2. **临床定位分析**　该患者存在多发颅内缺血性病变，根据 MRI、MRA、DSA 结果，可以诊断为急性椎基底动脉闭塞，后循环供血区急性脑梗死，左侧大脑中动脉慢性闭塞，右侧大脑中动脉重度狭窄，急性梗死灶位于后循环，所以，考虑本次发病的责任病变是椎基底动脉急性闭塞，左侧椎动脉在颈段即闭塞，右侧椎动脉颅内段小脑后下动脉以远闭塞，由此判断，左侧椎动脉可能是慢性闭塞，故定位为右侧椎动脉及基底动脉为急性闭塞乃责任血管。患者右侧大脑中动脉分叉部动脉瘤为未破裂动脉瘤，为非责任病灶。

三、文献复习

（一）脑动脉狭窄和颅内动脉瘤的诊治概况

脑动脉狭窄包括颅外动脉及颅内动脉狭窄，主要发生在大动脉分叉部及转折处，如颈内动脉起始部及虹吸部，大脑中动脉主干分叉部，基底动脉起始部，椎动脉起始部及入颅处。而引起脑动脉狭窄的最主要原因是动脉粥样硬化，在 Framingham 研究中，卒中最常见类型为动脉粥样硬化性脑梗死，占所有脑梗死的 61%，但不包括短暂性脑缺血发作。脑动脉狭窄的治疗目前包括手术及介入治疗，对于颈动脉狭窄主要有颈动脉内膜剥脱术以及球囊或支架成形术，对于颅内动脉的狭窄有保守药物治疗及介入治疗的争议。近年来，随着经皮颅内动脉支架置入术的引入，及颅内狭窄专用支架的设计开发（如 Wingspan 等），支架治疗技术成功率越来越高，小规模多中心研究也证实了其有效性和安全性，但目前尚无高级别的临床证据。但是,2011 年 9 月 7 日在线发表于《新英格兰医学杂志》上的 SAMMPRIS 研究,在高危颅内动脉狭窄(70%~99%)患者中,比较强化内科治疗与强化内科治疗 + 颅内支架介入治疗对复发卒中预防效果的前瞻性、多中心、随机对照试验,结果提示强化内科治疗优于颅内支架置入术[1]。这些争议促进了医学的发展,相信未来技术的进步能够解决这些问题。颅内动脉瘤是引起蛛网膜下腔出血的主要原因,死亡率和致残率很高。对于颅内动脉瘤的治疗,不管采用夹闭手术或者介入治疗都已经相对成熟,国际动脉瘤性蛛网膜下腔出血试验(ISAT)显示,对于同时适合手术和栓塞的破裂动脉瘤,栓塞与手术治疗对患者的相对和绝对风险,分别降低了 22.6% 和 6.9%[2]。

(二)脑动脉狭窄合并未破裂颅内动脉瘤的发病情况

但是在临床工作中,我们在进行脑动脉狭窄的治疗过程中,经常无意的发现颅内动脉瘤的存在。事实上,无症状性动脉瘤的发生并不少见,1999 年,Iwamoto 等[3]对 1230 例日本人群的尸体解剖显示,颅内动脉瘤检出率为 4.6%,其中 60.3% 为未破裂动脉瘤。随着 CTA、DSA 等脑血管成像方法的普遍开展,未破裂动脉瘤的检出率也越来越高。但是总体来讲,脑动脉狭窄合并脑动脉瘤这一联合病变的报道并不多见,多是以个案报道的形式出现[4-8]。北美症状性颈动脉内膜剥脱试验(NASCET)统计了 2885 例参加颈动脉内膜剥脱试验的患者,90 例(3.1%)合并未破裂颅内动脉瘤[9]。国内李敬伟报道了 24 例(2005-2011 年)[10],Griffiths 则在一组颈动脉狭窄的调查中,发现 9% 的患者伴发动脉瘤存在[11]。

(三)脑动脉狭窄合并未破裂颅内动脉瘤的发病原因

脑动脉狭窄最主要的原因是动脉粥样硬化,同样还包括年龄、性别、种族、高血压、高血脂、糖尿病、吸烟、炎症及慢性感染,而颅内动脉瘤的危险因素也基本相同,包括性别、年龄、高血压、烟酒嗜好、动脉粥样硬化,以及好发于一些先天性疾病如多囊肾、多发性神经纤维瘤病(I 型)、Ehlers-Danlos 综合征(IV 型)[12-14]。动脉瘤发病年龄多在 40~60 岁,与脑动脉狭窄基本一致,而且动脉瘤性别差异较大,以女性居多,在 Kaminogo 的研究中发现女性的总体发病率为 20.2%。男性的总体发病率为 12.4%,二者有显著性差异。有学者认为女性多发动脉瘤的发生与绝经呈正相关,原因尚需进一步研究,可能与绝经后雌激素水平下降,血管胶原合成减少有关[15]。而脑动脉狭窄合并未破裂颅内动脉瘤,本身都是在脑动脉狭窄的基础上进行检查而发现未破裂动脉瘤的存在,更进一步支持了动脉粥样硬化是二者共同的主要发病原因[16]。

(四)脑动脉狭窄合并未破裂颅内动脉瘤的治疗

脑动脉狭窄合并颅内动脉瘤为治疗提出了挑战。二者从性质上来说,一个是缺血性疾病,一个是出血疾病的主要原因,二者经常可引起相互转化,症状性颅内动脉狭窄的患者由于需要进行药物或支架的二级预防治疗,这可能增加动脉瘤破裂出血的风险。另外,狭窄解除后灌注压突然增加可能促使动脉瘤破裂从而引起蛛网膜下腔出血。如果单处理动脉瘤,在全麻中血流动力学的改变可能诱发低灌注造成梗死[17,18]。而且,对于未破裂动脉瘤的处理仍存在较大争议,未破裂动脉瘤试验认为,既往无 SAH 病史,直径小于 10mm 的动脉瘤可保守观察[19]。但是有学者认为颅内小动脉瘤的出血也非常广泛,不容忽视,并且其治疗结果与较大的动脉瘤没有差异[20]。随着显微技术、血管内技术及材料的进步，人们越来越主张及早处理未破裂动脉瘤。所以，脑动脉狭窄合并未破裂颅内动脉瘤的处理对于临床医师是一个相当的矛盾，特别是脑动脉重度狭窄引起的血管闭塞然后伴发颅内动脉瘤更加棘手。Sub 等[21]随访了 6 例合并动脉瘤的颈动脉血管成形患者，动脉瘤的直径在 2.3~4.0mm 之间，经过 5~31 个月的随访后并没有出现动脉瘤的破裂，认为血管成形对动脉瘤的自然史没有影响。Ballotta 等[22]也随访了颈动脉狭窄合并动脉瘤的患者，这些患者行颈动脉内膜剥脱术（carotid endarterectomy，CEA）后平均随访 5 年，没有出现蛛网膜下腔出血，认为动脉瘤的存在并不增加血 CEA 的风险，但确实有过血管开通术后发生蛛网膜下腔出血的报道[9]。牟凤群[23]等在对 3 例脑动脉狭窄合并动脉瘤患者诊治中认为，为避免支架塌陷和移位，是先放微导管后释放支架，还是先放置支架后再二期栓塞动脉瘤，仍需进一步验证。另外，先选择栓塞动脉瘤抑或扩张狭窄部位为栓塞打开通路，也需要在术前或术中充分考虑，对于未破裂动脉瘤或在影像上判断不易破裂的动脉瘤，且存在供血动脉狭窄部位通过困难，不能先行栓塞的，应考虑先进行支架扩张；对于已有破裂出血或形状不规则，影像判断容易出血动脉瘤，先栓塞可避免术中出血。其处理了 2 例患者支架植入后随即栓塞动脉瘤，1 例患者是在先行动脉瘤栓塞后再支架置入狭窄部位，均未见不良反应。李敬伟[10]等总结 2005 至 2011 年，中度以上动脉狭窄合并未破裂动脉瘤的 24 例患者，把动脉瘤是否经过栓塞治疗分为 A 组（栓塞组）和 B 组（观察组），各 12 例。A 组均行血管成形术并行动脉瘤栓塞，B 组中 7 例仅对狭窄血管行血管成形术，未处理动脉瘤，其余 5 例仅给予控制危险因素，未给予介入和外科干预治疗。通过电话和门诊进行长期随访，10 例患者复查了 DSA。结果：A 组有 1 例患者出现了无症状支架内再狭窄，所有患者均未出现缺血或者出血症状。B 组有 2 例患者死亡，死亡原因为蛛网膜下腔出血。结论认为，对伴发动脉瘤的脑动脉狭窄患者，血管成形或抗血小板均可能增加出血风险，条件允许下应对动脉瘤进行积极的栓塞治疗。同时，他们总结经验后认为：①载瘤动脉为狭窄血管的动脉瘤尽量予以栓塞治疗；②直径 >3mm 的颅内动脉瘤应予栓塞治疗；③若动脉瘤与狭窄血管非同一动脉，且动脉瘤直径 <3mm 可密切观察；④动脉瘤位于颈动脉海绵窦段或者颅外段可予密切观察。治疗的时机为：①患者动脉瘤如位于狭窄血管的远心端，宜将动脉瘤栓塞与血管成形同时进行，一次全麻解除血管狭窄和动脉瘤；②先处理动脉瘤，间隔一周后再处理狭窄血管。

四、决策难点分析

（一）该患者已经发生急性缺血性卒中事件，又有慢性缺血性病变存在，同时合并潜在的动脉瘤出血风险，应如何制定手术方案？

本例患者存在多发脑动脉狭窄和闭塞，右侧椎动脉发出小脑后下动脉后闭塞，左侧椎动脉闭塞于颈段即未见显影，左侧大脑中动脉自起始部闭塞，因左侧大脑中动脉供血区在 MRI 上未见急性梗死，考虑为慢性闭塞。右侧大脑中动脉 M1 段整段重度狭窄，且有成角，右侧大脑中动脉分叉部动脉瘤。颈动脉造影向后循环代偿不良，结合患者年龄 62 岁，有高血压病史，无心脏病病史，故认为患者脑动脉病变的原因为动脉粥样硬化（患者基底动脉再通后仍残余严重狭窄），椎基底动脉闭塞为动脉重度狭窄后血栓形成导致并造成脑干梗死，患者仍在治疗时间窗,动脉瘤不位于梗死责任血管或同侧,动脉瘤形态圆滑,破裂风险相对偏低,椎基底动脉急性闭塞为本次发病的责任病变,需优先处理,急诊开通闭塞血管,二期再处理右侧大脑中动脉狭窄及分叉部动脉瘤。

(二)合并载瘤动脉重度狭窄的动脉瘤的处理

本例患者右侧大脑中动脉 M1 段整段重度狭窄,且有成角,右侧大脑中动脉分叉部动脉瘤,在取栓术后抗血小板治疗期间有动脉瘤破裂风险,择期同时行右大脑中动脉狭窄成形术及动脉瘤栓塞很有必要,但是如何执行是一个棘手的问题,患者右侧大脑中动脉动脉瘤为微小宽颈动脉瘤,必须给予支架辅助才能进行弹簧圈栓塞,但 M1 段重度狭窄且合并少量成角,支架难以通过,故在实际操作中,我们先用较小球囊扩张 M1 段狭窄处,使狭窄改善足以通过支架后,然后选择 2 个相对较柔顺的 solitaire 支架覆盖瘤颈及 M1 段狭窄处,既达到辅助栓塞动脉瘤的目的,又纠正了 M1 段狭窄,起到了一箭双雕的效果。

总体而言,颅内动脉狭窄是引起急性脑梗死的重要原因,治疗上应积极抗血小板聚集、增加脑灌注,但是在治疗过程中有可能增加动脉瘤破裂出血的风险,给药物治疗造成矛盾。因此,在病情允许的情况下,应尽快行动脉瘤栓塞或夹闭术以去除出血的潜在威胁,为术后继续行狭窄动脉成形以及抗血小板聚集、扩容等治疗创造有利条件。对于未破裂动脉瘤或在影像上判断不易破裂动脉瘤,且存在供血动脉狭窄部位通过困难,不能先行栓塞的,应考虑先给予小球囊扩张改善通道后再进行栓塞,然后可根据情况行同期或二期血管成形术。

五、中医药在颅内动脉狭窄合并动脉瘤围手术期中如何发挥优势

对于缺血性中风及动脉瘤的中医学认识,在本书的其他病例中已有论述,故此处不再赘述,仅从中医药治疗本例患者术前、术后、康复期的干预作用方面稍作阐述,以揭示在疾病的不同时期、不同阶段中医药干预的环节和靶点各有侧重。

1. 术前改善患者整体情况,特别是改善食欲,提高对全麻、介入、开颅手术的耐受力,维持病情平稳,防止动脉瘤破裂出血。患者辨证属于"肝阳暴亢,风火上扰",给予羚角钩藤汤以"平肝潜阳,清火熄风",方中重用羚羊角以平肝熄风,生地、白芍滋阴潜阳熄风,配合桑叶、菊花、虎杖、毛冬青等清火熄风,防止肝阳上亢引动肝风,肝风上扰则气血上冲,导致血压大幅波动,引起动脉瘤破裂出血;浙贝母、天竺黄、九节茶、石菖蒲等化痰通络,改善言语不清和肢体活动不利等症状。

2. 术后术中患者呈嗜睡状,精神烦躁,表现为肝阳暴亢、风火上扰,因此治疗仍以平肝潜阳、清火熄风为主,促进术后恢复。维持术前用药,患者神志转清,言语渐清,四肢可见自主活动。如患者出现肺部感染、尿路感染、脑血管痉挛等并发症,需对症处理,或清热化痰,或利尿通淋,或柔肝止痉。

3. 术后遗留左侧肢体稍乏力等,患者热象较前减轻,在前方基础上去菊花、毛冬青,以减轻清热之力,使处方功效更集中于平肝潜阳通络,促进患者功能恢复。应根据此时基本病机,结合患者体质辨证,制定长期的治疗方案。本案患者术后病情稳定,进入到神经功能康

复阶段,应充分发挥中医药的整体优势,给予患者针灸、肢体康复、外用药物熏洗等促进功能恢复。

参 考 文 献

[1] Chimowitz MI,Lynn MJ,Derdeyn CP,et al. Stenting versus aggressive medical therapy for intracranial arterial stenosis. N Engl J Med,2011,365(11):993-1003.

[2] Molyneux AJ,Kerr RS,Yu LM,et al. International subarachnoid aneurysm trial(ISAT) of neurosurgical clipping versus endovascular coiling in 2143 patients with ruptured intracranial aneurysms:a randomised comparison of effects on survival,dependency,seizures,rebleeding,subgroups,and aneurysmocclusion. Lancet,2005,366(9488):809-17.

[3] Iwamoto H,Kiyohara Y,Fujishima M,et al. Prevalence of intracranial saccular aneurysms in a Japanese community based on a consecutive autopsy series during a 30-year observation period. The Hisayama study. Stroke,1999,30(7):1390-1395.

[4] Poner RW,Lawton MT,Hamihon MG,et al. Concurrentaneurysm rupture and thrombosis of hish grade internal carotidartery stenosis:report of two cases. Surg Neurol,1997,47(6):532-539.

[5] Navaneethan SD,Kannan VS,Osowo A,et al. Concomitant intracranial aneurysm and carotid artery stenosis:a therapeuticdilemma. South Med J,2006,99(7):757-758.

[6] Espinosa G,Dzieciuchowicz L,Grochowicz L. Endovasculartreatment of carotid stenosis associated with incidental intracranialaneurysm. Ann Vasc Surg,2009,23(5):el-5.

[7] Suh BY,Yun WS,Kwun WH. Carotid artery revascularization inpatients with concomitant carotid artery stenosis and asymptomaticunruptured intracranial artery aneurysm. Ann Vasc Surg,2011,25(5):651-655.

[8] 张敏,周佳君,许锦,等. 症状性颅内动脉狭窄合并无症状性颅内动脉瘤一例. 中华神经科杂志,2012,45(1):69-70.

[9] KappeUe LJ,Eliasziw M,Fox AJ,et al. Small unrupturedintracranial aneurysm and management of symptomatic carotidartery stenosis:North American symptomatic carotid endarterectomy trial group. Neurology,2000,55(2):307-309.

[10] 李敬伟,罗云,徐运,等. 症状性脑动脉狭窄合并颅内动脉瘤的治疗策略和远期随访. 中华医学杂志,2012,92(41):2885-2888.

[11] Griffiths PD,Worthy S,Gholkar A. Incidental intracmnialvascular pathology in patients investigated for carotid stenosis. Neuroradiology,1996,38(1):25-30.

[12] Rinkel GL. Intracranial aneurysm screening:indications and advice for practice. Lancet Neurol,2005,4(2):122-128.

[13] Dumont AS,Kassell NF. Editorial comment-parity and risk of subarachnoid hemorrhage:an emerging association. Stroke,2004,35(1):32-33.

[14] Feigin V,Parag V,Lawes CM,et al. Smoking and elevated blood pressure are the most important risk factors for subarachnoid hemorrhage in the asia-pacific region:an overview of 26 cohorts involving 306620 participants. Stroke,2005,36(7):1360-1365.

[15] Schrier RW,Belz MM,Johnson AM,et al. Repeat imaging for intracranial aneurysms in patients with autosomal dominant polycystic kidney disease with initially negative studies:a prospective ten-year follow-up. J Am Soc Neurol,2004,15(4):1023-1028.

[16] Krex D,Kotteck K,Konig IR,et al. Matrix metalloproteinase-9 coding sequence single-nueleotide

polymorphisms in Caucasians with intracranial aneurysms. Neurosurgery, 2004, 55(1):207-212.

[17] Adams HP. Carotid stenosis and coexisting ipsilateral intracranial aneurysm: a problem in management. Arch Neurol, 1977, 34(8):515-516.

[18] Pappada G, Fiori L, Marina R, et al. Management of symptomatic carotid stenosis with coincidental intracranial aneurysms. Acta Neurochir, 1996, 138(12):1386-1390.

[19] Wiebers DO, Whisnant JP, Huston J, et al. Unruptured intracranial aneurysms: natural history, clinical outcome, and risks of surgical and endovascular treatment. Lancet, 2003, 362(9378):103-110.

[20] Taylor CL, Steele D, Kopitnik JT, et al. Outcome after subarachnoid hemorrhage from a very small aneurysm: a case control series. J Neurosurg, 2004, 100(4):623-625.

[21] Suh BY, Yun WS, Kwun WH. Carotid artery revascularization in patients with concomitant carotid artery stenosis and asymptomatic unruptured intracranial artery aneurysm. Ann Vasc Surg, 2011, 25(5):651-655.

[22] Ballotta E, Giuseppe DG, Manam R, et al. Extracranial Severe Carotid Stenosis and Incidental Intracranial Aneurysms. Anu Vasc Surg, 2006, 20(1):5-8.

[23] 牟凤群, 陈通, 张鸿祺, 等. 颅内支架联合弹簧圈栓塞术治疗动脉狭窄动脉瘤3例并文献复习. 中国综合临床, 2008, 24(6):611-612.

(李贵福,张佛明,马朝晖,张婧婧)

病例21~22：宽颈动脉瘤有效介入治疗策略及围手术期中医药干预要点分析

一、病例摘要

病例21

患者女性,57岁,因"右侧颈内动脉床突上段动脉瘤栓塞术后2年余"于2010年11月8日入院。病史及治疗情况摘要如下:

患者2008年2月因"突发头痛、呕吐1周"从外院转入我院治疗,头颅CTA(图140a~图140d)及DSA发现右侧颈内动脉床突上段动脉瘤,全麻下行右侧颈内动脉床突上段动脉瘤栓塞术,手术过程及术后治疗顺利。2010-11-8为求复查动脉瘤情况入住我院。既往有高血压、糖尿病病史。

2010-11-9 局麻下行脑血管造影复查,造影所见:右侧颈内动脉床突上段原动脉瘤内弹簧圈固定在位,瘤颈处可见造影剂浓积影,行3D重建后与既往旧片比较,弹簧圈较前有所压缩,瘤颈处显影较前明显,考虑动脉瘤栓塞后瘤颈处复发(图141a~图141d)。

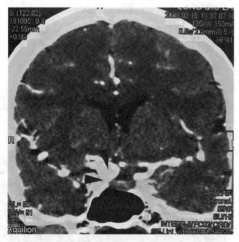

图140a CTA右侧颈内动脉床突上段
动脉瘤(冠状面)

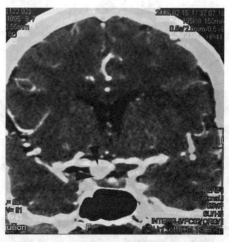

图140b 冠状面

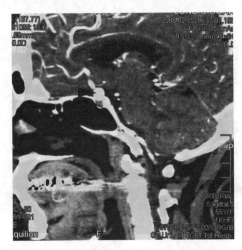
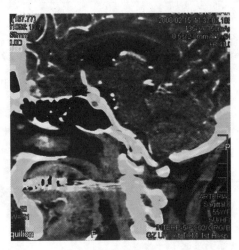

图 140c　矢状面　　　　　　　　　　　　图 140d　矢状面

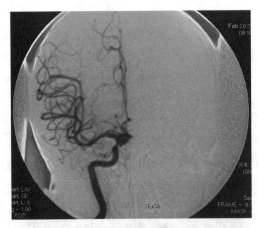
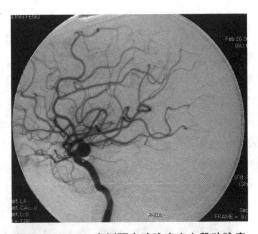

图 141a　DSA 右侧颈内动脉床突上段动脉瘤颈　　图 141b　DSA 右侧颈内动脉床突上段动脉瘤
处可见造影剂浓积影(正位)　　　　　　颈处可见造影剂浓积影(侧位)

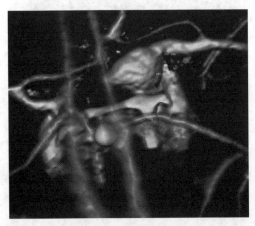
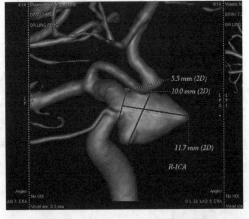

图 141c　DSA 3D 重建可见动脉瘤　　　　图 141d　DSA 3D 重建可见动脉瘤

四诊摘要：神清，精神疲倦，少气懒言，无头晕头痛，无恶心呕吐，无视物模糊，四肢活动可，纳少，眠可，二便调。舌淡黯边有齿痕，苔薄白，脉细。患者自觉身体虚弱，疲倦乏力，担忧不能承受手术的长时间麻醉及放射损伤，对是否再次行手术治疗犹豫不决。根据患者四诊资料，辨证为气虚证，拟给予补益脾气中药，患者表示对口服中药汤剂存在抵触感，询问可否服用家中自备的东北人参，考虑与证型相符，同意患者服用（东北人参切薄片，每次嚼服两片，每日两次）。

服用东北人参一周后，患者自觉疲倦乏力症状较前改善，身体状况有所好转，自觉对手术治疗的耐受性有信心，同意手术治疗复发动脉瘤。

2010-11-16　气管插管全麻下行支架（Enterprise 4.5mm×28mm 支架）辅助右侧颈内动脉床突上段动脉瘤栓塞术，手术过程：使用 Essence 0.014 微导丝引导 Prowler14 微导管超选至右侧颈内动脉复发动脉瘤内，将 GDC360 SR 7mm×20cm 弹簧圈通过微导管推送至动脉瘤内，调整弹簧圈，使弹簧圈在动脉瘤内成形满意，将弹簧圈解脱至动脉瘤内，再依同法依次将 GDC360 SR5mm×15cm、GDC360 SR5mm×15cm、Orbit 5mm×15cm、Orbit 4mm×10cm、GDC360 SR3mm×8cm 共 6 枚弹簧圈推送并解脱至动脉瘤内，造影显示动脉瘤栓塞满意，远端血管显影正常（图 142a~ 图 142d）。

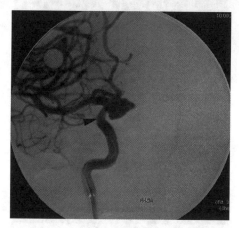

图 142a　DSA 支架到位情况，无尾箭头显示支架 marker

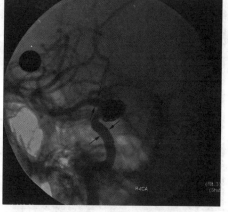

图 142b　非减影下观察支架释放情况，小箭头所指为支架在血管壁贴壁影像

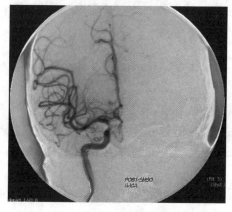

图 142c　填塞弹簧圈后造影（正位）

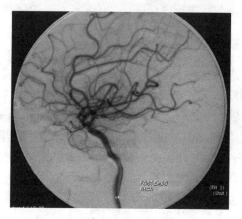

图 142d　填塞弹簧圈后造影（侧位）

术后查头颅 MR:未见脑梗死、脑出血等并发症,动脉瘤无复发(图 143a~ 图 143d)。

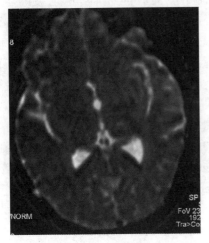

图 143a MRI 未见梗死灶

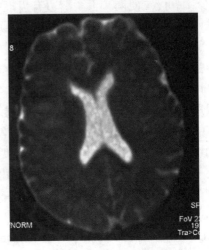

图 143b MRI 未见梗死灶

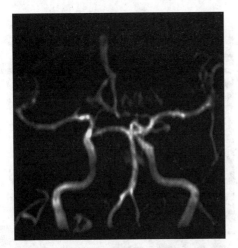

图 143c MRA 动脉瘤填塞良好,未见显影

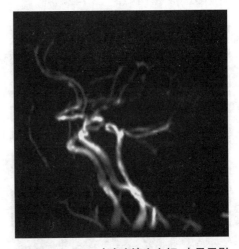

图 143d MRA 动脉瘤填塞良好,未见显影

出院后定期电话随访,2013 年 6 月份随访,患者自述栓塞后无特殊不适。

病例 22

患者女性,53 岁,因"发作性头晕头痛伴恶心呕吐 6 年"于 2012 年 2 月 7 日入院。病史及治疗情况摘要如下:

2011-12-30 因长期发作性头晕头痛伴恶心呕吐,在我院二沙分院门诊就诊,行头颅 MRI+DWI+MRA 检查,结果提示:1. 双侧半卵圆中心、右侧顶叶及双侧额叶皮层下多发小缺血变性灶,未见明确急性梗死;2. 侧脑室旁脑白质轻度变性;3. 脑部 MRA 示:左侧颈内动脉前膝段瘤样突出,考虑动脉瘤,建议进一步检查。

2012-2-7 患者为求进一步诊治,收入我院神经五科,既往有糖尿病、高血压、冠心病病史。

入院时中医四诊摘要：神清，精神疲倦，对答合理，焦虑，暂无头晕头痛，四肢活动良好，无四肢抽搐，无二便失禁，纳眠可，小便调，大便质干难解。舌淡红，苔白微腻，脉弦。

辨证为气虚痰湿瘀阻，但患者拒绝口服中药汤剂。考虑大便质干难解为气虚推动无力、痰浊困阻表现，给予本院制剂通腑醒神胶囊口服以行气通腑、泄浊醒神，服药后大便质地变软，排便通畅。

2012-2-9　完善各项术前检查及准备后，行全脑血管造影术 + 左侧颈内动脉动脉瘤栓塞术。左侧颈内动脉造影：左侧颈内动脉显影良好，走行尚可，2D 及 3D 造影提示左侧颈内动脉海绵窦段可见一橄榄形动脉瘤，瘤体宽 6.6mm，长 10.1mm，高 4.5mm，瘤颈宽 5.7mm（图 144a，图 144b）。

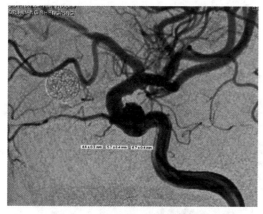
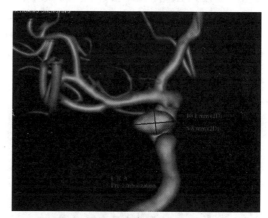

图 144a　DSA　左侧颈内动脉海绵
窦段动脉瘤

图 144b　DSA 3D 重建　左侧颈内动脉
海绵窦段动脉瘤

治疗过程：将 6F MPD 指引导管置于左侧颈内动脉颈段，采用 Road Mapping 技术，使用 Traxcess EX Platinum 微导丝引导 Excelsior SL-10 微导管超选至左侧颈内动脉海绵窦段动脉瘤内。撤出微导丝，将 Jasper（3D）7mm×15cm 弹簧圈（加奇生物科技公司，中国）通过 Excelsior SL-10 推送至动脉瘤内，但由于瘤颈过宽，弹簧圈到位不满意，遂再使用 X-pedion-10 微导丝引导 HyperGlide 4mm×15cm 球囊超选至左侧颈内动脉海绵窦段，并将其覆盖动脉瘤开口。充盈球囊，再次尝试将 Jasper（3D）7mm×15cm 弹簧圈通过 Excelsior SL-10 微导管推送至动脉瘤内，调整弹簧圈，成形满意，再同法依次将 Jasper（2D）6mm×20cm、EV3 Helix 4mm×12cm 弹簧圈推送至动脉瘤内，复查造影见动脉瘤内未见显影，颈内动脉主干及分支眼动脉、大脑前动脉、大脑中动脉显影良好，走行正常，考虑动脉瘤栓塞满意（图 145a~图 145d）。

2012-2-11　予以带药出院。

术后 1 周复查磁共振提示：手术未造成脑出血、脑梗死等并发症，动脉瘤无复发（图 146a~ 图 146d）。

术后 7 个月复查脑血管造影，动脉瘤未见复发（图 147a~ 图 147d）。

定期门诊随访，2013-6 随访：患者自述无头痛头晕、恶心呕吐等特殊不适。

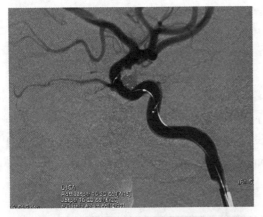

图 145a DSA 球囊辅助弹簧圈填塞动脉瘤过程
（工作位影像）

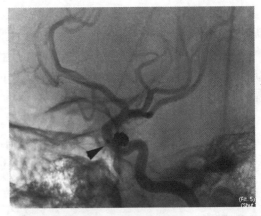

图 145b 箭头指出未剪影下球囊 marker 所在

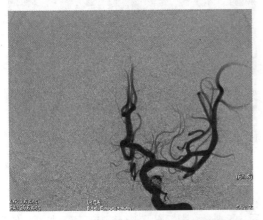

图 145c 术后正位造影情况,动脉瘤填塞良好

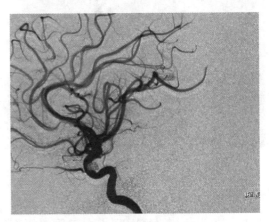

图 145d 术后侧位造影情况

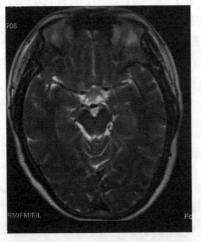

图 146a MRI 未见出血、缺血灶

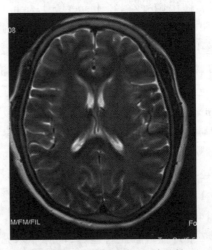

图 146b MRI 未见出血、缺血灶

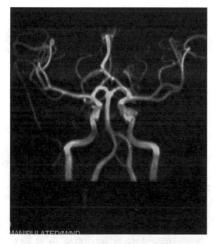

图 146c　MRA（正位）动脉瘤无复发

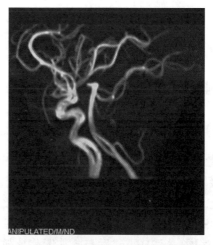

图 146d　MRA（侧位）动脉瘤无复发

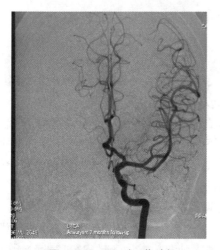

图 147a　DSA（正位片）

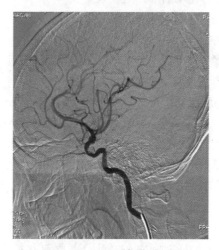

图 147b　DSA（侧位片）

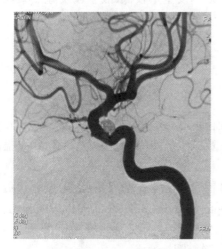

图 147c　DSA（侧位片）

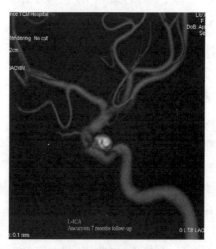

图 147d　DSA 3D 重建

二、病例特点与分析

病例 21

(一) 病例特点

1. 老年女性,既往有高血压、糖尿病病史,第一次动脉瘤破裂为突发起病,当时予以弹簧圈直接填塞后治愈出院。两年后返院复查,发现动脉瘤栓塞后瘤颈处复发。

2. 患者第二次入院为常规复查,并无神经系统症状、体征。

3. DSA 影像学提示:右侧颈内动脉床突上段原动脉瘤内弹簧圈固定在位,瘤颈处可见造影剂浓积影,行 3D 重建后与既往旧片比较,弹簧圈较前有所压缩,瘤颈处显影较前明显,考虑动脉瘤栓塞后瘤颈处复发。

4. 因复发动脉瘤瘤颈宽,瘤体深度浅,拟采用支架辅助方式进行栓塞。

(二) 病例分析

1. 首次发病为动脉瘤破裂引起突发头痛,头颅 CT 证实为蛛网膜下腔出血,造影发现右侧颈内动脉床突上段动脉瘤,当时予以弹簧圈填塞后治愈出院。

2. 弹簧圈栓塞治疗 2 年后返院复查,发现右侧颈内动脉床突上段动脉瘤瘤颈处复发,应积极处理。动脉瘤的治疗可有介入栓塞和开颅夹闭两种方法,两者的有效率及并发症情况相似,但对于本患者曾行介入栓塞治疗,手术夹闭的难度较大,介入栓塞相对风险较小,因复发动脉瘤瘤颈宽,瘤体深度浅,故采用支架辅助方式进行栓塞。

3. 该例动脉瘤属于已破裂动脉瘤,但已行弹簧圈栓塞术,原破裂出血处已为弹簧圈及血栓覆盖,此次行支架辅助弹簧圈填塞术严格意义上属于未破裂动脉瘤介入治疗范畴,术前 3 日及术后一段时间内(3 个月)需要双联抗聚治疗,同时,术后 3 日内需要低分子肝素钙抗凝治疗,根据以往临床经验[1]分析,该手术并发症的发生率较低,故予以实施支架辅助弹簧圈填塞治疗。

病例 22

(一) 病例特点

1. 老年女性,慢性起病,既往有糖尿病、高血压、冠心病病史。

2. 患者因长期头晕头痛伴恶心呕吐,在我院二沙分院门诊就诊行头颅 MRA 检查发现左侧颈内动脉海绵窦段动脉瘤。

3. 目前诊断考虑左侧颈内动脉动脉瘤,患者起病至今无剧烈头痛、无喷射状呕吐等刺激症状,结合病情,考虑为未破裂动脉瘤(unruptured intracranial aneurysm,UIA)。虽然此动脉瘤位于海绵窦内,一旦破裂出血危及生命的可能性不大,但此患者有头痛、头晕症状,且得知患此动脉瘤后很焦虑,因此决定行颅内动脉瘤弹簧圈栓塞术。

4. 术中发现动脉瘤瘤颈较宽,弹簧圈容易脱出,遂决定予以球囊辅助下行弹簧圈栓塞术,手术过程顺利,术后无相关并发症,患者治愈出院。

（二）病例分析

1. 患者为老年女性,因头晕、头痛等非特异性症状行头颅 MRA 发现:颈内动脉海绵窦段动脉瘤,该动脉瘤为未破裂动脉瘤。

2. 未破裂动脉瘤发生破裂的风险相对较低,但若发生破裂将产生严重后果,虽然该动脉瘤破裂无生命风险,但此患者有头痛、头晕症状,且得知患此动脉瘤后很焦虑,因此决定行颅内动脉瘤弹簧圈栓塞术。

3. 该动脉瘤瘤颈较宽,难以进行单纯弹簧圈填塞,考虑患者同时存在多种慢性疾病,若术中使用支架,术后不可避免进行抗凝及长期抗血小板聚集治疗,势必对其慢性疾病及治疗产生影响,因此决定采取球囊辅助的 remodeling 技术进行弹簧圈填塞。

三、文献复习

颅内动脉瘤的血管内治疗是否有效,关键在于治疗后是否能永久地将动脉瘤与脑循环隔离。这不单纯是技术问题,更是对动脉瘤血管内治疗后愈合机制的认识问题。最初的理念是通过微导管在动脉瘤内置入栓塞材料,在瘤腔内诱发血栓,同时血管内皮细胞逐渐覆盖动脉瘤颈口,阻止血液进入动脉瘤;然后瘤腔内的血栓逐渐机化、瘢痕化、缩小,动脉瘤体积逐渐缩小,减少大型动脉瘤的占位效应。但后来发现,大型、宽颈以及疏松填塞的动脉瘤易于复发,于是提倡对瘤腔的致密填塞。但是致密填塞并不是总能达到目的,追求致密填塞也可能带来风险,且有些栓塞容积比很小的动脉瘤也可治愈。

因此,我们可以推测,血管内疗法治疗颅内动脉瘤与开颅手术夹闭动脉瘤,其愈合方式是不同的,夹闭后,瘤颈口内膜紧贴呈一条线,血管内皮很容易将其覆盖而将动脉瘤与循环隔离。血管内治疗法要达到此效果,首先要使动脉瘤内形成血栓,然后,瘤颈口处要有足够密度的供内皮细胞生长、爬行的支持物,这能够解释现在血管内治疗采用致密填塞、腹膜支架、具有血流导向作用的密网支架能够有效治疗颅内动脉瘤的机制。事实上,动脉瘤内形成血栓的同时,机体的溶栓机制也被激活,溶栓因子随血流来到动脉瘤处,与血流接触的血栓也开始逐渐溶解;与此同时,血栓及在弹簧圈或支架上附着的纤维蛋白成为内皮细胞的基质,血管内皮也开始由瘤颈口周边向中心生长、覆盖。血栓溶解与内皮覆盖的速度竞赛,可能决定痊愈还是复发。

栓塞治疗已逐渐成为颅内囊性动脉瘤的一种主要治疗方法,为越来越多的患者所接受。但宽颈动脉瘤完全闭塞仍存在一定难度,复发及再出血发生率仍较高,为达到较好地填塞,常需采取球囊或支架辅助栓塞措施。

（一）支架辅助动脉瘤填塞

支架辅助弹簧圈填塞治疗颅内动脉瘤技术的应用,主要在于防止弹簧圈填塞过程中,因颅内动脉瘤瘤颈较宽而导致的弹簧圈突出或脱出(prolapse)至载瘤动脉等情况的发生,以利于对动脉瘤的致密填塞,另一方面也为血管内皮覆盖动脉瘤颈提供支持。初期用的是球扩式支架,操作上有一定难度和风险,没能达到推广。Neuroform 支架(Boston Scientific,Natick,

Massachusetts)是最早应用于临床的自膨式镍钛合金颅内支架[1],这款支架于2002年投入临床使用,是一款开环设计主要用于防止弹簧圈在动脉瘤内的移位甚至脱出,也可用于补救用弹簧圈直接填塞颅内动脉瘤过程中,弹簧圈脱出至载瘤动脉而导致术后脑梗死等情况的发生[2]。随后又出现了Enterprise支架(Cordis,Miami Lakes,Florida),Solitaire支架(ev3,Irvine,California),LEO支架(Balt Extrusion,Montmorency,France)以及Lvis支架等自膨式颅内支架。随着材料的推陈出新以及支架辅助弹簧圈填塞技术的成熟,该技术得到了广泛的接受和应用[3,4],除了应用于宽颈颅内动脉瘤或者梭形动脉瘤(fusiform aneurysm)外,还拓展到不适合用弹簧圈填塞进行介入治疗的动脉瘤,比如大脑中动脉分叉部或者基底动脉分叉部动脉瘤等,因为这些特殊类型的颅内动脉瘤单纯填塞所导致的再通或者复发率惊人,而往往选择开颅手术;自从支架辅助技术诞生后,使得此类动脉瘤的介入治疗简单化,而且使用支架辅助可以减少填塞致密程度约10%,减少金属异物的使用量,进而减少填塞过程中所导致的颅内动脉瘤破裂风险[5]。另外,支架辅助弹簧圈填塞治疗颅内动脉瘤具有很多优点:①部分研究指出支架会明显减少载瘤血管壁的管壁剪切力(wall shear stress,WSS),同时由于支架覆盖在颅内动脉瘤瘤颈,从而使颅内动脉瘤囊内由于血流减慢、血流黏滞度增加而形成囊内血栓[6-9]。囊内特别是瘤顶部(颅内动脉瘤常见破裂区域)的血流减慢及血液黏滞度的增加,使颅内动脉瘤的破裂风险显著下降[10]。②在生物相容性方面,有研究发现,使用以镍钛合金作为基质材料的支架(如Neuroform等)植入后30天内便使载瘤动脉瘤颈口内皮化,减少甚至杜绝颅内动脉瘤再通的风险[11]。随着支架材料的日新月异,植入支架将使瘤颈口血管内皮化更加迅速、完全及成熟,从而实现载瘤血管壁真正意义上的"完美修复"。③支架植入过程中,可能造成血管壁的轻微损伤,导致内膜暴露、胶原纤维及细胞外机制在局部的沉积,也可能将促进血管壁短期内的内皮化修饰[12,13]。

支架辅助下的颅内动脉瘤内弹簧圈填塞治疗的一个主要并发症就是血栓事件的发生,为了降低术后载瘤动脉血栓形成的风险,无论是术前、术中还是术后的抗血小板聚集治疗就显得尤为重要和关键[13-15]。由于涉及抗凝治疗,使得目前支架辅助下的颅内动脉瘤内弹簧圈填塞治疗主要应用于未破裂动脉瘤[16-19]。

(二)球囊辅助动脉瘤栓塞技术的应用

球囊辅助动脉瘤栓塞技术又称为remodeling技术,即在颅内动脉瘤介入治疗过程中先用一枚非解脱性球囊充盈临时封堵在颅内动脉瘤瘤颈口,再对动脉瘤进行弹簧圈的填塞,在达到预期填塞程度后,将充盈球囊的造影剂泄去并撤出球囊,以达到重塑载瘤动脉的球囊辅助弹簧圈填塞治疗颅内动脉瘤技术[20]。正如支架辅助弹簧圈填塞技术一样,球囊辅助(remodeling)弹簧圈填塞技术也是目前在神经介入技术中治疗颅内动脉瘤的一项常用技术,较支架辅助技术更早应用于临床,早在1994-1997年,Moret等就应用remodeling技术对宽颈颅内动脉瘤进行弹簧圈填塞治疗[21],并取得了满意的疗效。使用remodeling技术可以辅助弹簧圈填塞宽颈颅内动脉瘤,并利于弹簧圈的"成篮"及瘤颈的封闭,使得该技术得到了广泛的应用[22-28]。

应用remodeling技术,对于侧壁颅内动脉瘤,仅将球囊临时置于载瘤动脉内、颅内动脉瘤瘤颈口即可;而对于分叉部颅内动脉瘤就存在多种处理方式:①将一枚球囊置于载瘤动脉与分叉动脉附近,球囊充盈后将会封堵于载瘤动脉与分叉动脉内(运用此方法一般常用一些特殊设计的球囊，如 EV3 公司的充盈后成梨形的 Hyperform 球囊等）；②用两枚球囊分别置于分叉动脉，充盈后可以起到封闭瘤颈、阻止弹簧圈脱入任何分叉动脉的目的，如宽颈基底动脉尖动脉瘤的治疗；③通过 Willis 环的动脉吻合，将球囊平行置于分叉部颅内动脉瘤瘤颈口；如，对于颈内动脉分叉部颅内动脉瘤，将一枚球囊从对侧颈内动脉通过对侧大脑前动脉 A1 段 - 前交通动脉 - 同侧大脑前动脉 A1 段，头端进入 M1 段，使球囊跨于动脉瘤瘤颈口。或球囊导管经颈内动脉 - 后交通动脉 - 大脑后动脉 P1 段，跨动脉瘤瘤颈口到对侧 P1 段。运用这种 remodeling 技术的好处是球囊可以在瘤颈口贴覆紧密，做到完全保护双侧分叉部动脉，而不会顾此失彼；但是要完成这种操作，除了需要具备娴熟的介入操作技巧和丰富的手术经验外，发育良好的 Willis 环吻合动脉是必备条件。对于分叉部颅内动脉瘤的介入治疗，由于解剖结构的复杂性及个体的动脉变异，需要根据具体的动脉结构，运用适当的方法和选择合适的球囊进行 remodeling 技术的应用。

在 remodeling 技术的使用上，其较多应用于未破裂颅内动脉瘤的辅助治疗，应用于未破裂颅内动脉瘤及急性破裂颅内动脉瘤治疗的比例分别是 37.3% 和 20.5%[29,30]。出现这种使用比例不一致、多应用于择期手术的情况，主要是由于使用 remodeling 技术存在着某些并发症的几率。

在长期的临床实践中，神经介入医师在进行颅内动脉瘤的介入治疗过程中发现 remodeling 技术的并发症主要有两种：血栓性并发症（thromboembolism）和出血性并发症[31-35]。根据不同的治疗团队，出现并发症的几率有所不同，这些并发症一旦出现，可能会对患者造成严重的危害。因此，临床医师在使用 remodeling 技术进行颅内动脉瘤治疗时，特别是在急性出血病例当中应用该项技术，都是十分谨慎的。由于临床医生对并发症的过度担心，在一定程度上也制约了 remodeling 技术的应用。

在一项研究当中，分析了 1140 例颅内动脉瘤介入治疗病例后发现：血栓性并发症的发生率在球囊辅助下弹簧圈填塞与单纯弹簧圈填塞的几率分别是 10.5% 和 7.9%[36]。两者之间的比较虽然无显著性差异，但似乎单纯弹簧圈填塞后发生血栓性并发症的几率高于 remodeling 技术，这可能与病例报道之间差异有关，并不反映真实情况，但这可以说明使用 remodeling 技术所引起的血栓性并发症并不如原来想象中的那么高，起码和常规的单纯弹簧圈填塞几率相当。因此，对于一个成熟的脑血管病治疗团队来说，特别是一个由神经外科医师、神经内科医师、神经介入科医师、神经康复医师组成的治疗团队，remodeling 技术的使用与单纯使用弹簧圈对颅内动脉瘤进行治疗所引起的潜在并发症的几率是无显著性差别的。

综上所述，在宽颈动脉瘤的介入治疗当中，特别是对于急性破裂出血进行急诊介入治疗的病例，需要对患者整体情况，如年龄、Hunt-Hess 分级、Fisher 分级、有无脑积水、预后等进行综合分析；若必须使用支架技术，需要综合考虑是否进行栓塞后仍需要行侧脑室穿刺引流术或者开颅血肿清除术，因为支架术后的双联抗聚（阿司匹林、氯吡格雷）治疗，将对上述手术中的止血及术后引流管的护理带来困难。球囊 remodeling 技术辅助栓塞宽颈动脉瘤，围手术期无需对患者进行抗血小板聚集治疗。为此，一些医生对破裂出血急性期动脉瘤的治疗，辅助措施首选球囊辅助。但要注意选择适当的弹簧圈，避免填塞动脉瘤时对瘤壁产生过大的压力而使动脉瘤术中破裂。因此，需要临床医生缜密的综合分析而选择手术治疗方案。

另外，使用密网支架（Flow-diverter）对颅内动脉瘤进行介入治疗方兴未艾。密网支架的概念始于体外实验，利用激光诱导荧光及离子图像测速的方法对动脉瘤的瘤内血流进行研究发现,支架覆盖后的瘤壁剪切力明显下降,同时进入瘤内的血流速度及流量均明显下降[37]。这正好满足了动脉瘤血管内治疗所需达到的两个基本要求,一是使动脉瘤内血流动力学发生改变,血液瘀滞;二是有助于瘤颈口血管内皮细胞覆盖。在一项实验研究中,Wakhloo等利用第一代支架置于比格犬动脉瘤模型的载瘤动脉内,发现动脉瘤内血栓形成,定期跟踪未见动脉瘤再通及支架相关性血栓事件[38]。在未来利用密网支架对动脉瘤进行"转流"治疗,可能将成为趋势[39],期待更多基础及临床研究的结果。

四、决策难点分析

病例21临床决策要点分析:该例动脉瘤属于已破裂动脉瘤,第一次栓塞因动脉瘤破裂急性期,考虑术前抗血小板聚集可增加出血的风险;支架后抗凝、抗血小板聚集可能会影响后期手术处理,没有用支架辅助。2年后复查动脉瘤复发,但因已行弹簧圈栓塞术,原破裂出血处已为弹簧圈及血栓覆盖,此次行支架辅助弹簧圈填塞术严格意义上属于未破裂动脉瘤介入治疗范畴,术前3日及术后一段时间内(3月)需要双联抗血小板聚集治疗,同时术后前3日内需要同时行低分子肝素钙抗凝治疗,根据以往临床经验分析[4],认为患者由于抗凝而引起出血的风险不高,因此在术前使用波立维(氯吡格雷,clopidogrel)和阿司匹林(asprin)抗血小板聚集,术中用肝素钠(heparin)60mg/kg全身肝素化,术后三天予以低分子肝素钙抗凝,术后4~6周给以双联抗血小板聚集(阿司匹林100mg+波立维75mg),然后改为长期阿司匹林100mg或者波立维75mg单联抗血小板聚集治疗,随访过程中并未出现血栓事件及出血事件。

病例22临床决策要点分析:在该病例当中,将Jasper(3D)7mm×15cm弹簧圈通过Excelsior SL-10推送至动脉瘤内,但由于瘤颈过宽,弹簧圈成篮不满意,遂再使用X-pedion-10微导丝引导HyperGlide4mm×15cm球囊超选至左侧颈内动脉海绵窦段,并将其覆盖动脉瘤开口,再依次将Jasper(3D)7mm×15cm、Jasper(2D)6mm×20cm、Helix 4mm×12cm弹簧圈送入瘤内,治疗结束后回收球囊。术中、术后无并发症。根据我们以往的经验,无论是急性破裂出血的颅内动脉瘤还是未破裂的动脉瘤的介入治疗,remodeling技术的使用都是相当安全的,其并发症发生率低于5%。

五、中医药在动脉瘤手术治疗围手术期的独特优势

颅内动脉瘤破裂造成的蛛网膜下腔出血,病死率、致残率都很高,是一种相当凶险的疾病,因此应积极给予手术治疗,预防再次破裂出血。即使对于偶然发现的未破裂动脉瘤,近来医学界也倾向于积极给予处理。无论是开颅手术治疗还是介入栓塞治疗,均要求患者的身体状况符合一定的标准,能够承受手术治疗,换言之就是排除手术的禁忌证。

病例1中的患者因自觉身体虚弱,一度对接受手术治疗的信心不足,经口服中药人参调理后自觉身体状况改善,因此有信心接受了手术治疗。

造成动脉瘤破裂的诱因很多,能够导致血压急剧升高的所有情况都可能造成动脉瘤破裂,其中用力排便就是常见原因之一。因此,在动脉瘤完全得到治疗(介入栓塞或者开颅手术夹闭)之前,保持大便通畅非常重要。病例2中的患者腑气不通,考虑气虚痰湿留滞为患,

使用院内制剂行气泄浊，在术前改善了大便秘结的情况，避免了动脉瘤的破裂，取得了较好的预防效果。在保持大便通畅方面，中药（汤剂或者中成药）具有相对的优势，主要体现在作用缓和、效力持久等方面，但前提在于区分虚实寒热，正确辨证使用。

综上，中药在颅内动脉瘤治疗围手术期的独特优势就是改善患者的整体状况，一是减少患者术前的不适感觉，保证手术前病情平稳；二是使患者身体状况尽量接近正常，对手术的承受能力加强；三是针对性的改善患者体质，预防术后并发症的出现。而实现上述目标的前提，在于四诊合参、辨证论治。

参 考 文 献

［1］ Fiorella D, Albuquerque FC, Deshmukh VR, et al. Usefulness of the Neuroform stent for the treatment of cerebral aneurysms：results at initial（3-6-mo）follow-up. Neurosurgery, 2005, 56（6）：1191-201；discussion 1201-2.

［2］ Schonfeld AR, McMullen MA. Treatment of brain aneurysms. Radiol Technol, 2008, 79（6）：515-31；quiz 532-4.

［3］ Bodily KD, Cloft HJ, Lanzino G, et al. Stent-assisted coiling in acutely ruptured intracranial aneurysms：a qualitative, systematic review of the literature. AJNR Am J Neuroradiol, 2011, 32（7）：1232-6.

［4］ Shapiro M, Becske T, Sahlein D, et al. Stent-supported aneurysm coiling：a literature survey of treatment and follow-up. AJNR Am J Neuroradiol, 2012, 33（1）：159-63.

［5］ Molyneux A, Kerr R, Stratton I, et al. International Subarachnoid Aneurysm Trial（ISAT）of neurosurgical clipping versus endovascular coiling in 2143 patients with ruptured intracranial aneurysms：a randomised trial. Lancet, 2002, 360（9342）：1267-74.

［6］ Barath K, Cassot F, Fasel JH, et al. Influence of stent properties on the alteration of cerebral intra-aneurysmal haemodynamics：flow quantification in elastic sidewall aneurysm models. Neurol Res, 2005, 27（Suppl 1）：S120-8.

［7］ Lanzino G, Wakhloo AK, Fessler RD, et al. Efficacy and current limitations of intravascular stents for intracranial internal carotid, vertebral, and basilar artery aneurysms. J Neurosurg, 1999, 91（4）：538-46.

［8］ Lieber BB, Livescu V, Hopkins LN, et al. Particle image velocimetry assessment of stent design influence on intra-aneurysmal flow. Ann Biomed Eng, 2002, 30（6）：768-77.

［9］ Rhee K, Han MH, and Cha SH. Changes of flow characteristics by stenting in aneurysm models：influence of aneurysm geometry and stent porosity. Ann Biomed Eng, 2002, 30（7）：894-904.

［10］ Ohta M, Wetzel SG, Dantan P, et al. Rheological changes after stenting of a cerebral aneurysm：a finite element modeling approach. Cardiovasc Intervent Radiol, 2005, 28（6）：768-72.

［11］ Mukherjee D, Kalahasti V, Roffi M, et al. Self-expanding stents for carotid interventions：comparison of nitinol versus stainless-steel stents. J Invasive Cardiol, 2001, 13（11）：732-5.

［12］ LaDisa JF, Olson LE, Guler I, et al. Stent design properties and deployment ratio influence indexes of wall shear stress：a three-dimensional computational fluid dynamics investigation within a normal artery. J Appl Physiol, 2004, 97（1）：424-30；discussion 416.

［13］ Lopes D, Sani S. Histological postmortem study of an internal carotid artery aneurysm treated with the Neuroform stent. Neurosurgery, 2005, 56（2）：E416；discussion E416.

［14］ Ries T, Buhk JH, Kucinski T, et al. Intravenous administration of acetylsalicylic acid during endovascular treatment of cerebral aneurysms reduces the rate of thromboembolic events. Stroke, 2006, 37（7）：1816-21.

[15] Tahtinen OI, Vanninen RL, Manninen HI, et al. Wide-necked intracranial aneurysms: treatment with stent-assisted coil embolization during acute (<72 hours) subarachnoid hemorrhage——experience in 61 consecutive patients. Radiology, 2009, 253(1): 199-208.

[16] Biondi A, Janardhan V, Katz JM, et al. Neuroform stent-assisted coil embolization of wide-neck intracranial aneurysms: strategies in stent deployment and midterm follow-up. Neurosurgery, 2007, 61(3): 460-8; discussion 468-9.

[17] Katsaridis V, Papagiannaki C, Violaris C. Embolization of acutely ruptured and unruptured wide-necked cerebral aneurysms using the neuroform 2 stent without pretreatment with antiplatelets: a single center experience. AJNR Am J Neuroradiol, 2006, 27(5): 1123-8.

[18] Lylyk P, Ferrario A, Pasbon B, et al. Buenos Aires experience with the Neuroform self-expanding stent for the treatment of intracranial aneurysms. J Neurosurg, 2005, 102(2): 235-41.

[19] Mocco J, Snyder KV, Albuquerque FC, et al. Treatment of intracranial aneurysms with the Enterprise stent: a multicenter registry. J Neurosurg, 2009, 110(1): 35-9.

[20] Pierot L, Cognard C, Spelle L, et al. Safety and efficacy of balloon remodeling technique during endovascular treatment of intracranial aneurysms: critical review of the literature. AJNR Am J Neuroradiol, 2012, 33(1): 12-5.

[21] Moret J, Cognard C, Weill A, et al. Reconstruction technic in the treatment of wide-neck intracranial aneurysms. Long-term angiographic and clinical results. Apropos of 56 cases. J Neuroradiol, 1997, 24(1): 30-44.

[22] Aletich VA, Debrun GM, Misra M, et al. The remodeling technique of balloon-assisted Guglielmi detachable coil placement in wide-necked aneurysms: experience at the University of Illinois at Chicago. J Neurosurg, 2000, 93(3): 388-96.

[23] Cottier JP, Pasco A, Gallas S, et al. Utility of balloon-assisted Guglielmi detachable coiling in the treatment of 49 cerebral aneurysms: a retrospective, multicenter study. AJNR Am J Neuroradiol, 2001, 22(2): 345-51.

[24] Layton KF, Cloft HJ, Gray LA, et al. Balloon-assisted coiling of intracranial aneurysms: evaluation of local thrombus formation and symptomatic thromboembolic complications. AJNR Am J Neuroradiol, 2007, 28(6): 1172-5.

[25] Lefkowitz MA, Gobin YP, Akiba Y, et al. Ballonn-assisted Guglielmi detachable coiling of wide-necked aneurysma: Part II——clinical results. Neurosurgery, 1999, 45(3): 531-7; discussion 537-8.

[26] Malek AM, Halbach VV, Phatouros CC, et al. Balloon-assist technique for endovascular coil embolization of geometrically difficult intracranial aneurysms. Neurosurgery, 2000, 46(6): 1397-406; discussion 1406-7.

[27] Nelson PK, Levy DI. Balloon-assisted coil embolization of wide-necked aneurysms of the internal carotid artery: medium-term angiographic and clinical follow-up in 22 patients. AJNR Am J Neuroradiol, 2001, 22(1): 19-26.

[28] Sluzewski M, van Rooij WJ, Beute GN, et al. Balloon-assisted coil embolization of intracranial aneurysms: incidence, complications, and angiography results. J Neurosurg, 2006, 105(3): 396-9.

[29] Pierot L, Cognard C, Anxionnat R, et al. Remodeling technique for endovascular treatment of ruptured intracranial aneurysms had a higher rate of adequate postoperative occlusion than did conventional coil embolization with comparable safety. Radiology, 2011, 258(2): 546-53.

[30] Pierot L, Spelle L, Vitry F. Immediate clinical outcome of patients harboring unruptured intracranial aneurysms treated by endovascular approach: results of the ATENA study. Stroke, 2008, 39(9): 2497-504.

[31] Kwon OK, Kim SH, Kwon BJ, et al. Endovascular treatment of wide-necked aneurysms by using two microcatheters: techniques and outcomes in 25 patients. AJNR Am J Neuroradiol, 2005, 26(4): 894-900.

[32] Lempert TE, Malek AM, Halbach VV, et al. Endovascular treatment of ruptured posterior circulation cerebral

aneurysms. Clinical and angiographic outcomes. Stroke, 2000, 31 (1): 100-10.

[33] Mont'alverne F, Musacchio M, Tolentino V, et al. Endovascular management for intracranial ruptured aneurysms in elderly patients: outcome and technical aspects. Neuroradiology, 2005, 47 (6): 446-57.

[34] Park HK, Horowitz M, Jungreis C, et al. Periprocedural morbidity and mortality associated with endovascular treatment of intracranial aneurysms. AJNR Am J Neuroradiol, 2005, 26 (3): 506-14.

[35] van Rooij WJ, Sluzewski M. Procedural morbidity and mortality of elective coil treatment of unruptured intracranial aneurysms. AJNR Am J Neuroradiol, 2006, 27 (8): 1678-80.

[36] Shapiro M, Babb J, Becske T, et al. Safety and efficacy of adjunctive balloon remodeling during endovascular treatment of intracranial aneurysms: a literature review. AJNR Am J Neuroradiol, 2008, 29 (9): 1777-81.

[37] Augsburger L, Farhat M, Reymond P, et al. Effect of flow diverter porosity on intraaneurysmal blood flow. Klin Neuroradiol, 2009, 19 (3): 204-14.

[38] Wakhloo AK, Schellhammer F, de Vries J, et al. Self-expanding and balloon-expandable stents in the treatment of carotid aneurysms: an experimental study in a canine model. AJNR Am J Neuroradiol, 1994, 15 (3): 493-502.

[39] D'Urso PI, Lanzino G, Cloft HJ, et al. Flow diversion for intracranial aneurysms: a review. Stroke, 2011, 42(8): 2363-8.

（蔡军，林浩）

病例23:椎动脉夹层动脉瘤的综合治疗

一、病例摘要

患者男性,59岁,因"突发头痛8天,伴神志不清10小时"于2010年2月2日入院。病例号:3007271。病史及治疗情况摘要如下:

2010-1-25(来诊前8天):突发头痛,意识不清,外院查头颅CT见蛛网膜下腔出血。经治疗后患者意识转清,仍有头痛。患者既往体健,无特殊病史。

2010-1-27(来诊前6天):复查头颅CT示蛛网膜下腔出血较前吸收(图148a,图148b)。

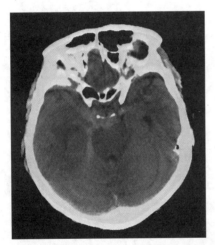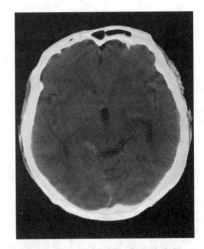

图148a 轴位头颅CT平扫可见蛛网膜下腔出血   图148b 可见蛛网膜下腔出血

2010-1-28(来诊前5天):外院进一步完善脑血管造影,考虑左椎动脉动脉瘤(图149a,图149b)。拟择期手术治疗。

2010-2-2 09:00(来诊前10小时):患者突发意识障碍,两眼上翻,呼之不应,四肢抽搐,复查头颅CT考虑二次蛛网膜下腔出血(图150a~图150d)。予镇静、脱水后于19:00转至我院。

2010-2-2 19:00(转诊我院):带入气管插管、尿管。查体:昏迷,GCS 7=E1V1M5,面色偏红,呼之不应,痛刺激下左侧肢体可见屈曲反应,余肢体未见活动反应。双侧巴氏征(+-)。脑膜刺激征(-)。急查头颅CT提示脑室系统积血,广泛蛛网膜下腔出血,脑积水(图151a~图151c)。

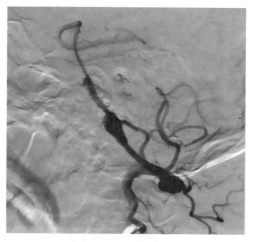

图 149a　DSA 左椎动脉可见动脉瘤
（动脉期,侧位）

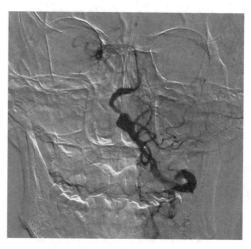

图 149b　左椎动脉可见动脉瘤
（动脉期,正位）

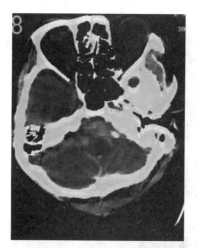

图 150a　轴位头颅 CT 平扫蛛网膜下腔出血

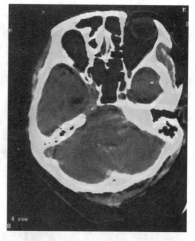

图 150b　见蛛网膜下腔出血

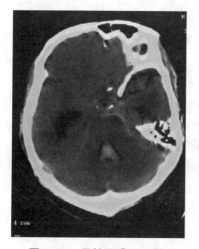

图 150c　见蛛网膜下腔出血

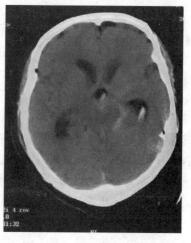

图 150d　见蛛网膜下腔出血

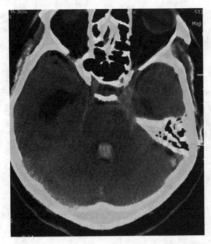
图 151a 头颅 CT 平扫可见广泛蛛网膜下
腔出血,脑室系统积血,脑积水

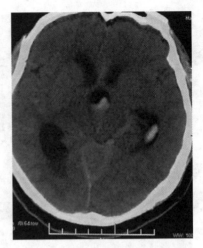
图 151b 广泛蛛网膜下腔出血,脑室
系统积血,脑积水

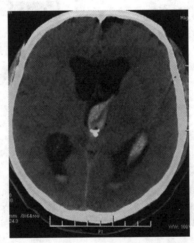
图 151c 广泛蛛网膜下腔出血,脑室系统积血,脑积水

　　入院时四诊摘要:昏迷,面色偏红,呼之不应,左侧肢体在疼痛刺激下可见屈曲反应,余肢体在疼痛刺激下未见活动反应,无呕吐,喉间痰鸣,停留气管插管固定在位,停留尿管固定在位,见淡黄色尿液引出。大便未解。唇色黯,舌象未见,脉弦滑。

　　2010-2-2 20:00(转入后第 1 小时):脑血管造影:右侧椎动脉发出小脑后下动脉以远椎动脉管腔中度狭窄,基底动脉重度狭窄,全程线样显影,各分支血管及双侧大脑后动脉未见显影。左侧椎动脉 V1 段见夹层形成,发出小脑后下动脉近端管腔中度狭窄,远端动脉瘤样扩张,小脑后下动脉自动脉瘤近端发出,动脉瘤远端椎动脉重度狭窄,狭窄以远椎动脉及基底动脉全程线样显影(图 152a~ 图 152h)。

　　造影期间动脉瘤再次破裂出血,并见近端夹层(图 153a~ 图 153c)。

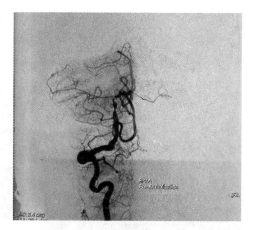

图 152a　术前右侧椎动脉血管造影
（正位，动脉期）

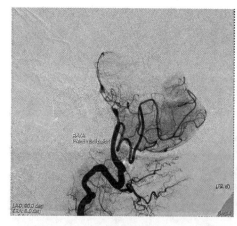

图 152b　术前右侧椎动脉血管造影
（侧位，动脉期）

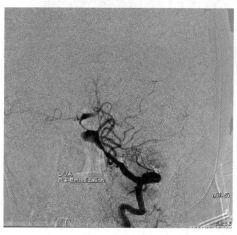

图 152c　术前左侧椎动脉血管造影
（正位，动脉期）

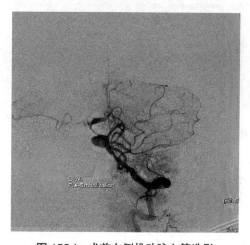

图 152d　术前左侧椎动脉血管造影
（正位，动脉晚期）

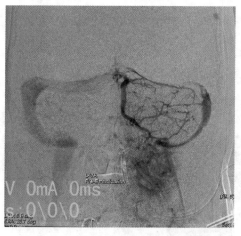

图 152e　术前左侧椎动脉血管造影
（正位，静脉期）

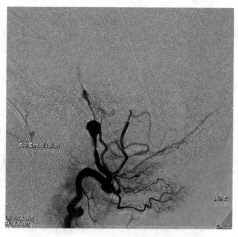

图 152f　术前左侧椎动脉血管造影
（侧位，动脉期）

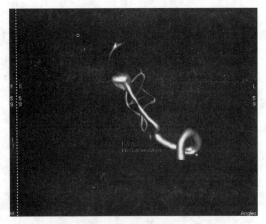

图 152g　术前左侧椎动脉血管造影(3D 正位)

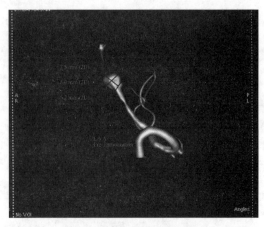

图 152h　术前左侧椎动脉血管造影(3D 左前斜位)

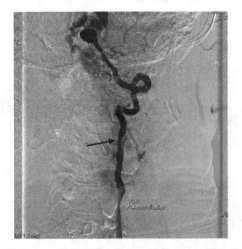

图 153a　左椎动脉造影见左侧椎动脉近端夹层
(箭头处)

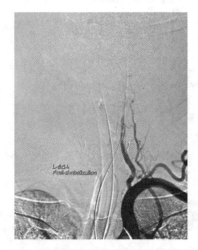

图 153b　左侧锁骨下动脉(正位,动脉早期)

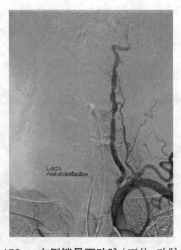

图 153c　左侧锁骨下动脉(正位,动脉期)

同期实施介入治疗:使用 Essence.010 微导丝引导 Prowler-14 微导管超选至左侧椎动脉 V1 段夹层动脉瘤内,使用 Orbit Complex 7mm×21mm、6mm×15mm、5mm×15mm、5mm×10mm,Orbit miniComplex 4mm×10mm,Orbit mini Helical 3mm×8mm、2mm×8mm、2mm×6mm 共 8 枚弹簧圈栓塞动脉瘤,动脉瘤及远端血管未见显影,近端仍见狭窄后扩张,同侧小脑后下动脉显影良好(图 154a~ 图 154c)。

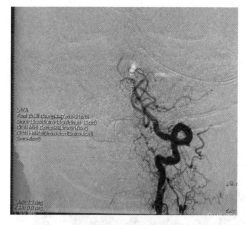 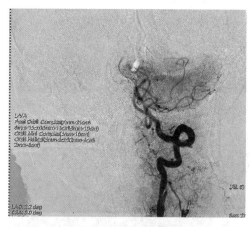

图 154a　左侧椎动脉夹层栓塞术后血管造影　　　图 154b　左侧椎动脉夹层栓塞术后血管造影
（正位,动脉早期）　　　　　　　　　　　（正位,动脉期）

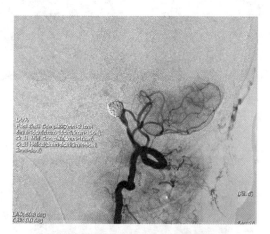

图 154c　左侧椎动脉夹层栓塞术后血管造影（侧位,动脉期）

2010-2-2　22:00（转入后第 3 小时）:实施右侧额角脑室外引流术。

2010-2-3（转入后、术后第 1 天）:昏睡,面色偏红,喉间痰鸣,呼之见眨眼示意,未见言语,痛刺激下双上肢见屈曲活动,双下肢见微屈曲反应。停留脑室外引流管、尿管通畅,大便未解。术后多次腰穿廓清脑脊液。

2010-2-4（转入后、术后第 2 天）:患者神志转清,发热,四肢可自主活动,持续低流量吸氧,停留脑室引流管固定在位,见引出红色液体,停留胃管、尿管固定通畅。复查头颅 CT 见脑室积血及蛛网膜下腔出血情况大致同前,脑积水较前改善,颅脑弥漫性肿胀明显。

中医四诊摘要:患者神志转清,发热,最高体温:38.2℃,语言含糊,间中回答不合理,痰多,四肢可见自主活动,未解大便。舌红,苔黄厚腻,脉滑数。

治以化痰通腑为法;方选星蒌承气汤加减:

胆南星 15g	瓜蒌仁 15g	生大黄 10g(后下)	芒硝 5g(冲)
丹参 15g	鸡血藤 20g	麦冬 15g	天麻 15g

4剂,每日一剂,鼻饲。

方中胆南星、全瓜蒌清化痰热;生大黄、芒硝通腑导滞。丹参活血通络,天麻息风化痰。其后患者神经系统症状稳定,但时有气促,伴咳吐白稀痰,少气懒言。舌红苔黄等热象表现逐渐消退。

2010-2-10(转入后、术后第 8 天):复查头颅 MR:蛛网膜下腔少量出血,三脑室及双侧脑室少许积血,两侧小脑及双侧顶枕叶多发亚急性腔隙性缺血(图 155a~ 图 155c)。

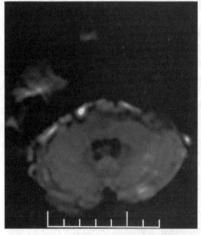 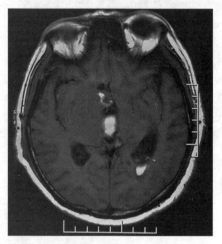

图 155a　头颅 MR T1 序列 小脑多发　　　　图 155b　三脑室及双侧脑室少许积血
　　　　亚急性腔隙性缺血

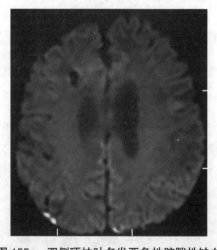

图 155c　双侧顶枕叶多发亚急性腔隙性缺血

中医四诊摘要：神清,精神疲惫,少气懒言,时有气促,喉间痰鸣,时咳吐白痰,质地较稀,四肢可遵嘱动作,但肢体乏力,无呕吐,腹部胀满,大便未解。舌淡红,苔白厚腻,脉弦滑。治以健脾益肺,行气通腑为法；中药小承气汤合四君子汤加减,具体如下：

甘草 10g	干姜 10g	白术 15g
茯苓 15g	黄芪 20g	桔梗 10g
枳实(炒)15g	厚朴(姜制)15g	黄连 3g
大黄 10g(后下)	生地黄 15g	制半夏 10g

4剂,每日一剂,鼻饲。

方中黄芪、甘草、白术、茯苓健脾胃益肺气,干姜、黄连、半夏调理脾胃兼化痰,川朴、枳实、大黄行气通腑,同时桔梗配枳实调节气机升降。

以上方为基础加减服用,患者症状逐渐好转,气促未再发作,但仍一派肺脾气虚之象。

2010-2-13(转入后、术后第11天)：由于患者仍存在发热,多次腰穿提示红细胞、白细胞及蛋白均偏高,不除外存在颅内感染,予留置腰大池引流管。

2010-2-14(转入后、术后第12天)：患者意识较前变差,出现气促,嗜睡,大声呼之可应答,言语模糊,低热,双上肢可自主活动,双下肢痛刺激下见屈曲反应。动态复查头颅、胸部CT提示仍存在脑积水、肺部感染。因意识不清,痰多,气促明显,血氧偏低,予行气管切开术。

中医四诊摘要：患者精神疲惫,呼吸困难,腹胀不食,大便不解,舌淡红,苔白厚腻,脉细滑,考虑肺脾气虚,腑气不通。治以健脾益肺,行气通腑之法,用原方去生地、半夏,加北杏、艾叶加强行气之力。

其后根据细菌药敏试验结果抗感染,加强气道护理,营养支持等治疗,汤药随症加减,患者情况逐步好转。

2010-3-1(转入后、术后第27天)：中医四诊摘要：神清,精神疲惫,少气懒言,时有咳嗽,咳吐白稀痰,四肢可遵嘱动作,肢体乏力较前有所好转,无胸闷腹胀,二便正常。舌淡边有齿痕,苔白厚腻,脉细滑。

治以培土生金,健脾保肺,补中益气,化痰通络为法。中药用参苓白术散、六君子汤加减：

黄芪 45g	茯苓 15g	白术 30g	党参 30g
法半夏 15g	瓜蒌仁 15g	桔梗 10g	甘草 10g
人工牛黄粉 1袋	白花蛇舌草 30g	鱼腥草 30g	

9剂,每日一剂,鼻饲。

方中黄芪益气固表,可提高免疫功能,助以健脾化痰；人工牛黄粉有消炎通便之功效；桔梗引药上行,且可促进排痰；并加用法半夏、鱼腥草等以涤痰。

2010-3-10(转入后、术后第36天)：患者清醒,精神疲倦,无发热,四肢遵嘱活动,停留气管套管持续吸氧。动态复查头颅CT仍提示脑积水(图156a,图156b),予行脑室腹腔分流术。

2010-3-18(转入后、术后第44天)：复查脑血管造影：见左侧椎动脉V4段夹层动脉瘤内弹簧圈固定在位,未见压缩,动脉晚期弹簧圈栓塞团下方仍可见造影剂浓积,考虑夹层动脉瘤复发(图157a~图157l)。

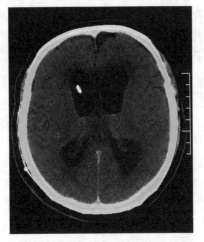

图 156a　轴位头颅 CT 平扫提示脑积水

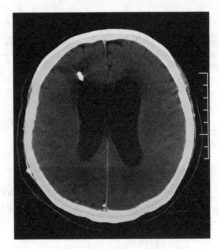

图 156b　提示脑积水

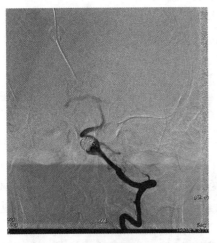

图 157a　DSA 左侧椎动脉 V4 段夹层动脉
瘤复发（正位,动脉早期）

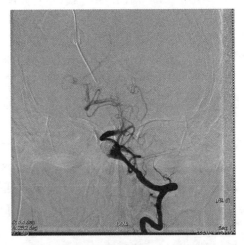

图 157b　左椎动脉（正位,动脉期）

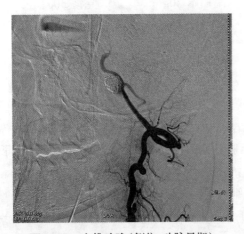

图 157c　左椎动脉（侧位,动脉早期）

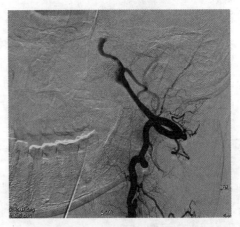

图 157d　左椎动脉（侧位,动脉期）

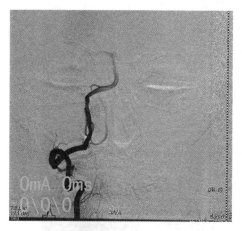

图 157e　右椎动脉（正位,动脉早期）

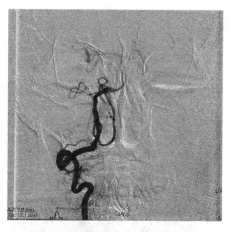

图 157f　右椎动脉（正位,动脉期）

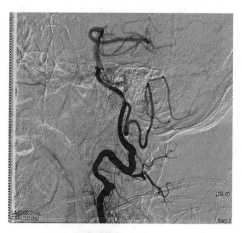

图 157g　右椎动脉（侧位,动脉期）

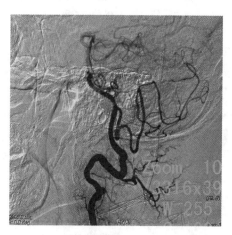

图 157h　右椎动脉（侧位,动脉晚期）

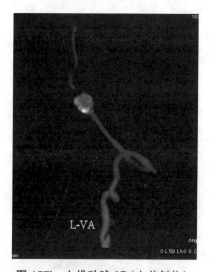

图 157i　左椎动脉 3D（左前斜位）

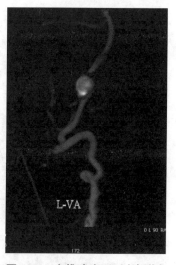

图 157j　左椎动脉 3D（右侧位）

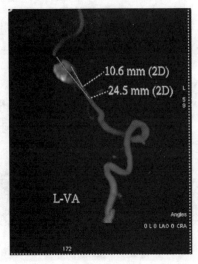

图 157k　左椎动脉 3D（正位）

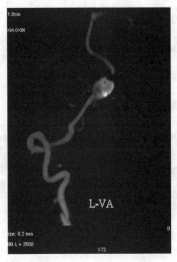

图 157l　左椎动脉 3D（后前位）

2010-3-22（转入后、术后第 48 天）：第二次栓塞夹层动脉瘤：Essence.014 微导丝引导 Prowler Select Plus 微导管超选至基底动脉内，使用 Enterprise 4.5mm×28mm 自膨式支架覆盖夹层动脉瘤瘤颈，然后使用 Prowler 14 微导管超选至夹层动脉瘤内，填入 Orbit Complex 7mm×21cm，6mm×15cm，5mm×15cm，5mm×10cm，Orbit mini 4mm×10cm，3mm×6cm 共 6 枚弹簧圈完全栓塞动脉瘤，动脉瘤未见显影，左侧椎动脉狭窄远端及基底动脉各分支显影正常，同侧小脑后下动脉显影良好（图 158a~ 图 158i）。

2010-3-23（转入后、术后第 49 天）：中医四诊摘要：神清，精神可，四肢遵嘱活动，经气管套管可吸出少量白色黏痰，大便未解。舌淡红，苔白厚腻，脉细滑。考虑久病伤气，脾气亏虚，治以健脾益气之法，拟方如下：

白术 30g	党参 30g	黄芪 45g	制半夏 15g
炙甘草 5g	陈皮 10g	柴胡 10g	升麻 10g

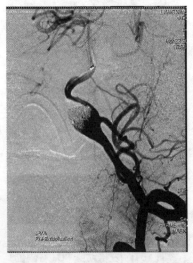

图 158a　DSA　左椎动脉正位　栓塞前

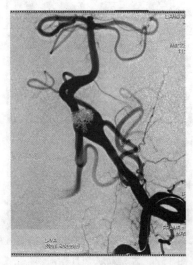

图 158b　支架覆盖瘤颈

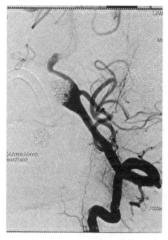

图 158c　第一枚弹簧圈置入后

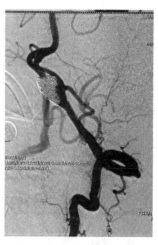

图 158d　6 枚弹簧圈置入后

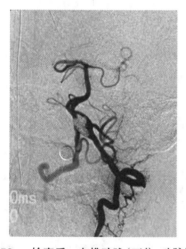

图 158e　栓塞后　左椎动脉(正位,动脉期)

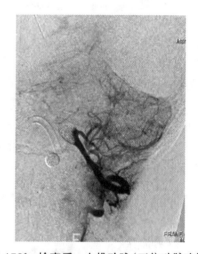

图 158f　栓塞后　左椎动脉(正位动脉晚期)

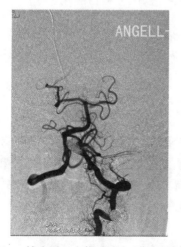

图 158g　栓塞后　左椎动脉(正位,动脉期)

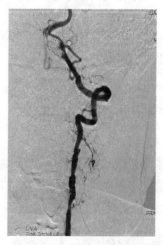

图 158h　左侧椎动脉近端夹层暂不予处理
(正位,动脉期)

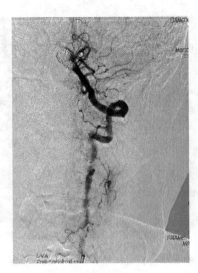

图 158i　左侧椎动脉近端夹层暂不予处理(正位,动脉晚期)

当归 5g　　　　　　茯苓 15g

4 剂,每日一剂,鼻饲。

术后患者病情稳定,逐渐康复,拔除各种管道,中医汤药随症加减。

2010-5-13(入院后 3 月余):患者清醒,精神可,搀扶下缓慢行走,对答可,无明显咳嗽咳痰,纳眠可,二便调。舌淡红,苔薄黄,脉弦细。患者病情恢复良好,予以出院。

出院后定期门诊随访,患者恢复正常生活。

二、病例特点与分析

(一)病例特点

1. 此例为中年男性患者,以突发头痛起病,症状反复加重并出现意识不清。既往身体健康,无相关基础疾病。

2. 该病例的主要症状与出血所致的局部神经功能损害相关。

3. 患者初步的影像学检查提示蛛网膜下腔出血,进一步检查明确责任病灶为椎动脉夹层动脉瘤。

(二)病例分析

患者以蛛网膜下腔出血起病,相关影像学检查明确为左侧椎动脉夹层动脉瘤破裂出血。出血是颅内段夹层动脉瘤最常见的临床症状,约占 79%,其次为缺血(16%)和其他症状(5%)。曾经发生过蛛网膜下腔出血的病例中,约有 37%将再次破裂出血,约 0.3%可出现继发缺血表现。一旦发生二次出血,其致死致残率甚高。

(三)鉴别诊断

对于所有怀疑存在动脉夹层的病例都需要完善脑血管造影以明确诊断。动脉夹层主要应鉴别动脉内腔的狭窄和闭塞,但动脉夹层无论在发生部位上还是影像学表现上,均不同于动脉粥样硬化造成的血管狭窄。动脉夹层通常好发于颈内动脉和椎动脉,造影所见的基本结构是自近端向远端延伸逐渐变细的"鼠尾征",或者局部血管节段性狭窄与扩张交替形成的"串珠征"。相当部分病例合并动脉活瓣、双腔改变、充盈缺损甚至夹层动脉瘤等情况,从而导致各种各样的影像学表现。与动脉粥样硬化性血管狭窄不同,在动脉夹层远端病变段的血管形态基本正常。另外,与动脉粥样硬化狭窄多见于老年患者不同,动脉夹层好发于青中年患者,部分患者有头颈部扭转性外伤史,但由于亚临床的轻微外伤通常较难引起患者注意,因此相当部分此类病例被归到自发性病变中。

三、文献复习

由于某种原因引起的动脉壁中膜内发生的出血状态称之为动脉夹层,壁内血肿与血管腔相通,呈动脉瘤样扩大,称为夹层动脉瘤。其最初作为主动脉疾病而受关注,后来发现颈动脉、椎动脉及颅内动脉亦有发生。随着 MRI 等影像检查的普及,其诊断率也逐渐增加。根据病因不同,动脉夹层可分为特发性和外伤性;根据夹层部位又分为中膜与外膜间的外膜下夹层和中膜与内膜间的内膜下夹层。动脉夹层的形成原因多为血液可从血管内腔经内膜损伤处渗入动脉壁内,使血管壁分层;另外,中膜自身滋养血管末梢部的缺血亦可引起血管壁内出血,壁间的血肿可以在动脉壁之间扩展,并经内膜的另一破口重新进入原始的血管腔,形成一个与原血管平行的假腔。颅内动脉比颅外动脉的内膜薄,而且没有外弹力层,故以夹层易发生在紧靠内弹力层的内膜下为特征,颅内动脉夹层一般趋向于向内扩展,造成血管狭窄甚至闭塞。当夹层向外穿过中膜和外膜下从而造成血管外壁的扩张,称为夹层动脉瘤或称为假性动脉瘤。如外膜破裂则可发生蛛网膜下腔出血。

(一)流行病学

椎动脉夹层动脉瘤年发生率为 1.5/10 万人,虽然由动脉夹层引起的缺血性卒中仅占全部缺血性卒中的 2% 左右,但占中青年缺血性卒中的 10% ~25%。自发性椎动脉夹层可以影响到各个年龄段,包括儿童,但 40~50 岁是椎动脉夹层的高发年龄,男女比例大致相当,但女性的夹层发病年龄比男性提前 5 岁。目前尚没有报道发病率在东西方人群之间的差异。

(二)发病因素

在椎 - 基底动脉系统,椎动脉因其走行特点分为颅内和颅外两部分,其中颅外椎动脉夹层常好发于 V1 和 V3 段(V2 段走在椎间孔内移动性差)。自发性椎动脉夹层包括 V4 段的起源是多因素的,其中包括创伤、高血压和肌纤维营养不良症等。V4 段是椎动脉颅内段的近心端,因入颅时要穿过硬脑膜,此处相对固定,活动度小,因此最易于受到头部运动剪切力的影响。血管组织学的变化发生在椎动脉从颅外向颅内转变的途中,在这个水平,血管内膜的厚度和外膜在穿过硬膜时逐渐变薄,可能使这段易于形成夹层。颅内血管外膜薄,中膜弹性纤维少、外弹性膜发育不全且缺乏周围组织支持,故在发生病变时较颅外血管更易破裂出血。因此,在椎动脉夹层动脉瘤中,颅内夹层动脉瘤多引起 SAH,而颅外动脉夹层常表现为脑干或小脑缺血。椎动脉可在头部剧烈活动时造成的剪切力的作用下形成动脉夹层和血栓栓塞事件,也可形成动脉瘤和产生蛛网膜下腔出血。动脉壁细胞外基质的结构缺损提示自发性椎动脉夹层有遗传倾向,这就是为什么椎动脉夹层常常自发出现于身体健康、无外伤史的年轻人群中的原因。

(三) 临床表现

椎动脉夹层临床起病方式变化较多,颅内段最常见的临床表现为蛛网膜下腔出血(79%),其次为缺血(16%)和其他症状(5%)。在蛛网膜下腔出血的患者中,37%有再出血,0.3%有继发的缺血症状。在缺血的患者中,6%有反复缺血事件发生,1.5%继发蛛网膜下腔出血。在这些患者中,1.5%的患者同时合并蛛网膜下腔出血和缺血症状。颅外段夹层临床最常见的症状为一侧头痛或颈部疼痛,疼痛原因为内膜撕裂所致。另外,眩晕、行走不稳、吞咽困难等后循环缺血、梗死症状也较为常见,部分患者可无症状。巨大夹层动脉瘤内血栓形成或(和)动脉夹层本身对细小分支的影响,可导致反复发作 TIA 或脑干梗死。文献报道超过 50% 的椎动脉颅内段夹层患者表现为脑干梗死的症状,尤以延髓背外侧梗死多见(Wallenberg 综合征),有些患者可以无任何症状,或仅表现为轻微的头痛、头晕等非常不典型的症状。外伤、剧烈的颈部运动可作为椎动脉夹层形成的诱因,可伴有剧烈后枕部头痛。

(四) 诊断方法

椎动脉夹层动脉瘤诊断较为困难,血管造影目前仍是诊断椎动脉夹层最准确的方法,被认为金标准,可以观察夹层形态,显示小脑后下动脉与夹层的关系。血管造影显示动脉夹层特征性的表现为双腔征,而不规则的血管增粗与变细交替出现的"珠线征"是典型的夹层表现,其扩张部分实质是动脉外膜覆盖的假性动脉瘤,而内弹力层和中膜的破坏以及外膜下血肿引起中膜增厚导致血管线样狭窄,表现为"鼠尾征"。磁共振血管造影(MRA)对 DSA 上表现为线珠征、动脉瘤样扩张、假性动脉瘤及血管闭塞的患者有一定诊断价值,并可作动态观察,但不能区分是慢血流腔还是壁间血肿,不能显示双腔等特有征象,不能精确地显示狭窄程度,不能发现小的夹层动脉瘤,目前认为对动脉夹层检查不够理想。近年来,MRI 在诊断椎动脉夹层的方面由于其独特的优势,有代替 DSA 的趋势。MRI 可直接观察到二重管腔和夹层腔内血肿,动脉壁增厚、排空的减少或消失等亦提示为动脉夹层所见。T1 加权轴位摄像检出率高,可观察到血管腔偏心性狭窄或周边新月形血肿、夹层血管全程信号增强等,压脂技术的应用可以区分小的壁间血肿和周围的软组织。MRI 在夹层动脉瘤壁内血肿不同时期的影像表现不尽相同。后循环夹层动脉瘤壁内血肿的 MRI 最佳诊断时期是在病变出现的亚急性期到慢性期的早期,2 个月后 MRI 很难发现壁内血肿。近年来,应用 3.0T 高场强磁共振可以清楚地分清血管壁和壁间血肿,增加信噪比可以提高分辨率,可以清楚分清内膜和外膜的边界及血肿的形态,对了解动脉夹层的变化很有帮助。CTA 的敏感性和特异性与 MRI 相似,有关 MRI、MRA 是否能代替 DSA 的问题,尚需大组的多中心临床观察证实。

(五) 治疗技术

随着影像学、血管内栓塞材料和技术的进步,血管内栓塞治疗椎动脉夹层动脉瘤(VDA)已成趋势。目前常用的介入治疗技术有 3 种:

1. 载瘤动脉闭塞术 通过阻断近端血流进入瘤腔,而避免发生再出血。但该技术同时闭塞了责任动脉,对双侧椎动脉、对侧椎动脉发育不全、累及 PICA 及基底动脉的夹层动脉瘤患者,可能导致患者因缺乏足够的血供代偿,而造成严重并发症。支架置入后支架内腔填塞弹簧圈以闭塞载瘤动脉,是对该项技术的改进。针对动脉瘤体较大,占位效应明显或血管腔形状不利于弹簧圈固定的夹层动脉瘤,先置入支架,再在支架内腔成篮填塞弹簧圈,从而闭塞载瘤动脉。该项改进减少了弹簧圈的消耗,增强了弹簧圈置入后的稳定性。总之,载瘤动脉闭塞术是健侧椎动脉发育良好的 VDA 患者重要且可靠的治疗手段。

本病例是反复发生出血的椎动脉夹层动脉瘤患者,提示病变处血管壁外膜很薄,对侧椎动脉发育良好,同侧小脑后下动脉在病变的近端,因此,闭塞载瘤动脉是首选且可靠的预防再出血的治疗方法,为中西医结合治疗蛛网膜下腔出血提供了保障。由于出血急性期多因素的影响,病变血管真、腔难辨,栓塞物填充在假腔内。随着血管痉挛的缓解、动脉瘤内血栓的收缩、弹簧圈的压缩,动脉瘤复发,真腔出现。此时血管外膜破裂出血处已得到保护,因此用支架辅助栓塞复发的动脉瘤亦是很好的选择。

2. 支架辅助弹簧圈栓塞动脉瘤技术　该技术通过置入支架为夹层动脉瘤塑造一个瘤颈,便于后续弹簧圈的置放,并可防止弹簧圈突入载瘤动脉。在实际操作中我们发现:对于形状不规则、累及 PICA 或扩延至基底动脉的夹层动脉瘤,基于弹簧圈的固态特性,做到对所有夹层完全致密栓塞仍有很大难度,不能完全避免夹层动脉瘤的再出血可能,致密栓塞是防止 VDA 术后复发的关键。

3. 单纯支架置入技术　Lylyk 等通过随访单纯支架置入患者发现:其动脉瘤内有血栓形成[16]。黄清海、刘建民等报道在支架置入后,其表面有血管内膜生长。但目前,该项技术仍存在支架网眼过大,置入后瘤腔内血流动力学改变不明显,支架表面内膜生长缓慢等不足。部分患者采用该项技术,术中即刻造影结果显示瘤腔仍显影,但血流速度均不同程度减缓;随访结果显示:支架置入后造成了夹层瘤腔内血流动力学的改变。但该项技术对血管内膜化的影响仍有待进一步随访。

四、决策难点分析

(一)脑动脉夹层如何选择合适的治疗方式?

脑动脉夹层治疗方式的选择应根据病灶的部位、大小、出血情况、远端供血等情况综合考虑。相当部分夹层在患者生前并无或仅有轻微的临床症状,仅通过尸检发现。因此提示部分病例可能不经过治疗亦预后良好。但由于目前脑动脉夹层的自然史尚不明确,因此,一般认为一旦发现应尽早治疗。对于以缺血症状起病的夹层可实施抗聚或溶栓治疗,但由于内科药物治疗有可能导致不稳定的夹层破裂出血,因此治疗前应充分评估。治疗期间应严密观察患者的临床情况,如果夹层完全修复正常可考虑终止治疗。约 80%~85% 以缺血症状起病的患者可无症状痊愈,但如果患者不适合药物治疗,或经规范药物治疗后夹层仍未修复甚至进展的患者,外科干预可能是更好的选择。随着神经介入技术的快速发展,该治疗手段已成为外科干预的首选方法。介入支架成形术可以为血管夹层提供足够的径向支撑力,使剥离的血管内膜与管壁重新贴附,从而闭合假腔,重建正常血管,并可同期栓塞夹层动脉瘤。但治疗需充分考虑病变血管的部位及长度、病变节段的穿支血管情况、病变远端的供血来源等临床实际,设计支架成形方案。

(二)脑动脉夹层的手术时机如何选择?

虽然可能相当部分动脉夹层并无任何临床症状,但由于其存在造成缺血卒中和破裂出血的倾向,且致残、致死率甚高,因此,对于有症状的动脉夹层尤其是以破裂出血为首发表现的病例,应尽早手术处理。对于以缺血卒中为首发表现的病例,如果采用内科药物治疗,亦应当密切随访其临床症状及影像学演变,如果在规范内科治疗的情况下病情仍进一步恶化,应尽早采取手术干预。对于无症状偶然发现的动脉夹层,其干预措施仍存在争议,针对此类病例,应当对患者及家属充分告知病情和危害,并全面评估其血管构筑及随访情况,进行个体化治疗。

五、中医药在椎动脉夹层动脉瘤治疗过程应用的启示

椎动脉夹层动脉瘤,多以出血性表现起病,尤以蛛网膜下腔出血多见,也有部分表现为缺血症状。

本案患者以蛛网膜下腔出血起病,急性期表现为头痛、偏瘫,符合中医学"中风"的典型表现,其中医辨证上也表现为出血性中风常见的证型——痰热腑实证,经给予化痰通腑的承气汤加减后,患者有所好转,表现为神志转清、肢体乏力好转、舌红苔黄等热象减轻,但仍存在腑气不通、气促、痰多等症状,整体病变突出于"肺、大肠"这一对互为表里的脏腑功能上。因此,恢复期治疗的重点在于调整"肺、大肠"的脏腑功能上。患者在术后应用抗生素,且长期卧床,伤气损阳,但以伤气为主。《素问》云"诸气膹郁,皆属于肺",肺主气司呼吸,肺主气司治节,与大肠相表里;肺失宣肃,大肠气化失司,不能泌别清浊,导致腑气不通,腹部胀满。脾土为肺金之母,子病及母,脾气受损,且"脾为生痰之源,肺为贮痰之器",故见咳吐白稀痰。因此,治以健脾益肺,行气通腑为法,中药宜小承气汤合四君子汤加减。经治疗后患者腑气不通症状得减,但脾肺气虚症状明显,故再次调整治法,由"补益、通腑"合用,调整为"补益"为主,最终取得佳效。

综上,该患者的病情演变提示中医药治疗一定要遵循自身的辨证规律,要注意观察患者的四诊变化,及时根据证型的演变调整中医治疗法则,方能取得最佳疗效。

参 考 文 献

[1] Fisher CM, Ojemann RG, Roberson GH. Spontaneous dissection of cervical-cerebral arteries. Can J Neurol Sci, 1978, 5(1):9-19.

[2] Lee VH, Brown RD, Mandrekar JN, et al. Incidence and outcome of cervical artery dissection:a population-based study. Neurology, 2006, 67(10):1809-1812.

[3] Giroud M, Fayolle H, Andre N, et al. Incidence of internal carotid artery dissection in the community of Dijon. J Neurol Neurosurg Psychiatry, 1994, 57(11):1443.

[4] Schievink WI, Mokri B, O'Fallonw M. Recurrent spontaneous cervical——artery dissection. N Engl J Med, 1994, 330(6):393-397.

[5] Arnold M, Bousser MG, Fahrni G, et al. Vertebral artery dissection:presenting findings and predictor of

outcome. Stroke,2006,37（10）:2499-2503.

［6］ Yoon W,Seo JJ,Kim TS,et al. Dissection of the V4 segment of the vertebral artery:clinicoradiologic manifestations and endovascular treatment. Eur Radiol,2007,7（4）:983-993.

［7］ Hosoya T,Adachi M,Yamaguchi K,et al. Clinical and neuroradiological features of intracranial vertebrobasilar artery dissection. Stroke,1999,30（5）:1083-1090.

［8］ Silbert PL,Mokri B,Schievink WI. Headache and neck pain in spontaneous internal carotid and vertebral artery dissections. Neurology,1995,45（8）:1517-1522.

［9］ Saeed AB,Shuaib A,Al-Sulaiti G,et al. Vertebral artery dissection warning symptomstclinical features and prognosis in 26 patients. Can J NeurolSci,2000,27（4）:292-296.

［10］ Mascalchi M,Bianchi MC,Mangiafico S. MRI and MRA angiography of vertebral artery dissection. Neuroradiology,1997,39（5）:329-340.

［11］ Murry JG,Manisali M,Flamm SD,et al. Intramural hematoma of the thoracic aorta:MR image findings and their probnostic implications. Rad ology,1997,204（2）:349-355.

［12］ Naggara O,Oppenheim C,Toussaint JF,et al. Asymptomatic spontaneous acute vertebral artery dissection: diagnosis by high-resolution magnetic resonance images with a dedicated surface coil. Eur Radiol,2007,17（9）:2434-2435.

［13］ Bachmann R,Nassenstein I,Kooijman H,et al. Spontaneous acute dissection of the internal carotid artery: high-resolution magnetic resonance imaging at 3.0 tesla with a dedicated surface coil. Invest Radiol,2006,4（2）:1105-1111.

［14］ Saskia H,Meves,Stephan Salmen,et al. The Agony of Choice:Diagnosis of Cervical Artery Dissection by Means of Duplex-sonography or Magnetic Resonance Imaging? . Cerebrovasc Dis,2009,28（6）:626-628.

［15］ Ahn JY,Han IB,Kim TG,et al. Endovascular treatment of intracranial vertebral artery dissections with stent placement or stent-assisted coiling. AJNR Am J Neuroradiol,2006,27（7）:1514-1520.

［16］ Lee jw,Jung JY,Kim YB,et al. Spontaneous dissecting aneurysm of the intracranial vertebral artery: management strategies. Yonsei Med J,2007,48（3）:425-432.

（黎劭学,张燕婷）

病例 24：中医药参与脑动静脉畸形围手术期及术后并发认知功能障碍治疗 4 年随访

一、病例摘要

患者女性，58 岁，因"开颅血肿清除术后 2 月余"于 2008 年 6 月 16 日入院。病史及治疗情况摘要如下：

2008-4-3　突发头晕头痛，恶心呕吐，意识不清，起病前无诉胸闷胸痛，无肢体乏力，到广州华侨医院急诊就诊，查头颅 CT 提示左侧顶枕叶脑出血（图 159a～图 159c），症状进行性加重，无自主呼吸，需行呼吸机辅助通气，与家属沟通后，行开颅血肿清除术，术后恢复自主呼吸，神志转清，自觉四肢乏力，左侧明显，行全脑血管造影术提示左顶枕叶脑动静脉血管畸形（图 160a）。

2008-6-16　为求进一步治疗脑动静脉血管畸形，收入我院。患者神志清楚，记忆力、计算力下降，四肢肌肉废用性萎缩，双上肢肌张力增高，右下肢肌张力下降，左侧肢体肌力 4 级，右侧肢体肌力 5⁻ 级。四肢腱反射活跃(+++)，掌颌征(+)。无头晕头痛。

中医四诊：神清，精神疲倦，言语清晰，四肢乏力，无头晕头痛，咳嗽，无咳痰，尿频尿急，无尿痛。食欲不振，不思饮食。大便调，舌淡黯红，苔白腻，脉弦细。辨证属于气虚痰瘀阻络，给予健脾益气，化痰通络。

处方：

| 太子参 30g | 白术 15g | 茯神 15g | 炙甘草 5g |
| 陈皮 10g | 法半夏 15g | 姜汁砂仁 10g（后下） | 三七粉 3g（冲服） |

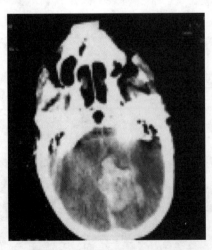
图 159a　CT：左侧顶枕叶出血

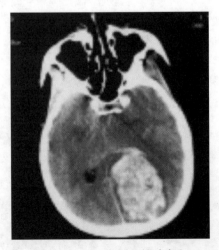
图 159b　CT：左侧顶枕叶出血

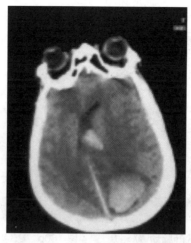

图 159c   CT:左侧顶枕叶出血

赤芍 15g   炒麦芽 30g   玄参 30g   山栀子 15g
淡竹叶 15g

6 剂，口服。

6 剂后食欲改善，进食增多，疲倦症状改善。6 月 25 日，四肢乏力症状好转，可借助助步器下床行走。仍有咳嗽，舌苔较前稍白腻，考虑痰湿阻肺，在原方基础上加用全瓜蒌 20g，桔梗 15g，化痰止咳。

患者入院时主要表现为脾气虚弱，故以香砂六君子汤为底方，兼顾"离经之血为瘀血"，加用凉血止血之赤芍、三七。中医药在动静脉畸形栓塞之前是：①保持病情平稳，预防畸形团破裂出血；②改善患者整体状态，使其能耐受全麻和手术，故应开胃健脾益气，改善患者食欲和营养；③对症处理：如有淡竹叶、山栀子治疗尿频尿急等症状。

2008-6-26   行脑及颅内血管畸形栓塞术（左侧顶枕部）。全麻后，双侧股动脉穿刺置入 6F 导管鞘，6F ENVOY 行双侧颈内以及左侧椎动脉造影，提示左侧顶枕部动静脉畸形（图 160a，图 160b，图 160c），主要供血来自左侧前、左侧大脑中、左侧大脑后动脉（图 160d），决定经左侧大脑中动脉用双微导管同步栓塞（图 160e）；6F 及 5F ENVOY 分别经双侧鞘管置入左侧颈内动脉 C1 段，用 2 支 Marathon 配合 SR 008 分别到达左侧大脑中动脉两支主要供血分支并进入畸形团，造影显示微导管位于畸形团内（图 160f），经两支微导管交互用 Onyx18 栓塞血管，复查造影提示栓塞约 70%（图 160g），左侧大脑前以及大脑后仍供应部分残留畸形团（图 160g），静脉引流通畅。

术后患者神清，精神疲倦，反应迟钝，言语清晰，对答欠合理，四肢乏力，可抬举，咳嗽，无咳痰，无发热，无胸闷气促，纳眠可，二便调，舌淡黯红苔白腻，脉弦细。记忆力、计算力定向力均下降，失读。6 月 30 日头颅 CT:左顶枕叶脑动静脉畸形栓塞术后改变，左侧外囊区及颞顶叶深部脑出血，两侧脑室枕角少量积血。2008-7-2 复查头颅 CT:左顶枕叶脑动静脉畸形栓塞术后改变，左侧外囊区及颞顶叶深部脑出血（图 161a~ 图 161c）。

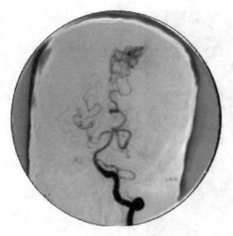

图 160a DSA:左顶枕叶脑动静脉
血管畸形团显影

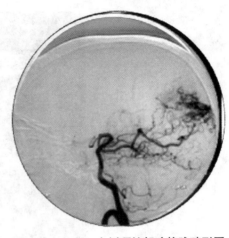

图 160b DSA:左侧顶枕部动静脉畸形团

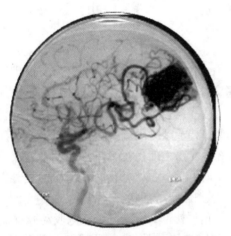

图 160c DSA:左侧顶枕部动静脉
畸形团供血

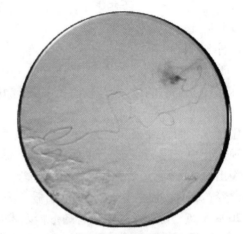

图 160d DSA:双导管栓塞

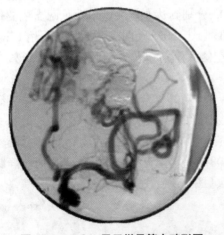

图 160e DSA:显示微导管在畸形团

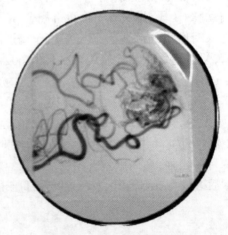

图 160f DSA:两导管栓塞血管

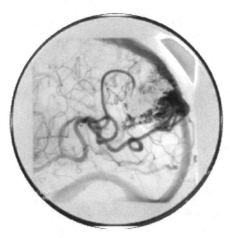

图 160g　DSA：栓塞 70%，仍有部分大脑前、大脑后供应畸形团

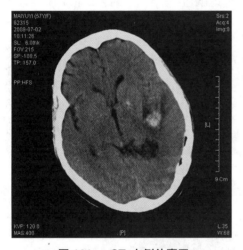

图 161a　CT：左侧外囊区

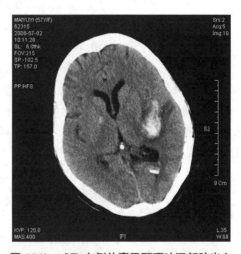

图 161b　CT：左侧外囊区颞顶叶深部脑出血

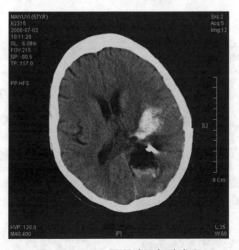

图 161c　CT：颞顶叶深部脑出血

2008-7-2,术后第二天中医四诊:神清,反应迟钝,对答不配合,四肢乏力,咳嗽,无痰,纳差,不思饮食,晨起大便 2 次,质稀,尿频尿急。舌质淡,黯红,舌苔白厚浊腻。尿常规提示尿路感染。中医辨证为湿浊内阻,邪伏膜原证。给予达原饮加减。处方如下:

槟榔 15g	厚朴 15g	草果 10g	黄芩 15g
绵茵陈 30g	滑石 15g	通草 10g	石菖蒲 15g
竹叶 10g	麦芽 10g	鸡内金 10g	神曲 10g

6 剂,每日一剂,口服。

2008-7-8　患者未再出现腹泻,饮食好转。仍尿频尿急,舌苔较上次稍黄腻。考虑湿热下注,给予八正散利尿通淋。处方:

滑石 20g	通草 15g	萹蓄 15g	瞿麦 15g
蛇舌草 15g	蒲公英 15g	车前草 15g	甘草 10g

7 剂,每日一剂,口服。

2008-7-10　患者意识障碍加重,呈嗜睡状,考虑脑血管畸形栓塞后供血动脉压力增高继发脑出血。行左顶枕脑动静脉畸形血管切除术。患者半坐位,头稍偏向左,头架固定,全麻,沿原左顶枕切口前界和中线边界切开,以前界和中线边界交汇点为起点,沿头顶正中线向前做一直切口,长约 5cm,形成一 T 字形切口,颅骨形成一 5cm×4cm 半圆形骨窗,直边位于中线,磨除覆盖上矢状窦颅骨,星形打开硬脑膜,于顶叶表面可见栓塞铸型的生物胶,暗黑色,大小约 3.5cm×3cm,脚的铸型内侧可见残余的动静脉畸形,大小约 2×1.5cm,由左侧大脑前动脉分支、左侧大脑中动脉分支以及左侧大脑后动脉分支供血,引流静脉位于畸形团的中内侧,向上矢状窦引流,首先游离切断左侧大脑中动脉发出的供血分支,然后沿胶的铸型的外前界游离,逐步向外、后内、前内、中线侧游离,再游离切断左侧大脑前动脉和后动脉发出的供血分支,进一步游离畸形团的内侧边界,向后游离时进入一陈旧性血肿腔,清除残留积血,见血肿腔与左侧脑室三角部沟通,进一步游离切除位于脑室壁的小块畸形血管团,最后切断引流静脉,将畸形团(含胶铸型)完整切除,于侧脑室三角部留置一枚引流,严密缝合硬膜,还纳骨瓣,中线颅骨缺损区以钛板覆盖固定,硬膜外留置一胶条引流,术后安返病房。术后复查头颅 CT 未见明显出血及占位,双侧脑室积气(图 162a~ 图 162c)。8 月 1 日脑血管造影提示动静脉畸形不再显影(图 163a~ 图 163f)。

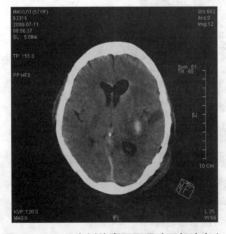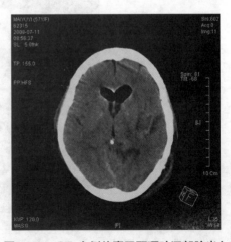

图 162a　CT:左侧外囊区颞顶叶深部脑出血　　图 162b　CT:左侧外囊区颞顶叶深部脑出血

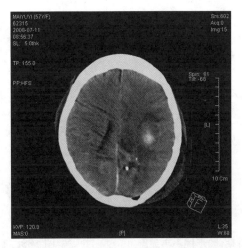

图 162c　CT：左侧外囊区颞顶叶深部脑出血

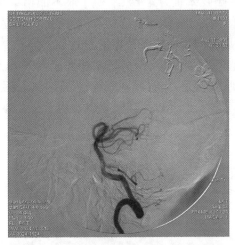

图 163a　DSA：动脉期，畸形团不再显影

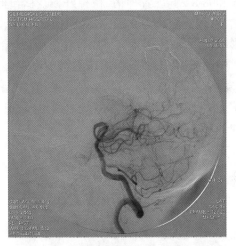

图 163b　DSA：动脉期，畸形团不再显影

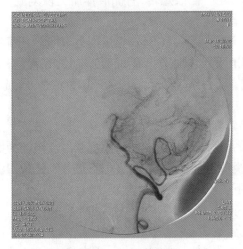

图 163c　DSA：静脉期

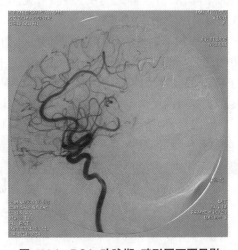

图 163d　DSA：动脉期，畸形团不再显影

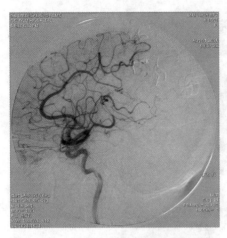
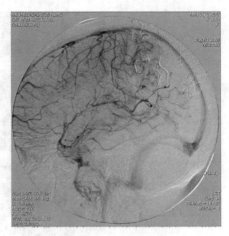

图 163e DSA:动脉期,畸形团不再显影　　图 163f　DSA:静脉期

2008-8-2　患者神情,精神好,对答合理,左侧肢体肌力 4⁺ 级,右侧下肢不能抬举,可以屈曲,右侧上肢肌力 3 级,右侧巴氏征阳性,左侧阴性,脑膜刺激征(-)。考虑手术部位对肌力影响较小,右侧偏瘫为脑血管痉挛所致,给予尼膜同泵入抗血管痉挛。

中医四诊:头部开颅术口敷料少许渗血,神清,精神疲倦,反应较术前明显迟钝,无法对答,发热,最高 38.5℃,右侧半身不遂,右侧上下肢瘫软无力。舌质淡黯红,舌苔白腻。脉弦细,重按无力。中医辨证为术后气血两虚,发热为气虚发热,治疗应补益气血,用十全大补汤加健脾开胃之品,增加后天化源。

黄芪 30g	党参 30g	炒白术 15g	茯苓 15g
当归 15g	赤芍 30g	川芎 10g	生地 15g
麦芽 15g	神曲 15g	鸡内金 10g	砂仁 10g
炙甘草 10g			

14 剂,每日一剂,口服

上方加减治疗 2 周,患者于 8 月 8 日出院,神清,精神好,高级智能下降,定向力、计算力、判断力下降,右侧肢体乏力明显好转,无恶心呕吐。食欲好转,右侧肢体肌力恢复到Ⅲ级。转入康复科继续治疗。

2008-9-19　康复治疗后,神志清楚,言语欠流利,记忆力、计算力定向力、理解力下降,对答切题,部分词语失认,部分命名性失语,左侧上下肢体肌力正常,右上肢肌力正常,右下肢肌力 4 级。四肢腱反射活跃(+++),髌阵挛、踝阵挛(-),掌颌征(+)。2009-3-18 复查血管造影,结果提示左侧顶枕部动静脉畸形未见复发(图 164a,图 164b)。

中医四诊:神清,精神焦虑,面色晦暗,口唇紫黯,语声响亮,滔滔不绝,畏寒,右侧牙龈疼痛,自觉右半身针刺样疼痛,大便干结,小便黄,舌形瘦小,舌质红绛,脉沉弦滑。辨证为肝气郁结,郁而化火,火盛伤阴,兼有瘀血。肝火上炎故有牙痛,畏寒为火郁不得外发之象。治疗以龙胆泻肝汤,加活血祛瘀止痛之品。处方如下:

龙胆草 15g	山栀子 10g	黄芩 10g	柴胡 15g
泽泻 20g	当归 10g	生地 30g	木通 10g
桃仁 15g	细辛 5g	香附 15g	桑白皮 30g

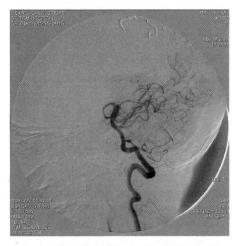

图 164a　DSA：动脉期，畸形团不再显影

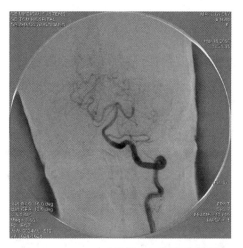

图 164b　DSA：动脉期，畸形团不再显影

甘草 10g

7 剂，每日一剂，口服

同时给予国医大师朱良春教授健脑散研粉冲服，处方如下：

红参 15g	制马钱子 15g	当归 21g	琥珀 12g
鸡内金 24g	制没药 12g	枸杞子 21g	血竭 9g
川芎 15g	地鳖虫 21g	地龙 12g	制乳香 12g
全蝎 12g	紫河车 24g	甘草 9g	

上方研细末，早晚各服 4.5g，益精填髓，益智通络。连续服用 3 年。

2012-2-3 患者四次在我院康复治疗后，神志清楚，精神尚可，四肢肌张力正常，右下肢肌力 4 级，其余肢体肌张力正常，双侧肌腱反射正常，双侧巴氏征(－)，仍遗留记忆力、计算力、理解力下降。较前明显好转，可正确对答问题，生活基本恢复自理。目前仍服用健脑散加减。2012-2-7 头颅 MR 提示：①符合左侧顶枕叶脑动静脉畸形切除术后改变；左侧顶枕叶临近岛叶、左侧基底节区局部软化(165a、165b)；②右侧额叶皮层下小缺血梗死灶，未见明确急性梗死(图 165c)；③椎基底动脉走行迂曲，余颅脑 MRA 未见异常(图 165d)。2012-9-11 复查 CT 未见出血(图 166a~ 图 166c)。出院后我院门诊随诊，患者病情稳定，睡眠不安，舌质红，舌苔黄腻，辨证为肝气郁结，郁而化火，湿热郁阻，方用龙胆泻肝汤加减。处方如下：

黄连 10g	栀子 10g	龙胆 10g	白术 40g
炒薏苡仁 15g	麦冬 10g	五味子 15g	太子参 30g
盐山萸肉 30g			

14 剂，每日一剂，口服。

2013 年 9 月电话随访情况：现患者仍遗留记忆力、计算力、理解力下降，可正确对答问题，生活基本恢复自理，病情稳定，在我院门诊定期随诊。

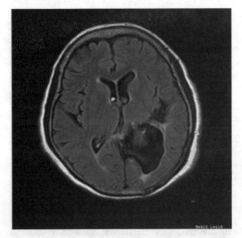

图 165a MR:T2 压水像左侧顶枕叶临近岛叶、左侧基底节区局部软化

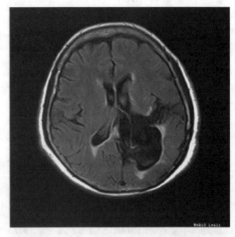

图 165b MR:T2 压水像左侧顶枕叶临近岛叶、左侧基底节区局部软化

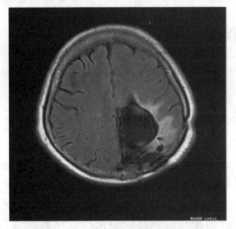

图 165c MR:T2 压水像右侧额叶皮层下小缺血梗死灶

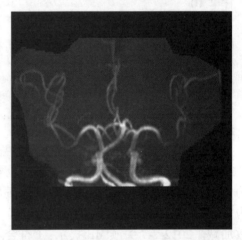

图 165d MRA:椎基底动脉走行迂曲

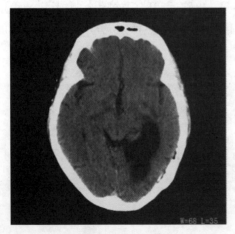

图 166a CT 未见出血

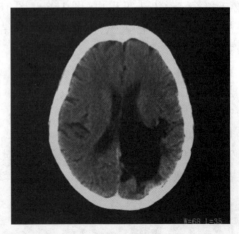

图 166b CT 未见出血

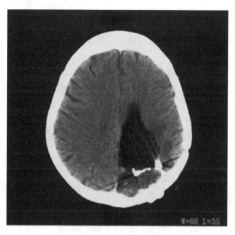

图 166c　CT 未见出血

二、病例特点与分析

（一）病例特点

1. 患者老年女性，因头痛、呕吐、意识不清入院，经手术清除血肿后，DSA 提示脑动静脉畸形转入我院行手术治疗。第一次栓塞术后继发再次脑出血，行显微外科 AVM 彻底切除术后，遗留有神经功能缺损。

2. 主要症状为神志清楚，记忆力、计算力下降，四肢肌肉废用性萎缩，双上肢肌张力增高，右下肢肌张力下降，左侧肢体肌力 4 级，右侧肢体肌力 5⁻ 级。四肢腱反射活跃(+++)，掌颌征(+)。无头晕头痛。

3. 影像学特点：DSA 提示左侧顶枕叶动静脉畸形。CT：左顶枕叶脑动静脉畸形栓塞术后改变，左侧外囊区及颞顶叶深部脑出血，两侧脑室枕角少量积血。

（二）病例分析

1. **临床定位分析**　患者首发症状为突发头痛、呕吐、意识障碍，应考虑蛛网膜下腔出血或大量脑出血。术后患者出现智能障碍，定位在皮层。四肢肌力无明显下降，但患者行走困难，应考虑运动性失用症，定位优势半球顶下小叶、缘上回损伤。而出现语言障碍，应定位在优势半球的语言中枢皮层。

2. **神经解剖定位分析**　根据影像学定位在左侧顶叶、顶枕交界，波及额叶。

3. **脑血管定位分析**　结合脑血管造影，提示左侧大脑前、大脑中、大脑后动脉供血的脑动脉畸形，引流静脉为上矢状窦。DSA 为动静脉畸形的金标准。

4. **鉴别诊断**　首次发病应与蛛网膜下腔出血、脑膜脑炎、脑外伤等鉴别，头颅 CT 可明确为顶枕叶脑出血。脑出血的病因主要有高血压性、淀粉样变、肿瘤出血、脑血管畸形等。本例患者出血在脑叶，无高血压病史，年龄小于 75 岁，应首先考虑脑血管畸形的诊断。DSA 可明确诊断。第一次栓塞术后，患者出现意识水平下降，失读、智能下降，应考虑再出血、脑水肿加重、术后脑血管痉挛、术后感染等。因介入栓塞，畸形团未得到完全栓塞，需急诊 CT

明确是否有再次出血。患者术后出现智能障碍、性格改变、运动性失用等，应鉴别器质性还是功能性改变。因患者有手术史，可排除功能性精神障碍。

三、文献复习

（一）脑血管动静脉畸形的治疗方法及疗效与适应证

1. 显微手术治疗

目前外科手术是治疗脑动静脉畸形行之有效的手段，包括显微外科手术、血管内栓塞治疗、立体定向放射疗法及综合治疗，研究认为显微外科手术切除治疗效果最彻底、最可靠[1-2]。影响手术效果的最主要因素是脑血管动静脉畸形的分级、大小、位置、供血动脉来源和数量，以及是否存在深部静脉引流、是否合并有动脉瘤、患者的年龄和手术者的经验等。对脑动静脉畸形（arteriovenous malformations，AVM）的分级，多采用 Sperzler-Martin[3]分级：它根据病变大小、与脑功能区的关系和引流静脉 3 种因素，提出了 5 级分级法。（1）小型（直径<3cm）1 分；中型（直径 3~6cm）2 分；大型（直径>6cm）3 分。（2）位于功能区 1 分；非功能区 0 分。（3）深部静脉引流 1 分，向脑表面引流 0 分。以上 3 个方面评分相加即为相应级。Sperzler-Martin 分级 I、Ⅱ级脑 AVM 的自然出血危险性高于外科手术干预的危险性，手术治疗对于低级别脑 AVM 有突出的优势，应积极行手术治疗，手术目标应力争脑 AVM 全切除；Ⅲ ~ Ⅳ级以上的脑 AVM 外科手术危险性高于自然出血危险性，导致严重并发症甚至死亡的概率很大，应尽量避免开颅手术[4]，Ⅳ级以上的脑 AVM 应根据具体情况决定行综合治疗或保守治疗。有出血史、病灶较局限、手术易达到而又不累及功能区的病例，应采取积极的手术治疗，以癫痫表现为主经药物治疗无效可手术治疗，顽固性头痛及进行性神经功能障碍也适于手术治疗。位于脑重要功能区或大脑深部，高血流伴动脉瘤或动静脉瘘的脑 AVM，主张综合治疗。手术并发症主要有术中大出血及术后出血、正常灌注压突破综合征（NPPB）、脑水肿、血管痉挛、神经功能缺损等[5]。

2. 血管内栓塞治疗

近年来，随着导管技术、栓塞材料和造影成像设备的快速发展，血管内栓塞在脑 AVM 治疗中的作用越来越重要。脑动静脉畸形介入治疗目的如下：①靶点栓塞：主要是针对 AVM 内的出血因素如动脉瘤进行栓塞，或针对高流量的动静脉瘘进行栓塞，降低病变破裂出血的风险。②部分栓塞：主要是为减轻症状的姑息治疗，改善患者的生存质量。③治愈性栓塞：即完全栓塞畸形团，使畸形团和引流静脉不再显影，而且必须有长期随访的证据[6]。④综合治疗的一部分：即手术切除前或立体定向放射治疗前栓塞，以有利于手术的进行或放射外科的治疗。目前栓塞材料主要有 NBCA、Onyx 胶等。Onyx 胶液态栓塞系统比 NBCA 胶液态栓塞系统有更好的可控性和弥散性，Onyx 胶作为新型的液态栓塞系统替代 NBCA 更多的在临床上应用[7]。Onyx 液态栓塞剂的出现使单独应用血管内介入栓塞治愈脑动静脉畸形的可能及比率增加[8]。Onyx 的不足之处是过度不透射线，由于它对射线的不透性，使得在栓塞过程中，畸形团栓塞程度不能很准确的被估测出来[9]。血管内栓塞治疗脑 AVM 的并发症主要有误栓、粘管和断管、脑血管痉挛及术后颅内出血、正常灌注压突破综合征等。以下情况不适宜 Onyx 栓塞：①血流量高、流速快的脑 AVM。②仅有细小的深部重要穿支供血的脑

AVM，如脑干 AVM。③部分脊髓的 AVM。目前，血管内栓塞已成为脑 AVM 主要治疗方法之一，但单纯血管内栓塞脑 AVM 的长期疗效尚需进一步观察。

3. 立体定向放射外科（SRS）治疗

立体定向放射外科是利用现代立体定向技术和计算机功能，将大剂量的高能质子束从多个角度和方向一次性聚集在靶点组织上达到摧毁靶点治疗疾病的目的[10]。目前使用最多的是 γ- 刀技术，它通过放射线使得畸形血管壁内皮细胞受损，肌成纤维细胞增殖，导致血管内膜进行性增厚，后期出现血管内皮细胞变性、玻璃样变、弹力层断裂、管壁硬化，血管进行性狭窄，最终 AVM 完全闭塞[11]。SRS 治疗脑 AVM 适应证为：①病灶直径 <3cm 或体积 <10mL；②病灶位于脑深部或功能区；③手术切除术后或血管内栓塞治疗后病灶残余；④全身情况不能耐受开颅手术者。治疗后脑 AVM 的闭塞率在 50% ~80% 之间。SRS 早期并发症主要有恶心、头晕、头痛、脑水肿等，晚期并发症有脑出血、癫痫发作、脑囊肿形成等。γ- 刀治疗后脑 AVM 的闭塞需 2~3a 甚至更长时间，其间患者仍存在出血风险，但并不增加出血的几率[12]。放射外科已被证明在小型 AVM 治疗中的作用，对大型高级别 AVM 来说，临床上除了采用手术、介入、SRS 多种手段联合治疗外，在单纯立体定向放射外科方面尝试采用重复治疗及剂量体积分割等方法以提高疗效，减少并发症。Pan[13]等采用立体定向 MR 定位和多平面剂量计划治疗大型脑 AVM76 例，取得了较好疗效。采用多平面剂量计划提高了治疗剂量的正形性，畸形血管团内剂量平均为 20~24Gy，周边剂量为 15~18Gy，等剂量曲线 55% ~60%，随访时间 12~73 个月，24 例完全闭塞。研究结果认为，使用多平面剂量计划治疗大型 AVM 并发症能控制在可接受的范围内，AVM 的闭塞率明显提高。目前认为对单一引流及供血的大型 AVM 应采取剂量分割方法，以低剂量覆盖整个病灶，一年后再次治疗，对多引流供血病灶可采取体积分割方法照射，但有关疗效及安全性方面的报道较少，有待进一步研究[14]。

（二）脑血管动静脉畸形手术联合介入治疗的现状与展望

Spetler-Matin Ⅳ ~Ⅴ级脑动静脉畸形往往具有病灶体积大、位置深在、位于功能区等特点，以及合并动脉瘤、动静脉瘘等异常结构，使得治疗难度及风险都大幅提高，因此一直以来都是神经外科治疗的重大难题，很难依靠单一治疗手段达到治愈目的。尽管证据还有限，但在一些脑动静脉畸形的治疗中，应用两种以上的治疗方式，可以提高治疗效果。血管内栓塞联合显微外科手术治疗大型脑 AVM 的效果满意，术前栓塞使脑 AVM 的主要供血动脉被闭塞，以侧支循环未建立，病灶血流量明显地减少，术中出血亦明显减少；术前栓塞使病灶周围盗血区恢复血供，恢复扩张小动脉的调节功能，防止术中、术后 NPPB 产生；减小畸形血管团的体积，阻断和降低畸形血管团的血流，减少出血和水肿等手术并发症的发生；闭塞畸形团内高流量的动静脉瘘及伴发的颅内动脉瘤，降低其破裂出血的风险；术中可见病灶呈暗灰色，体积明显缩小，质地变硬，张力下降，与周围组织分界明显，病灶分离顺利，对周围脑组织的副损伤小；术前选择性栓塞 AVM 深部高血流的供血动脉和术中较难以控制的深部动脉，可使一部分传统上难以手术的病例能够进行手术，同时手术及麻醉时间明显减少，减轻了患者的身心痛苦和经济负担。对于体积巨大的 AVM（病灶直径 >6cm）病灶，术前血管内栓塞可以分期分步进行，栓塞时应注意，栓塞体积一次不可过大，宜以 25% ~40% 为佳，以免术后发生"正常灌注压突破"。栓塞时，应避免误栓引流静脉。如需要进行多次栓塞，间隔时间以

1~2周为宜。栓塞后2~3周内进行显微外科手术切除病灶。脑动静脉畸形破裂出血形成自发性脑内血肿，出血量较大发生脑疝或可能发生脑疝的患者，一般先清除血肿，酌情是否去骨瓣减压，二期处理血管畸形。急性期的血管内介入治疗主要是停留在处理供血动脉、畸形团或引流静脉的假性动脉瘤防止在破裂出血。而对于颅内血肿及未被完全栓塞的畸形血管团需二次手术处理。Weber[15]等在47例BAVMs患者中，术前使用Onyx通过靶向栓塞深部畸形，病灶平均减少84%，提供了神经外科安全手术的基础。Fiehler和Stapf[16]报告充血性颅内压增高的未破裂BAVMs，一期行术前栓塞和手术切除，有效地降低了颅内压力并取得持久的康复。颅内畸形血管栓塞、大脑开颅血肿清除、颅内血管畸形切除术一起进行。优点是：①栓塞大部分畸形血管团，减少手术困难，降低切除风险，减少术中大出血。②立即手术清除血肿防止脑疝发生，有助于患者术后恢复。③缩短治疗时间，抓住了有效治疗契机，减少手术次数及费用，达到一期彻底治愈。血管内介入与开颅相结合治疗脑动静脉畸形的手术方法是一种有效的治疗手段，既可以补充介入治疗疗效的不足的问题，又可以减低开颅治疗的损害，但仍存在一些问题。Hauck[17]等报告Onyx栓塞后AVMs平均缩小75%，但12.2%患者出现永久性神经功能缺失，因此尽管术前栓塞有利于手术切除复杂的AVMs，但也要权衡Onyx栓塞本身的风险。最近，未破裂BAVMs的随机对照研究是迄今为止，正在进行的最大规模的随机对照临床试验，其目的是对未破裂出血的AVMs予以保守治疗和侵袭性治疗（手术、血管内栓塞、放疗及三者联合治疗）的远期疗效比较。可以预期其结果将会完善未破裂AVMs的治疗规范[18]。目前提出的以血管内治疗为先，手术治疗为主，放射治疗为辅，对复杂性AVMs趋向于联合治疗的法则，尽管已经取得一定成绩，但仍需多学科通力合作，进一步完善[19]。

四、决策难点分析

供血丰富的已破裂的位于重要功能区的AVM的治疗决策难点分析如下：

对于供血丰富的已破裂AVM，若出血较多，危及生命，应先开颅清除血肿，减压，解除脑疝，挽救生命。若出血不多，生命体征稳定，意识障碍不严重，可切除AVM和血肿清除同时进行。

供血丰富的AVM，由于血流量大，介入栓塞时不主张一次性完全栓塞，因为会诱发血流动力学突然改变，畸形团压力过高诱发出血。一般主张分次分步栓塞，这样血流动力学会慢慢建立和适应，不至于导致大量出血。若采用显微外科手术切除术，供血丰富的AVM手术将十分困难。因为同一个手术入路，并不能暴露、解剖多条血管的供血。像本例患者由左侧大脑前、大脑中、大脑后动脉三支动脉供血。大大增加了手术难度。而且，位于重要功能区的AVM，手术损害功能区的风险更高。因此，对于年轻患者，对于功能需求高的AVM患者，手术应十分小心，避免留下严重的神经功能缺损，如智能、语言等损害。

供血丰富、位于功能区的AVM患者采用放射治疗也存在一定风险。放射治疗后容易出血，放射定位不准备容易损害功能区。因此如何选择治疗方案，对临床医生是个巨大的考验。

本患者虽然拟采用分步栓塞的方法，还是由于栓塞过多导致血流动力学改变，畸形团压力突然增加，诱发了二次出血，不得不采用彻底切除的手术。先栓塞，后切除，是常用的决策之一。因为，栓塞掉主要供血动脉后，可以大大减少畸形团的血流量，减轻了术中止血的难度，从而减少了术中出血、损伤功能区的风险。

五、中医药在动静脉畸形围手术期中如何发挥优势

从西医学来讲，本例患者因脑动静脉畸形突发脑出血，出现脑疝症状，首要问题就是清除血肿，避免病情进一步发展，危及患者生命。解除病因为避免再次出血的唯一办法。血管栓塞术、显微外科切除术解决了这一问题。本例患者从术前、术后、康复期、后遗症期均贯穿中医药治疗。根据疾病的不同时期，不同阶段干预的环节和靶点也有所侧重。

（1）术前改善患者整体情况，特别是改善食欲，提高对全麻、介入、开颅手术的耐受力；维持病情平稳，防止脑血管畸形团破裂出血。

（2）术后术中出血较多，气随血脱，患者多表现为气血两虚，因此治疗应补益气血为主，促进术后恢复。如患者出现肺部感染、尿路感染、脑血管痉挛等并发症，需对症处理。或清热化痰，或利尿通淋，或柔肝止痉。

（3）术后遗留感觉障碍、智能下降、肢体乏力、焦虑状态等，应根据此时基本病机，结合患者体质辨证，制定长期的治疗方案。

国医大师朱良春认为：脑血管畸形属先天不足，责之于肾，手术损伤脑髓，亦伤之肾精。肾为先天之本，先天不足，后天失养，髓海不充，加之外科手术中电凝、压迫、缝合等方法止血，损伤脑络，络脉不通，则血与津液循行受阻，痰瘀互阻清窍清空，则神机不用，故出现昏不识人，不辨亲疏之症。先生认为在辨证上属于"虚中夹实"之候，因其虚，必须培补气血，滋养肝肾；因其实，气血瘀滞，必须活血化瘀。据此，拟订"健脑散"一方，方用：红人参、制马钱子、川芎各15g，地鳖虫、当归、甘杞子各21g，地龙、制乳没、琥珀、全蝎各12g，紫河车、鸡内金各24g，血竭、甘草各9g。上药共研极细末，每早晚各服4.5g，温开水送下，可连续服2~3月。本例患者在抗血小板聚集、调节血脂基础，结合中药，获得了较好的临床结局。

患者术后病情稳定，进入到神经功能康复阶段，应充分发挥中医的整体优势，给予患者针灸、肢体康复、外用药物熏洗等促进功能恢复。

参 考 文 献

［1］Gross BA，Duckworth EA，Getch CC，et al. Challenging traditional beliefs：microsurgery for arteriovenous malformations of the basal ganglia and thalamus. Neurosurgery，2008，63（3）：393-410.

［2］Vilalta J，Arikan F，Noguer M，et al. Outcomes of surgical treatment in 100 patients with arteriovenous malformations of the brain.Rev Neurol，2007，44（8）：449-454.

［3］Spetzler RF，Martin NA. A proposed grading system for arteriovenous malformations. J Neurosurg，2008，108（1）：186-193.

［4］Robert M，Friedlander MD. Arteriovenous malformations of the brain. New Engl J Med，2007，356：2704.

［5］Mumgesan C，Saravanan S，Rajkumar J，et al. Severe pulmonary oedema following therapeutic embolization with Onyx for cerebral arteriovenous malformation. Neuroradiology，2008，50（5）：439-442.

［6］Natarajan SK，Ghodke B，Britz GW，et al. Multimodality treatment of brain arteriovenous malformations with microsurgery after embolization with Onyx：single-center experience and technical nuances. Neurosurgery，2008，62（6）：1213-1226.

［7］ Hu YC,Newman CB,Dashti B,et al. Cranial dural arteriovenous fistula:transarterial Onyx embolization experience and technical nuances. J Neuroint Surg,2011;3(1):5.

［8］ Loh Y,Duckwiler GR,Onyx Trial Investigators. A prospective,mulicenter,randomized trial of the Onyx liquid embolic system and N-butyl cyanoacrylate embolization of cerebral artiovenous malformatious. Clinical article. J Neurosurg,2010,113(4):733-741.

［9］ Wong GK,Yu SC,Zhu XL,et al. Use of Onyx(a patented ethylene-vinyl alcohol copolymer formulation) embolisation of cerebral arteriovenous malformations in Hong Kong:initial experience. Hong Kong Med,2009, 15:359-364.

［10］ Deruty R,Pelissou-Guyotat I,Amat D,et al. Multidisciplinary treatment of cerebral arteriovenous malformations. Neuorl Res,2004,17:169.

［11］ Schneider BF,Eberhard DA,Steiner LE. Histopathology of arteriovenous malformations after gamma knife radiosurgery. Neurosurg,1997,87:352.

［12］ Mamyanm K,Shin M,Tago M,et al. Management and outcome of hemorrhage after Gamma Knife surgery for arteriovenous malformations of the brain. Neurosurgery,2006,105(Suppl 1):52-57.

［13］ Pan DH,Guo WY,Chung WY,et al. Gamma knife radiosurgery as a single treatment modality for large cerebral arteriovenous malformations. Neurosurg,2000,93:113.

［14］ Raza SM,Jabbour S,Thai QA,et al. Repeat stereotactic radiosurgery for high-grade and large intracranial arteriovenous malformations. Surg Neurol,2007,68:24.

［15］ Weber W,Kis B,Siekmann R,et al. Preoperative embolization of intracranial arteriovenous malformations with Onyx. Neurosurgery,2007,6l:244-252;discussion 252-254.

［16］ Fiehler J,Stapf C. ARUBA-beating natural history in unruptured brain AVMs by intervention. Neuroradiology, 2008,50:465-467.

［17］ Hauck EF,Welch BG,White JA,et al. Preoperative embolization of cerebral arteriovenous malformations with Onyx. AJNR Am J Neuroradiol,2009,30:492-495.

［18］ Stapf C. The rationale behind "A Randomized Trial of Unruptutred Brain AVMs"(ARUBA). Acta Neurochir Suppl,2010,l07:83-85.

［19］ Richling B,Killer M,Al-Schameri AR,et al. Therapy of brain arteriovenous malformations:muhimodality treatment from a balanced standpoint. Neurosurgery,2006,59(5 Suppl 3):S148-157;discussion S3-13.

（郭建文,侯凌波）

病例 25：脑动静脉畸形栓塞术后正常灌注压突破综合征的中西医结合治疗

一、病例摘要

患者，女，35岁，因"一过性四肢抽搐1次"于2012年1月29日入院。病史及治疗情况摘要如下：

2012-1-25无明显诱因下突发意识丧失，呼之不应，四肢抽搐，牙关紧闭，双目上视，口吐白沫，喉中痰鸣，无二便失禁，无口中怪叫，当时无呕吐，数分钟后患者可逐渐苏醒，抽搐停止，家人发现后遂呼叫"120"，120到场时患者神清，精神疲倦，抽搐倒地过程不能回忆，无头晕头痛，无胸闷胸痛，无心悸气促，无呕吐，遂接回至当地医院住院治疗，查头颅CT示：蛛网膜下腔出血，右侧顶枕叶皮层下出血（图167a~图167c）。予以吸氧、加强脱水降颅压、护脑、止血、预防血管痉挛、抗癫痫、对症支持治疗，行脑血管造影检查见右侧大脑半球动静脉畸形，患者为求进一步诊治，拟"脑血管畸形"转至我科。

入院查体：BP 96/60mmHg，颈硬，有抵抗，距胸骨上窝三横指，四肢肌力、肌张力正常。生理反射存在，病理征未引出。

中医四诊：神清，精神稍疲倦，偶有头痛，无头晕，无恶心呕吐，无言语不利，无四肢抽搐乏力，纳眠差，留置尿管引出淡黄色尿液，大便3日未解。舌淡黯，苔白腻，脉弦滑。辨病辨证依据：患者青年女性，因"一过性四肢抽搐一次"入院，并伴意识丧失，呼之不应，四肢抽搐，牙关紧闭，双目上视，口吐白沫，喉中痰鸣等典型症状，当属中医"痫证"范畴。辨证方面，叶天士认为"女子以肝为先天"，考虑患者先天禀赋不足，肝血不足，血虚生风，肝风内动，上扰清窍，则突发神志意识不清；肝风内动，故见肢体抽搐，牙关紧闭，口吐白沫等症。舌淡黯，苔白微腻，脉弦滑，均为肝风内动挟痰挟瘀之象。四诊合参，辨证为肝风内动，本病病位在脑，病机为肝风内动、痰瘀阻窍，属本虚标实之证。

治疗上，以"标本兼治"为原则，以"平肝息风、涤痰祛瘀"为法，中医予益脑安口服安脑化痰，清开灵静滴清热化痰通络，通腑醒神胶囊醒神通腑，中药汤剂以羚角钩藤汤为底方，加活血通络、豁痰开窍之药物，拟方如下：

羚羊角 5g	钩藤 10g	桑叶 5g	菊花 10g
生地 15g	白芍 10g	川贝 10g	茯神 10g
地龙 10g	制远志 10g	川芎 10g	白芷 15g

共3剂，日一剂，口服。

3剂后，患者头痛如前，纳眠稍改善，四肢抽搐等症未见再发作。

2012-2-1（发病后第7天）行全脑血管造影术+动静脉畸形栓塞术。术中见：右侧枕叶动静脉畸形合并血流相关性动脉瘤（图168a~图168d），主要由右侧大脑后动脉分支供血，

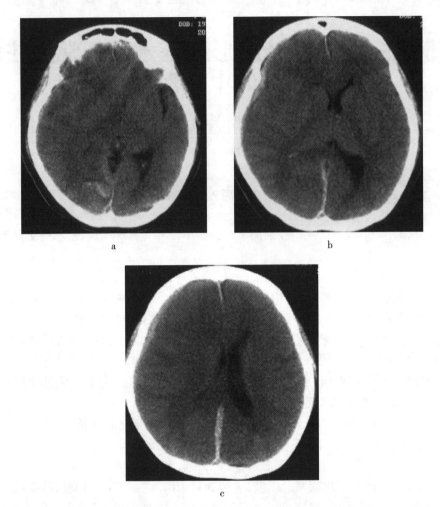

a

b

c

图 167a~ 图 167c　当地医院头颅 CT 提示蛛网膜下腔出血，右侧顶枕叶皮层下出血

右侧脑膜后动脉参与供血，引流静脉引流至横窦，畸形团大小约 23mm×33mm，合并血流相关性动脉瘤，动脉瘤大小约 4.9mm×7.6mm。造影见：右侧枕叶动静脉畸形合并血流相关性动脉瘤，主要由右侧大脑后动脉分支供血，右侧脑膜后动脉参与供血，引流静脉引流至横窦，畸形团大小约 23mm×33mm，合并血流相关性动脉瘤，动脉瘤大小约 4.9mm×7.6mm。在 X-pedin.010 微导丝导引下，将马拉松微导管置于右侧大脑后动脉一分支畸形团血流相关性动脉瘤内，注入 10% GLUBRAN 约 0.8ml，见胶弥散至畸形团，随后胶弥散至动脉瘤内，拔出微导管，造影复查见畸形团较前缩小，动脉瘤仍见显影，考虑拔管时胶从动脉瘤弥散至畸形团内。在 X-pedin.010 微导丝导引下将另一马拉松微导管置于右侧大脑后动脉畸形团血流相关性动脉瘤近端，注入 10% GLUBRAN 约 0.4ml，见胶弥散至动脉瘤内，复查造影动脉瘤未见显影。在 X-pedin.010 微导丝导引下再将另一马拉松微导管置于左侧大脑后动脉供应畸形团之分支血管，微导管造影见位置合适后，注入 10% GLUBRAN 约 0.8ml，拔出微导管，造影复查见畸形团较前缩小。在 MIRAGE.008 微导丝导引下将一马拉松微导管置于左侧大脑后动脉供应畸形团之分支血管，微导管造影见位置合适后，注入 Onyx 约 1.8ml，拔出微导管，造影复查见畸形团近全栓塞，少许残留（图 168e~ 图 168f）。

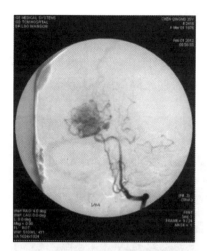

图 168a　造影正位像右侧枕叶动静脉畸形

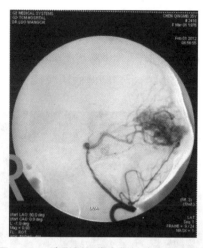

图 168b　造影侧位像右侧枕叶动静脉畸形

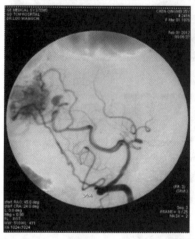

图 168c　右侧枕叶动静脉畸形合并
血流相关性动脉瘤

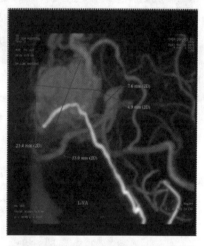

图 168d　术前 3D 影像右侧枕叶动静
脉畸形合并血流相关性动脉瘤

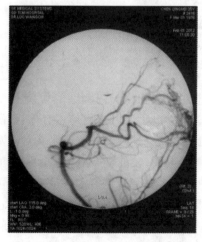

图 168e　术后造影见畸形少许残留

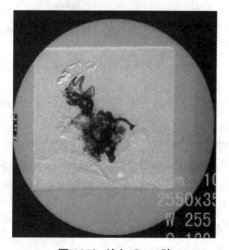

图 168f　注入 Onyx 胶

2012-2-1 术后立即查头颅 CT 提示:①右侧颞顶枕叶高密度影,结合病史,考虑右侧颞顶枕叶脑血管畸形出血并术后改变,局部血肿体积约 35ml;右侧颞叶钩回疝、大脑镰下疝形成。②右侧额颞部及双侧小脑幕及大脑镰硬膜下血肿。③双侧外侧裂池少量蛛网膜下腔出血(图 169a~ 图 169c)。给予控制低血压、抗脑血管痉挛、护胃、脱水降颅压、能量补液等治疗。

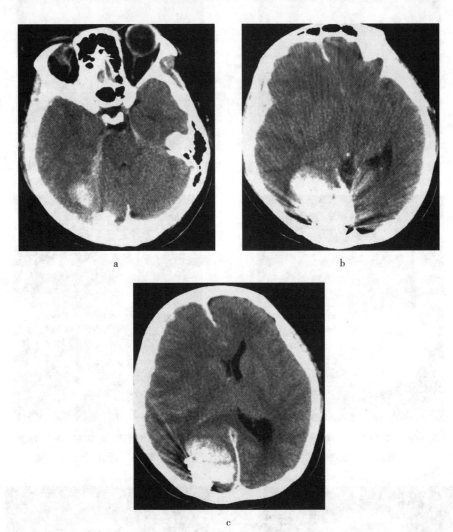

图 169a~ 图 169c 术后立即复查头颅 CT 见右侧颞顶枕叶脑动静脉畸形栓塞术后出血

2012-2-2(术后第一天)患者 08:22 时出现神志变化,当时为昏迷状,右侧瞳孔变大至 3.5mm,使用甘露醇快速静滴后瞳孔可回缩,神志好转,呈嗜睡状,呼之可应。查体:双侧瞳孔等大等圆,直径约 2.5mm,对光反射均迟钝,左侧视野半偏盲,颈硬,有抵抗,距胸骨上窝三横指。2012-2-2 头颅 CT:①右侧颞叶钩回疝、大脑镰下疝形成,较前稍有减轻。②右侧颞枕部及双侧小脑幕及大脑镰硬膜下血肿较前有所吸收减少。③双侧外侧裂池少量蛛网膜下腔出血大部分已吸收(图 170a~ 图 170d)。根据患者临床表现及头颅 CT 结果,考虑为正常灌注压突破综合征,脑水肿明显,予以控制性低血压(维持收缩压 90~110mmHg)、脱水降压、抗血管痉挛、补液治疗后病情好转,瞳孔回缩,神志好转为嗜睡状。

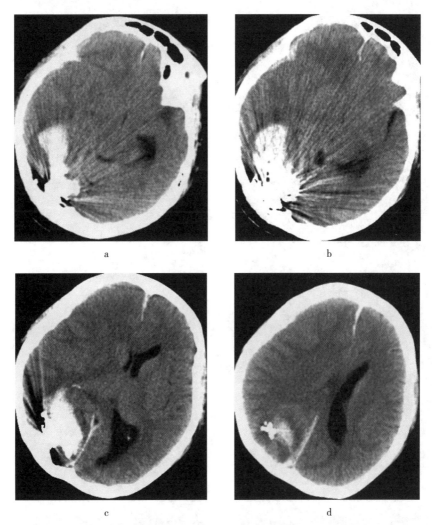

图 170a~ 图 170d　术后第一天复查头颅 CT 见右侧颞枕部血肿较前有所减少

中医方面：患者呈嗜睡状，呼之可应，精神疲倦，诉头痛，视物不清，无发热，无头晕，无呕吐，无言语不利，无四肢乏力、抽搐，纳眠差，留置尿管引出淡黄色尿液，大便已解。舌淡黯，苔白微腻，脉弦滑。结合影像学检查结果，患者颅内出血，神志欠清，辨病当属出血中风 - 中脏腑，辨证方面，当属阳类证之肝阳暴亢型，仍以羚角钩藤汤为底方，兼之患者出现神昏、头痛、瞳孔改变等表现，考虑兼有血瘀水停之象，加泽泻、牛膝利水，并予以远志、郁金改善神志，拟方如下：

羚羊角 15g（先煎）	钩藤 10g	山栀子 15g	菊花 10g
制远志 10g	郁金 10g	牛膝 15g	泽泻 15g
三七 15g	蒲黄 15g	炙甘草 5g	

共 3 剂，日一剂，口服。

予 3 剂内服后随症加减，并予开窍醒神之安宫牛黄丸口服，通腑醒神胶囊醒神通腑，结合西医，给予加强脱水、抗炎抗水肿、抗血管痉挛等治疗，经治疗后患者症状渐缓解。

2012-2-6 术后第 5 天，复查 CT，出血、水肿及脑疝较前减轻（图 171a~ 图 171d）。

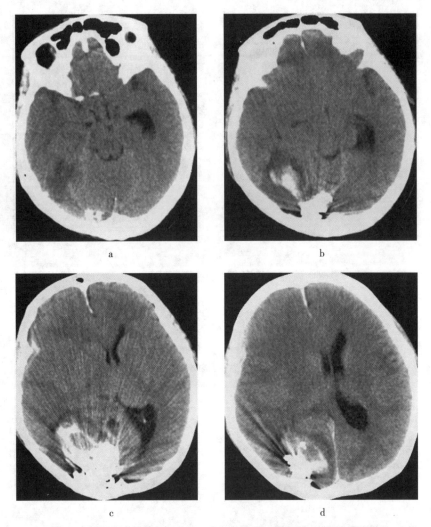

a

b

c

d

图 171a~ 图 171d　术后第 5 天,头颅 CT 见右侧颞枕部血肿较前减少

　　2012-2-13 术后第 12 天查 TCD:脑血管多普勒检查未见明显异常(图 172),头颅 CT:出血水肿较前进一步吸收减少(图 173a~ 图 173d)。患者于 2012-2-18 出院。

　　2012-7-29 患者因"右侧大脑半球内动静脉畸形栓塞术后 6 月"返院复查。入院症见:神清,精神尚可,偶有头痛,无头晕,时有双眼畏光、视物不清。体查:未见明显阳性体征。头颅 CT:原病灶内血肿及右侧额颞部硬膜下血肿已吸收(图 174a~ 图 174c)。复查脑血管造影见部分畸形(图 175a~ 图 175c),拟再次栓塞。

　　2012-8-2 再次行动静脉畸形栓塞术,造影见:原右侧枕叶动静脉畸形合并血流相关性动脉瘤有畸形残余,大小约 2cm×3cm,主要由右侧大脑后动脉分支供血,引流静脉引流至横窦。微导管到达右侧大脑后动脉供应畸形团之分支血管,微导管造影见位置合适后,注入 Onyx 共约 2.2ml,造影复查见畸形团较前缩小,引流静脉通畅(图 176a~ 图 176b)。术后即刻复查头颅 CT 未见出血(图 177a~ 图 177c)。

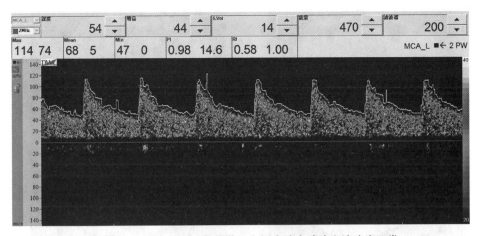

图 172　术后第 12 天，多普勒示左侧大脑中动脉血流速度正常

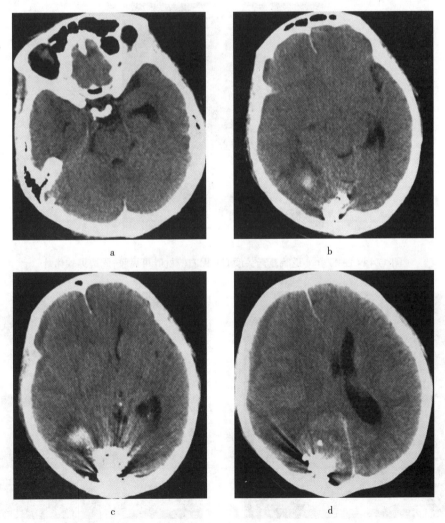

图 173a～图 173d　术后第 12 天，查头颅 CT 见右侧颞枕部血肿较前减少

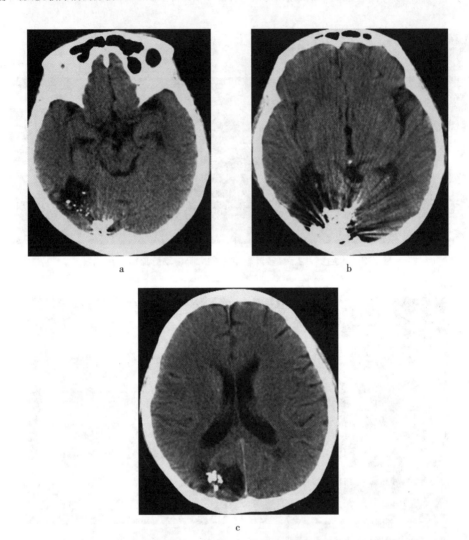

a

b

c

图 174a~ 图 174c 返院复查头颅 CT 见右侧枕叶可见胶,周边见软化灶

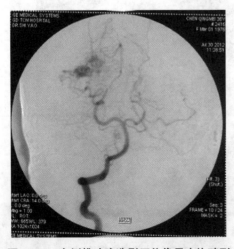

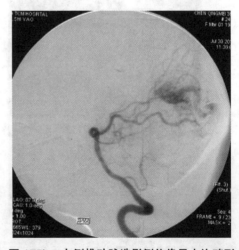

图 175a 右侧椎动脉造影正位像见少许畸形 图 175b 右侧椎动脉造影侧位像见少许畸形

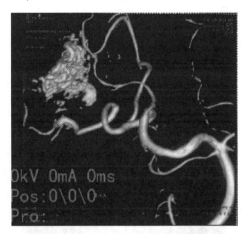

图 175c　3D 影像右侧枕叶动静脉畸形

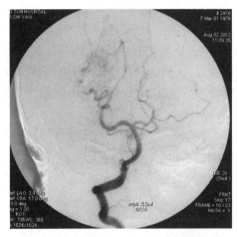

图 176a　造影见正位像栓塞后造影
畸形团较前缩小

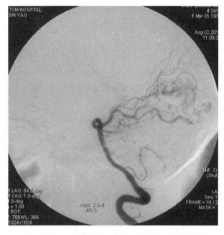

图 176b　造影见侧位像栓塞后造影
畸形团较前缩小

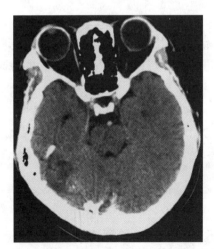

图 177a　术后头颅 CT 检查右侧
枕叶可见胶

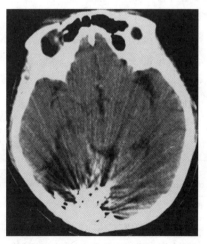

图 177b　术后头颅 CT 检查右侧枕叶可
见胶及软化灶,未见出血

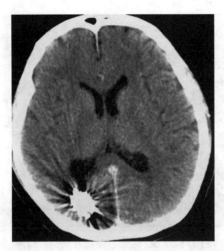

图 177c　术后头颅 CT 检查可见胶，未见出血

中医诊疗过程：患者因右侧大脑半球内动静脉畸形栓塞术后 6 个月复查，并拟行第二次栓塞入院，入院时患者神清，精神尚可，偶有头痛，无头晕，时有双眼畏光、视物不清，无头晕，无恶心呕吐，无言语不利，无四肢抽搐乏力，纳眠尚可，二便调。舌淡黯，苔白微腻，脉弦滑。结合既往病史及影像学检查结果，患者辨病当属中医"痫症"、"风痱"范畴，证属"气虚痰瘀阻络"。

辨证方面：患者平素生活欠规律，饮食失节，脾胃受损，加之手术等创伤，更伤气血，气血不足，血行不畅而成瘀；脾胃受损，水液运化失司而致痰浊内生，瘀血阻滞脑窍，清窍失养，故见头痛、视物不清等症，舌淡黯，苔白微腻，脉弦滑均为气虚痰瘀阻络之象，治疗当以"标本兼治为原则"，以"益气化痰，活血通络"为法，拟方如下：

法半夏 10g	白术 10g	陈皮 10g	茯苓 20g
生姜 5g	炙甘草 10g	胆南星 30g	丹参 30g
葛根 30g	首乌藤 30g		

共 6 剂，日一剂，口服。

患者守方 6 剂，头痛、视物不清等症稍缓解，待二次栓塞术后，患者精神疲倦，术后正气受损，予原方加黄芪 30g、柴胡 10g 益气，术后拔除尿管后出现尿道不适感，尿常规见白细胞，加予海金沙、车前子利尿通淋，3 剂后，患者不适进一步好转，术后情况良好，无诉特殊不适，2012-8-6 出院。

出院后 3 个月随访，患者无抽搐，无头痛头晕，无视物不清等不适，生活恢复正常。

二、病例特点与分析

（一）病例特点

1. 患者女性，35 岁，因"一过性四肢抽搐 1 次"入院。既往体健，无特殊病史。

2. 症见发作时突发意识丧失，呼之不应，四肢抽搐，牙关紧闭，双目上视，口吐白沫，喉中痰鸣。舌淡黯，苔白微腻，脉弦滑。

3. 查体生理反射存在，病理征未引出。颈抵抗，距胸骨上窝三横指，余脑膜刺激征（一），四肢肌力、肌张力正常。

4. 辅助检查 2012-1-25 外院头颅 CT 示：蛛网膜下腔出血，右侧顶枕叶皮层下出血（未见原片及报告）。脑血管造影检查见右侧大脑半球动静脉畸形。

（二）病例分析

1. **临床定位分析**　患者，女性，35 岁，以"一过性四肢抽搐 1 次"为主诉，外院头颅 CT 示：蛛网膜下腔出血，右侧顶枕叶皮层下出血，考虑右侧顶枕叶病灶可能性大。

2. **神经解剖定位分析**　根据患者症状结合脑血管造影检查，定位在右侧顶枕叶。

3. **定性分析**　根据患者发病年龄，35 岁，女性，以癫痫发作起病，外院头颅 CT 提示皮层下脑出血，脑血管造影检查显示右侧大脑半球动静脉畸形，位置在右侧顶枕叶，合并血流相关性动脉瘤，主要由右侧大脑后动脉分支供血，引流静脉引流至横窦，畸形团大小约 23mm × 33mm，诊断明确。

三、文献复习

脑动静脉畸形（arteriovenous malformation，AVM）是一种先天性局部脑血管发生的变异，在病变部位脑动脉与脑静脉之间缺乏毛细血管，致使动脉直接与静脉相接，形成了脑动、静脉之间的短路，产生一系列脑血流动力学上的紊乱，临床上可表现为反复的颅内出血，部分性或全身性抽搐发作，短暂脑缺血发作及进行性神经功能障碍等。脑动静脉畸形（AVM）手术治疗的目的是完全切除或闭塞畸形血管团，消灭或减少 AVM 破裂出血的几率，减少局灶神经功能损害，恢复脑组织的正常血循环。

脑 AVM 的外科治疗方法主要有神经外科显微手术切除、介入栓塞治疗及立体定向放射外科治疗。近年来，导管技术、栓塞材料不断更新，血管内栓塞在脑 AVM 治疗中的作用越来越重要，它主要以减少病灶体积、栓塞容易出血的畸形内或血流相关性动脉瘤、动静脉瘘，部分畸形可以完全栓塞达到治愈目的，不能完全栓塞的患者可以减少畸形出血的几率，并为显微手术或放射治疗创造有利条件，血管内栓塞治疗脑 AVM 的并发症主要有误栓、粘管和断管、脑血管痉挛及术后颅内出血、正常灌注压突破综合征等，以下探讨栓塞术后过度灌注颅内出血的原因及预防和处理措施。

（一）脑动静脉畸形栓塞术后并发颅内出血的原因有以下几种

1. 血管构筑学因素

与脑 AVM 的分级、大小、位置、供血动脉来源和数量，是否合并有动脉瘤、动静脉瘘等有关，以及是否存在深部静脉引流或引流静脉狭窄引流不畅。根据 Sperzler-Martin [1] 分级：根据病变大小、与脑功能区的关系和引流静脉 3 种因素，提出了 5 级分级法。①小型（直径 <3cm）1 分；中型（直径 3~6cm）2 分；大型（直径 >6cm）3 分。②位于功能区 1 分，非功能区 0 分。③深部静脉引流 1 分，向脑表面引流 0 分。以上 3 个方面评分相加即为相应级，分级越高，AVM 手术风险高，难度大，但术后发生颅内出血的风险不一定越大，它还与以下几个因素相关：

（1）AVM 大小:Morgan[2]等将 112 例 AVM 按直径大小进行分组,并进行逻辑回归分析,认为 AVM 的大小是过度灌注出血发生的最重要因素,因为小型 AVM 的畸形血管异常脆弱,加之引流静脉少,引流灌注压高,栓塞后压力陡增,容易破裂出血。

（2）供血动脉为穿支动脉供血的 AVM 术后出血比例较高,且位于基底节和后颅窝的 AVM 出血机会也高,由于深部供血动脉短,压力落差小,故供血动脉压高,栓塞后供血动脉压的升高导致 AVM 出血,再者,畸形合并动脉瘤也是引起脑 AVM 出血的一个重要危险因素[2]。

（3）出血还与血流动力学改变有关[3],畸形团部分栓塞后畸形团局部血流重新分布,造成供血动脉和残余畸形团内压力升高引起畸形团内外薄弱部位破裂[4]。

2. 正常灌注压突破综合征(NPPB)

正常灌注压突破综合征(NPPB)是引起 AVM 栓塞术后出血的又一原因[5],发生率为 3%~4%[6],为术后数小时或数天内发生的动静脉畸形周围的颅内血肿和脑水肿,由于 AVM 盗血,长时间缺氧可引起脑内毛细血管增生,造成畸形周围的正常脑供血不足,病灶经栓塞后,原来流入动静脉畸形的血液重新流入慢性扩张的血管,以高流量流入微循环,而病变毛细血管不能承受灌注压力的急剧上升而发生崩裂,不能保护病灶周围脑组织的毛细血管床,导致毛细血管床破裂,引起血管源性水肿,或导致脑出血[7],正因为脑动静脉畸形存在"盗血"现象,使正常脑组织灌注不足,常发生在高流量的 AVM,盗血越严重,NPPB 越易发生。

3. AVM 静脉引流的破坏导致出血

静脉引流系统对维持 AVM 内的血流动力学平衡相当重要,单支静脉引流者易于破裂出血,因为引流静脉支数越少,引流阻力越高,灌注压越高,栓塞术后易出血,栓塞剂损伤引流静脉导致残留畸形团引流不畅,是脑 AVM 部分栓塞后引起畸形团破裂的最主要原因之一[5]。如有引流静脉闭塞与狭窄等因素存在,狭窄处容易被飞胶堵塞或因血流动力学变化、血栓形成,出血危险性更高,常见于深部引流者,深部 AVM 引流均为中央深静脉经 Galen 静脉回流,深静脉易发生狭窄,引起静脉压增高导致出血,故术中特别注意保护引流静脉,在完全栓塞畸形团之前确保引流静脉通畅。

4. 其他因素

微导管、微导丝刺破血管或畸形团,或者微导管粘管后拔管用力过大出血,过分追求单支血管的栓塞率或在相对迂曲的血管作长时间的注射等,也是引起栓塞过程中出血的原因。

（二）术后并发出血的预防和处理措施

1. 术后并发出血的预防重点在于尽可能缩小 AVM 动静脉分流体系治疗前后的灌注压差,尽可能使治疗前后的灌注压变化缓慢出现。控制性低血压可起到降低栓塞后灌注压的作用,在围手术期密切监测血压变化,术后适当给予镇静,延长麻醉苏醒时间,将血压控制在低于基线水平的 20~30mmHg,能有效降低过度灌注的风险,术后可不急于拔除气管插管,将患者带管全麻置于监护室并密切观察 24 小时,同时术后控制性低血压,24 小时后血压控制理想,可再行气管拔管,这样减少了外界各种因素对血压波动的影响,为病灶周围小血管适应灌注压的上升赢得了时间[8-9]。术后 3~7 天严格控制低血压,使用微量泵静脉给予降压药物,停止降压前缓慢减药,防止血压波动较大引起出血[10]。

2. 对合并有动脉瘤的 AVM,应先栓塞动脉瘤,否则畸形团栓塞后,会引起供血动脉和残余部分畸形团内高压,引起薄弱的动脉瘤破裂出血。

3. 做好术前评估是预防术后出血的关键步骤，合理选择和使用栓塞材料。术前可行经颅多普勒超声（TCD）、DSA 及 3D-DSA 检查，对 AVM 的位置、大小、引流静脉的情况、血流动力学特点及是否合并动脉瘤等进行综合分析，据此合理选择和使用栓塞材料[11]。

4. 术后合理药物治疗。适量应用脱水药降低颅内压，单纯使用高渗性脱水药降低颅内压，可使血容量暂时性增多而增加脑组织灌流量，加重血管源性脑水肿，所以最好联合使用利尿脱水药和高渗性脱水药，再者，高渗性晶体液和白蛋白等可减轻再灌注早期和后期脑水肿反应。AVMA 常合并癫痫，癫痫发作会明显加重脑水肿，甚至造成出血，故应酌情给予抗癫痫药物。

5. 术中精确操作。栓塞前一定要仔细辨析 AVM 的供血动脉有无正常脑组织的血管穿支存在。插管时要准确轻柔、超选择性将微导管送到病变供血动脉。使用微导丝导引时操作要轻柔，导丝在微导管弯曲处，不要用力强行通过，当微导管接近畸形团时，及时拔除微导丝[5]。微导管到位准确后，一定要注意推注 Onyx 胶的速度，保持缓慢、平稳，缓慢注射 Onyx 胶可减少 DMSO 的血管毒性反应。注射完毕，拔除微导管时切记用力过大，可在透视下观察缓慢撤出微导管，这样可以最大程度地保护畸形血管管壁，减少血管破裂出血的发生。

6. 大型 AVM 的处理。对于一些体积较大，功能区的或位置较深的 AVM，单纯外科手术很困难，可积极进行血管内治疗，治疗目的依然是彻底栓塞畸形血管团而非姑息性治疗。对大型、高流量的脑 AVM 要实行分次栓塞，每次栓塞不能超过畸形团体积的 1/3~1/2，第 2 次栓塞应间隔 3 周至 2 个月，有的学者认为栓塞间隔时间不超过 6 周，以免新的血供形成[12-14]。分次栓塞可使畸形血管团周围长期处于极度扩张状态的小动脉逐步适应栓塞后的血流动力学变化，AVM 体积逐渐减小，分流量减低，有助于病灶周围血管压力自动调节机制的恢复[10]，减少正常灌压突破的发生。对于大型、高级别、位于功能区以及结构复杂的脑 AVM，很难依靠单一治疗手段达到治愈目的，可联合外科手术及放疗等治疗手段，可根据具体临床情况以及个体化差异进行选择。

四、决策难点分析（正常灌注压突破综合征的早期识别及处理）

正常灌注压突破综合征（normal perfusion pressure breakthrough，NPPB）是脑动静脉畸形术中或术后的一种严重并发症，表现为病灶周围脑组织大面积肿胀和出血。机制是由于 AVM 长期盗血，栓塞后原来流入动静脉畸形的血液重新流入至周边正常血管，因而正常血管处于高血流状态，自动调节功能丧失，出现过度灌注，发生严重脑水肿、脑肿胀，或发生脑实质出血。

该患者为脑动静脉畸形伴血流相关性动脉瘤，我们在栓塞过程处理中采取优先栓塞动脉瘤的策略。因为对于接近畸形团的供血动脉上动脉瘤或畸形团内的动脉瘤应优先栓塞，否则畸形团栓塞后，会引起供血动脉和残余部分畸形团内高压，引起薄弱的动脉瘤破裂出血。栓塞血流相关性动脉瘤后，我们将畸形团近全栓塞，术后立即复查头颅 CT，已见畸形团周边高密度影，考虑畸形团出血可能，不排除过度灌注所致，但患者神志清楚，肢体活动可，用控制性低血压、脱水降颅压、抗血管痉挛等内科处理，术后转监护室监护治疗。

术后第一天查房见患者昏迷，瞳孔散大，复查头颅 CT 未见出血增加，但脑水肿加重，中线结构移位，考虑正常灌注压突破综合征，继续控制性低血压、联合使用利尿脱水药和高渗性脱水药加强脱水，使用尼膜同持续静脉泵入等防治抗血管痉挛等措施，经处理后该患者恢复良好，无后遗症。该患者发生术后过度灌注的可能原因是患者脑动静脉畸形栓塞范围过大，基本上近全栓塞，栓塞 AVM 血管团后将病变的供血动脉阻断，使周边邻近脑组织内供血动脉的血流量突然加大及血管后方的阻力增加，导致血管内压力增加，血管壁难以承受突然增加的灌注压力，造成液体外渗形成水肿，血管破裂，脑实质出血。因此，对较大的 AVM 分次栓塞使灌注压差得到逐步疏导，可以减少过度灌注的发生率。对于已经发生正常灌注压突破综合征，处理存在较大困难，可采取控制性低血压、脱水降低颅内压、抗脑血管痉挛等综合处理措施，部分患者仍可获得较好的临床疗效。

五、中医药在 AVM 栓塞术后 NPPB 损伤方面的作用

正常灌注压突破综合征（NPPB）是 AVM 栓塞术中或术后发生的一种严重并发症，表现为病灶周围脑组织大面积水肿和灶性出血，根据发病机理及临床表现，可归于中医学的"出血性中风病"范畴，并较之一般的出血性中风更急，预后一般不佳。

出血性中风的直接病因为络破血溢，离经之血即为瘀血，留滞于脑窍，继则水停不运，而脑为元神之府，血瘀水停则元神错乱，发为嗜睡昏迷等症。因此，出血性中风的病位在脑之血脉，急性期的病理改变为出血与瘀血、水毒并存。而对于出血性中风的治疗，需要统筹络破血溢之因和血瘀水停之果以及出血与瘀血并存的关系，并兼顾病情中出现的腑实等证。现代医家常用活血化瘀、通腑泻热涤痰、平肝息风及凉血通瘀等作为出血性中风的基本治法[15]。我们认为：NPPB 的发生，其本在于肝肾亏虚，气血衰少，血脉失养，其标多由气血逆乱、风阳上窜、痰火内扰、痰瘀水阻等；盖《内经》有云："血与之气，并走于上，则为大厥，厥则暴死，气复反则生，不反则死"，近代张锡纯等论述为"脏腑之气化皆上升太过，而血之上注于脑者，亦因之太过，致充塞其血管而累及神经"。鉴于此，清热平肝、涤痰化瘀、活血利水、滋阴息风、调和气血等为中医药治疗此病之常法。具体而言：

1. 术前或治其标，或标本兼治，总以调和气血阴阳为要，改善机体状态，提高手术耐受力。中医药在动静脉畸形栓塞术前的干预点及作用目标在于：保持病情平稳，预防畸形团破裂出血，故以平肝息风为底，改善患者整体状态，使其能耐受全麻和手术，避免术后 NPPB 的发生。

2. NPPB 发生之后，宜急则治其标，活血化瘀利水，并调和气血为要。对于兼夹证则辨证论治，或通腑泻热、或息风止痉。出现嗜睡等痰瘀蒙蔽神窍之中脏腑表现者，则可予远志、郁金、石菖蒲等药加强化痰祛瘀，开窍醒神的作用。

3. 术后遗留的感觉异常、偏瘫、癫痫、智能及情志障碍等，宜顾护肝肾亏虚、气血衰少之本，注重痰瘀等贯穿始终之标，以黄芪、当归、西洋参、白芍等益气养血柔肝之药扶正，天麻、钩藤、牛膝、川芎等药平肝息风、活血通络以治标，配合中医针灸、推拿、外用药物熏洗等促进患者神经功能恢复。

参 考 文 献

[1] Spetzler RF,Martin NA. A proposed grading system for arteriovenous malformations. J Neurosurg,2008,108（1）:186-193.

[2] Moran MK.Complication of surgery for arteriovenous malformation of the brain. J Neurosurg,1993,78（2）:176.

[3] L.LIU,C. JIANG,et al. Periprocedural Bleeding Complications of Brain AVM Embolization with Onyx. Interventional Neuroradiology,2010,16（1）:47-57.

[4] Stefani MA,Porter PJ,Terbmgge KG,et al. Angioarchitectural factors present in brain arterlovenous malformations associated with hemorrhagic presentation. Stroke,2002,33（4）:920-924.

[5] Weber W,Kis B,Siekmann R,et al. Endovaseular treatment of intraeranial arteriovenous malformations with Onyx:technical aspects. AJNR,2007,28（2）:371-377.

[6] Hashimoto N,Nozaki K,Takagi Y,et al. Surgery of cerebral arteriovenous malformations. Neurosurgery,2007,61（1 Suppl）:375-389.

[7] Ledezma CJ,Hoh BL,Carter BS,et al. Complications of cerebral artefiovenous malformation embolization: multivariate analysis of predictive factors. Neurosurgery,2006,58（4）:602-611.

[8] Katsaridis V,Pap annaki C,Aimar E. Curative embolization of cerebral arteriovenous malformations（AVMs） with Onyx in 101 patients. Neuro-radiology,2008,50（7）:589-597.

[9] Laakso A,Dashti R,Seppanen J,et al. Longterm excess mortality in 623 patients with brain arteriovenous malformations. Neurosurgery,2008,63（2）:244-253.

[10] Kumar S,Kato Y,Sano H,et al. Normal perfusion pressure breakthrough in artefiovenous malformation surgery:the concept revisited with a case report. Neurol India,2004,52（1）:111-115.

[11] Natarajan SK,Ghodke B,Britz GW,et al. Multimodality treatment of brain arteriovenous malformations with microsurgery after embolization with Onyx:single-center experience and technical nuances. Neuro-surgery, 2008,62（6）:1213-1225.

[12] Weber W,Kis B,Siekmann R,et al. Preoperative embolization of intracranial arteriovenous malformation with Onyx. Neurosurgery,2007,61（2）:244 -254.

[13] Fiorella D,Albuquerque FC,Woo HH,et al. The role of neumendovascular therapy for the treatment of brain arteriovenous malformations. Neuro-surgery,2006,59（5 Suppl 3）:S163-S177.

[14] Mounayer C,Hammami N,Piotin M,et al. Nidal embolization of brain arteriovenous malformations using Onyx in 94 patients. Am J Neuroradiol,2007,28（3）:518-523.

[15] 马慧敏,过伟峰.出血性中风急性期中医治疗四法述评.黑龙江中医药,2010,3:7-8.

（李贵福,石尧,罗望池,张永健）

病例 26~27：脑动静脉畸形的综合治疗

一、病例摘要

病例 26

患者男性，20岁，因"突发意识模糊伴肢体抽搐5天"于2011年7月13日入院。病例号：3017929，病史及治疗情况摘要如下：

2011-7-9（来诊前4天）：无明显诱因突发昏迷送至外院。GCS 7=E1V2M4，急诊头颅CT：右侧放射冠区脑出血并破入脑室，梗阻性脑积水，未排除脑血管畸形（图178）。急诊行右侧侧脑室穿刺外引流术，术后神志转清醒，复查头颅CT提示脑积水较前减轻，引流管位置可（图179）。

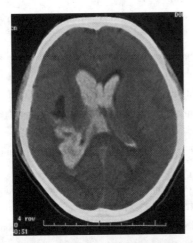 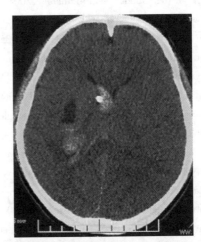

图178　头颅CT　右侧放射冠区
脑出血并破入脑室

图179　头颅CT　右侧脑室
穿刺外引流术后

2011-7-13（转诊我院）带入右侧脑室外引流管。查体：清醒，GCS 13=E4V4M5。双侧肢体肌张力基本正常，肌力4级，腱反射正常，双侧病理征（-）。既往无特殊病史。

中医四诊：患者神清，精神烦躁，对答欠合理，四肢可见自主活动，无肢体抽搐，大便未解。舌黯红，苔白腻，脉弦滑。

辨病属中医学"出血性中风"。辨证为风火痰瘀、痹阻脉络，治疗以平肝息风，清热化痰，活血通络为法，予清开灵静滴清热化痰通络，醒脑开窍，七叶皂苷钠静滴活血通络，减轻脑水肿，通腑醒神胶囊（院内制剂）口服以清热通腑，醒神开窍。禁食，中药汤剂暂不服。

2011-7-14　9：30-10：30（入院第2天）脑血管造影：右侧基底节区动静脉畸形，右侧脉络膜前动脉分支、右侧大脑中动脉豆纹动脉外侧组、右侧大脑中动脉M2段岛叶皮层小分支供血;其中,右侧脉络膜前动脉分支近畸形团处可见动脉瘤形成。大脑内静脉、大脑大静脉引流至直窦。未见颈外动脉、椎动脉参与畸形团供血(图180a~图180h)。诊断:右侧基底节区脑血管畸形(动静脉畸形)。

中医四诊:患者神清,较烦躁,夜间明显,需予以镇静药物,对答较前改善,仍欠合理,诉头痛明显,呈全头胀痛,阵发性加重,发热,热势较高,面色潮红,四肢可见自主活动,无肢体抽搐,口干口苦,口气臭秽,纳差,大便3日未解,舌黯红,苔白腻微黄,脉弦滑。

辨证为风火痰瘀、痹阻脉络,治疗以"平肝息风,清热化痰,开窍醒神"为法,予羚角钩藤汤为基础方,酌加龙齿、茯神、石菖蒲以开窍安神,处方如下:

羚羊角骨30g(先煎)	钩藤15g	白芍20g	地龙10g
毛冬青20g	法半夏15g	郁金15g	龙胆草15g
牛膝15g	石菖蒲15g	生龙齿10g(先煎)	茯神10g

3剂,每日一剂,口服。

经处理,患者神清,间中烦躁,言语对答尚合理,诉头痛较前好转,面色潮红较前减轻,口臭较前减轻,大便仍未解。舌黯红,苔白腻微黄,脉弦滑。

2011-7-16(入院第4天)颅脑MRI增强显示:①右侧颞叶、基底节区、放射冠所见异常信号,结合临床,符合局部AVM并局部出血(亚急性为主),部分出血破入侧脑室(破入部位位于右侧侧脑室后角),灶周轻度水肿;②右侧侧脑室前角引流术后改变;③右侧基底节区、胼胝体压部异常信号(DWI高信号),考虑局部缺血梗死可能性大(图181a~图181d)。中医四诊:药物镇静,间中烦躁,头痛好转,舌黯红,苔白腻,脉弦滑。

2011-7-18(入院第6天)行脑血管畸形栓塞术:Marathon微导管超选至右侧脉络膜前动脉造影显示,脉络膜前动脉分出上下两干向畸形团供血。将Marathon微导管超选进脉络膜前动脉上干近畸形团处,超选择造影显示畸形团部分显影,未见供应正常脑组织血管,注射10% GLUBRAN2 0.2ml后畸形团显影较前明显缩小。同法用10% GLUBRAN2 0.2ml栓塞脉络膜前动脉下干畸形团供血动脉。复查造影见残留畸形团由右侧大脑中动脉小分支供应,显影缓慢,考虑栓塞良好术毕(图182a~图182f)。

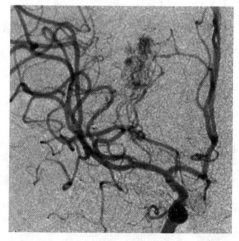

图180a　DSA　右侧基底节区动静脉畸形团
(正位,动脉期)

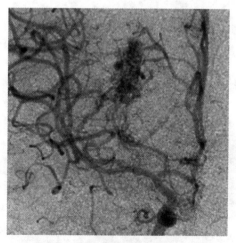

图180b　右侧基底节区动静脉畸形团
(正位,动脉晚期)

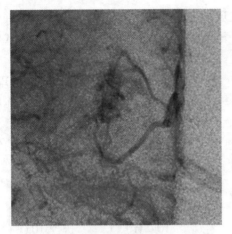

图 180c 右侧基底节区动静脉畸形团
（正位,静脉期）

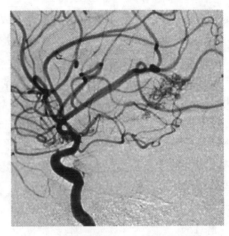

图 180d 右侧基底节区动静脉畸形团
（左前斜位,动脉期）

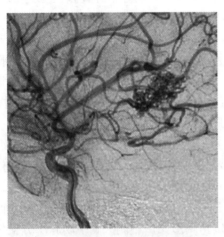

图 180e 右侧基底节区动静脉畸形团
（左前斜位,动脉晚期）

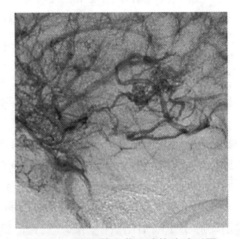

图 180f 右侧基底节区动静脉畸形团
（左前斜位,静脉早期）

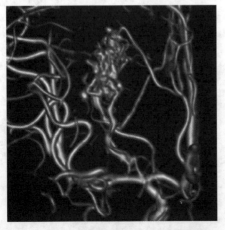

图 180g 右侧基底节区动静脉畸形团
（3D 正位）

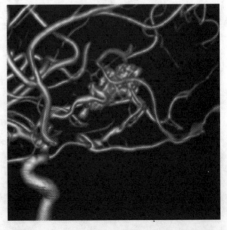

图 180h 右侧基底节区动静脉畸形团
（3D 左前斜位）

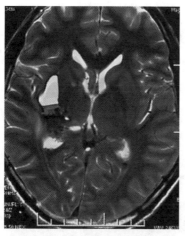

图 181a　头颅 MR 右侧颞叶、基底节区、放射冠局部血管畸形伴出血（T2 成像）

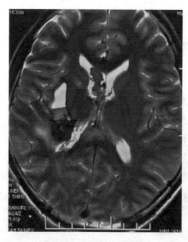

图 181b　右侧颞叶、基底节区、放射冠局部血管畸形伴出血（T2 成像）

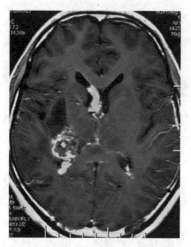

图 181c　右侧颞叶、基底节区、放射冠局部血管畸形伴出血（T_1 增强）

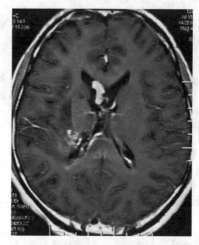

图 181d　右侧颞叶、基底节区、放射冠局部血管畸形伴出血（T_1 增强）

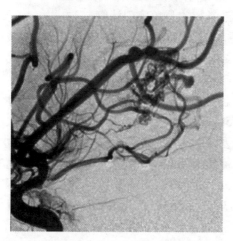

图 182a　右侧基底节区动静脉畸形团（动脉期）

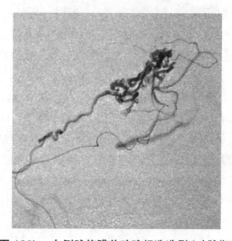

图 182b　右侧脉络膜前动脉超选造影（动脉期）

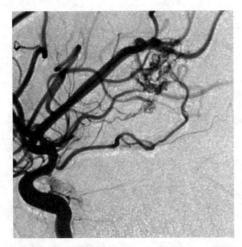

图 182c 右侧脉络膜前动脉上干栓塞后（动脉期）

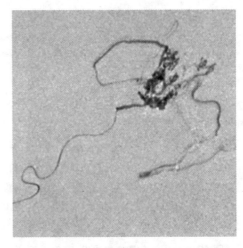

图 182d 右侧脉络膜前动脉下干（动脉期）

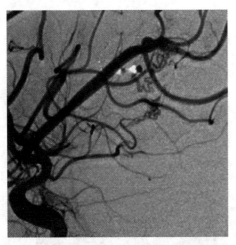

图 182e 栓塞术后（左前斜位，动脉期）

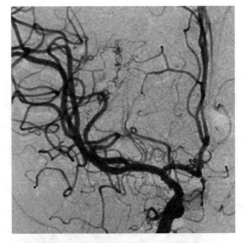

图 182f 栓塞术后（正位，动脉期）

2011-7-19（入院第 7 天，术后第 1 天）神经系统查体：双侧肢体肌张力正常，肌力 4 级。腱反射正常，双侧病理征（−）。术后一般情况稳定，拔除右侧脑室引流管。

中医四诊：术后第一天，患者神清，精神疲倦，偶有烦躁，发热，热势较前下降，四肢可见自主活动，大便仍未解。舌黯红，苔白腻微黄，脉弦滑。治疗上以清热开窍，活血祛瘀为法，静滴清开灵注射液清热化痰，醒神开窍，静滴复方丹参注射液活血祛瘀。

2011-7-27（入院第 15 天，术后第 9 天）神经系统查体基本正常。复查头颅 MR 增强："颅内动静脉畸形栓塞术后"复查，与 2011-7-15 MR 片比较：1. 右侧颞叶、基底节区、放射冠所见异常信号，结合临床，符合局部 AVM 栓塞术后改变，并局部出血及灶周轻度水肿，与前片比较，原侧脑室内积血基本吸收。2. 右侧侧脑室前角引流术后改变。3. 右侧基底节区异常信号（DWI 高信号），考虑局部缺血梗死可能性大，与前片比较，原胼胝体压部异常信号消失，考虑一过性缺血可能性大（图 183a，图 183b）。恢复良好，转至外院行伽马刀治疗。

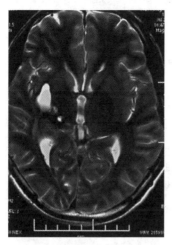

图 183a　轴位 MR 扫描 T2 成像示动静脉
畸形栓塞术后

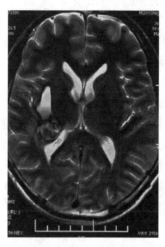

图 183b　轴位 MR 扫描 T2 成像示动静脉
畸形栓塞术后

中医四诊：经治疗后，患者神志逐渐好转，神清，稍疲倦，无烦躁，对答合理，言语清晰，四肢可见自主活动。胃纳差，偶有呃逆，夜寐一般，大便已解，无口干口苦，舌黯红，苔白腻，脉弦滑。

中药汤剂拟"平肝息风，清热化痰，安神定志"为法，中药汤剂在前方基础上去羚羊角骨、钩藤、龙胆草，加丹参 15g 活血祛瘀，促进脑室积血吸收，加陈皮 5g、炙甘草 5g 祛痰和胃，降逆止呃，处方见下：

白芍 20g	地龙 10g	毛冬青 20g	法半夏 15g
郁金 15g	牛膝 15g	石菖蒲 15g	生龙齿 10g（先煎）
茯神 10g	丹参 15g	炙甘草 5g	陈皮 5g

4 剂，每日一剂，口服。

2013-6（术后第 2 年）电话随访，患者无特殊不适，恢复正常生活。

病例 27

患者女性，31 岁，因"发作性意识丧失、四肢抽搐 2 周余"于 2010 年 5 月 24 日入院。病例号：3009044，病史及治疗情况摘要如下：

2010-5-8（来诊前 16 天）突发癫痫大发作，持续约 3~4 分钟后缓解。外院头颅 CT：1. 左侧额顶叶占位，建议 MR 检查；2. 右侧侧脑室较左侧稍大。未进一步诊治。

2010-5-9（来诊前 15 天）转诊至外院：头颅 MR：左顶叶动静脉畸形。脑血管造影：左顶叶动静脉畸形。

2010-5-24（第一次入院）神经系统查体未见明显异常。既往无特殊病史。

中医四诊：患者反复发作性意识丧失，四肢强直、抽搐，双眼上视、目光呆滞，入院时暂无发作，神清，精神疲倦，对答合理，稍头晕，昏重感，无头痛，无四肢乏力、麻木，纳眠可，二便正常，舌淡黯，苔白腻，脉细滑。

辨病属"痫证"范畴，证属"风痰闭窍"。中医治疗以"标本兼治"为原则，以"息风涤痰，活血通络，健脾益气"为法，予以静滴复方丹参注射液活血通络，中药处方以半夏白术天麻汤加味,处方见下：

天麻 15g	全虫 5g	制半夏 15g	胆南星 10g
石菖蒲 15g	远志 15g	党参 15g	麦冬 20g
陈皮 5g	甘草 5g		

4剂,每日一剂,口服。

服药后患者精神较前好转,无疲倦,对答合理,无四肢抽搐发作,头晕较前减轻,无头痛,无四肢乏力、麻木,纳眠可,二便正常,舌淡黯,苔白腻,脉细滑。

2010-5-28　9:30-12:00(第一次入院第5天)脑血管造影左侧额叶不规则巢状浓染区,由左侧大脑前动脉主干及分支胼周动脉、大脑中动脉分支岛盖动脉、中央沟动脉、顶后动脉及其分支供血,通过皮层静脉向上矢状窦引流(图184a~ 图184e)。

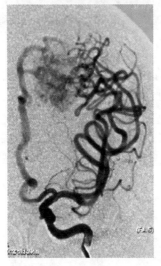

图184a　术前 DSA　左侧额叶动静脉畸形
（正位,动脉期）

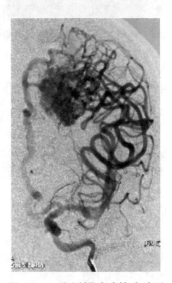

图184b　左侧额叶动静脉畸形
（正位,动脉晚期）

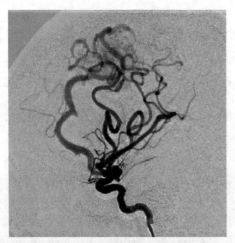

图184c　左侧额叶动静脉畸形
（侧位,动脉期）

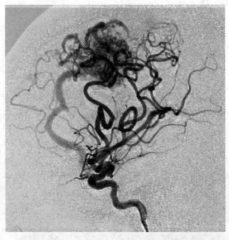

图184d　左侧额叶动静脉畸形
（侧位,动脉晚期）

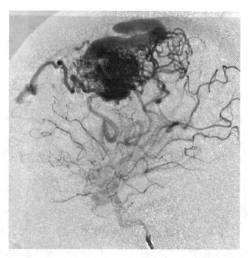

图184e　左侧额叶动静脉畸形（侧位，毛细血管期）

同期行脑血管畸形栓塞术，使用 Marathon 微导管超选至胼周动脉供血分支内，DMSO 冲管后注入 Onyx-18 1.2ml，同法使用 Onyx-18 1.2ml 栓塞额内前动脉，畸形团总量栓塞约 60%（图185a～图185f）。中医四诊：神清，精神好，四肢活动良好，纳眠可，二便调。舌淡黯，苔白腻，脉细滑。

2010-5-31（第一次入院后第8天）术后神经系统未见异常，出院。中医四诊：神清，精神好，四肢活动良好，纳眠可，二便调。舌淡黯，苔白腻，脉细滑。

2010-7-12（第二次入院）神经系统查体未见异常。

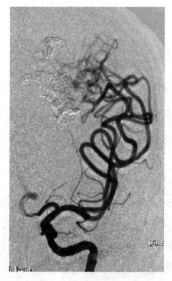

图185a　左侧额叶动静脉畸形第一次栓塞术后（正位，动脉早期）

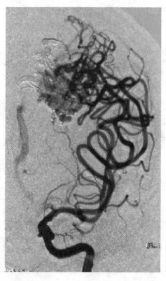

图185b　左侧额叶动静脉畸形第一次栓塞术后（正位，动脉期）

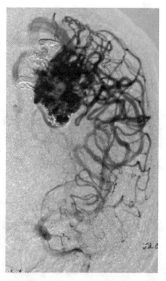

图185c　左侧额叶动静脉畸形第一次栓塞术后（正位，动脉晚期）

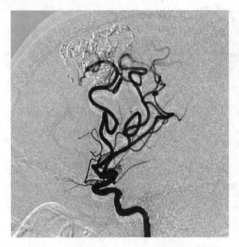 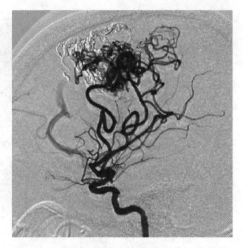

图185d 左侧额叶动静脉畸形第一次栓塞术后(侧位,动脉早期)

图185e 左侧额叶动静脉畸形第一次栓塞术后(侧位,动脉期)

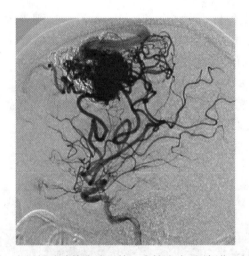

图185f 左侧额叶动静脉畸形第一次栓塞术后(侧位,动脉晚期)

中医四诊:患者神清,精神可,稍头晕,昏重感,无头痛,无四肢强直、抽搐,无双眼上视、目光呆滞,无口吐白沫,无四肢乏力、麻木,纳眠可,二便正常,舌淡黯,苔白腻,脉细滑。辨病为"眩晕",证属"风痰上扰挟瘀"。患者畏苦,拒服中药。

2010-7-16 14:00-17:40(第二次入院第5天):第二次行脑血管畸形栓塞术,畸形团较前变小,主要由左侧大脑中动脉三条主要分支供血,构筑、引流情况基本同前。使用Onyx-18 0.3ml栓塞左侧大脑中动脉第一支畸形团供血动脉。同法栓塞第二支时见造影剂外渗,考虑出血,中和肝素后即刻注入Onyx-18 0.8ml封堵,即刻复查造影未见造影剂外渗。再次使用Onyx-18 0.4ml栓塞第三支供血动脉。复查见畸形团总体栓塞约80%,近皮层部位少许残留(图186a~图186f)。急诊头颅CT提示:①左额叶改变,结合病史,考虑左额叶AVM介入术后改变并局部血肿形成,中线结构轻度右偏。②广泛蛛网膜下腔、脑室系统出血,伴弥漫性脑肿胀。考虑栓塞满意,随即行左额血肿清除术。

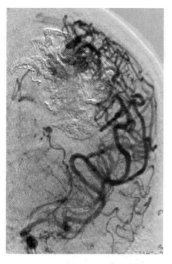

图 186a　DSA 第二次栓塞术
后（正位,动脉期）

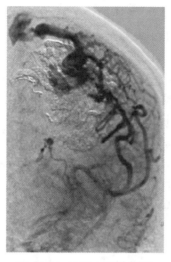

图 186b　（正位,动脉晚期）

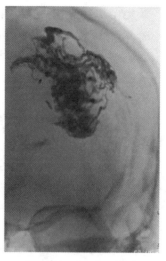

图 186c　（正位,透视）

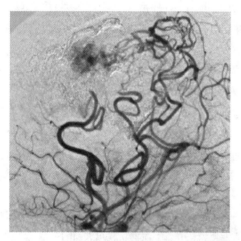

图 186d　（侧位,动脉期）

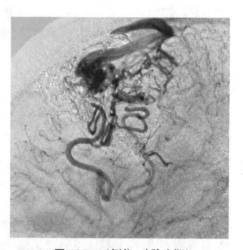

图 186e　（侧位,动脉晚期）

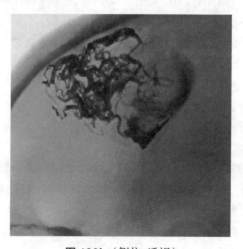

图 186f　（侧位,透视）

2010-7-16 19:35-2010年7月17日01:10(第二次入院第5天,第二次栓塞后2小时-4小时):急诊行左额叶血肿清除术。先穿刺右侧脑室前角方行外引流术,见淡红色脑脊液流出,压力中等。后取左额中线旁马蹄形切口开颅,脑皮层见一较粗皮层引流静脉向上矢状窦引流,见静脉内鲜红色血液,血流明显增快,部分呈涡流样,并见灰黑色栓塞后的供血动脉。沿粗大引流静脉前方脑回分离畸形血管团,于供血动脉发出分支处电灼切开脑皮层,向深部分离,见该处皮层下畸形血管团,沿畸形团周围以吸引器和双极电凝分离,边分离边以双极电凝电灼处理,进入畸形的小供血血管,畸形团大小约3mm×2mm×4cm,将畸形团完全分离后最后将引流静脉电凝处理,完整切除畸形团,标本送病理。切除后见深部血肿,共清除血肿25ml。止血彻底,严密缝合。

2010-7-17(第二次入院第6天,术后第1天)查体:清醒,运动性失语,左侧肢体、右上肢肌力5-级,右下肢肌力2-级。复查头颅CT:1.左额叶改变,结合病史,考虑左额叶AVM介入术后改变并局部血肿形成,中线结构轻度右偏,中线偏移情况有所改善。2.广泛蛛网膜下腔、脑室系统出血,出血较前明显较少。3.弥漫性脑肿胀,考虑颞叶沟回疝,大脑廉下疝。4.右侧侧脑室留置引流管。予尿激酶2万U脑室内注射,溶解血块,促进血性脑脊液引流,并夹管行腰椎穿刺术廓清脑脊液。中医四诊:神清,精神疲倦,言语不利,可理解言语,左侧肢体活动良好,右侧肢体活动不利,禁食中,夜眠一般,大便未解。舌淡黯,苔白腻,脉细滑。

2010-7-18(第二次入院第7天,术后第2天)查体:清醒,运动性失语,左侧肢体、右上肢肌力5-级,右下肢肌力2-级。复查头颅CT:左侧额部局部颅骨呈术后改变,与前片比较,左额叶AVM病灶周围血肿较前减少,中线结构偏移情况较前略有改善,蛛网膜下腔及脑室内出血较前明显减少,弥漫性脑肿胀,考虑右侧颞叶沟回疝、大脑镰下疝,右侧脑室前角、双侧额部硬膜下腔积气。中医四诊:神清,精神疲倦,情绪时有波动,言语不利,可理解言语,左侧肢体活动良好,右侧肢体活动不利,禁食中,夜眠一般,大便未解。舌淡黯,苔白腻,脉细滑。

2010-7-20(第二次入院第9天,术后第4天)中医四诊:术后第四天,患者呈嗜睡状,语言不利,可理解言语,左侧肢体可见自主活动,右侧肢体可在痛刺激下见屈曲反应,右上肢偶见床面平移。发热,热势较高,时烦躁,大便3日未解,舌淡黯,苔白腻,脉细滑。查体:神清,运动性失语,左侧肢体、右上肢肌力5-级,右下肢肌力2-级。

四诊合参:中医辨证为风痰闭窍,治疗以"息风涤痰,活血通窍"为法,以半夏白术天麻汤加味,处方如下:

法半夏 10g	白术 10g	天麻 10g	茯苓 10g
泽泻 10g	胆南星 10g	益母草 10g	远志 5g
石菖蒲 10g	首乌藤 20g	甘草 5g	

6剂,每日一剂,鼻饲。

2010-7-21(第二次入院第10天,术后第5天)病理诊断:符合脑动静脉畸形。中医四诊:神清,精神一般,言语不利,可理解言语,左侧肢体活动良好,右侧肢体活动不利,纳可,夜眠一般,大便4日未解。舌淡黯,苔白腻,脉细滑。

2010-7-25(第二次入院第14天,术后第9天)查体:清醒,简单对答,四肢肌张力正常,左侧肢体肌力5-级,右上肢肌力3+级,右下肢肌力2级。复查头颅CT:①左额叶AVM介入术后改变并局部血肿形成,脑室内积血同前,右侧脑室前角积气较前减少;②弥漫性脑肿胀,脑疝形成,脑肿胀情况稍好转;③左侧额颞部少许硬膜下积液同前;④四脑室较前清晰。予拔除脑室引流管。中医四诊:神清,精神可,言语不利,可理解言语,左侧肢体活动良好,右侧肢体活动不利,纳眠一般,大便尚可。舌淡黯,苔白腻,脉细滑。

2010-7-26(第二次入院第15天,术后第10天)中医四诊:服前方后患者大便已解,神志逐渐转清,精神疲倦,情绪偶有波动,言语不利较前好转,可正确对答,声音低微,左侧肢体可见自主活动,右侧肢体可抬离床面,经口可吸出少量黄色黏痰,舌淡黯,苔白腻,脉细滑。查体:患者神清,四肢肌张力正常,左侧肢体肌力5⁻级,右上肢肌力4级,右下肢肌力3级。续服前方。

2010-7-31(第二次入院第20天,术后第15天)中医四诊:患者神清,精神一般,对答合理,可自主进食,面色㿠白,右侧肢体稍乏力,右手握力差,腰背酸痛,无尿频、尿急,无尿痛,无咳嗽咯痰,无发热,大便日解1次。舌淡黯,苔薄白,脉细滑。

患者发热已退,面色㿠白,右侧肢体乏力,腰酸背痛,考虑患者病重日久,脾病及肾,肾气不足,辨证为脾肾两虚,痰瘀阻络,治疗以息风涤痰,活血通窍,兼补肝肾为法,中药处方见下:

法半夏 10g	白术 10g	天麻 10g	茯苓 10g
泽泻 10g	胆南星 10g	益母草 10g	远志 5g
石菖蒲 10g	首乌藤 20g	甘草 5g	杜仲 12g
续断 10g	枸杞子 15g		

3剂,每日一剂,口服。

2010-8-7(第二次入院第27天,术后第22天)中医四诊:患者神清,精神可,对答好,四肢可见自主活动,右侧肢体稍乏力,少许尿痛,无尿频、尿急,无明显咳嗽咯痰,无发热,胃纳可,大便调。舌淡黯,苔白腻,脉细滑。中药汤剂方面,以"息风涤痰,活血通窍"为法,加用郁金开窍处理。中药处方见下:

法半夏 10g	白术 10g	天麻 10g	茯苓 10g
泽泻 10g	胆南星 10g	益母草 10g	远志 5g
石菖蒲 10g	首乌藤 20g	甘草 5g	杜仲 12g
续断 10g	枸杞子 15g	郁金 10g	

3剂,每日一剂,口服。

2010-8-9(第二次入院第29天,术后第24天)查体:清醒,言语功能基本正常,左侧肢体肌力5级,右侧肢体肌力4⁺级,四肢肌张力正常。复查脑血管造影:未见左额畸形血管团显影,考虑左额动静脉畸形完全切除(图187a~图187d)。中医四诊:神清,精神好,四肢活动良好,纳眠可,二便调。舌淡黯,苔白腻,脉细滑。

2010-8-10(第二次入院第30天,术后第25天):经处理,患者神清,精神可,对答好,言语清晰流利,四肢可见自主活动,右侧肢体稍乏力,无咳嗽咯痰,无发热,胃纳可,二便调。舌淡黯,苔白腻,脉细滑。好转出院。

2011-7-14复查头颅MR:原术区局部未见明确流空血管影(图188a,图188b)。

2013-6电话随访:患者无特殊不适,恢复正常工作生活。

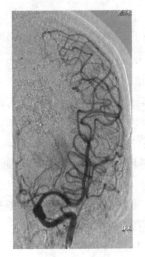

图187a 左侧颈内动脉
（正位，动脉期）

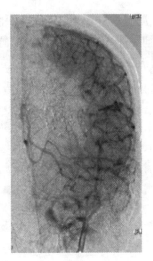

图187b 左侧颈内动脉（正位，
毛细血管期）

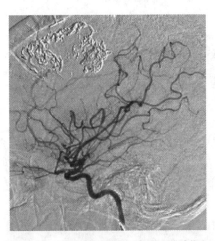

图187c 左侧颈内动脉（侧位，动脉期）

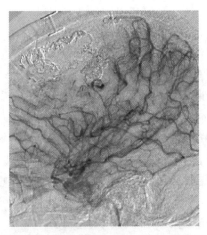

图187d 左侧颈内动脉（侧位，毛细血管期）

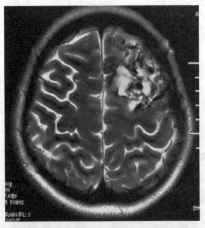

图188a MR平扫T2序列成像原术区局部
未见明确流空血管影（轴位）

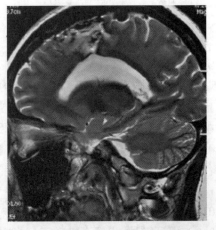

图188b MR平扫T2序列成像原术区局部
未见明确流空血管影（矢状位）

二、病例特点与分析

(一)病例特点

1. 两例均为青年患者,病例 26 患者以突发昏迷起病,病例 27 以癫痫发作起病。既往身体健康,无相关基础疾病。

2. 病例 26 患者的主要症状与出血局部神经功能损害相关,而病例 27 表现为典型癫痫大发作,发作间期并无明显的神经功能损害。

3. 影像学提示:两例患者均完善相关影像学检查明确脑 AVM。

(二)病例分析

病例 26 患者以出血起病,相关影像学检查明确为右侧基底节区脑 AVM 破裂出血。出血是脑动静脉畸形的最常见症状,占 52%~77%。患者的血压、情绪状况,畸形血管团的大小、部位、引流情况均与出血存在相关性。一般认为较小的 AVM 比较大的 AVM,存在深静脉引流比浅表引流的 AVM 更容易出血。部分患者出血前可有头痛,癫痫发作或局部定位体征。出血可表现为脑内、脑室内、甚至蛛网膜下腔出血。第一次的出血率可达 10%,第一次出血后短期内情况不稳定,一旦发生二次出血,致死致残率甚高。

病例 27 患者以癫痫发作起病,相关影像学检查明确为左侧额叶大血管畸形,未发生过破裂出血。癫痫发作是仅次于出血的临床表现,发生率为 15%~47%,多发生于浅表的 AVM,顶叶 AVM 患者发生率最高,其次为额叶和颞叶。癫痫可发生于出血前或出血后,也可与出血同时发生。其发作形式以部分性发作为主,有时具有 Jackson 癫痫的特征,大发作与局灶性发作的发生几率几乎相当,精神运动性发作和小发作较少发生。癫痫发生的类型一般由病变和出血的位置和范围决定,前额叶 AVM 最常发生全身大发作;中央及顶枕的 AVM 常发生部分性发作或继发全身大发作;颞叶的 AVM 主要以复杂部分性发作为主。AVM 确诊时年龄与癫痫复发相关,确诊时年龄越小,以后癫痫发生的可能性越大。

(三)鉴别诊断

脑 AVM 根据常规头颅 CT 及 MR 检查一般不难诊断。未破裂脑 AVM 主要注意鉴别富血管性胶质瘤与海绵状血管瘤。与富血管性胶质瘤鉴别时主要依赖 DSA 检查,造影时 AVM 可见异常血管团,血管染色较浓,走行迂曲扩张;而胶质瘤的异常血管染色较浅,管径粗细不一。AVM 存在动静脉短路,供血动脉及引流静脉增粗迂曲明显,在造影动脉期就可见到引流静脉显影,循环时间较短;而胶质瘤供血动脉仅有轻微扩张,循环时间相对正常,引流静脉改变不明显。海绵状血管瘤血管造影常为阴性,看不见增粗扩张的供血动脉和引流静脉,CT 检查可见蜂窝状密度差异区,期间常有钙化灶,增强扫描可有轻度强化,占位效应不明显。MR T2 序列检查可见网状或斑点状混杂信号或高信号,周围有一圈均匀的环状低信号区,为特征性的"爆米花征"。

三、文献复习

(一) 流行病学

脑动静脉畸形(arteriovenous malformation,AVM)是神经外科常见的血管病之一,先进的脑影像学技术应用的日益增多提高了本病的检出率。脑 AVM 发病率为 1.34/10 万,越来越多的脑 AVM 在破裂前被检出,未出血脑 AVM 所占的比例为出血性脑 AVM 的 2 倍。本病男性发病率略高,男女比率约 1.97。20~40 岁患者约占总数的一半,平均就诊年龄为 28.3 岁[1]。

(二) 病因病理学、分级

脑动静脉畸形由三部分组成:供血动脉,畸形血管团,引流静脉。在组织学上,畸形血管团管壁常常增厚和透明变性,被称为"动脉化的静脉",但没有弹力组织,这些静脉可出现囊性扩大和曲张,管壁也可含有钙化和淀粉样沉积。在畸形血管团内存在胶质增生的脑组织,常有反复出血所致的含铁血黄素沉积[2-4]。

AVM 的动脉血直接流入静脉,血流阻力低,静脉压增高明显,血流动力学的改变是低阻力和高流量。大量供应正常脑组织的血液流入 AVM 的病灶中,使正常脑组织供血不足而产生"盗血现象",供血动脉的阻力越低,盗血现象越严重,不仅可影响病变周围的脑组织,甚至可导致远隔脑组织缺血。

目前,最常用的脑 AVM 分级方法是 Spetzler-Martin 分级系统,临床证实该分级系统为手术并发症的发生率和死亡率均提供了合理的评估,其主要考虑了畸形团的大小、畸形团的位置与功能区的关系、引流静脉的方式等三方面因素。将畸形团三个特征各自的分值相加得出总分值,对应相应的级别,如表 4 所示:

表 4　Spetzler-Martin 分级系统

分级特征	分类	分值
大小	小(<3cm)	1
	中(3~6cm)	2
	大(>6cm)	3
邻近脑组织是否为功能区	功能区	0
	非功能区	1
静脉引流方式	仅有表浅静脉	0
	有深静脉	1

注:无法实施外科手术切除的动静脉畸形(累及脑干或整个大脑半球)定为Ⅵ级。[Spetzler RF,Martin NA. A proposed grading system for arteriovenous malformations. J Neurosurg,1986,65(4):476-483]

(三) 临床表现

大部分脑 AVM 最常见的临床表现有出血(52%~77%),癫痫(15%~47%),头痛(13%~

36%)，一过性或进行性神经功能障碍（40%），还可表现为颅内吹风样杂音、精神症状、智力障碍、眼球突出等。但也有相当部分患者在其 AVM 破裂出血前无任何异常的临床表现。

1. 颅内出血

破裂出血是 AVM 最常见的临床症状，其多在活动或情绪激动时发生。年出血风险估计为 2%~4%，年死亡率约为 1%[5,6]。40 岁以前患者出血的风险较高，随着年龄的增长，出血率会缓慢下降。虽然依然存在很多争议，但出血的危险因素可能包括了年龄、妊娠状态、高血压、小畸形团、合并动脉瘤、深部病灶、深部引流、引流不畅等诸多因素，而较大畸形团则可能与远期的出血风险增加相关。

2. 癫痫

癫痫多发生于浅表的、较大（>6cm）的 AVM，顶叶病变发生率最高，其次为额叶和颞叶。癫痫发作可能是由于占位效应对皮层的刺激，血流特点导致的盗血、缺血引起的神经功能损害，出血和胶质增生等多个因素综合所致[7]。癫痫可以发生于出血前或出血后，也可与出血同时发生。其发作形式以部分性发作为主，有时具有 Jackson 癫痫的特征，大发作与局灶性发作的几率几乎相当，少有精神运动性发作和小发作。其类型一般由病变和出血的位置和范围决定，额叶病变常见全身大发作，中央区和顶枕区病变多为部分性发作或继发性全身大发作。颞叶病变则以复杂部分性发作为主。癫痫的复发与确诊年龄相关，确诊时年龄越小，复发的可能性越大。

3. 头痛

头痛多由颅内出血引起，但即使没有出血，头痛也是 AVM 患者的常见症状，未出血的 AVM 患者约有 15% 表现为头痛[8]。头痛的原因可能与长期的硬脑膜动脉受累和局部血供聚集相关。疼痛形式主要表现为偏侧或枕部头痛，但与病灶侧别或部位无明显相关，性质多类似于顽固性偏头痛，但其发病率并不比一般人群高。

4. 神经功能障碍

约 40% 的患者有一过性或进行性的神经功能损害，但如果除外出血和癫痫所造成的情况，则原发神经功能缺损的患者不超过 10%[9]。进行性神经功能缺损可能是畸形团的占位效应、反复少量出血、脑积水、局部缺血或盗血等多因素综合所致。额叶病变可造成智力和情感、言语障碍、偏瘫等；颞叶病变可导致幻视、幻嗅、累及优势半球可引起失语等；顶枕叶病变可出现感觉障碍、失读、失认、偏盲等；桥脑和延髓病变常伴有锥体束征、共济失调、颅神经麻痹等症状。

（四）影像学诊断

目前 AVM 的常用检查手段包括了 CT、MR、DSA 等，并需结合临床症状、特征和其他检查手段综合考虑。

CT 可用于脑 AVM 的初步筛查，CT 对脑出血显示十分敏感，并可显示钙化情况，增强扫描于血肿边缘迂曲可发现迂曲的血管强化影，或团状、条状和环形强化。在畸形团未破裂出血前，CT 平扫可见团块聚集或弥散分布的蜿蜒状及点状密度增强影，内部可见正常脑组织密度或偏低密度影。CTA 在临床上已得到广泛的应用，其价值亦已得到公认。CTA 检查时间短，可同时获得血管外结构的信息，对于可疑患者的进一步筛查和发病后需急诊开颅手术的患者明确诊断优势明显。

MRI 同样属无创性检查,可以清楚显示脑 AVM 的大小、位置和范围。由于 MRI 无颅骨伪影的影响,对于后颅凹病变的诊断价值优势明显,较高的组织密度分辨率可显示畸形血管团的内部结构及周边组织情况。平扫序列可见特征性的蜂窝状或葡萄状血管流空影,不同的序列可进一步区别钙化、出血、周边功能分布等情况。MRI 以及 MRA 成像对诊断脑 AVM 的敏感性和特异性达 100% 和 84%,但对畸形团的空间构筑评估能力有限[10]。但目前所有的无创性检查仍不能代替 DSA,尤其是实时动态显示 AVM 循环时间和盗血情况等方面还存在极大差距。

DSA 仍然是目前公认的诊断脑 AVM 的"金标准",对本病的诊断具有决定性作用[11]。其可提供可靠的畸形血管团的大小、供血动脉、血流速度、盗血情况、回流静脉等影像学资料。3D 成像更可提供其动态结构、形态、大小、位置及毗邻关系等信息,并可在造影同期实施介入栓塞治疗。但较小的 AVM 破裂出血后,血肿可随即将畸形团破坏或压迫,从而令 DSA 检查为阴性。因此,如果 DSA 阴性但又高度怀疑存在脑血管畸形时,应待血肿变小或吸收后复查 DSA。

（五）治疗

脑 AVM 由于其复杂多样性、致死致残率高,多年来一直是神经外科治疗的棘手问题。治疗目的是在不造成新的功能损害的前提下,尽可能完全闭塞或切除畸形血管团,恢复脑组织的正常血液循环,保护神经功能进一步损害。脑 AVM 的治疗方法主要有:显微外科手术切除、血管内栓塞治疗、立体定向放射治疗,以及多种方式联合治疗等。

治疗方案的选择依赖于对脑 AVM 构筑学的理解,包括分型、部位、大小、供血动脉、回流静脉、循环时间以及合并的异常结构(如动脉瘤、动静脉瘘)等。治疗方案的设计应结合患者的临床状况,做到个体化和综合化。

1. 显微外科手术

Spetzler-Martin Ⅰ - Ⅱ级病例的自然出血危险性高于外科手术治疗的危险性,适合于外科治疗,并应力争实施全切除。级别越高,治疗难度越大。Ⅲ级 AVM 的治疗效果很大程度上取决于是否有深部穿支动脉供血,无深部供血时,手术效果与低级别 AVM 相似,但如果存在深部供血时,手术效果则与高级别 AVM 相似。Ⅲ级以上的 AVM 体积较大,构筑更加复杂,甚至与功能区关系密切。随着级别升高,手术难度更大,因此应视个体情况决定治疗方法。Ⅳ级和Ⅴ级的 AVM 供血来源广泛,手术前常需栓塞治疗。但原则上仅作为病例选择的参考,手术技巧和治疗中心的经验是决定疗效的重要因素。合理选择手术适应证、手术方式、以及娴熟的显微神经外科技术有助于达到良好的手术效果。

2. 介入栓塞术

随着介入治疗技术与材料的飞速发展,介入栓塞已成为治疗脑血管畸形的一种重要手段,该技术既可作为治愈或姑息性的单一治疗,也可与显微手术或立体定向放射外科治疗相结合实施。

理想的栓塞材料是提高介入治疗 AVM 疗效的关键之一。从 20 世纪 60~70 年代的硅胶微球,70 年代末期的聚乙烯醇(PVA),80 年代的丝线,聚乙烯线段等固体栓塞剂逐渐发展到目前的液体栓塞剂,材料学有了显著进步[10]。到 20 世纪 90 年代,以 α- 氰基丙烯酸正丁酯(NBCA)为代表的永久性液体栓塞剂得到了广泛应用。多年的临床应用肯定了其永久性栓塞的疗效,也暴露了其很快凝固,可控性不够理想,弥散能力差,易堵塞引流静脉和黏附微导管等缺点[12]。Onyx 液态栓塞剂的出现,使单独应用血管内介入栓塞治愈脑动静脉畸形的可能及比率增加。Onyx 胶的组织渗透能力强,无黏附性,注入病灶后不容易随血流漂移,呈海绵状膨胀并闭塞病灶,术中可以控制其注射速度而不必担心粘管,使完全栓塞率明显提高[13]。Onyx 栓塞脑 AVM 已经展现了其独特的优势,但在临床上应用时间尚短,还有待进一步总结。

治愈性栓塞:治愈性栓塞指通过血管内栓塞技术完全闭塞畸形团,使畸形团和引流静脉不再显影。栓塞治疗能够成功闭塞结构较为简单的 AVM,但对于大的、复杂性的动静脉畸形,很少能够单独通过栓塞完全治愈。栓塞治疗的完全治愈率从 10%~40% 不等[14]。因此,该技术的应用仍有其局限性。治愈性栓塞必须有长期随访的证据加以证实,栓塞术后即刻造影,可能会因不透射线栓塞物与可透射线血液的混合,而夸大完全闭塞率。随着畸形团内残留血液的逐渐吸收,远期有可能会出现不同程度的"再通"现象。此外,远期造影还可以发现栓塞时尚未显影而实际存在的侧支循环开放,以及目前尚有争议的畸形团再生现象。

姑息性栓塞:对于大的、结构复杂、治疗难度甚大、而临床症状又相对较轻的病例,治疗应当充分考虑个体实际情况。尸检结果证实大部分血管畸形患者终其一生并无畸形团相关临床症状,且畸形团破裂出血的风险随着年龄的增加逐渐下降,因此,外科医生可能仅需处理其假性动脉瘤等构筑上的薄弱区,或减少盗血、降低静脉压、改善静脉引流、减少出血风险,减轻占位压迫效应,而无需强行处理整个血管畸形以增加不必要的治疗风险和资源浪费。但保守型的治疗策略仍然存在诸多争议,也有意见认为仅实施部分姑息性栓塞不能提高大多数病例的预后,甚至可能因为打破了原有的血流动力学平衡而恶化其后的临床进程[15]。因此,姑息性栓塞的疗效仍有待进一步大宗病例的随访总结。

联合治疗的一部分:相当部分脑 AVM 需要联合两种甚至更多的治疗方法才可得到解剖学治愈,而血管内栓塞通常是其中的一个重要环节。术前栓塞能够不同程度的减少畸形团体积及血供,从而减少手术切除的风险,改善手术效果。术前栓塞应当尽可能消除深部供血动脉、闭塞病灶内的高流量动静脉瘘,以缩小病变体积和减少病灶血流量。栓塞应当在术前1~3 周实施,以等待栓塞后血栓形成,以及局部血流动力学变化处于稳定。

立体定向放射治疗的相关并发症与剂量和放射分区体积相关,临床情况与目标周围组织的功能相关。AVM 的体积是决定其能否通过立体定向放射外科治疗完全闭塞最重要的因素之一。随着畸形团体积的增大,放射治疗的难度随之增加[16]。治疗体积较大的畸形团时,减少并发症的一个常用策略是减少治疗剂量。这可使并发症发生率保持在可接受的水平,但也增加了治疗的失败率[17]。放射治疗前栓塞可用于缩小病变体积以使其适用于放射治疗。由于放射治疗后至畸形团完全闭塞前的3~5 年期间,畸形团仍有可能破裂出血,因此,对于畸形团内的高危异常构筑可进行针对性栓塞,以减少闭塞前的出血风险。

3. 立体定向放射外科治疗

立体定向放射外科治疗可以将大剂量的高能质子束从多个角度和方向一次性聚集在靶点组织上,诱发血管平滑肌细胞增殖和胶原沉积,从而导致病灶血管逐渐狭窄及闭塞。这种非侵袭性的治疗可以把急性并发症的风险降到最低,并大幅减少住院资源。放射治疗虽然能够单独治愈体积较小的 AVM,但其并不能立刻消除出血的风险,在畸形团血栓完全形成的时间间隔内,出血的风险仍然存在,且放射效应的远期不良反应尚不完全明了。随着畸形团体积的增大，放射治疗的难度越大，辐射剂量往往被调低以减少并发症的发生率在可接受的水平，因此造成了疗效的下降[17]。因此，目前立体定向放射外科治疗仍然主要作为综合治疗的一部分，用于处理显微手术及介入栓塞术后残留的血管畸形，或者用于治疗手术风险极大甚至无法手术的 AVM 首阶段治疗，待畸形团缩小、闭塞后再针对残余部分实施手术处理。

四、决策难点分析

（一）脑 AVM 如何选择合适的治疗方式？

脑 AVM 的治疗方式的选择应根据病灶的大小、部位、供血及引流、盗血情况综合考虑。位于皮层浅表的 Spetzler-Martin Ⅰ - Ⅱ级脑 AVM 可根据微导管情况实施血管内栓塞，如难以栓塞根治，也可实施显微外科手术。位于重要部位未出血的小型脑 AVM，可实施功能试验，尝试介入栓塞，并配合立体定向放射治疗。Spetzler-Martin Ⅲ级以上的病变，需根据病灶的实际情况个体化处理。可以先行栓塞以减小病灶的体积，为下一步栓塞或显微外科手术或立体定向放射治疗作准备。大型脑 AVM 相当困难，可尝试分次介入栓塞，以减少畸形血管团大小，动态调整治疗方案，并密切随访。

（二）脑 AVM 的手术时机如何选择？

由于脑 AVM 的复杂构筑及处理难度，对于未破裂出血的 AVM，一般应择期手术，术前需充分评估畸形团情况，提高患者手术耐受程度。如患者因畸形团破裂出血就诊，手术时机取决于患者的生命体征，血肿大小和位置，以及畸形团的情况。由于 AVM 短期内再出血的几率较动脉瘤小得多，所以如果血肿不危及生命，应尽可能完善各项准备，充分评估 AVM 情况及设计治疗方案后实施手术。对于脑出血危及生命，术前高度怀疑 AVM 破裂的病例，应术前快速完善头颅 CT 及 CTA 检查，并手术清除血肿，风险不大时可同期切除动静脉畸形。如术前估计畸形团情况不明，风险较大时不可冒险处理。可清除血肿，挽救生命后完善检查，二期处理畸形团。

五、中医药治疗过程

病例 26

患者青年男性，20 岁，因"突发意识模糊伴肢体抽搐 5 天"入院，入院症见：神清，精神烦躁，对答欠合理，四肢可见自主活动，无肢体抽搐，大便未解。舌黯红，苔白腻，脉弦滑。

四诊合参、结合影像学检查，辨病为出血性中风，辨证为风火痰瘀、痹阻脉络，患者起病急，脉弦为风动之象；痰瘀痹阻脑窍，清窍失养，故见意识模糊；舌黯为瘀血之象；精神烦躁，舌红为痰热征象，苔白腻、脉弦滑均为痰浊之征。本病病位在脑，为实证。

中医治疗以急则治其标为原则，以平肝息风，清热化痰，开窍醒神为法，予清开灵注射液静滴，清热化痰通络醒脑开窍，七叶皂苷钠静滴减轻水肿，通腑醒神胶囊口服以通腑泻浊醒神,中药汤剂以羚角钩藤汤为基础方,酌加龙齿、茯神、石菖蒲以开窍安神。

患者经治疗后,神志逐渐好转,精神较前好转,烦躁减轻,大便已解。术后患者出现胃纳差,偶有呃逆,中药汤剂酌加活血祛瘀、和胃降逆药物,患者胃纳好转,无呃逆,无头痛,好转出院。

病例 27

患者首次入院,女性,31 岁,因"发作性意识丧失、四肢抽搐 2 周余"入院。入院症见患者反复发作性意识丧失,四肢强直、抽搐,双眼上视、目光呆滞,入院时暂无发作,神清,精神疲倦,对答合理,稍头晕,昏重感,无头痛,无四肢乏力、麻木,纳眠可,二便正常,舌淡黯,苔白腻,脉细滑。

四诊合参,当属中医学"痫证"范畴,证属"风痰闭窍"。突发起病为风动之象,患者发作性神志不清、呼之不应、四肢强直、双目上视为风阳内动,挟痰上扰清窍,清窍失养、神明失控所致,醒后身体疲倦乏力,无法回忆之前经过为痰蒙清窍所致,苔白腻、脉滑为有痰浊之证,舌黯为兼有瘀血之象。

中医治疗以"标本兼治"原则,以"息风涤痰,活血通络,健脾益气"为法,予以静滴复方丹参注射液活血通络,中药处方以半夏白术天麻汤加味。

患者因"左侧额叶动静脉畸形栓塞术后,头晕 1 月余"第二次入院。症见:神清,精神可,稍头晕,昏重感,无头痛,无四肢强直、抽搐,无双眼上视、目光呆滞,无口吐白沫,无四肢乏力、麻木,纳眠可,二便正常,舌淡黯,苔白腻,脉细滑。

四诊合参,当属中医学"眩晕"范畴,证属"风痰上扰"。头晕为风动上扰清窍,患者发作性神志不清、呼之不应、四肢强直、双目上视为风阳内动,挟痰上扰清窍,清窍失养、神明失控所致,苔白腻、脉滑为有痰之证,舌黯为兼有瘀血之象。综上所述,可辨为风痰上扰,治疗以"息风涤痰,活血通窍"为法,以半夏白术天麻汤加味。

六、中医药如何在脑动静脉畸形栓塞术或切除术围手术期治疗中发挥优势

脑动静脉畸形的诊断需要借助现代影像学检查,古代无此病名。该病临床表现较多,部分患者无临床表现,根据常见的临床表现,该病可诊断为"痫病"、"中风"、"眩晕"等。该病病情多较重,手术治疗难度大,预后较差。病例 26 患者以中风起病,另一患者以痫病起病。脑 AVM 由于其症状复杂多样性、致死致残率高,多年来一直是神经外科治疗的棘手问题。该病的西医治疗方法主要为外科手术治疗、介入治疗、立体定向放射治疗,以及多种方式联合治疗等。

病例 26 患者入院时出现意识模糊,头痛等不适,通过中医辨证治疗,减轻了患者的不适症状,提高了患者的手术耐受能力,为手术栓塞治疗脑动静脉畸形做了术前准备。而病例 27 患者行动静脉畸形栓塞术后出现严重并发症,合并脑出血,患者出现神昏、偏瘫、失语等中风表现,中医治疗以"息风涤痰,活血通窍"为法,配合针灸、康复治疗,促进了患者的苏醒,以及语言、肢体功能的恢复,改善了患者的临床症状,提高了临床疗效,提高了患者的生活质量。

由此可见，中医药治疗可在该病围手术期的不同阶段针对性介入，应根据患者具体的临床表现辨证施治，从术前改善患者体质，提高手术耐受力，术后减轻患者症状、降低围手术期并发症、改善患者预后等几个环节着手，从而提高临床疗效。

参 考 文 献

［1］Zhao JZ，Wang S，Li JS，et al. Clinical characteristics and surgical results of patients with cerebral arteriovenous malformations. Surg Neurol，2005，63：156.

［2］Brown RD，Flemming KD，Meyer FB，et al. Natural history，evaluation and management of intracranial vascular malformations. Mayo Clin Proc，2005，80：269.

［3］Byrne JV. Cerebrovascular malformations.Eur Radiol，2005，15：448.

［4］陈光忠，李铁林，姜晓丹，等．脑动静脉畸形的血管形态及空间构筑学研究．中国神经精神疾病杂志，2006，32：142.

［5］Ondra SL，Troupp H，George ED，Schwab K. The natural history of symptomatic arteriovenous malformations of the brain：a 24-year follow-up assessment.J Neurosurg，1990，73（3）：387-391.

［6］Pollock B，Flickinger J，et al. Factors that predict the bleeding risk of cerebral arteriovenous malformations. Stroke，1996，27：1-6.

［7］Turjman F，Massoud TF，Sayre JW，et al. Epilepsy associated with cerebral arteriovenous malformations：a multivariate analysis of angioarchitectural characteristics. AJNR Am J Neuroradiol，1995，16（2）：345-50.

［8］Brown RD Jr，Wiebers DO，Forbes G，et al. The natural history of unruptured intracranial arteriovenous malformations. J Neurosurg，1988，68（3）：352-7.

［9］Mast H，Mohr JP，Osipov A，et al. 'Steal' is an unestablished mechanism for the clinical presentation of cerebral arteriovenous malformations. Stroke，1995，26（7）：1215-20.

［10］赵鹏来，马骏，刘宏毅．脑动静脉畸形的研究进展．临床神经外科杂志，2010，7（3）：164-166.

［11］Tanaka M，Valavanis A，et al. Role of superselective angiography in the detection and endovascular treatment of ruptured occult arteriovenous malformations Interventional. Neuroradiology，2001，7：303.

［12］Duffner F，Ritz R，Bornemann A，et al. Combined therapy of cerebral arteriovenous malformations：histological differences between a non adhesive liquid embolic agent and NBCA. Clin Neuropathol，2002，21：13.

［13］Jahan R，Murayama Y，Gobin YP，et al. Embolization of arteriovenous malformations with Onyx：clinic opathological expeirence in 23 patients. Neurosurgery，2001，48：984.

［14］Valavanis A，Yasargil MG. The endovascular treatment of brain arteriovenous malformations. Adv Tech Stand Neurosurg，1998，24：131-214.

［15］Kwon OK，Han DH，Han MH，et al. Palliatively treated cerebral arteriovenous malformations：follow-up results. J Clin Neurosci，2000，7（suppl 1）：69-72.

［16］Pollock BE，Flickinger JC，Lunsford LD，et al. Factors associated with successful arteriovenous malformation radiosurgery. Neurosurgery，1998，42（6）：1239-1244；discussion 1244-1247.

［17］Lee SH，Lim YJ，Choi SK，Kim TS，Rhee BA. Radiosurgical considerations in the treatment of large cerebral arteriovenous malformations. J Korean Neurosurg Soc，2009，46（4）：378-384.

（黎劲学，张燕婷）

病例28:复杂外伤性颈内动脉海绵窦 介入栓塞并中医药围手术期治疗

一、病例摘要

患者男性,38岁,因"外伤后发现右眼球突出10余天"于2012年8月27日转入我院。病史及治疗情况摘要如下:

患者于2012年8月3日晚20点骑自行车时与摩托车相撞,跌倒后头部着地,当时患者右颞部头皮流血,呼之不应,呕吐,呈喷射状,未见肢体抽搐,遂急送至当地医院急查头颅CT:右额颞顶部硬膜下、硬膜外血肿,右颞叶脑挫裂伤,创伤性蛛网膜下腔出血,右侧颞顶骨骨折,颅内积气(图189)。诊断为重型颅脑外伤、外伤后脑梗死(右侧额颞顶叶),当地医院急诊全麻下行"右侧额颞顶硬膜下、硬膜外血肿清除术 + 右侧额颞顶去骨瓣减压术 + 右侧颞顶部凹陷性骨折整复术",术后复查头颅CT提示右侧额颞叶低密度影,中线移位(图190a,图190b),给予再次行右侧额颞顶部去骨瓣减压术,同时给予脱水降颅压、营养神经、机械通气、抗感染、解痉、改善循环等对症治疗;复查头颅CT提示中线回复,仍有片状低密度影,考虑外伤性脑梗死(图191a,图191b);经治疗后患者神志呈嗜睡状,失语,左侧肢体无力;住院期间患者出现大量鼻出血并右侧眼球逐渐突出,给予鼻腔内填塞纱条并气管切开后行头颅CTA检查,提示右侧颈内动脉海绵窦瘘可能(未见原图),于2012年8月27日转入我科治疗。

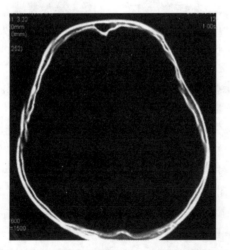

图189　当地医院急查头CT:右侧颞顶骨骨折

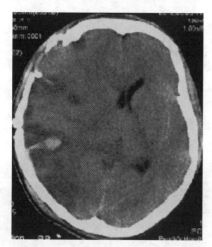

图 190a　术后复查头颅 CT 见右侧额颞叶
低密度影,中线移位

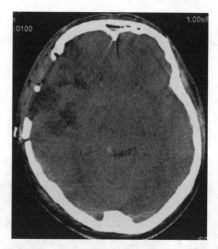

图 190b　术后复查头颅 CT 见右侧额颞叶
低密度影,中线移位

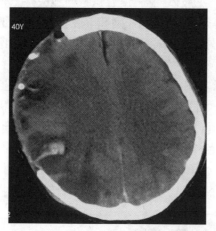

图 191a　再次手术后复查头颅 CT 见中线
回复,额顶叶有片状低密度影

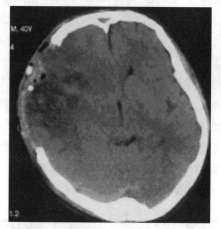

图 191b　再次手术后复查头颅 CT 见中线
回复,额顶叶有片状低密度影

入院症见:患者神志呈嗜睡状,失语,左侧肢体无力,右侧肢体可见自主活动,留置气管切开套管,套管内可吸出中量黄白痰液。

查体:GCS:9 分,嗜睡,失语,高级神经系统检查不配合,右侧颞部可闻及杂音,右侧眼球突出,右侧眼睑青瘀肿胀,敷料贴敷,不能睁眼,无法观察瞳孔,左侧瞳孔直径约 2.5mm,对光反射迟钝。双侧额纹存在对称,鼻唇沟无变浅,右侧鼻腔可见血性分泌物,已填塞纱条,留置气管插管、胃管,咽反射存在,左侧肌张力增高,肢体肌力 I 级,右侧肢体肌张力未见异常,肢体肌力 V 级,左侧 Babinski 征、Chaddock 征、Gordon 征、Oppenheim 征(+),右侧 Babinski 征、Chaddock 征、Gordon 征、Oppenheim 征(-)。

2012-8-27(入院第二天)在全麻下行右侧颈内动脉海绵窦瘘栓塞术,术中右侧颈内动脉造影提示右侧颈内动脉海绵窦瘘,床突上段破口与海绵窦相通形成瘘,眼动脉下方破口形成假性动脉瘤(图 192a~ 图 192e),将一微导管放入颈内动脉眼动脉分叉下方破口内超选择造影显示为一假性动脉瘤。左侧颈内动脉、椎动脉造影提示前交通动脉、后交通动脉开放均向远侧颈内动脉供血区代偿供血（图 192f~ 图 192h），决定行右侧颈内动脉及瘘口闭塞术。金球囊放置于颈内动脉海绵窦床突上段瘘口位置，充盈球囊 0.3ml，使球囊覆盖床突上段瘘口及假性动脉瘤开口，右侧颈内动脉造影见仍有血流进入海绵窦（图 192i~ 图 192j），考虑近端仍存在有另一瘘口，充盈球囊至 0.5ml，再次造影见右侧颈内动脉海绵窦瘘完全消失，再将另一 3 号金球囊放置颈内动脉闭塞近端作为保护球囊，解脱球囊（图 192k~ 图 192l）。

中医辨证论治：患者因外伤后发现右眼球突出 10 余天入院，结合病史及西医学辨病为"头部内伤"，证属于"气滞血瘀痰凝"。本病因车祸暴力所致机体血脉离经，溢出脉外，头部经脉受伤则血离经脉而为瘀血，瘀阻经脉，气血运行不畅，气滞血瘀，不通则痛，故可见头部多处肿胀及眼球突出；患者车祸后长期卧床，饮食不均衡，损伤脾胃，脾主运化，运化失常，痰由内生，痰瘀互结，痹阻肢体脉络，经气不通则可见左侧肢体无力；运化失调，痰瘀阻于肺脏，则气管插管内可吸出黄白黏痰；痰瘀互阻，中焦壅滞，升降失常，进而肝失疏泄，有气郁化火

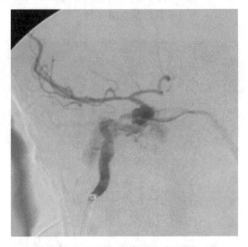

图 192a 术中造影见右侧颈
内动脉海绵窦瘘

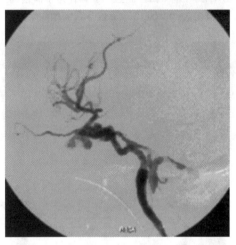

图 192b 术中造影见右侧颈内动脉海绵窦瘘
床突上段瘘口

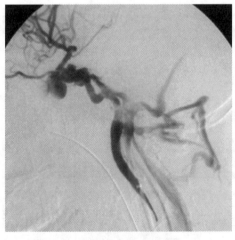

图 192c 术中造影见眼动脉下方瘘
口并假性动脉瘤

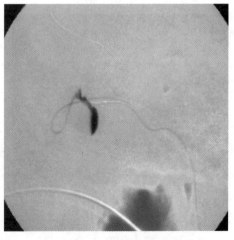

图 192d 术中微导管造影显示
假性动脉瘤

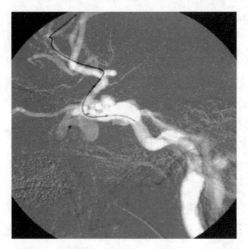

图 192e　术中路径图显示微导管位于假性动
脉瘤内,hyperglide 球囊位于右侧颈内动脉

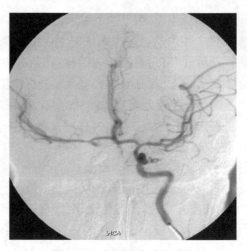

图 192f　左侧颈内动脉造影
显示前交通开放

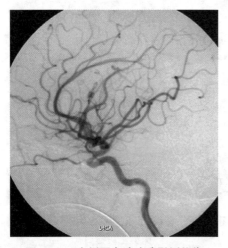

图 192g　左侧颈内动脉造影侧位像

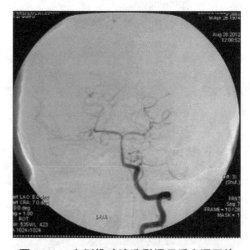

图 192h　左侧椎动脉造影提示后交通开放

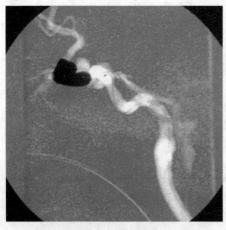

图 192i　球囊充盈覆盖床突上段瘘口及
假性动脉瘤开口

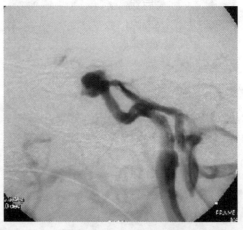

图 192j　球囊充盈后右侧颈内动脉造影见仍
有血流自海绵窦段进入海绵窦形成瘘

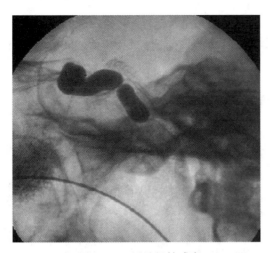

图 192k　近端保护球囊

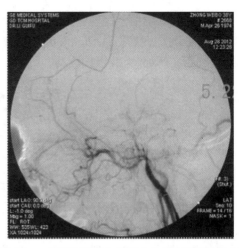

图 192l　术后造影见右侧颈内动脉海绵窦瘘消失

扰心之象,故夜间烦躁;舌黯淡,苔黄腻,脉弦滑均为气滞血瘀痰凝之象。综上所述,本病病因为暴力致伤,病机为气滞血瘀痰凝,病位在脑部,证候属实。

中医四诊:入院时患者神志呈嗜睡状,失语,左侧肢体无力,右侧肢体可见自主活动,留置鼻饲胃管、气管切开套管,气管套管内可吸出中量黄白痰液,夜间烦躁,眠差,纳差,大便溏,小便可,舌黯淡,苔黄腻,脉弦滑。辨证为气滞血瘀痰凝,治疗上以"化痰通络"为原则,中药汤剂以化痰健脾、活血通络为主,方剂以温胆汤加减,加用瓜蒌皮以清热化痰散结,丹参、赤芍活血通络。处方:

陈皮 10g	法半夏 10g	茯苓 20g	竹茹 10g
枳实 10g	赤芍 15g	丹参 10g	瓜蒌皮 10g
生姜 5g	大枣 5g		

12 剂,日一剂,鼻饲。

患者服药 12 剂后疲倦症状改善,食欲改善,进食增多。9 月 8 日,肢体乏力症状好转,仍咳黄色痰,舌苔黄腻较前好转。

2012-9-10 术后第五天中医四诊:神志清楚,简单言语,左侧肢体无力,右侧肢体可见自主活动,留置鼻饲胃管、气管切开套管,气管套管内吸出少量黄白痰液,夜间睡眠好转,纳差,大便溏,小便可,舌黯淡,苔腻稍黄,脉弦滑。治疗上继续给予化痰通络之剂。处方如下:

陈皮 10g	法半夏 10g	茯苓 20g	竹茹 10g
枳实 10g	丹参 10g	瓜蒌皮 10g	生姜 5g
大枣 5g			

共 8 剂,日一剂,鼻饲。

同时给予口服清热消炎宁胶囊清热解毒;香连外洗液外用(我院医院制剂,主要成分为:丁香,黄连,百部等)保持会阴部清洁,预防泌尿系感染。并指导家属对患者进行肢体康复治疗,间断给予患者针灸治疗,促进其吞咽功能及左侧肢体功能恢复。

2012-9-18 经康复治疗后,患者神志清楚,言语欠流利,记忆力、计算力定向力、理解力正常,对答切题,气管套管内痰液明显减少,夜间睡眠好转,进食增多,大便溏,尿管已拔除,舌黯淡,苔白稍腻,脉滑。左侧肢体肌力 1⁺ 级,右侧肢体肌力正常。

2013-6 随访,患者言语正常,仍有复视,无头痛及肢体抽搐,右侧肢体活动无异常,左侧下肢可稍抬离床面,上肢未见活动,二便正常。

二、本病病例特点与分析

(一)病例特点

1. 青年男性,因"外伤后发现右眼球突出 10 余天"入院,发病期间有鼻部大出血,在外院行鼻后腔内填塞碘仿纱止血。既往体健,无特殊病史。

2. 主要体征:嗜睡状,右侧眼球搏动性突眼,右侧颞部及眼球表面可闻及血管杂音,失语,左侧肢体肌张力增高,肌力Ⅰ级,左侧锥体束征阳性。

3. 辅助检查:外院 CTA 及我院全脑血管造影提示:创伤性右侧颈内动脉海绵窦瘘,合并假性动脉瘤及多发瘘口。

(二)病例分析

患者有典型颈内动脉海绵窦瘘,临床表现搏动性突眼、眼球周围血管杂音、鼻衄、右侧眼睑青瘀肿胀,根据临床表现考虑为外伤性颈动脉海绵窦瘘合并假性动脉瘤破裂出血,我院脑血管造影时提示右侧颈内动脉海绵窦瘘非常复杂,压迫右颈动脉,行椎动脉造影及用微导管超选择造影初时发现两个破口,床突上段破口与海绵窦相通形成瘘,眼动脉下方破口与海绵窦不相通而形成一假性动脉瘤,是鼻衄的原因。球囊闭塞颈内动脉中造影才真正将其解剖结构明确,发现颈内动脉有三个破口,明确了诊断后如何选择治疗方法才能获得最佳效果,瘘和假性动脉瘤分别治疗还是同时用一个方法治疗存在很大难度。假性动脉瘤直接用弹簧圈栓塞后是否会再次出血,况且费用很高;床突上段的破口小且角度不好,用可脱球囊栓塞无法进入,只能用弹簧圈加 Onyx 胶栓塞,如此瘘及假性动脉瘤分别栓塞可以达到治疗目的,但患者经济上难以承受,况且假性动脉瘤如此处理并不保险。压颈试验显示经后交通、前交通侧支循环良好可以闭塞颈内动脉,故闭塞颈内动脉就成为一个最佳方案。

三、文献复习

(一)对创伤性颈内动脉海绵窦的认识

海绵窦是一对位于蝶鞍两旁的静脉腔隙,前起眶上裂,后达到岩骨尖部,内侧为蝶窦和垂体,外侧为大脑颞叶。颈内动脉海绵窦瘘(carotid-cavemous fistula,CCF)是指海绵窦段的颈内动脉及其分支破裂,导致颈内动脉与海绵窦之间形成异常的动静脉瘘。Borrow 等[1]根据 CCF 供血动脉的解剖定位不同分为 4 型:A 型:颈内动脉(internal carotid artery,ICA)与海绵窦的直接沟通;B 型:颈内动脉的脑膜支单纯供血;C 型:颈外动脉(external carotid artery,ECA)的脑膜支单独供血;D 型:ICA 和 ECA 的脑膜支共同参与供血。按其发病的病因,CCF 可分为创伤性颈内动脉海绵窦瘘(traumatic carotid-cavemous fistula,TCCF)和自发性颈脉海绵窦瘘（spontaneous carotid-cavemous fistula，SCCF）。前者尤其以外伤引起者居多，约占颈内动脉海绵窦瘘的 75%~85%[2]。

TCCF 是颅脑外伤时较少见的并发症，占颅脑损伤的 2.5%[3]，尤其是颅底骨折可以导致海绵窦段颈内动脉及其分支的损伤，受伤机制一般认为是颅底、颌面部以及下颌骨骨折或尖锐的异物穿透颈内动脉或其分支，而致颈内动脉与海绵窦之间形成异常动静脉交通的结果。钝挫伤比穿通性外伤更容易发生 TCCF[4]。海绵窦段的颈内动脉前后分别被颅骨和硬膜固定，在加速 - 减速性损伤中，海绵窦段入口处的颈内动脉容易形成 TCCF。有学者认为，TCCF 的发生并不是外伤等直接暴力损伤，而是因为颅内血管压力变化所致，故年经人比年龄大者容易发生 TCCF，年轻人好发生在后曲部，老年人易发生在水平段[5]。随着医学的进步，医源性损伤也是 TCCF 的病因。

颈内动脉海绵窦瘘属于高流量性海绵窦瘘，一般很少有自愈的机会，一旦确诊，要尽早进行专科治疗。CCF 的治疗方法经过了供血和引流血管的颅外手术、"放风筝法"等传统手术治疗，但因其外科手术治疗难度大，风险性高，并发症多，随着导管介入治疗技术、栓塞材料的发展与不断完善，经动静脉栓塞技术日趋成熟，故不需开刀，患者痛苦小，恢复快，是目前治疗 CCF 的理想方法[6,7]。最佳的治疗方法应该是既能闭塞瘘口，又能保持颈内动脉通畅，由于可脱性球囊具有操作简便，安全可靠，球囊可随着血流进入瘘口，可根据瘘口随时调整位置和反复充盈，疗效确切，成为 CCF 的首选方法[8-11]。如果单个球囊不能完全闭塞瘘口，或为确保球囊不移位，可以在栓塞球囊的近端增加球囊数量，以期达到完全闭塞瘘口和保护颈内动脉通畅的目的，但该方法也存在一些弊端，栓塞后由于球囊早泄或尖锐骨刺作用使瘘复发，导致手术失败，特别是对于一些瘘口太小，球囊无法进入海绵窦内，而又必须保留颈内动脉通畅者；或已有可脱性球囊进入海绵窦内，因残留空间太小，瘘仍存在，而无法再送入可脱性球囊闭塞残留空间消除瘘时，采用该方法难以治愈。所以，近年来随着 Onyx 胶的广泛应用，采用弹簧圈联合 Onyx 胶栓塞颈动脉海绵窦瘘因其治疗效果确实可靠，不易复发等优点，已逐渐成为治疗 TCCF 的重要方法。

（二）创伤性颈内动脉海绵窦瘘介入治疗的方案选择

1. 血管内介入治疗

自从 Serbinenko[12]采用了可脱性球囊治疗 CCF 获得成功以来，随着神经影像学技术及微导管技术、栓塞材料的不断完善和进步，血管内介入治疗成为治疗 CCF 的首选方法。CCF 血管内治疗的目的与原则[13-15]是：使突眼回缩、保护视力、消除颅内杂音、纠正脑盗血，防止颅内血管缺血或出血，最理想的结局是堵塞瘘口，保留颈内动脉通畅。栓塞路径主要分为从动脉入路和静脉入路，现在大多数都采用从动脉入路，部分采用静脉入路途径；栓塞材料主要包括可脱性球囊、弹簧圈、Onyx 胶、NBCA 胶、覆膜支架，可根据 CCF 的分型及术中需要单独使用或联合使用，介入治疗方法有可脱性球囊栓塞、弹簧圈栓塞、球囊辅助弹簧圈联合 Onyx 胶栓塞、覆膜支架闭塞瘘口、颈内动脉闭塞等。

2. 血管内的栓塞路径选择

（1）经动脉入路：现在大部分 TCCF 栓塞路径多是选择股动脉入路，具有操作简单，疗效可靠，并发症少的优点，最佳的治疗结果应是既能闭塞瘘口，又能保持颈内动脉通畅，根据瘘口的位置和大小及与颈内动脉的关系，可采用可脱性球囊栓塞，弹簧圈联合 Onyx 胶栓塞、带膜支架技术等。在侧支循环良好的患者或复杂的 TCCF 病变,也可采用同时闭塞颈内动脉及瘘口的方法。

(2)经静脉入路:对于少部分 TCCF 经动脉途径有困难、风险高、或治疗失败;患侧颈内动脉为脑部主要供血动脉而无法闭塞瘘口需要保持颈内动脉通畅;或者颈内动脉的生理变异或病理改变,如动脉迂曲狭窄经动脉入路反复尝试失败后,根据 TCCF 的静脉引流方向,可采用经静脉入路将海绵窦及瘘口闭塞。多数可经岩下窦进入海绵窦,甚至部分岩下窦显影不好或者不显影者也可成功达到目的,经股静脉 - 下腔静脉 - 颈内静脉 - 岩下窦途径栓塞治疗;当岩下窦入路失败而向面静脉引流通畅时,可采用经颈内静脉 - 面静脉途径栓塞。Biondi 等[16]报道,经颈内静脉 - 面静脉 - 眼上静脉 - 海绵窦治疗 7 例颈动脉海绵窦瘘,6 例获得满意的疗效,故当其他静脉途径不可行时,此静脉路径成为可供选择的一种治疗方法。如面静脉显影不明显,主要向眼上静脉引流,此时眼上静脉相对动脉化[17],可经 B 超定位后直接穿刺眼上静脉途径栓塞治疗或直接切口眼上静脉进行栓塞。

3. 血管内栓塞材料选择

(1)可脱性球囊栓塞:可脱球囊栓塞治疗 CCF 具有简单、操作方便、创伤性小、安全性高、并发症少、价格较低、既能堵塞瘘口,又能保留颈内动脉通畅率高等优点,是治疗 CCF 的重要方法之一;部分难治性的 CCF 可行颈内动脉闭塞术,在行颈内动脉闭塞术前应先评价可否闭塞颈内动脉,颈内动脉闭塞试验是评价既能闭塞瘘口又能闭塞颈内动脉的金标准,如患者不耐受该实验,则可能发生迟发性脑缺血、脑梗死的危险,造成脑功能不可逆的损害,在闭塞试验当中,下列情况可提示对侧有很好的供血功能:①充盈球囊阻断闭塞后,对侧颈内动脉造影提示两侧静脉像同时显影或者患侧延迟不超过 1.5 秒;②血压下降 20~30mmHg后,患者无神经系统障碍表现;③脑电图和经颅多普勒等检查均未见异常。可脱性球囊栓塞CCF 的并发症主要有:①球囊早泄或移位,海绵窦内血栓形成不完全,使瘘口复发或形成假性动脉瘤;②球囊早脱引起误栓塞及脑梗死;③颅神经损害,以外展神经多见,多因栓塞材料及海绵窦内血栓压迫颅神经所致;④脑血管痉挛;⑤过度灌注综合征。总之,可脱性球囊栓塞术是治疗 CCF 的重要方法。

但对于一些瘘口太小,无法放置球囊;瘘口太大,多个球囊栓塞时,窦内血栓未形成时,容易因血流冲击而致球囊移位;球囊内碘造影剂过早泄漏,导致球囊早泄、移位;颅底骨折后海绵窦内存在尖锐的骨折片,刺破球囊等原因造成球囊栓塞失败复发,出现瘘口再通,此时可考虑采用其他栓塞材料进行栓塞。例如,弹簧圈、Onyx 胶、NBCA、覆膜支架等,可根据术中需要单独使用或联合应用[18]。

(2)弹簧圈栓塞:弹簧圈具有顺应性好的特点,可以充分用来填塞瘘口附近的海绵窦腔而达到闭塞瘘口的目的。对于瘘口较小的 CCF,球囊不能进入海绵窦,微弹簧圈栓塞可作为首选方法。采用弹簧圈的适应证有:瘘口太小,球囊无法进入海绵窦内,而又必须保留颈内动脉通畅者;可脱性球囊进入海绵窦内,因残留空间太小,瘘仍存在,而无法再送入可脱性球囊闭塞残留空间消除瘘时;海绵窦有骨碎片,球囊易被刺破;多个瘘口或颈内动脉海绵窦段横断;多个瘘口伴有假性动脉瘤或双侧 TCCF。在使用弹簧圈填塞海绵窦时应注意,微导管进入海绵窦时应尽可能放到远端,选择大小合适的弹簧圈,由大到小填塞一处后,导管后退,再由大到小填入,如此直到瘘口;必须做到致密填塞,不要寄望于疏松填塞后弹簧圈会诱发血栓或填塞后应用止血药物来促血栓,后者有造成血栓栓塞的可能[19]。弹簧圈治疗最大的并发症就是弹簧圈移位和正常血管的栓塞，因此，微弹簧圈的大小选择至关重要。同时，术中有时需反复牵拉、调整弹簧圈的位置，可能会导致弹簧圈解旋，但临床报道均较少[20,21]。与球囊相比，弹簧圈具有更好的顺应性，使颈内动脉容易恢复其解剖位置，同时能减少对血管内膜的损伤，而且可以更大范围地选择大小、形状不同的弹簧圈。但是弹簧圈的价格比球囊更高，且使用数量较多，限制了它的广泛应用。随着 Onyx 胶的问世，目前已很少单独采用弹簧圈进行栓塞，多数采用弹簧圈联合 Onyx 胶治疗 TCCF，可大大减少手术费用，又减少复发机会，特别对于球囊闭塞困难的小瘘口型或复发性难治性 TCCF，可选择经动脉或静脉入路微弹簧圈栓塞或联合 Onyx 胶治疗。采用弹簧圈加 Onyx 胶栓塞时需不可脱保护球囊临时封堵颈内动脉，以防止胶溢入颈内动脉造成误栓。

（3）Onyx 胶栓塞：Onyx 胶具有较高的黏滞性、相对不黏性、良好的弥散性、较快的聚合性、良好的可控性及反复推注性。在技术应用时应注意：①微导管不应进入海绵窦太深，以免难以撤离；②密切观察 Onyx 胶的弥散方向，严格控制其反流；③注胶时颈内动脉需采用封堵球囊临时封闭颈内动脉及瘘口，注胶压力不可过大，以免胶反流至颈内动脉内造成动脉误栓；④闭塞瘘口后，拔除微导管需在透视下使导管处于持续张力下缓慢回撤，以免使 Onyx 胶移位造成瘘口再通，或者用力过猛导致导管断裂。实际上因为海绵窦内有众多颅神经通路，应注意 Onyx 胶对颅神经的毒性作用，应严格控制注射剂量及压力[22]，现在很少单独用 Onyx 胶栓塞，多采用弹簧圈联合 Onyx 胶进行栓塞，先行放置部分大的弹簧圈使胶有所附着，再注射 Onyx 胶，形成所谓的钢筋混凝土牢固闭塞瘘口，同时保持颈内动脉的通畅。

（4）意大利胶 Glubran 栓塞：既往对于一些海绵窦特殊的分隔类型，并多次复发者，球囊及弹簧圈不能取得满意效果时，可采用意大利胶 Glubran 栓塞，利用其治疗特殊的 CCF 时，应明确海绵窦瘘口的血流速度不能太快，否则不能取得满意效果。意大利胶 Glubran 栓塞技术一般要求比较高，栓塞时有一定风险，要求严格掌握浓度、剂量和注射速度，近来随着 Onyx 胶的广泛应用及取得良好效果，意大利胶 Glubran 栓塞 TCCF 已很少应用。

（5）覆膜支架：目前，覆膜支架在主动脉、冠状动脉及外周血管的治疗中已广泛应用，而在脑血管疾病的应用尚处于探索阶段。2002 年，Kocer 等[23]报道 4 例采用覆膜支架治疗 CCF，显示出覆膜支架治疗 CCF 的可行性。Gomez 和 Archondakis[24]各自报道了 7 例使用带膜支架治疗的病例，分别经过 3 年和 1 年的随访，所有 CCF 均未复发，且各自只有一例患者出现颈内动脉闭塞，颈内动脉闭塞的通畅率为 85.7%。在应用覆膜支架时应严格控制其适应证，带膜支架主要适用于：①单纯颈内动脉供血的 CCF；②瘘口附近没有重要动脉分支者；③瘘口附近血管曲度不大，不会影响支架的贴壁性，且支架容易到位。使用覆膜支架治疗外伤性 CCF 时要选择尺寸合适的支架。支架过长，不易通过血管转折，且容易堵塞分支开口，支架过短则不能完全覆盖瘘口，将支架作为一个整体系统配合导丝送入导引管，小心推至病变部位。覆膜支架血管内置入术既能闭塞颈内动脉海绵窦瘘口，又不改变颈内动脉的血流动力学状态，是新近发展起来的栓塞颈内动脉海绵窦瘘的新技术，具有良好的前景[25]，但因覆膜支架顺应性差，难以通过迂曲的血管，其适应证受到很大限制，如强行通过迂曲的血管则有引起血管破裂等严重并发症的可能。随着新型顺应性好的覆膜支架的问世，该方法有望成为 TCCF 治疗的重要手段。

四、决策难点分析

1. 复杂创伤性颈内动脉海绵窦瘘的诊断

典型创伤性颈内动脉海绵窦搏动性眼球突出、鼻衄、颅内杂音、视力下降等，不难诊断。但复杂创伤性颈内动脉海绵窦段合并假性动脉瘤及多发瘘口临床少见，早期诊断比较困难，需依靠脑血管造影检查才能诊断清楚。文献报道外伤性颈内动脉海绵窦瘘（TCCF）合并假性动脉瘤除 TCCF 所具有的临床症状外，还可存在鼻出血、颅底骨折、外伤性失明等三大特点[26]。TCCF 合并假性动脉瘤多数表现为颈内动脉破裂与海绵窦相通形成瘘，同时因颅底骨折海绵窦破裂，又在蝶窦内形成假性动脉瘤，蝶窦内的假性动脉瘤破裂引起鼻衄，瘘与假性动脉瘤起源于同一处病变，为颈内动脉同一破口造成。而颈内动脉假性动脉瘤者，血管造影可见颈内动脉破口与一动脉瘤样膨出相连，动脉瘤不与海绵窦相通，造影剂在瘤内滞留明显，并不向静脉端引流。如何判断瘘口及破口位置极为关键，一般情况下 TCCF 为单个瘘口，压迫病变侧颈动脉行椎动脉侧位造影，可显示经后交通颈内动脉逆行至瘘口可显示瘘口位置。本患者压迫右侧颈内动脉，行椎动脉造影显示瘘口位于颈内动脉床突上段，未显示假性动脉瘤，是否存在另一破口无法确定，将一微导管经颈内动脉眼动脉下方可穿出颈内动脉进入假性动脉瘤囊腔，超选择造影发现动脉瘤为一独立的囊腔，并不与海绵窦相通，说明颈内动脉眼动脉下方破裂形成另一破口并形成假性动脉瘤，球囊闭塞颈内动脉床突上段瘘口及假性动脉瘤破口后，右侧颈内动脉造影仍发现颈内动脉海绵窦段存在一瘘口与海绵窦相通形成瘘，至此才最终确定颈内动脉有三处破口，一处破口形成独立的假性动脉瘤，另两个破口形成海绵窦瘘，考虑为非常复杂的颈内动脉海绵窦瘘，有多发瘘口及假性动脉瘤形成。

2. 复杂创伤性颈内动脉海绵窦瘘的治疗方法选择

无论是颈内动脉海绵窦段假性动脉瘤，还是颈内动脉海绵窦瘘形成静脉湖破裂，都可发生鼻腔大出血，严重者威胁患者的生命，应积极救治。大部分颈内动脉海绵窦瘘可采用可脱性球囊栓塞技术栓塞，闭塞瘘口。对于复杂的颈内动脉海绵窦瘘，可采用闭塞颈内动脉的方法治疗，也可取得良好的效果。在决定闭塞颈内动脉前，应常规行球囊闭塞试验，通过对侧颈内动脉和椎动脉造影确定前、后交通动脉代偿良好，方可解脱球囊闭塞颈内动脉，于闭塞颈内动脉球囊的下方再投放保护球囊以确保球囊无移位。颈动脉海绵窦瘘最经济的方法是采用可脱球囊行瘘口内栓塞，既能保持颈内动脉通畅，又可降低手术费用，但有可能因球囊早泄或骨刺刺破球囊引起复发，另外，对于破口小的颈动脉海绵窦瘘可脱球囊难以进入瘘口进行瘘口内栓塞。弹簧圈联合 Onyx 胶栓塞瘘口是近年来提倡的方法，可经动脉或静脉入路，颈内动脉内以不可脱球囊临时封闭以防止 Onyx 胶误入颈内动脉，治疗效果确实可靠，不易复发，不受瘘口大小影响，缺点有两个：一是在注胶栓塞时胶仍有可能经瘘口逸入颈内动脉，特别是存在多个瘘口时，封堵球囊要求足够长以封闭所有瘘口，否则胶也可能经其他瘘口溢入颈内动脉造成误栓，注胶压力应很好控制，压力过大也可能经充盈的球囊颈内动脉血管壁之间进入颈内动脉，二是费用高。颈内动脉的假性动脉瘤可以行弹簧圈栓塞治疗，若血肿膜不够稳定，弹簧圈有可能撑破血肿膜引起破裂再出血，最好是除闭塞假性动脉瘤囊腔外破口处颈内动脉内再放置少数弹簧圈并以支架压迫，封闭颈内动脉破口则是最可靠的方法。该患者既存在海绵窦瘘，又存在独立的假性动脉瘤，经前后交通侧支循环良好，若能将颈内动脉及其所有破口同时封闭,则既简单又可靠,以可脱球囊封闭颈内动脉时球囊若脱入假性动脉瘤内,则可能诱发动脉瘤破裂,该患者以可脱球囊同时闭塞颈内动脉及其多个破口成功的关键有两点:第一,在放置可脱球囊过程中,球囊经过各破口时稍加充盈没有被血流冲入破口内,说明破口小,球囊充盈过程中进入假性动脉瘤内的可能性大大减小;第二,将球囊放置至于床突上段部分充盈球囊,可见球囊小部分突出至瘘口内使球囊更加稳定,继续充盈球囊使球囊向近端延伸,球囊顺利覆盖封堵假性动脉瘤破口,此时造影显示假性动脉瘤破口及床突上段瘘口均已闭塞,但近端海绵窦段仍有瘘口与海绵窦相通,此时球囊仍有充盈空间,继续充盈球囊将近端瘘口闭塞(假如此时球囊充盈已到极限可解脱球囊,再用另一球囊闭塞近端瘘口),近端另需加一保护性球囊。

五、中医药在创伤性颈内动脉海绵窦瘘围 手术期中如何发挥优势

外伤性颈内动脉海绵窦瘘源于颅脑的跌扑损伤,属于头部外伤范畴。中医学对其的文献记载不多,随着现代检查手段的完善,研究发现颈内动脉海绵窦瘘是位于海绵窦内的颈内动脉及其脑膜支,因外伤破裂,血液流入静脉窦内使窦内压升高,逆流入眼上静脉而出现眼部的一系列症状,伴或不伴神经功能障碍的一种疾病。

结合西医学对 CCF 的认识,从中医学角度来看,CCF 的病程中同时存在出血和血溢脉外之瘀血两种状态,对于 CCF 急性期的治疗,需兼顾出血和瘀血两方面,而在活血化瘀和止血宁络方面如何权衡利弊,尚缺少临床研究,一则因为该病例临床上较为少见,另一方面由于现代介入手术的发展,对于发现的 CCF 病例,有条件的多进行介入治疗封闭瘘口,迅速改善动静脉瘘的状态,介入治疗 CCF,从中医学方面解释则为"治病求因",因此我们认为在 CCF 急性期的治疗中,需侧重于出血的治疗。基于一切有利于患者治疗和康复的措施都应该被用于治疗中并综合评价最佳治疗方案,因此,合理的中西医结合治疗对于创伤性 CCF 的治疗大有裨益,即在西医介入治疗的基础上,中医药参与 CCF 治疗为提高疗效开辟了一条有效途径。

同时,中医药在 CCF 介入治疗后可以发挥很大优势。CCF 介入治疗后,中医药的治疗需要从"急则治其标"转为全身综合治疗。暴力伤脑,髓海震荡,气机紊乱,气机不能迅速畅通,血运受阻,或痰浊不化,痰浊瘀血俱盛;且跌扑损伤后,脑府脉络受损,髓海气血耗伤,神明失养,肾精不充,变生诸症;或伤后肝肾阴虚,不能制约肝阳,以致阳亢风动;或伤后心血耗伤,心阳不振,脾气虚弱,故宜从化痰祛瘀通络、补肾生髓、疏肝平肝、潜阳息风、补脾养心等法治疗。

本例患者病情较为复杂,患者头部外伤后不仅有眼部症状,且伴有肢体偏瘫,言语不利等中风急性期表现,病以本虚标实为主,其病机由痰瘀互阻,中焦壅滞,升降失常,进而肝失疏泄,气郁化火,故病后多从阳化,邪热风火充斥三焦,而致痰浊化热,腑气不通。本例患者治以温胆汤和胃化痰,降逆化浊;瓜蒌清热化痰散结,通利大肠使痰热下行;配合中成药通腑醒神胶囊口服,峻下、荡涤胃肠积滞;从结果观察可见,外伤后患者出现神志不清、大便不畅,证属痰热内结,腑气不通,痰热生风。在常规脱水、降颅压等治疗基础上加用通腑化痰中药治疗,效果明显。化痰法治疗中风由明代医家朱丹溪提出,他认为"半身不遂,大率多痰",治

疗用竹沥、姜汁以化痰、开窍,后世医家在此基础上多有发挥。化痰法具有醒神开窍、畅利中焦、升清降浊的作用,可以改善机体脂质代谢,净化血液,从而有利于机体血液循环,提高大脑供血供氧能力,有利神经系统功能恢复。术后应根据患者基本病机,结合患者体质辨证,制定长期的治疗方案。

中医药在 TCCF 围手术期治疗中发挥的主要作用有以下几个方面:①既要注意局部病变的治疗,又要调整其整体功能,根据个体体质给予辨证施治,加速患者围手术期康复;②改善症状,提高患者生活质量;③提高血管性疾病围手术期治疗的安全性。

参 考 文 献

[1] Barrow DL,Spector RH,Braun IF,et al. Classification and treatment of spontanenous Carotid-cavernous sinus Fistula. J Neurosury,1985,62:248.

[2] Fattahi TT,Brandt MT,Jenkins WS,et al. Traumatic Carotid cavernous Fistula:Pat hophysiology and Treatment. J Craniofac Surg,2003,14(2):240-246.

[3] Goncalves M,Reis J,Almeida R. Carotid-cavernous fistulas:the diagnostic and therapeutic prospects. Acta Med port,1994,(2):427.

[4] Suh DC,Lee JH,Kim SJ,et al. New concept in cavernous sinus dural arteriovenous fistula:correlation with presenting symptom and venoudrainage pattern. Stroke,2005,26(9):2349-2356.

[5] Helmebe K,Kruger O,Laas R,et al. The direct carotid-Cavemous fistula:a clinical pathoanatomical,and physical study. Acta Neurochir(Wein),1994,127(1-2):1-5.

[6] Teng MM,Chiang JH,et al. Double-balloon technique for embolization of carotid cavernous fistulas. AJNR Am J Neuroradiol,2000,21(9):1753-1756.

[7] Annesley-Williams DJ,Goddard AJ,Brennan RP,et al. Endovascular approach to treatment of indirect carotico-cavemous fistulae. Br-J-Neurosurg,2001,15(3):228-233.

[8] Higashida RT,Halbach VV,Tsai FY,et al. Interventional neurovascular treatment of traumatic carotid and vertebral lesion:results in 234 patients. AJR,1989,153(3):577-582.

[9] Lewis AI,Tomsick TA,Tew JM. Management of 100 consecutive direct carotid-cavernous fistulas:results of treatment with detachable balloons. Neurosurgery,1995,36(2):239-245.

[10] Luo CB,Teng MM,Yen DH,et al. Endovascular embolization of recurrent traumatic carotid-cavernous fistulas managed previously with detachable balloons. J Trauma,2004,56(6):1214-1220.

[11] Gupta AK,Purkayastha S,Krishnamoorthy T,et al. Endovascular treatment of direct carotid cavernous fistulae:a pictorial review. Neuroradiology,2006,48(11):831-839.

[12] Serbinenko FA. Balloon catheterization and occlusion of major cerebral vessels. J Neurosurg,1974,41(1):125-127.

[13] Fabian TS,Woody JD,Ciraulo DL,et al. Posttraumatic carotid cavernous fistula:frequency analysis o f signs,symptoms,and disability outcomes after angiographic embolization. J Trauma,1999,47(2):275-281.

[14] Mostafa G,Sing RF,Matthew s BD,et al. Traumatic carotid cavernous fistula. J Am CollSurg,2002,194(6):841.

[15] Fattahi TT,Brandt MT,Jenkins WS,et al. Traumatic carotid cavernous fistula:pathophysiology and treatment. J Craniofac Surg,2003,14(2):240-246.

[16] BIONDI A,MILEA D,COGNARD C,et al. Cavernous sinusdural fistulae treated by trans venous approach through the facialvein:report of seven cases and review of the literature. Am J Neuroradiol,2003,24(6):

1240-1246.

[17] Kurata A,Suzuki S,Iwamoto K,et al. Direct-puncture approach to the extraconal portion of the superior ophthalmic vein for carotid cavernous fistula. Neuroradiology,2009,51(11):755-759.

[18] Gemmete JJ,Chaudhary N,Pandey A,et al. Treatment of carotid cavernous fistulas. Curr Treat Options Neurol,2010,12:43-53.

[19] Teng MM,Chiang JH,et al. Double-balloon technique for embolization of carotid cavernous fistulas. AJNR Am J Neuroradiol,2000,21(9):1753-1756.

[20] Wang C,Xie X. Treatment of an unraveled intracerebral coil. Catheter Cardiovasc Interv,2010,76(5):746-750.

[21] Raftopoulos C,Goffette P,Billa RF,et al. Transvascular coil hooking procedure to retrieve an unraveled Guglielmi detachable coil:technical note. Neurosurgery,2002,50(4):912-914.

[22] Elhammady MS,Wolfe SQ. Farhat H,et al. Onyx embolization of carotid-cavernous fistulas. J Neurosurg,2010,112(3):589-594.

[23] Kocer N,Kizilkilico,Albayram S,et al. Treatment of iatrogenic internal carotid artery laceration and carotid cavernous fistula with endovascular stent-graft placement. AJNR Am J Neuroradiol,2002,23(3):442-446.

[24] Gomez F,Escobar W,Gomez AM,et al. Treatment of carotid cavernous fistulas using covered stents:mid term results in seven patients. AJNR,2007,28(9):1762-1768.

[25] Archondakis E,Pero G,Valvassori L,et al Angiographic follow up of traumatic carotid cavernous fistulas treated with endovascular stent graft placement. AJNR,2007,28(2):342-347.

[26] Gomez F,Escobar W,Gomez AM,et al. Treatment of Carotid Cavernous Fistulas Using Covered Stents:Midterm Results in Seven Patients. Am J Neuroradiol,2007,28(6):1762-1768.

[27] Chen D,Adriane PC,Van VH,et al. Eplstaxis origination from traumatic pse-cuodoaneurysm of the internal carotid artery. Diagn Endo Ther Laryngos,1998,108(3):327-331.

（李贵福，薛道金，罗望池，钟永富）

病例 29：硬脑膜动静脉瘘的治疗

一、病例摘要

患者女性，45岁，因"突发头痛、呕吐13天"于2008年2月18日转入我院。病历及治疗情况摘要如下：

患者于2月5日因头痛呕吐至当地医院就诊，行头颅CT提示：蛛网膜下腔出血，住院期间行DSA：窦汇区硬脑膜动静脉瘘，考虑病情复杂，2月18日入住我院，无特殊既往史。

入院时中医四诊：神清，时有烦躁，面红，头痛，四肢活动良好，无四肢抽搐，纳眠差，小便调，大便干结。舌黯红，苔黄腻，脉弦滑。辨证为痰热腑实，处方如下：

三七粉10g（冲）　　　大黄10g　　　　黄芩10g　　　　苏木15g

白芍30g　　　　　　川芎15g

4剂，每日一剂，口服。

方中用大黄、苏木苦寒泻下，黄芩"提壶揭盖"清肺与大肠表里之热，兼顾"离经之血即为瘀血"，给予三七、白芍、川芎等加强活血化瘀之力。服药4剂后头痛明显减轻，大便较前通畅。

入院头颅CT：蛛网膜下腔出血（图193a，图193b）

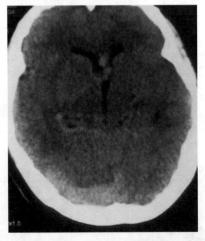 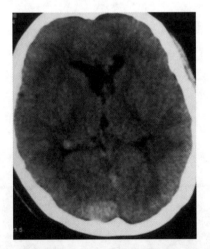

图193a　头颅CT平扫　蛛网膜下腔出血　　　　图193b　蛛网膜下腔出血

2月23日行脑血管造影，并同期行栓塞术。全脑血管造影显示窦汇区硬脑膜动静脉瘘的供血情况：由双侧椎动脉脑膜支，双侧枕动脉、脑膜中动脉，左侧大脑后动脉及左侧脑膜垂体干脑膜支组成，静脉引流向直窦，经岩下窦向海绵窦及向矢状窦逆流（图194a~图194l）。

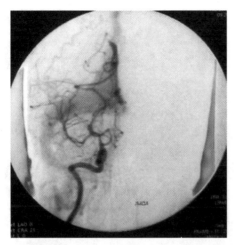

图 194a　DSA　右颈内动脉正位

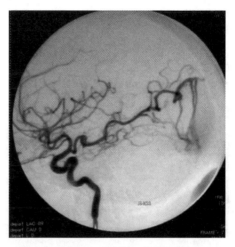

图 194b　右颈内动脉侧位

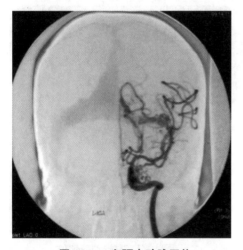

图 194c　左颈内动脉正位

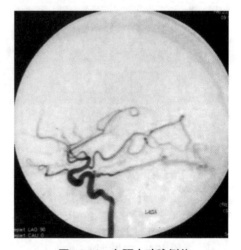

图 194d　左颈内动脉侧位

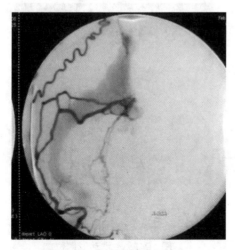

图 194e　右颈外动脉正位

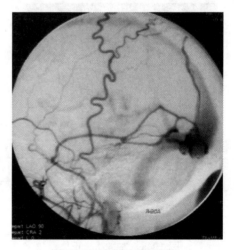

图 194f　右颈外动脉侧位

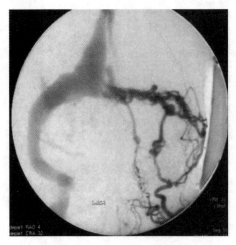

图 194g 左颈外动脉正位

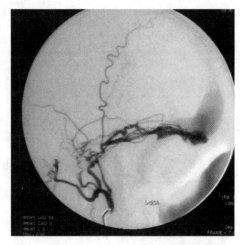

图 194h 左颈外动脉侧位

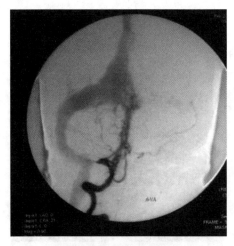

图 194i 右椎动脉正位

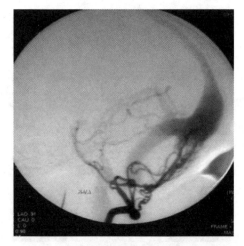

图 194j 右椎动脉侧位

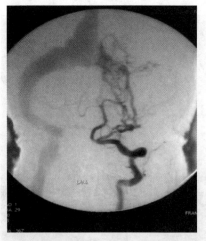

图 194k 左椎动脉正位

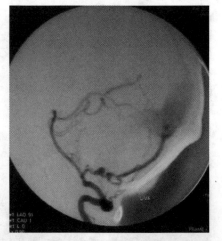

图 194l 左椎动脉侧位

栓塞过程：5F Envoy 导引导管置入左侧颈外动脉，Echclon 微导管超选进入左侧脑膜中动脉进入瘘口远端静脉，注入 Onyx 12ml（时间 25 分钟），将左侧椎动脉脑膜支、左侧枕动脉、左侧脑膜中动脉及左侧脑膜垂体干供血闭塞，复查循环时间改善。右侧枕动脉、脑膜中动脉及左侧大脑后动脉仍有少量瘘口供血。因手术时间较长，及患者经济承受能力欠佳而未追求完全栓塞（图 195a~ 图 195h）。

术后患者出现感觉性失语，右侧肢体乏力，行走拖步。复查头颅 CT 大致同入院前（图196a，图 196b）。

中医四诊：神清，精神疲倦，面色不红，头痛，右侧肢体乏力，无四肢抽搐，纳眠一般，二便调。舌淡黯，苔白微腻，脉滑。辨证为气虚痰瘀，处方如下：

三七粉 2 袋（冲）	黄芪 30g	川芎 15g	白芍 30g
白术 15g	党参 20g	薏苡仁 20g	丹参 20g
地龙 15g			

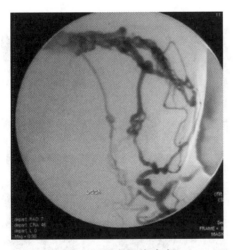

图 195a　左颈外动脉

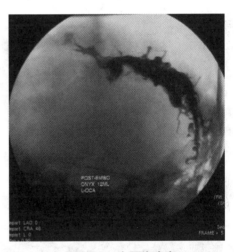

图 195b　左颈外动脉

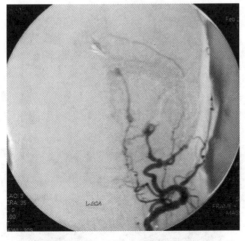

图 195c　左颈外动脉

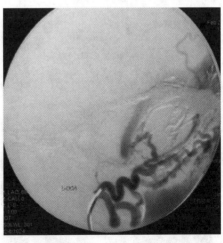

图 195d　左颈外动脉

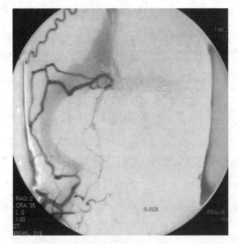
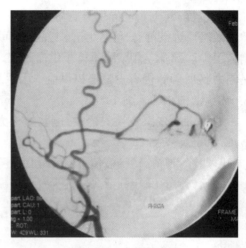

图 195e 右颈外动脉   图 195f 右颈外动脉

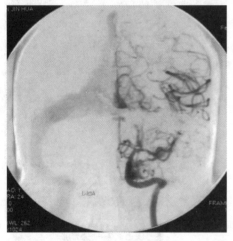
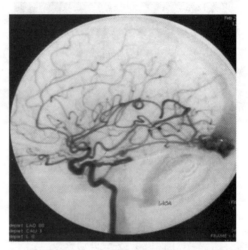

图 195g 左颈内动脉   图 195h 左颈内动脉

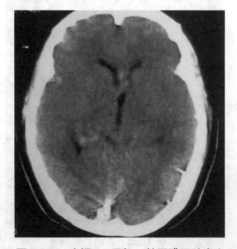
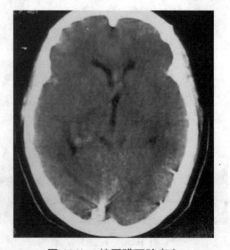

图 196a 头颅 CT 平扫 蛛网膜下腔出血   图 196b 蛛网膜下腔出血

3 剂,每日一剂,口服。

除中药汤剂外,配合抗凝及改善循环等治疗。术后第三天,患者无失语,右侧肢体乏力改善,出院后未遗留神经功能缺损。

2010 年 1 月 12 日再次介入栓塞:5F 指引导管置入右侧颈外动脉枕动脉分支,Migiran 0.008in 微导丝将 Marathon 微导管送至右侧枕动脉供应瘘口的经骨支,注入 Onyx18 胶约 1ml,复查造影未见显影。将另外一支 Marathon 送至右侧枕动脉供应瘘口的粗大肌支,注入 Onyx18 胶约 3.5ml。术后行双侧椎动脉及右侧颈外动脉造影未见瘘口显影,右侧颈外动脉造影提示枕动脉分支仍向窦汇区硬脑膜动静脉瘘供血,分支减少(图 197a~图 197f)。

术后随访 3 年期间,患者未再出血,无神经功能缺损。

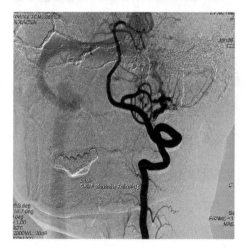

图 197a　左椎动脉

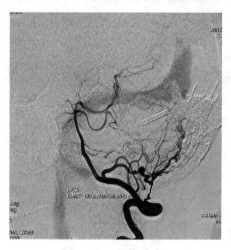

图 197b　左椎动脉

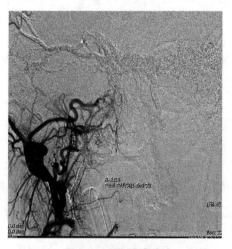

图 197c　左颈外动脉

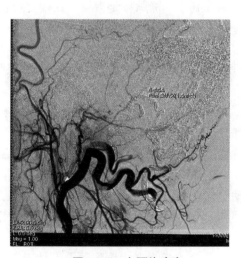

图 197d　左颈外动脉

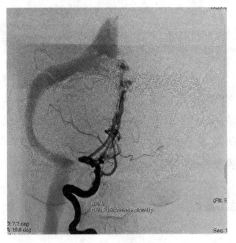

图 197e 右椎动脉

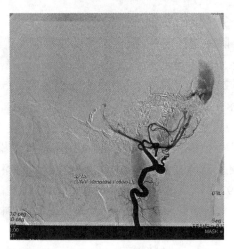

图 197f 左椎动脉

二、病例特点与分析

(一) 病例特点

1. 中年女性,突发起病,既往体健。

2. 主要症状为突发头痛及呕吐症状,无神经功能缺损表现,脑膜刺激征阳性。

3. 外院行头颅 CT 明确为蛛网膜下腔出血,行脑血管造影明确出血原因为窦汇区硬脑膜动静脉瘘,多支供血动脉参与。

(二) 病例分析

1. 硬脑膜动静脉瘘是指发生在硬脑膜及其附属物,如静脉窦、大脑镰、小脑幕上的异常的动静脉分流,约占颅内动静脉畸形的 10%~15%。临床症状多样,可表现为单纯头痛发作、癫痫发作、精神异常、颅内杂音,因引流静脉高压导致静脉逆流而出现蛛网膜下腔出血或脑实质出血、眼球突出、红眼、甚至头皮静脉怒张等。本病例以蛛网膜下腔出血导致头痛呕吐就诊。

2. 硬脑膜动静脉瘘为难治性脑血管疾病之一,血管内栓塞为主要的治疗手段,理想的栓塞效果是闭塞瘘口,同时保证受累静脉窦引流通畅。早期经动脉途径栓塞,但因栓塞材料弥散性不良而使瘘口闭塞难以完全[1]。其后推崇经静脉途径栓塞,但可致相应静脉窦结构及其功能破坏[2],并且因静脉窦容量较大,消耗栓塞材料也较多。因而改善栓塞剂的弥散性,经动脉栓塞 DAVF,可能有利于瘘口闭塞及避免相应静脉窦的破坏。本病例为窦汇区 IIa 型硬脑膜动静脉瘘,多支供血动脉参与,采用非黏附性液态栓塞剂 Onyx 胶经动脉途径栓塞瘘口,弥散好,达到完全栓塞瘘口的目的。

3. 栓塞术后患者出现失语及肢体乏力情况,考虑与栓塞术后静脉窦引流减慢,导致回流静脉受阻,导致静脉性水肿有关,给予抗凝处理后,静脉回流改善,脑水肿减退,症状逐渐好转。

三、文献复习

（一）硬脑膜动静脉瘘的概述

硬脑膜动静脉瘘可发生在颅内任何有硬膜的部位，但好发于海绵窦及横窦、乙状窦、上矢状窦等部位。硬脑膜动静脉瘘的临床表现差异很大，患者可无任何临床症状，或可能出现轻度症状，有的患者甚至出现致死性出血，因此，识别引起这种危重症状的原因显得格外重要。有研究表明静脉引流模式为最重要的预测指标[3-5]，其中通过皮层软膜逆行的静脉引流途径出血风险极大。虽然硬脑膜动静脉瘘的部位与侵袭性无直接相关，但由于危险引流模式与部位有关[6]，且治疗方法及难度与部位有关，因此，硬脑膜动静脉瘘的治疗风险主要取决于硬脑膜动静脉瘘的部位和各种引流的模式。

（二）硬脑膜动静脉瘘的治疗

过去对于硬脑膜动静脉瘘的治疗方式有多种，包括手术切除，静脉夹闭，导管栓塞，放射治疗或上述的综合治疗。随之介入材料的发展，大部分的硬脑膜动静脉瘘患者可通过介入栓塞达到治愈目的。

1. 经动脉颗粒栓塞

对于颈外动脉分支供血的 DAVF，可通过颗粒栓塞，但是使用该方法实现完全栓塞很困难，因为供血动脉微导管常常难以到位以及对侧动脉再供血[7]。因此，这种方法目前主要用于减轻症状或与其他治疗手段结合使用。

2. 经静脉弹簧圈栓塞

经静脉弹簧圈栓塞 DAVF 在多个研究中证实有效（完全闭塞率为 80%~100%）[8]。但是，也有关于静脉损伤及颅内出血并发症的报道[9,10]。另外，不适当的栓塞可以导致症状加重。

3. 经动脉 NBCA 栓塞

对于经静脉途径微导管难以到位的复杂 DAVF，可使用经动脉 NBCA 栓塞。治疗技巧包括微导管到达主要供血动脉后，注入混合碘油的 20%~25%NBCA。但在治疗前，需通过颗粒栓塞阻断其他小分支供血动脉，避免因竞争血流而冲散 NBCA[11]。虽然该方法治疗效果较好，但也有部分学者报道出现 5%~20% 的并发症[12]，因此，它需要操作者能熟练应用这种材料，减少误栓等并发症。

4. 支架植入

因为硬脑膜动静脉瘘常由静脉窦或颈静脉狭窄、闭塞所致。因此，从理论上讲，支架的张力能重建窦的前向血流，有利于关闭窦壁上的瘘口。有学者报道，少量病例通过支架植入恢复窦的引流来治疗 DAVF[13-14]。虽然有支架治疗 DAVF 的成功病例，但长期随访结果仍未明确，且目前支架直径相对较大、僵硬，置入部位角度及不规则狭窄等因素限制了其广泛的应用。

5. 经动脉 Onyx 胶栓塞

Onyx 作为新型的液体栓塞材料，由于具有良好弥散性及不粘管、依靠注射力量弥散等特点，即使在多腔分隔的海绵窦中，仍可沿压力梯度自高向低从容弥散，进而实现瘘口闭塞，因此,越来越多的使用在硬脑膜动静脉瘘的治疗中,成为硬脑膜动静脉瘘的主要栓塞治疗方式。Puffer 等经动脉途径使用 Onyx 栓塞 9 例天幕区 DAVF,其中 6 例完全栓塞,2 例近全栓塞,1 例部分栓塞后行手术断开瘘口,所有治疗病例中均未出现并发症[15]。Ghobrial 等使用 Onyx 栓塞 12 例 DAVF 患者,闭塞率为 75%,皮层静脉引流闭塞率为 85%[16]。Karuna 等单独使用 Onyx 或联合弹簧圈栓塞 21 例 DAVF,达到 95.2% 的完全闭塞率,且无并发症[17],可见使用 Onyx 栓塞 DAVF 是安全有效的手段。

四、决策难点分析

本病例为窦汇区复杂硬脑膜动静脉瘘,包括双侧颈外动脉、椎动脉及左侧颈内动脉供血,考虑经颈外动脉途径安全,且颈外动脉供应瘘口血管增粗,微导管到位容易,因此,二次栓塞均通过颈外动脉进行。从有效性及减少费用的角度出发,使用 Onyx 胶多次栓塞,利用 Onyx 胶具有的良好弥散性及不粘管等特点,结合血流动力学特点,使 Onyx 胶在瘘口中形成良好的弥散并有效封闭瘘口,达到近全闭塞且无遗留神经功能缺损。在随访过程中,患者未再因脑出血入院,表明本患者治疗安全有效且经济可行。

五、中医药在硬脑膜动静脉瘘栓塞治疗中如何发挥优势

1. 术前改善患者的整体状况,尤其是减少头痛和保持大便通畅,避免血压升高,预防再出血,保证手术前病情平稳。

2. 术后患者出现不能理解言语,右侧肢体乏力,行走拖步,影像学检查排除脑梗死,从西医学考虑与静脉性水肿相关。而从中医学的辨证论治角度来看,提示患者经过全身麻醉、血管内栓塞治疗后,证型较前有所改变,原有的热象明显减轻,呈现一派气虚无力推动、痰瘀阻滞的征象,故辨证为气虚痰瘀,给予益气化痰通络汤剂,取得了良好的效果。

上述病情演变提示中医药治疗一定要遵循自身的辨证规律,尤其在手术前后要注意观察患者的四诊变化,及时根据证型的演变调整中医治疗法则,这也是"同病异治"的另一种体现形式。

参 考 文 献

[1] Lv X,Jiang C,Zhang J,et al. Complications related to percutaneous transarterial embolization of intracranial dural arteriovenous fistulas in 40 patients. AJNR Am J Neuroradiol,2009,30(3):462-468.

[2] Kim DJ,Kim DI,Suh SH,et al. Results of transvenous embolization of cavernous dural arteriovenous fistula:a single-center experience with emphasis on complications and management. AJNR Am J Neuroradiol,2006,27(10):2078-2082.

[3] Cognard C,Gobin YP,Pierot L,et al. Cerebral dural arteriovenous fistulas:clinical and angiographic correlation with arevised classification of venousdrainage. Radiology,1995,194:671-680.

[4] Davies MA,Terbrugge K,Willinsky R,Coyne T,Saleh J,Wallace MC. The validity of classification for the clinical presentation of intracranial duralarteriovenous fistulas. J Neurosurg,1996,85:830-837.

[5] Brown RD,Wiebers DO,Nichols DA. Intracranial dural arteriovenous fistulae:angiographic predictors of

intracranial hemorrhage and clinical outcome in nonsurgical patients. J Neurosurg,1994,81:531-538.

[6] Cognard C,Gobin YP,Pierot L,et al. Cerebral dural arteriovenous fistulas:clinical an dangiographic correlation with arevised classification of venousdrainage. Radiology,1995,194:671-680.

[7] Kawaguchi S,Sakaki T,Morimoto T,et al. Surgery for dural arteriovenous fistula in superior sagittalsinus and transversesinus. J Clin Neurosci,2000,7:47-49.

[8] Roy D,Raymond J. The role of transvenous embolization in the treatment of intracranial dural arteriovenous fistulas. Neurosurgery,1997,40:1133-1144.

[9] Oishi H,Arai H,Sato K,et al. Complications associated with transvenous embolization of cavernous dural arteriovenous fistula. Acta Neurochir(Wien),1999,141:1265-1271.

[10] Klisch J,Huppertz HJ,Spetzger U,et al. Transvenous treatment of carotidcavernous and duralarteriovenous fistulae:results for 31 patients and review of the literature. Neurosurgery,2003,53:836-857.

[11] Nelson PK,Russell SM,Woo HH,et al. Use of awedged microcatheter for curative transarterial embolization of complex intracranial dural arteriovenous fistulas:indications,endovascular technique,and outcome in 21 patients. J Neurosurg,2003,98:498-506.

[12] Tomak PR,Cloft HJ,Kaga A,et al. Evolution of the management of tentorial dural arteriovenous malformations. Neurosurgery,2003,52:750-762.

[13] Troffkin NA,Graham CB Ⅲ,Berkmen T,et al. Combined transvenous and transarterial embolization of atentorial-incisural duralarteriovenous malformation followed by primary stent placement in the associated stenoticstraightsinus:casereport. J Neurosurg,2003,99:579-583.

[14] Murphy KJ,Gaillou dP,Venbru Xa,et al. Endovascular treatment of agrade Ⅳ transverses inusdural arteriovenous fistula by sinus recanalization,angioplasty,and stentplacement:technical casereport. Neurosurgery,2000, 46:497-501.

[15] Puffer RC,Daniels DJ,Kallmes DF,et al. Curative Onyx embolization of tentorial dural arteriovenous fistulas. Neurosurg Focus,2012,32(5):E4.

[16] Ghobrial GM,Marchan E,Nair AK,et al. Dural Arteriovenous Fistulas:A Review of the Literature and a Presentation of a Single Institution's Experience.World Neurosurg,2012:31.

[17] Long Xa,Karuna T,Zhang X,et al. Onyx 18 embolisation of dural arteriovenous fistula via arterial and venous pathways:preliminary experience and evaluation of the short-term outcomes. Br J Radiol,2012,85(1016): e395-403.

（陈锐聪,林浩）

病例 30~32：创伤性颈内动脉
海绵窦瘘的治疗

一、病例摘要

病例 30

患者男性,41 岁,因"头部外伤后左耳鸣及左眼突出 4 月余"于 2010 年 3 月 22 日入院。病历及治疗情况摘要如下:

患者于 2009 年 11 月饮酒后洗澡时跌倒,致枕部着地后出现左耳耳鸣,频率与心跳一致,并逐渐出现眼球突出,球结膜充血,视物重影,外院行头颅 MR 考虑颈内动脉海绵窦瘘后入我院。既往史无特殊。

脑血管造影提示:左侧颈内动脉造影:颈内动脉海绵窦段与海绵窦形成动静脉瘘,流速高,流量大,血流通过岩下窦、海绵间窦、眼上静脉及颞叶皮层静脉引流(图 198a~ 图 198d)。

治疗上,右侧股动脉 / 股静脉分别置入 6F 导管鞘,2 根 6F 导引管分别置于左侧颈内动脉及左侧岩下窦内,将 Enchlon14 微导管在 PT 导丝引导下经静脉入路置入左侧海绵窦内,将 Enchlon10 微导管在 X-PEDITION 微导丝引导下,经动脉入路通过瘘口置入海绵窦内,并将 HYPERGLIDE 4-20 置于左侧颈内动脉(跨越瘘口远近端),充盈球囊后经 Enchlon14 微导管在海绵窦内置入弹簧圈,后经 Enchlon10 微导管置入弹簧圈,复查造影提示瘘口流量减少伴有海绵窦内滞留,经 Enchlon10 微导管注入 Onyx18,复查造影提示动静脉瘘口消失(图 199a~ 图 199d)。

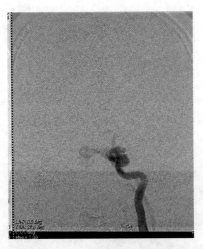

图 198a DSA 左侧颈内动脉正位

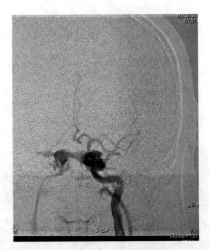

图 198b 可见动静脉瘘

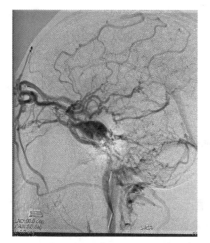

图 198c　左侧颈内动脉侧位

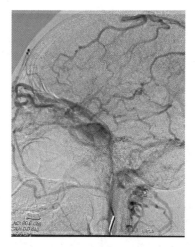

图 198d　可见引流静脉

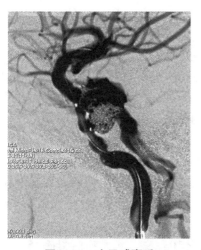

图 199a　充盈球囊后

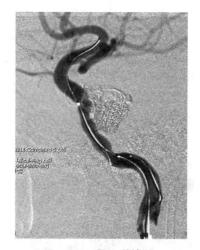

图 199b　置入弹簧圈

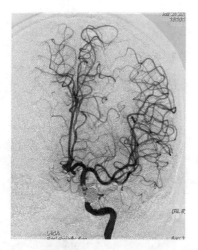

图 199c　瘘口流量减少伴有海绵窦内滞留

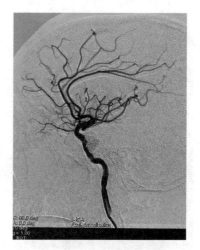

图 199d　动静脉瘘口消失

中医四诊:患者自觉左眼眶区少许疼痛,程度可忍受,纳眠可,二便调。舌淡黯,苔薄白,脉弦。根据患者痛处固定不移,结合舌苔脉象,辨证为"瘀血阻络",因患者出院后煎煮中药汤剂不便,给予中成药血府逐瘀口服液调理善后。

2周后门诊随访,患者未诉不适。

病例 31

患者女性,56岁,因"搏动性头痛1月,左眼红肿及耳鸣1周"于2012年5月8日入院。病历及治疗情况摘要如下:

患者于2012年2月在家中不慎被硬物重击左侧后枕部,当时除头痛外无其他不适。4月初患者出现左侧搏动性头痛,无肢体乏力等情况,外院行头颅 MR 提示桥脑、右侧基底节区腔隙性脑梗死。1周前患者出现左眼红肿充血,无复视,左侧额眶部可闻及吹风样杂音,频率与心跳一致,为进一步治疗入住我院。既往史无特殊。

入院后2012年5月9日行脑血管造影提示:左侧颈内动脉造影:左侧颈内动脉海绵窦段与海绵窦形成动静脉瘘,流速高,可见同侧大脑中动脉浅淡延迟显影;动静脉瘘主要引流渠道有眼上静脉、岩下窦、海绵间窦及皮层静脉;右侧颈内动脉造影可见左侧颈内动脉经过前交通显影,并可见海绵窦段动静脉瘘形成(图200a~图200d)。

治疗:将6F指引导管置于左侧颈内动脉颈段,使用 MABDTE 将球囊送至颈内动脉海绵窦段,缓慢充盈球囊,注入造影剂0.4ml后,复查造影,可见动静脉瘘完全消失,颈内动脉以及同侧大脑前、大脑中动脉显影良好(图201a,图201b)。

术后患者出现左眼睑抬举费力,左侧瞳孔增大至4mm,右侧瞳孔为3mm,左眼球内收稍受限,左眼结膜无充血,颅内无杂音,考虑动眼神经受压,给予中药治疗。

中医四诊:患者诉左眼眶区疼痛,左眼睑下垂,纳可,眠差,二便调。舌淡黯,舌底脉络曲张,苔薄白,脉细。根据患者痛处固定不移,结合舌苔脉象,辨证为"瘀血阻络",给予血府逐瘀汤加减,处方如下:

| 当归 10g | 桃仁 15g | 红花 10g | 赤白芍各 15g |
| 川芎 10g | 川牛膝 15g | 枳壳 10g | 桔梗 15g |

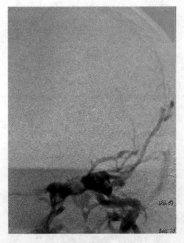 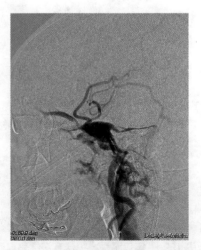

图 200a　DSA 左侧颈内动脉正位见动静脉瘘　　图 200b　左侧颈内动脉侧位见动静脉瘘

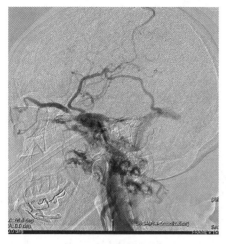

图 200c　左侧颈内动脉侧位可见引流血管

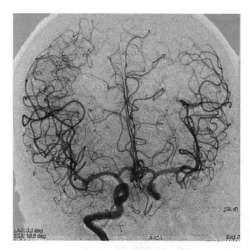

图 200d　右侧颈内动脉

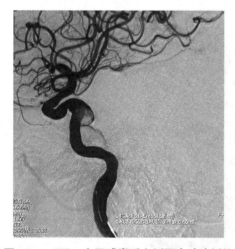

图 201a　DSA 充盈球囊后左侧颈内动脉侧位

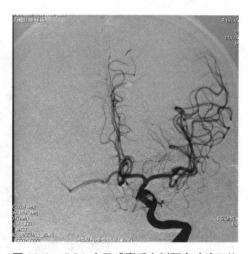

图 201b　DSA 充盈球囊后左侧颈内动脉正位

柴胡 10g　　　　延胡索 15g　　　生地 15g

4 剂,每日一剂,口服。

术后第 4 天患者因个人原因要求出院,出院时患者眼部症状改善不明显。出院后坚持服用上述中药,1 个月后门诊随访,患者动眼神经功能障碍症状消失。

病例 32

患者男性,38 岁,因"外伤后发现右眼球突出 10 余天"于 2012 年 8 月 27 日转入我院。病史及治疗情况摘要如下:

患者于 2012 年 8 月 3 日晚 20 点骑自行车时与摩托车相撞,跌倒后头部着地,当时患者右颞部头皮流血,呼之不应,呕吐,呈喷射状,未见肢体抽搐,遂急送至顺德区人民医院神经科,急查头颅 CT:右额颞顶部硬膜下、硬膜外血肿,右颞叶脑挫裂伤,创伤性蛛网膜下腔出血,右侧颞顶骨骨折,颅内积气(图 202)。诊断为重型颅脑外伤、外伤后脑梗死(右侧额颞顶叶);急诊全麻下行"右侧额颞顶硬膜下、硬膜外血肿清除术 + 右侧额颞顶去骨瓣减压术 + 右侧颞顶骨折凹陷性骨折整复术＋颞肌下减压术＋颜面部清创缝合术",术后复查头颅CT提示右侧额颞叶低密度影,中线移位(图203a,图203b),再次行右侧额颞顶部去骨瓣减压术,同时给予脱水降颅压、营养神经、机械通气、抗感染、解痉、改善循环等对症治疗;复查头颅CT提示中线回复,仍有片状低密度影,考虑外伤性脑梗死(图204a,图204b);经治疗后患者神志呈嗜睡状,失语,左侧肢体无力;住院期间患者鼻部出现大量出血并右侧眼球逐渐突出,给予鼻腔内填塞纱条并气管切开后,安排CTA及DSA检查,提示右侧颈内动脉海绵窦瘘(图205a,图205b),遂联系我院,于2012年8月27日转入我科治疗。既往史无特殊。

查体:GCS:9分,嗜睡,失语,高级神经系统检查不配合,右侧眼球突出,右侧眼睑青瘀肿胀,敷料贴敷,不能睁眼,无法检查瞳孔,左侧瞳孔直径约2.5mm,对光反射迟钝。双侧额纹存在对称,鼻唇沟无变浅,右侧鼻腔可见血性分泌物,已填塞纱条,咽反射存在,留置气管插管、胃管,左侧肌张力增高,肢体肌力Ⅰ级,右侧肢体肌张力未见异常,肢体肌力Ⅴ级,左侧Babinski征、Chaddock征、Gordon征、Oppenheim征(＋),右侧Babinski征、Chaddock征、Gordon征、Oppenheim征(－)。

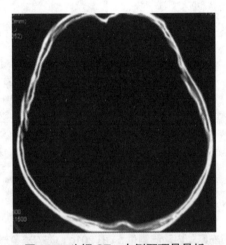

图202　头颅CT　右侧颞顶骨骨折

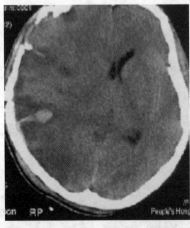

图203a　头颅CT　右侧额颞叶低密度影,中线移位

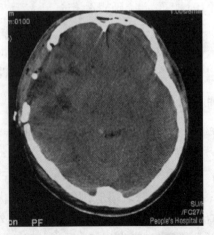

图203b　头颅CT　右侧额颞叶低密度影,中线移位

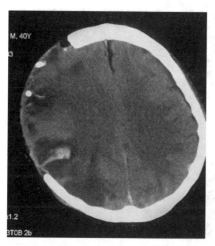

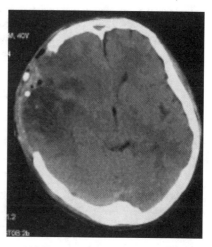

图 204a　头颅 CT　中线回复,仍有片状低密度影　图 204b　头颅 CT　中线回复,仍有片状低密度影

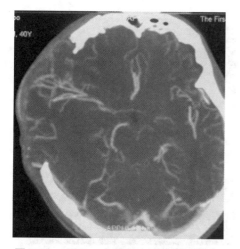

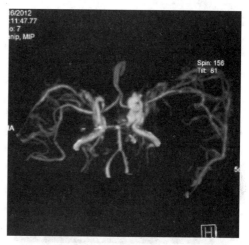

图 205a　CTA　右侧颈内动脉海绵窦瘘　　　图 205b　CTA　右侧颈内动脉海绵窦瘘

　　入院第二天(8月27日)在全麻下行右侧颈内动脉海绵窦多瘘口栓塞术,术中右侧颈内动脉造影提示右侧颈内动脉海绵窦瘘,瘘口位于床突上段以及眼动脉下方,微导管造影见假性动脉瘤,右侧颈内静脉显影欠佳,考虑闭塞。左侧颈内动脉、椎动脉造影提示前交通动脉、后交通动脉开放,同家属沟通后决定行右侧颈内动脉闭塞术。金球囊放置于颈内动脉海绵窦床突上段瘘口位置,充盈球囊 0.3ml,使球囊覆盖床突上段瘘口及假性动脉瘤开口,右侧颈内动脉造影见仍有血流进入海绵窦,考虑近端仍有一瘘口,充盈球囊至 0.5ml,再次造影见右侧颈内动脉海绵窦完全消失,再将另一 3 号金球囊放置于颈内动脉闭塞近端作为保护球囊,充溢球囊至 0.2ml,解脱球囊。术中球囊位置显影(图 206a~ 图 206n)。

　　出院时,患者神志清楚,言语欠流利,记忆力、计算力定向力、理解力正常,左侧肢体乏力。

　　中医辨证论治:入院时患者神志呈嗜睡状,失语,左侧肢体无力,右侧肢体可见自主活动,留置鼻饲胃管、气管切开套管,气管套管内可吸出中量黄白痰液,夜间烦躁,眠差,纳差,大便溏,小便可,舌黯淡,苔黄腻,脉弦滑。辨证为气滞血瘀痰凝,治疗上以"化痰通络"为原

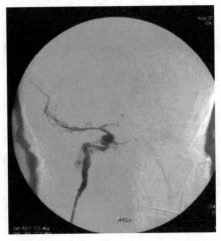

图 206a　DSA　右侧颈内动脉海绵窦瘘

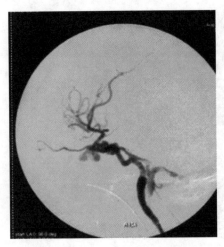

图 206b　右侧颈内动脉海绵窦瘘

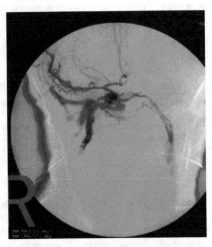

图 206c　右侧颈内静脉显影欠佳

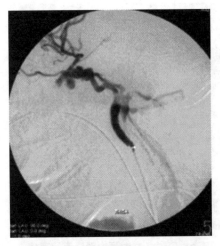

图 206d　右侧颈内静脉显影欠佳

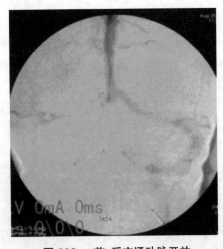

图 206e　前、后交通动脉开放

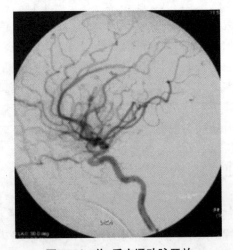

图 206f　前、后交通动脉开放

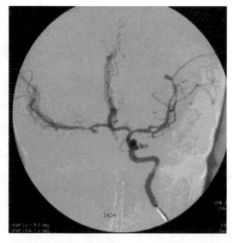

图 206g　充盈球囊后仍有血流进入海绵窦

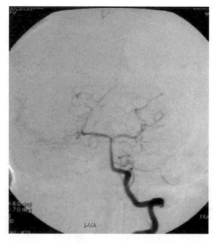

图 206h　充盈球囊后仍有血流进入海绵窦

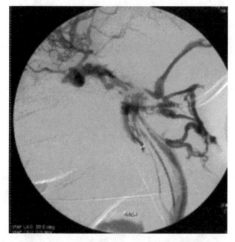

图 206i　扩大球囊，可见海绵窦瘘消失

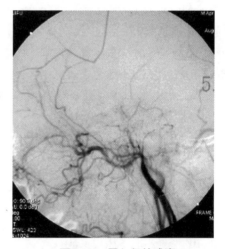

图 206j　置入保护球囊

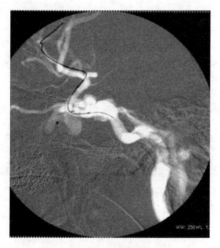

图 206k　术中球囊位置显影

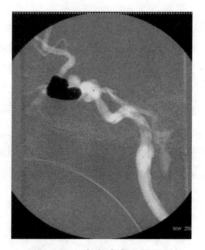

图 206l　术中球囊位置显影

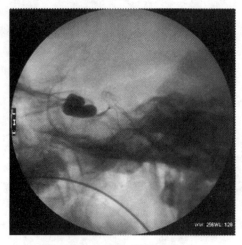

图 206m　术中球囊位置显影

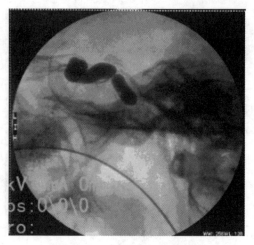

图 206n　术中球囊位置显影

则,中药汤剂以化痰健脾、活血通络为主,方剂以温胆汤加减,加用瓜蒌皮以清热化痰散结,丹参、赤芍活血通络。2012-8-27 处方:

陈皮 10g	法半夏 10g	茯苓 20g	竹茹 10g
枳实 10g	赤芍 15g	丹参 10g	瓜蒌皮 10g
生姜 5g	大枣 5g		

12 剂,每日一剂,鼻饲。

患者服药后疲倦症状减轻,食欲改善,进食增多。9 月 8 日,患者肢体乏力症状好转,仍咳黄色痰,舌苔黄腻较前好转。

2012-9-10,中医四诊:神志清楚,简单言语,左侧肢体无力,右侧肢体可见自主活动,留置鼻饲胃管、气管切开套管,气管套管内吸出少量黄白痰液,夜间睡眠好转,纳差,大便溏,小便可,舌黯淡,苔腻稍黄,脉弦滑。治疗上继续给予化痰通络之剂。处方如下:

陈皮 10g	法半夏 10g	茯苓 20g	竹茹 10g
枳实 10g	丹参 10g	瓜蒌皮 10g	生姜 5g
大枣 5g			

8 剂,每日一剂,鼻饲。

同时给予口服清热消炎宁胶囊清热解毒;香莲外洗液外用保持会阴部清洁,预防泌尿系感染,并指导家属对患者进行肢体康复治疗。间断给予患者针灸治疗,促进其吞咽功能及左侧肢体功能恢复。

2012-9-18,患者经康复治疗后,神志清楚,言语欠流利,记忆力、计算力定向力、理解力正常,对答切题,气管套管内痰液明显减少,夜间睡眠好转,进食增多,大便溏,尿管已拔除,舌黯淡,苔白稍腻,脉滑。左侧肢体肌力 1$^+$ 级,右上肢肌力正常。

其后定期门诊复诊:2013 年 6 月随访,患者言语尚流利,左侧肢体乏力,右侧肢体可自主活动。

二、病例特点与分析

（一）病例特点

1. 患者突发起病，有明确头部外伤病史。

2. 主要症状为外伤后出现受伤侧耳鸣，并逐渐出现眼球突出，球结膜充血，视物重影，鼻衄等症状。

3. 脑血管造影明确为颈内动脉海绵窦段主干与海绵窦形成的动静脉瘘，属 Barrow A 型。

（二）病例分析

1. 颈内动脉海绵窦瘘是颅内常见的动静脉瘘，多由于头部外伤或颅脑手术导致颈内动脉海绵窦段损伤而引起，理想的治疗方法是闭塞瘘口同时保持患侧颈内动脉通畅，以消除颅内血管性杂音及眼部肿胀，保护视力、防止脑缺血及出血。

2. 病例 30 及病例 31 均为单一瘘口，其中病例 30 通过动脉及静脉途径，综合运用了弹簧圈及 Onyx 胶栓塞技术达到完全封闭瘘口并保持颈内动脉通畅；病例 31 采用经典的可脱球囊闭塞瘘口，并保持颈内动脉通畅；病例 32 患者存在多个瘘口，前后交通动脉开放且代偿右侧颈内动脉供血区，因此行颈内动脉球囊闭塞术。

3. 鉴别诊断　本病应注意与突眼性甲状腺肿，眶内肿瘤，眶内血管性肿瘤，海绵窦血栓形成，脑膜膨出等相鉴别，主要依靠全脑血管造影术以资鉴别。

三、文献复习

（一）海绵窦区解剖

海绵窦是一对硬膜包绕形成的静脉腔隙，颈内动脉的一段穿行其间。它前起眶上裂，后达到岩骨尖部，内侧为蝶窦和垂体，外侧为大脑颞叶。动眼神经、滑车神经和三叉神经的眼支在其外侧壁内走行，外展神经位于眼神经内侧。海绵窦接受来自于眶、外侧裂、前中颅窝等静脉终末支的回流，并与基底窦、岩上窦、岩下窦和海绵间窦等自由交通。

（二）创伤性颈内动脉海绵窦瘘的认识

颈内动脉海绵窦瘘（carotid-cavemous fistula，CCF）是指海绵窦段的颈内动脉及其分支破裂，导致颈内动脉与海绵窦之间形成异常的动静脉瘘。Borrow 等[1]根据 CCF 供血动脉的解剖定位不同分为 4 型：A 型：颈内动脉与海绵窦的直接沟通；B 型：颈内动脉的脑膜支单纯供血；C 型：颈外动脉的脑膜支单独供血；D 型：颈内动脉和颈外动脉的脑膜支共同参与供血。按其发病的病因，CCF 可分为创伤性颈内动脉海绵窦瘘（traumatic carotid-cavemous fistula，TCCF）和自发性颈内动脉海绵窦瘘（spontaneous carotid-cavemous fistula，SCCF）。前者尤其以外伤引起者居多，约占颈内动脉海绵窦瘘的 75%~85%[2]。

TCCF 是颅脑外伤较少见的并发症，占颅脑损伤的 2.5%[3]，特别是头部外伤导致颅底骨折,使得海绵窦段颈内动脉及其分支损伤,受伤机制一般认为是颅底、颌面部以及下颌骨骨折或尖锐的异物穿透颈内动脉或其分支,而致颈内动脉与海绵窦之间形成异常动静脉交通的结果。海绵窦段的颈内动脉前后分别被颅骨和硬膜固定,在加速-减速性损伤中,海绵窦段入口处的颈内动脉容易形成TCCF。有学者认为,TCCF的发生并不是外伤等直接暴力损伤导致,而是因为颅内血管压力变化所致,故年轻人比年龄大者容易发生TCCF,年轻人好发生在后曲部,老年人易发生在水平段[4]。

TCCF的主要临床表现为:①搏动性突眼;②震颤与杂音;③球结膜水肿和充血;④眼球运动受限;⑤视力减退;⑥神经功能障碍及蛛网膜下腔出血;⑦致命性鼻出血。由于TCCF属于高流量性海绵窦瘘,一般很少有自愈的机会,一旦确诊需尽早治疗。治疗方法是闭塞瘘口以达到消除颅内血管性杂音及眼部肿胀,保护视力、防止脑缺血及出血的目的。既往治疗手段包括结扎患侧颈动脉;孤立术:先结扎颈部动脉,继之开颅夹闭颈内动脉床突上段;放风筝等填塞瘘口;开颅直视下修补瘘口。但上述治疗方法或因为其有效率低,或因为导致缺血加重,或因为瘘口易复发,或因为治疗难度大,风险性高,并发症多等多方面原因,在临床上难以得到很好的推广。随着导管介入治疗技术、栓塞材料的发展与不断完善,经动静脉途径栓塞技术日趋成熟,以其有效率高,复发率少,风险相对低及并发症少等优势,成为目前治疗TCCF的理想方法[5,6]。

(三)血管内治疗的发展

1974年,自Serbinenko首次报道可脱球囊闭塞TCCF瘘口和保留颈内动脉技术以来,经动脉途径使用可脱球囊技术迅速成为首选的和经典的TCCF治疗方法,大宗病例报道其成功率达75%~88%[7,8],然而外伤性瘘口是不规则的,球囊有时无法完全闭塞瘘口导致瘘口残留或复发,甚至有时需要闭塞颈内动脉,达到治愈TCCF的目的。近年来,随之介入材料及介入技术的迅速发展,出现其他治疗TCCF的方法,如使用弹簧圈技术,联合球囊辅助和(或)支架辅助技术,提高TCCF的治愈率[9-12];覆膜支架覆盖瘘口的两端,既闭塞了瘘口,又重建和保留了病变的颈内动脉,缩短了手术时间和节约了费用,但对颈内海绵窦段迂曲的病例,仍有一定的挑战[13,14]。

(四)血管内的栓塞路径选择

1. 经动脉入路

现在大部分A型的TCCF栓塞路径多是选择从股动脉入路,其具有操作简单,疗效可靠,并发症少的优点,但对于B、C、D型的TCCF,其供血动脉多且细小,经动脉途径,微导管及球囊都很难随血流到位,难以达到栓塞的满意效果。

2. 经静脉入路

对于少部分A型的TCCF,经动脉途径有困难、风险高、或治疗失败;患侧颈内动脉为脑部主要供血动脉而无法闭塞瘘口需要保持颈内动脉通畅;或者颈内动脉的生理变异或病理改变,如动脉迂曲狭窄、斑块形成者;经动脉入路反复尝试失败后等情况,对TCCF中主要向岩下窦引流患者,可选择经股静脉-颈内静脉-岩下窦途径栓塞治疗;当岩下窦显影不好或者不显影,而向面静脉引流通畅时,可采用经颈内静脉-面静脉途径栓塞;Biondi等[15]报道,经颈内静脉-面静脉-眼上静脉-海绵窦治疗7例颈动脉海绵窦瘘,6例获得满意的疗效,故当其他静脉途径不可行时,此静脉路径成为可供选择的一种治疗方法;如面静脉显影不明显,主要向眼上静脉引流,时间超过 3 个月,此时眼上静脉相对动脉化后[16],可经 B 超定位后直接穿刺眼上静脉途径栓塞治疗。

(五) 血管内栓塞材料选择

1. 应用可脱性球囊栓塞

经动脉途径用可脱性球囊栓塞是治疗 TCCF 最常见的方法,其优势在于操作简便,球囊能随血流进入瘘口,能反复充盈和调整位置,闭塞瘘口和保留颈内动脉,疗效确切[17,18]。可脱性球囊栓塞 TCCF 的并发症主要有:①球囊早泄或移位,海绵窦内血栓形成不完全,使瘘口复发或形成假性动脉瘤;②球囊早脱引起误栓塞及脑梗死;③颅神经损害,以外展神经多见,多因栓塞材料及海绵窦内血栓压迫颅神经所致;④脑血管痉挛;⑤过度灌注综合征。对部分难治性的 CCF 可行颈内动脉闭塞术,在行颈内动脉闭塞术前应先评价可否闭塞颈内动脉,颈内动脉闭塞试验是评价既能闭塞瘘口又能闭塞颈内动脉的金标准,如患者不耐受该实验,则可能发生迟发性脑缺血、脑梗死的危险,造成脑功能不可逆的损害,在闭塞试验当中,下列情况可提示对侧有很好的供血功能:①充盈球囊阻断闭塞后,对侧颈内动脉造影提示两侧静脉像同时显影或者患侧延迟不超过 1.5 秒;②血压下降 20~30mmHg,观察 30 分钟后,患者无神经系统障碍表现;③ Xenon CT 检查未见闭塞侧血流灌注下降。在实际操作过程中,在一些情况下单独使用球囊闭塞瘘口仍有一定困难,需要结合其他的栓塞材料。如对于小的海绵窦瘘口,球囊无法进入;海绵窦内碎骨片刺破球囊;多个球囊填充瘘口,导致最后一个球囊到位困难;球囊无法治疗颈内动脉横切伤和合并夹层的瘘口;复发的瘘口等。

2. 应用弹簧圈栓塞

随着弹簧圈的发明、使用及技术的革新,使用弹簧圈经动脉或静脉途径栓塞 TCCF 成为安全、有效的治疗手段。弹簧圈具有顺应性好的特点,可以充分用来填塞瘘口附近的海绵窦腔而达到闭塞瘘口的目的。对于瘘口较小的 TCCF,球囊不能进入海绵窦,弹簧圈栓塞可作为首选方法。特别是对于 2~3mm 的中小瘘口及血流量小的 TCCF,疗效确切,有报道其治愈率达到 98%[19-20]。采用弹簧圈栓塞瘘口的适应证有瘘口太小,球囊无法进入海绵窦内,而又必须保留颈内动脉通畅者;可脱性球囊进入海绵窦内,因残留空间太小,瘘仍存在,而无法再送入可脱性球囊闭塞残留空间消除瘘时;海绵窦有骨碎片,球囊易被刺破;多个瘘口或颈内动脉海绵窦段横断;多个瘘口伴有假性动脉瘤或双侧 TCCF 等。但是弹簧圈的价格比球囊更高,且使用数量较多,限制了它的广泛应用。对于较大瘘口,由于流速大,弹簧圈容易在血流冲击下出现移位,导致正常血管的栓塞。因此,弹簧圈大小的选择至关重要,特别是第一枚弹簧圈。有学者认为弹簧圈大小的选择应基于海绵窦的直径及瘘口大小,并尽量致密填塞海绵窦,但在临床上,多数情况下不能再填入弹簧圈时,在造影上瘘口处血流变慢,但瘘口仍显影,此时可以选择结束手术,等待置入弹簧圈诱发血栓形成,达到完全封闭瘘口,但存在复发的风险,或者使用 Onxy 或 NBCA 协助完全栓塞瘘口。

3. 应用 Onyx 胶栓塞

Onyx 胶具有较高的黏滞性、相对不黏性、良好的弥散性、较快的聚合性、良好的可控性及反复推注性,可用于治疗瘘口小,血流速度慢的病例,但由于注入的栓塞材料不能回收,且存在误栓正常血管的风险。在技术应用时应注意:①微导管不应进入海绵窦太深,以免难以撤离;②密切观察 Onxy 胶的弥散方向,严格控制其反流;③闭塞瘘口后,应立即撤回导管,在透视下使导管处于持续张力下缓慢回撤,以免使 Onxy 胶移位造成瘘口再通,或者用力过猛导致导管断裂。在实际应用时,因为海绵窦内有众多颅神经通路,应注意 Onxy 胶对颅神经的毒性作用,应严格控制注射剂量及时间[21]。因此,使用 Onxy 胶栓塞 TCCF 操作复杂,风险较大,故不作为治疗 TCCF 的主要手段,一般作为其他栓塞治疗后的辅助方法。

4. 应用 α- 氰基丙烯酸正丁酯(NBCA)栓塞

对于一些海绵窦特殊的分隔类型,并多次复发者,球囊及微弹簧圈不能取得满意效果时,可采用 NBCA 栓塞。应明确海绵窦瘘口的血流速度不能太快,否则不能取得满意效果。应用 NBCA 栓塞的关键在于:根据血流速度调配 NBCA 的浓度,使 NBCA 栓塞引流静脉的近端及海绵窦腔而不被血流冲走,同时不反流至颈内动脉内。Luo 等[22,23]使用 60%NBCA 治疗球囊栓塞后局部残留和复发的瘘口,取得满意效果,然而其具有潜在的危险,原因是其复杂的血管内治疗。因此,NBCA 栓塞技术要求比较高,栓塞时有一定风险,要求严格掌握浓度、剂量和注射速度,故不应作为首选。

5. 应用覆膜支架栓塞

覆膜支架治疗 TCCF 目的在于闭塞瘘口,重建和改善颈内动脉,维持正常脑血流模式。它主要用于小瘘口,球囊栓塞后残留的瘘口和复发性瘘口,骨刺反复刺破球囊的瘘口,球囊栓塞失败的大瘘口,多发性瘘口及合并颈内动脉横断伤的瘘口等。国内外学者[24,26]对覆膜支架治疗 TCCF 的随访研究中证实该治疗手段安全、有效。但由于覆膜支架硬度大,如颈内动脉过于迂曲则支架难以到位,如瘘口位于颈内动脉转折处,则覆膜支架难以完全封闭瘘口;另一方面,支架植入术后,需要长期服用抗血小板聚集药物,可增加出血风险或因支架血栓形成导致的颈内动脉闭塞或脑梗死情况。覆膜支架血管内置入术既能闭塞颈内动脉海绵窦瘘口,又不改变颈内动脉的血流动力学状态,是最近发展起来的栓塞颈内动脉海绵窦瘘的新技术,具有良好的前景[27]。

四、决策难点分析

手术方案的选择需要根据瘘口的部位及大小,脑血流交通充盈情况,"盗血"情况,颈外动脉供血情况,静脉引流方向,有无血管性病变的并发症,如假性动脉瘤、外伤后脑梗死,以及其他影响治疗的脑底动脉环变异(PTA)等判断,从而对制定正确的治疗方案提供更多的依据。

对于病例 30 及病例 31 的瘘口,均可采用可脱性球囊栓塞瘘口并保持颈内动脉通畅,但两者均存在球囊早泄或移位,海绵窦内血栓形成不完全,使瘘口复发或形成假性动脉瘤;球囊早脱引起误栓塞及脑梗死等风险。病例 30 患者要求采用介入治疗将风险及复发率降至最低,而不计较手术的费用,我们采用球囊及支架辅助下行弹簧圈栓塞瘘口,当弹簧圈不能再置入海绵窦时,复查造影,仍可见瘘口显影,使用 Onyx 胶完全封闭瘘口。该病例我们联合应用多种介入技术及材料,使介入治疗显得复杂,但该方法疗效确切,复发率极低,当然,该治疗方法对手术者的要求极高。病例 31 由于受经济条件的限制,我们使用最经典的可脱性球囊栓塞瘘口,达到瘘口完全闭塞。病例 32 患者考虑存在骨折片伤及海绵窦前内侧,破坏蝶窦黏膜,患者术前合并脑梗死,且术中脑血管造影提示存在多发瘘口及假性动脉瘤,结合该患者前、后交通动脉代偿供血良好,颈内动脉球囊闭塞试验阴性,故给予选择球囊闭塞右侧颈内动脉,达到闭塞瘘口的目的,手术方式简单且费用低。

五、中医药在创伤性颈内动脉海绵窦瘘栓塞治疗后应用的启示

从上述病例治疗过程中可以发现,中医药在 TCCF 围手术期治疗中发挥的主要作用有:①既注意局部病变的治疗,又可调整整体功能,根据个体体质给予辨证施治,加速患者围手术期康复;②改善症状,提高患者的生活质量。

外伤性颈动脉海绵窦瘘,患者必然有明确的头部外伤史,由于头部外伤的程度不同,可能患者仅仅出现突眼、杂音等颈动脉海绵窦瘘的表现(如病例 30、病例 31),也可能同时伴有严重的脑髓受损表现(如病例 32)。如同病例 32 患者,头部内伤后伴有肢体偏瘫,言语不利等中风急性期表现,以本虚标实为主,其病机之初由痰瘀互阻,中焦壅滞,升降失常,进而肝失疏泄,气郁化火,故病后多从阳化,邪热风火充斥三焦,而致痰浊化热,腑气不通。在常规脱水、降颅压等治疗基础上,加用通腑化痰的中药治疗效果明显。

用化痰法治疗中风是由明代医家朱丹溪提出,他认为"半身不遂,大率多痰",治疗用竹沥、姜汁化痰、开窍,后世医家在此基础上多有发挥。化痰法具有醒神开窍、畅利中焦、升清降浊的作用,可以改善机体脂质代谢,净化血液,从而有利于机体血液循环,提高大脑供血供氧能力,有利于神经系统的功能恢复。

介入栓塞术后,不论是可脱球囊还是弹簧圈、Onyx 胶,均会在海绵窦内停留,形成占位效应,轻者造成局部疼痛(病例 30),重者压迫走行于海绵窦内的神经造成相应症状(病例 31)。从中医角度来分析,上述栓塞物均为"有形之邪气",而此邪气的性质属痰、属湿、属瘀,应根据辨证结果加以分析,因痛处固定不移为瘀血疼痛的特点之一,且眼睑下垂为脉络瘀阻、失于濡养的表现,因此,上述两组病例均辨证为瘀血阻滞,使用活血化瘀方剂取得良好的疗效。当然不排除有少数患者除痛处固定不移这一瘀血征象外,尚存在诸多提示其他中医病机特点的症状、体征,此时应当"谨守病机,各司其属……令其调达,而致和平,此之谓也。"

参 考 文 献

[1] Barrow DL,Spector RH,Braun IF,et al. Classification and treatment of spontanenous Carotid-cavernous sinus Fistula. J Neurosury,1985,62:248.

[2] Fattahi TT,Brandt M T,Jenkins WS,et al. Traumatic Carotid cavernous Fistula:Pathophysiology and Treatment. J Craniofac Surg,2003,14(2):240-246.

[3] Goncalves M,Reis J,Almeida R. Carotid-cavernous fistulas:the diagnostic and therapeutic prospects. Acta Medport,1994,7(2):427.

[4] Helmebe K Kruger O,Laas R,et al. The direct carotid-Cavemous fistula:a clinical pathoanatomical and physical study. Acta Neurochir(Wein),1994,1:1.

[5] Teng MM,Chiang JH,et al. Double-balloon technique for embolization of carotid cavernous fistulas. AJNR Am

J Neuroradiol,2000,21(9):1753-1756.

［6］Annesley-Williams DJ,Goddard AJ,Brennan RP,et al. Endovascular approach to treatment of indirect carotico-Cavemous fistulae Br-J-Neurosurg,2001,15(3):228-233.

［7］Luo CB,Teng MM,Yen DH,et al. Endovascular embolization of recurrent traumatic carotid-cavernous fistulas managed previously with detachable balloons. J Trauma,2004,56:1214-1220.

［8］Gupta AK,Purkayastha S,Krishnamoorthy T,et al. Endovascular treatment of direct carotid cavernous fistulae: a pictorial review,Neuroradiology,2006,48:831-839.

［9］Ahn JY,Lee BH,Joo JY. Stent-assisted guglielmi detachable coil embolisation for the treatment of a traumatic carotid cavernous fistula. J Cin Neurosci,2003,10:96-98.

［10］Men S,Qzturk H,Hekimoglu B,et al. Traumatic carotid cavernous fistula treated by combined transarterial and transvenous coil embolization and associated cavernous internal carotid artery dissection treated with stent placement. J Neurosurg,2003,99:584-586.

［11］Luo CB,Teng MM,Chang FC,et al. Bilateral traumatic carotid cavernous fistulae:strategies for endovascular treatment. Acta Neurochir(Wein),2007,149:675-680.

［12］Lin CJ,Luo CB,Chang FC,et al. Combined transarterial,transvenous,and direct puncture of the cavenous sinus to cure a traumatic carotid cavernous fistula. Journal of Clinical Neuroscience,2009,1:1663-1665.

［13］Gomez F,Escobar W,Gomez AM,et al. Traumatic carotid artery cavernous fistulas using covered stents: midterm results in seven patients. AJNR,2007,28:1762-768.

［14］Hoit DA,Schirmer CM,Malek AM,Stent graft treatment of cerebrovascular wall defects:intermediate-term clinical and angiographic results. Neurosurgrery,2008.62 ONS:380-388.

［15］BIONDI A,MILEA D,COGNARD C,et al. Cavernous sinus dural fistulae treated by trans venous approach through the facialvein:report of seven cases and review of the literature. Am J Neuroradiol,2003,24(6):1240-1246.

［16］Kurata A,Suzuki S,Iwamoto K,et al. Direct -puncture approachto the extraconal portion of the superior ophthalmic veinfor carotid cavernousfistula. Neuroradiology,2009,51(11):755-759.

［17］Luo CB,Teng MM,Yen JM. Management of 100 consecutive direct carotid-cavernous fistulas:results of treatment with detachable ballooms. Neurosurgery,1995,36:239-245.

［18］Gupta AK,Purkayastha S,Krishnamoorthy T,et al. Endovascular treatment of direct carotid cavernous fistulae:a pictorial review. Neuroradiology,2006,48:831-839.

［19］Ahn JY,Lee BH,Joo JY. Stent-assisted guglielmi detachable coil embolisation for the treatment of a traumatic carotid cavernous fistula. J Clin Neurosci,2003,10:96-98.

［20］Siniluoto T,Seppanen S,Kuurne T,et al. Transarterial embolization of a direct carotid cavernous fistula with Guglielmi detachable coins.AJNR,1997,18:519-523.

［21］Elhammady MS,Wolfe SQ. Farhat H,et al. Onyx embolizationof carotid -cavernous fistulas. J Neurosurg,2010,112(3):589-594.

［22］Luo CB,Teng MM,Yen DH,et al. Endovascular embolization of recurrent traumatic carotid-cavernous fistulas managedpreviously with detachable balloons. J Trauma,2004,56:1214-1220.

［23］Luo CB,Teng MMH,Chang FC,et al. Transarteial balloon-assisted n-Butyl-2-Cyanoacrylate embolization of direct carotid-cavernousfistulas. AJNR,2006,27:1535-1540.

［24］Gomez F,Escobar W,Gomez AM,et al. Treatment of carotid cavernous fistulas using covered stents:midterm results in seven patients. AJNR,2007,28:1762-1768.

［25］Archondakis E,Pero G,Valvassori L,et al. Angiographic follow-up of traumatic carotid cavernous fistulas treated with endovascular stent graft placement. AJNR,2007,28:342-347.

[26] Wang C, Xie X, You C, et al. Placement of covered stents for the treatment of direct carotid cavernous fistulas. AJNR, 2009, 30:1342-1346.

[27] Gomez F, Escobar W, Gomez AM, et al. Treatment of Carotid Cavernous Fistulas Using Covered Stents: Midterm Results in Seven Patients. Am J Neuroradiol, 2007, 28 (6):1762-1768.

（陈锐聪，林浩）

病例 33：硬脑膜动静脉瘘栓塞后复发

一、病例摘要

患者男性,56 岁,因"突发剧烈头痛、意识丧失 4 天"于 2011-8-17 入院。病史及治疗情况摘要如下:

2011-8-12 患者首次入院前 4 天(2011 年 8 月 12 日患者首次入院前 4 天)与朋友喝酒后突然出现剧烈头痛,持续性发作,呈爆炸样感,伴呕吐内容物多次,非喷射性呕吐,伴有颈部僵硬、疼痛,自觉活动受限,未有四肢乏力、言语不清、四肢抽搐、不省人事,到当地医院就诊,行头颅 CT 检查提示蛛网膜下腔出血(图 207a~ 图 207d),遂送至当地医院就诊,行头颅 CTA:①枕骨大孔内血管畸形,疑来源于椎动脉的动静脉畸形,并有血管瘤可能(图 208a~ 图 208c);②后颅窝蛛网膜下腔出血,三、四脑室出血;③幕上脑室轻度扩大。

2011-8-16,当地医院行全脑血管造影术,显示颅内血管行走迂曲,右侧小脑后下动脉一个动脉瘤,呈不规则囊状,大小约 7.71mm×6.77mm,瘤颈宽直径 1.56mm,瘤顶方向后下(图 209a,图 209b),余颅内血管动脉期、毛细血管期及静脉期未见异常。当时认为是右侧小脑后下动脉瘤,后来证实不是,当时未做颈外动脉造影,未发现动静脉瘘。

2011-8-17:第一次收入我科治疗。查体:GCS:8 分,嗜睡状,双瞳孔等大,等圆,Φ=2mm,直间接光反射均迟钝,四肢肌张力正常,肌力查体不配合,四肢偶见自主活动,疼痛刺激可见肢体收缩,颈项强直,Brudzinski's sign 征(+),双侧 Kernig's sign 征(+)。

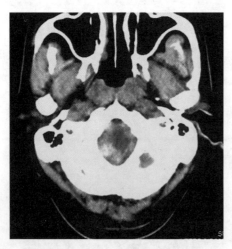

图 207a　CT 示蛛网膜下腔出血

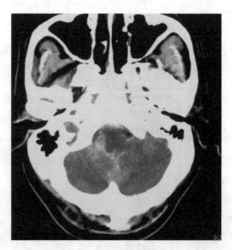

图 207b　CT 示蛛网膜下腔出血

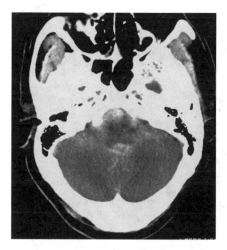

图 207c　CT 示蛛网膜下腔出血

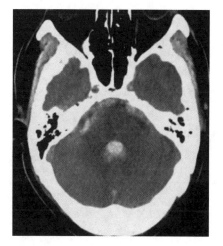

图 207d　CT 示蛛网膜下腔出血

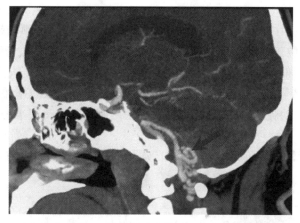

图 208a　CTA 示枕骨大孔血管畸形，并有血管瘤可能

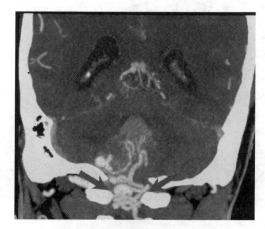

图 208b　CTA 示枕骨大孔血管畸形，
并有血管瘤可能

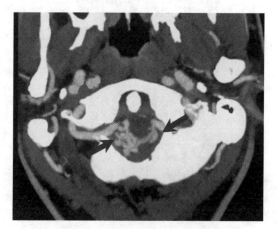

图 208c　CTA 示枕骨大孔血管畸形，
并有血管瘤可能

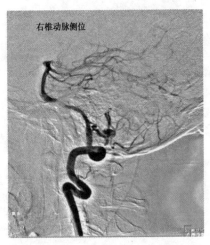

右椎动脉侧位

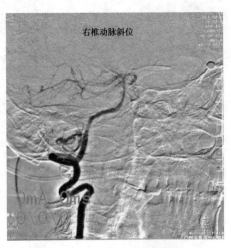

右椎动脉斜位

图 209a　DSA 示颅内血管行走迁曲,
右侧小脑后下动脉一个动脉瘤

图 209b　DSA 示颅内血管行走迁曲,右侧
小脑后下动脉一个动脉瘤

2011-8-17　15:30-17:30:脊髓和脑血管造影术提示:右侧高颈段硬脑膜动静脉瘘(图 210a,图 210b),瘘口位于枕骨大孔区,供血动脉为右椎动脉颅内段发出一支细小动脉,引流静脉较粗大、迁曲,分布于颈髓周围,给予栓塞治疗(图 210c),造影复查见硬脑膜动静脉瘘消失(图 210d)。这次造影虽然发现动静脉瘘,并非动脉瘤,但仍未做颈外动脉造影,未考虑到动静脉瘘的其他供血动脉的可能,其实当时发现的供血动脉只是很小的一支,没有解决动静脉瘘再出血的隐患。

2011-8-17(术后即刻)头颅 CT:出血较前吸收,未见局限性脑水肿(图 211a,图 211b)。

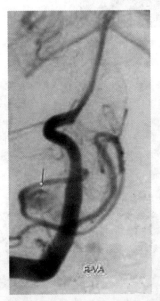

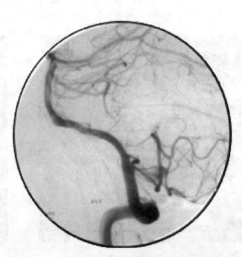

图 210a　DSA 示右侧高颈段硬脑膜动静脉瘘　　图 210b　DSA 示右侧高颈段硬脑膜动静脉瘘

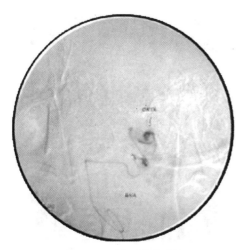

图 210c　给予栓塞治疗

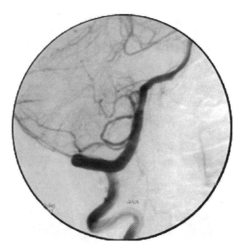

图 210d　复查 DSA 示硬脑膜动静脉瘘消失

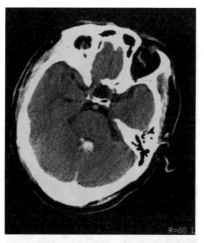

图 211a　术后头颅 CT 示出血较前吸收，
未见局限性脑水肿

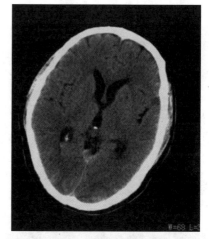

图 211b　术后头颅 CT 示出血较前吸收，
未见局限性脑水肿

2011-8-17（术后首日）中医四诊：患者嗜睡，精神疲倦，对答尚合理，诉头痛欲裂，颈项强直，无恶心呕吐，无肢体乏力，无肢体抽搐等不适，无口苦口干，平素纳眠一般，二便调。舌暗黯红，苔薄白，脉弦。辨证属于肝阳暴亢，风火上扰，给予育阴潜阳，平肝息风。处方如下：

羚羊角骨 30g（先煎）天然牛黄 1g（冲服）天竺黄 15g　黄芩 10g

黄连 10g　　　　　郁金 15g　　　　　石菖蒲 15g　　　　生山萸肉 15g

山药 30g　　　　　生地黄 30g　　　　栀子 15g　　　　　苍术 15g

2 剂，每日一剂，口服。

2011-8-19（术后 48 小时）复查头颅 CT：右侧小脑半球高密度影，左侧小脑半球低密度影（图 212a，图 212b）。头颅 MRI-DWI 提示左侧小脑急性梗死（图 213a，图 213b）。

2011-8-19—2011-8-27　患者：服用中药 10 剂后，精神较前好转，头痛减轻，进食增多，睡眠改善。

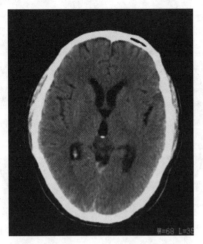

图212a　复查头颅CT示右侧小脑半球高
密度影,左侧小脑半球低密度影

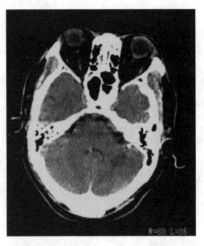

图212b　复查头颅CT示右侧小脑半球高
密度影,左侧小脑半球低密度影

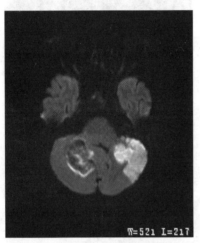

图213a　头颅MRI-DWI示左侧
小脑急性梗塞

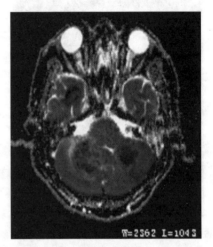

图213b　头颅MRI-DWI示左侧
小脑急性梗塞

2011-8-18,头痛减轻,仍感疲倦,舌苔较前白腻,考虑痰湿内阻,在原方基础上减去黄芩、黄连,加用苍术、厚朴、佩兰,燥湿化痰。

患者入院时主要表现为肝阳暴亢,风火上扰,故以羚角钩藤汤为底方,兼顾"离经之血为瘀血",加用化瘀止血之的三七。

中医药在硬脑膜动静脉瘘栓塞术围手术期发挥的作用是:①保持病情平稳,防止再出血、血管痉挛;②改善患者整体状态,明显降低颅内压、减少肺部感染、降低急性期致残率的可能性。

2011-9-5:栓塞后予抗痉挛、脱水降颅压等治疗,患者症状明显减轻出院。患者神清,精神可,无颈项强直,无恶心呕吐,无头晕头痛,查体:颈软无抵抗,生理反射存在,病理反射未引出。

2011-10-22:门诊复诊,偶有头晕,走路不稳,舌红,少苔,脉详细弦细。辨证属于肾阴不足,肝阳上亢,治以滋阴潜阳,平肝息风,中成药予天麻素胶囊(2粒tid)、益脑脉胶囊(主要成分:人参、党参、灵芝、龟甲胶、茯苓、龙骨、石菖蒲、远志、五味子、麦冬。)(3粒,tid)口服,中药汤剂处方:

| 天麻 15g | 钩藤 15g | 杜仲 15g | 黄芩 15g |
| 鸡内金 10g | | | |

14剂,每日一剂,口服。

服用上方后头晕减轻。

2012-7-27 16:00(距第一次发病11个月):突然出现剧烈头痛,呈持续性胀裂感,伴视物模糊,呕吐胃内容物1次,量约40ml,非喷射性,伴有颈部僵硬、疼痛,自觉活动受限,当时意识清楚,无言语不利,无四肢麻木、乏力、抽搐,遂到当地医院就诊,查头颅CT提示蛛网膜下腔出血(图214a,图213b)。

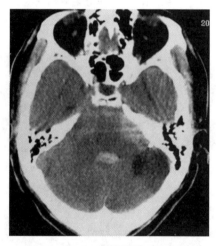
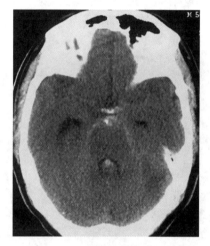

图 214a CT 示蛛网膜下腔出血　　　　　图 214b CT 示蛛网膜下腔出血

当日转入我院:意识清楚,无言语不利,无四肢麻木乏力抽搐,颈项强直,颏胸距约4横指,Brudzinski's sign征(+),双侧Kernig's sign征(+)。Hunter-hess分级:Ⅱ级。给予急诊脊髓和脑血管造影:前次栓塞的椎动脉脉络膜支无再通,右侧高颈段硬脑膜动静脉瘘(图215a~图215c),瘘口位于枕骨大孔区小脑延髓池,供血动脉为右颈外动脉分支。这次患者再次出血,结合第一次术前CTA,需寻找出其他的供血动脉,我们发现动静脉瘘的主要供血动脉来源于颈外动脉的咽升动脉。引流静脉较粗大、迂曲,分布于颈髓周围,与CTA相符。给予栓塞治疗,造影复查见硬脑膜动静脉瘘消失(图215d)。

2012-7-28 中医四诊:神清,精神疲倦,对答尚合理,头胀痛明显,颈项部强直不适,视物模糊,暂无恶心呕吐,无肢体麻木乏力、抽搐,口苦口干,纳眠一般,小便调,2天无大便。舌红,苔黄腻,脉弦。辨证属于肝阳暴亢,风火上扰,给予清热泻火,息风潜阳。处方如下:

天麻 15g	钩藤 15g	白芍 20g	栀子 5g
牡丹皮 10g	黄芩 10g	菊花 15g	牡丹皮 10g
石决明 30g	浙贝母 20g	茯神 15g	延胡索 15g
牛膝 15g			

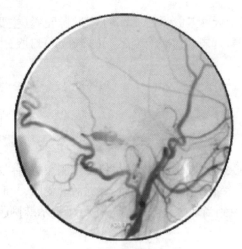

图 215a　DSA 示右侧高颈段硬
脑膜动静脉瘘

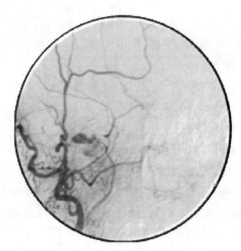

图 215b　DSA 示右侧高颈段硬
脑膜动静脉瘘

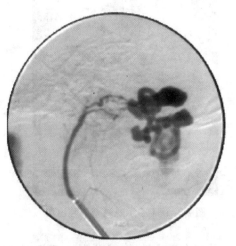

图 215c　DSA 示右侧高颈段硬
脑膜动静脉瘘

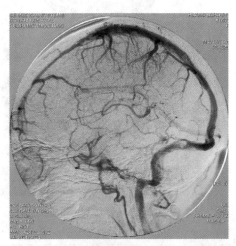

图 215d　栓塞治疗后复查 DSA 示硬脑膜
动静脉瘘消失

6 剂,每日一剂,口服。

患者服药 6 剂后精神较前好转,头痛减轻,进食增多,睡眠改善。

术后 1 周、2 周时头颅 CT(图 216a,图 216b,图 217a,图 217b)复查:双侧顶枕叶蛛网膜下腔出血较前吸收,轻度脑积水。

2012-8-14 患者头痛减轻,无咳嗽咯痰,在原方基础上减去浙贝母。

2012-8-14 患者头痛减轻,无咳嗽咯痰,给予在原方基础上减去浙贝母。

术后 20 天提示,梗阻性脑积水,转入神经外科,并行腰大池引流术。1 周后复查 CT 脑积水减轻,脑脊液红细胞正常。拔除腰大池引流管,患者无明显不适,BI 分数:100 分,出院。

术后 1 个月门诊随诊,给予尼膜同片(30mg bid)口服改善脑循环,复方血栓通胶囊(3 粒 tid)口服,活血化瘀。

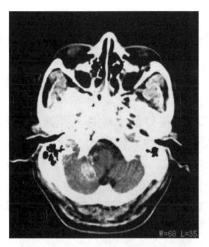

图 216a　术后 1 周复查 CT:双侧顶枕叶蛛网膜下腔出血较前吸收,轻度脑积水

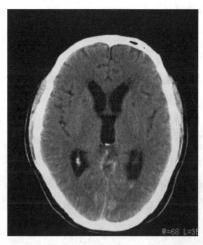

图 216b　术后 1 周复查 CT:双侧顶枕叶蛛网膜下腔出血较前吸收,轻度脑积水

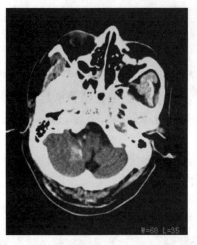

图 217a　术后 2 周复查 CT:双侧顶枕叶蛛网膜下腔出血较前吸收,轻度脑积水

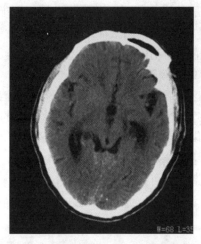

图 217b　术后 1 周复查 CT:双侧顶枕叶蛛网膜下腔出血较前吸收,轻度脑积水

2012-12-18:第二次手术后 4 个月随访情况:记忆力可,行走无异常,生活可自理,BI 分数:100 分。

2013 年 9 月份电话随访情况:患者现在记忆力可,行走无异常,无头晕头痛、恶心呕吐,生活可自理,BI 分数:100 分。

二、病例特点与分析

(一)病例特点

1. 患者,男性,56 岁,因"硬脑膜动静脉瘘栓塞术后 1 年,突发头痛伴视物模糊 1 天"入院。既往有高血压、高颈段硬脑膜动静脉瘘栓塞术病史。

2. **病例特点** 急性起病,剧烈头痛,进行性加重,伴视物模糊,恶心呕吐。

3. **症状体征** 意识清楚,颈项强直,颏胸距约 4 横指,Brudzinski's sign 征(+),双侧 Kernig's sign 征(+)。

4. **辅助检查** 头颅 CT 提示蛛网膜下腔出血。CTA 提示枕骨大孔区血管畸形团。

5. 脊髓和全脑血管造影术提示,该硬脑膜动静脉瘘为多支动脉参与供血:①(2011-8-17 全脑血管造影术):右侧高颈段硬脑膜动静脉瘘,瘘口位于枕骨大孔区小脑延髓池,供血动脉为右椎动脉颅内段发出的一支细小动脉,引流静脉较粗大、迂曲,分布于颈髓周围。给予栓塞治疗,造影复查见硬脑膜动静脉瘘消失。②(2012-7-28 脊髓和脑血管造影术):右侧枕骨大孔区硬脑膜动静脉瘘,瘘口位于小脑延髓池,供血动脉为右颈外动脉分支,引流静脉较粗大、迂曲,分布于颈髓周围。给予栓塞治疗后,造影复查见硬脑膜动静脉瘘消失。

(二)病例分析

1. **蛛网膜下腔出血** 患者急性起病,剧烈头痛,进行性加重,伴视物模糊,恶心呕吐,为颅内高压的表现;查体见颈项强直,颏胸距约 4 横指,Brudzinski's sign 征(+),双侧 Kernig's sign 征(+),为脑膜刺激征之的表现;结合头颅 CT 提示蛛网膜下腔出血。综合考虑,蛛网膜下腔出血诊断明确。

2. **蛛网膜下腔出血原因** 2011-8-17 与 2012-7-28 两次脊髓和脑血管造影术均提示:枕骨大孔区硬脑膜动静脉瘘,故蛛网膜下腔出血考虑为枕骨大孔区硬脑膜动静脉瘘所致。第一次治疗忽视了动静脉瘘多支动脉供血的特点,没有进行颈外血管造影,遗漏右侧颈外动脉分支的供血动脉,是导致二次出血的原因。

3. **鉴别诊断** 蛛网膜下腔出血最常见的原因为颅内动脉瘤、脑血管畸形等,因此行全脑血管造影术可排查颅内动脉瘤、脑血管畸形等颅内疾病。

4. **漏诊原因** 枕骨大孔区硬脑膜动静脉瘘的供血复杂,颅内和颅外均可供血。

三、文献复习

(一)硬脑膜动静脉瘘的诊断和治疗进展

硬脑膜动静脉瘘(dural arteriovenous fistula,DAVF)是指发生在硬脑膜及其附属物大脑镰和小脑幕上的异常动静脉交通,常继发于静脉窦阻塞,为后天获得性疾病,约占颅内血管畸形的 10% ~15%。DAVF 主要由颈外动脉供血,颈内动脉、椎动脉的脑膜支也可参与供血,横窦和乙状窦最易受累,其次是海绵窦、上矢状窦等。

1. **发生方式**(Etiology)

因大多数 DAVF 是自发性的,故早期认为该病为先天性。DAVF 与手术、头外伤、感染、硬脑膜窦血栓形成、雌激素等因素有关,但确切发的病机制不明。

目前学术界有两种假说:①"生理性动静脉交通"开放:硬脑膜动静脉之间存在"生理性动静脉交通"(dormant channels)或"裂隙样血管"(crack-like vessels),某些病理状态使其开放,形成 DAVF。如 Vidyasagar 则认为硬膜窦内先有血栓形成,以后导致横窦、乙状窦或海绵窦动静脉瘘。Houser 报告的病例中，80% 有静脉窦狭窄或梗阻，并证实两例先有静脉窦阻塞，几年后再出现 DAVF。外伤累及静脉窦附近的动脉及静脉，或导致窦内血栓形成，以后可发展成为 DAVF。Claudhary 报告 4 例头部外伤后发生 DAVF，其中，2 例被证实 DAVF 发生前有横窦及乙状窦梗阻。②新生血管：某些血管生长因子异常释放，促使硬脑膜新生血管形成，致使 DAVF 形成。

2. 临床表现（Clinical manifestation）

临床表现复杂多样，与静脉引流方向、流速、流量以及瘘口位置有关，可表现为眼球突出、球结膜水肿、视力障碍、搏动性耳鸣、颅内杂音、颅内压增高等；长期静脉高压可导致缺血性中风、静脉充血性脑病；伴皮层静脉反流者易发生脑出血；伴脊髓引流者可导致渐进性脊髓功能障碍，表现为上行性感觉障碍、截瘫等；高流量瘘长期得不到有效治疗，可增加心脏负担而出现心功能不全。

3. 诊断和分型（Diagnosis and classification）

根据该病的临床特征，结合 CT、MRI 特别是 DSA 等影像学表现，诊断该病并不困难。DAVF 伴出血性或缺血性卒中时，在头部 CT 或 MRI 上均会有相应表现。MRI 能清晰显示扩张静脉的流空影及静脉窦内的血栓。脑血管造影是诊断 DAVF 的金标准，它能明确供血动脉、引流静脉的情况及瘘口部位。常见部位 DAVF 的供血和引流特点见表 5。1978 年，Djindjan 报告了栓塞治疗 DAVF 的大宗病例，描述了 DAVF 的血管造影特点，并提出根据引流静脉进行分型，见表 6。1995 年，Cognard 将此分型进行改良，见表 7。这些分型对于指导 DAVF 的血管内栓塞治疗有实用价值。

表 5　常见部位 DAVF 的供血和引流特点

部位	供血动脉	引流静脉
外侧窦	枕动脉的脑膜支 颈内动脉小脑幕支 脑膜中动脉 椎动脉的脑膜后动脉 咽升动脉 耳后动脉	外侧窦
海绵窦	颌内动脉分支 颈内动脉脑膜垂体干、下外侧干 咽升动脉 眼动脉脑膜支	海绵窦 眼上、下静脉 岩上、下窦 斜坡静脉丛 蝶顶窦
小脑幕	枕动脉脑膜支 脑膜中动脉、脑膜副动脉 颈内动脉小脑幕支 咽升动脉 椎动脉的脑膜后动脉 茎乳突动脉	经小脑上静脉至 Galen 和直窦 经颞叶的静脉至上矢状窦 经岩静脉至脊髓静脉

部位	供血动脉	引流静脉
前颅窝	筛前动脉 镰前动脉 颞浅动脉 脑膜中动脉	上矢状窦 基底静脉
上矢状窦	脑膜中动脉 颞浅动脉 枕动脉 镰前动脉 椎动脉的脑膜后动脉	上矢状窦 皮层静脉
枕骨大孔区	椎动脉的脑膜后动脉 枕动脉 咽升动脉 耳后动脉	经中脑静脉到 Galen 和直窦 脊髓的髓周静脉

表 6　DAVF 静脉引流分类（Djindjan,1978 年）

Ⅰ型	引流至静脉窦（或脑膜静脉）
Ⅱ型	窦引流伴脑静脉回流
Ⅲ型	单纯皮层静脉引流
Ⅳ型	伴有幕上、下静脉湖

表 7　DAVF 静脉引流分类（Cognard,1995 年）

Ⅰ型	引流至静脉窦,窦的血流方向正常
Ⅱ型	引流到静脉窦,有反向血流
Ⅱa型	只有窦的反向血流
Ⅱb型	只有皮层静脉反向血流
Ⅱa+b型	窦和皮层静脉均有反向血流
Ⅲ型	直接引流到皮层静脉,但无皮层静脉扩张
Ⅳ型	直接引流到皮层静脉,皮层静脉扩张
Ⅴ型	向脊髓引流

4. 影像学检查

（1）CTA 或 MRA。

（2）DSA 脑血管造影检查。

5. 治疗

在治疗方面,有介入栓塞瘘口和手术疗治疗 2 种方法,前者治愈率为 98%,后者为 30%~75%[17]。

血管内栓塞是一种微侵袭的治疗，诊断和治疗可同时进行，是有多个瘘口病例的首选治疗方法。但栓塞治疗的技术要求高，存在一定的瘘口复发和治疗失败率，而且动静脉瘘的供血动脉同时发出根髓动脉参与正常脊髓供血时，不宜采取栓塞治疗，因此，临床上使用有一定限制。手术方法夹闭瘘口确切可靠，但与血管内栓塞相比，手术治疗的创伤则较大。因此，两者孰优孰劣尚无定论。

6. 栓塞后再出血的原因

（1）瘘口再通或侧支循环的建立：SDVAF 治疗的关键是阻断引流静脉起始段及瘘口，方法有血管内栓塞及手术 2 种，本例患者主要采用血管内栓塞，栓塞后造影见硬脑膜动静脉瘘消失，且症状明显减轻出院。但是患者 1 年后出现复发，该例患者复发的原因可能是，未能栓塞引流静脉的起始段而出现瘘口的再通，或随着时间的推移，逐渐建立起侧支循环所致。

（2）选择性脊髓供血动脉造影不完全：因为本病可同时存在 2 处或多个瘘口，亦可有 2 支或以上的供血动脉，形成多发 SDAVF，故选择性脊髓供血动脉造影可能会漏诊。80%~90% 的 SDAVF 分布在胸髓的下部和腰髓的上部，在肋间动脉和腰动脉注射对比剂，大部分情况下能找到瘘口。如果水肿位于颈髓，应该通过在主动脉弓上（锁骨下、椎动脉、肋颈干、甲状颈干和颈外动脉）置管寻找颈部瘘的来源[18]。

（3）造影时供血动脉过小未显影：供血动脉过小，造影时不显影，故未发现该供血动脉。栓塞大的供血动脉后，硬脑膜动静脉瘘消失。但是，随之该细小供血动脉压力增大，逐渐扩张，而形成新的硬脑膜动静脉瘘。

因此，栓塞后定期临床随访是必要的。对临床症状及体征未能改善，或改善后又加重的患者，应及时行脊髓 MRI 及脊髓血管造影检查，以明确有无瘘口的再通。

四、决策难点分析

本例患者为硬脑膜动静脉瘘栓塞后再出血，其原因值得探讨分析。该患者硬脑膜动静脉瘘最大的特点为多支动脉供血。外院首次行全脑血管造影术的时候发现：右侧小脑后下动脉不规则囊状异常血管，当时认为是右侧小脑后下动脉瘤，后来证实不是，当时未做颈外动脉造影，未发现动静脉瘘，未考虑到动静脉瘘的其他供血动脉的可能，没有解决动静脉瘘的再出血隐患。在我院第一次住院造影时发现右侧高颈段硬脑膜动静脉瘘，虽然发现动静脉瘘，并非动脉瘤，但仍未做颈外动脉造影，其实当时发现的供血动脉只是很小的一支。在我院第二次住院时行脊髓和脑血管造影术，发现前次栓塞的椎动脉脉络膜支无再通，右侧高颈段硬脑膜动静脉瘘。这次患者再次出血，寻找出其他的供血动脉，我们发现动静脉瘘的主要供血动脉来源于颈外动脉的咽升动脉。因此，本病患者在首次栓塞时，忽视了动静脉瘘多支动脉供血的特点，遗漏右侧颈外动脉分支的供血动脉是导致再出血的原因。

五、中医药在硬脑膜动静脉瘘栓塞术围
手术期中如何发挥优势

从西医学来讲，本例患者因硬脑膜动静脉瘘导致蛛网膜下腔出血，首要问题就是栓塞瘘口，解决出血的根本原因，避免进一步的再出血。硬脑膜动静脉瘘栓塞术解决了这一问题。

本例患者因硬脑膜动静脉瘘导致蛛网膜下腔出血，容易并发血管痉挛、再出血、脑积水等并发症，围手术期辅以中医药治疗，减少各种并发症的发生，就是中医药发挥优势的环节。

患者为中老年男性，入院时神清，精神疲倦，头胀痛明显，颈项部强直不适，视物模糊，无恶心呕吐，无肢体麻木乏力、抽搐，口苦口干，纳眠一般，小便调，2天无大便。舌红，苔黄腻，脉弦。四诊合参，当属中医学"出血中风、真头痛"范畴。病机复杂多变，多责于"风、火、痰、瘀、虚"，其基本病机为：痰瘀互结，风火相煽，腑实壅滞。本例患者突然起病，乃风、火为病之象；头痛、视物模糊乃风火上扰、蒙蔽清窍、神机失用之象；舌红，苔黄，脉弦均为肝阳暴亢，风火上扰之象。故本病病位在脑，与肝脾肾相关，病性为本虚标实；病机为肝阳暴亢，风火上扰之阳类证。治疗应该清热平肝，破瘀涤痰，通腑醒神，治予天麻钩藤饮清热息风，平肝潜阳。本例患者在手术、引流和脱水降颅压的基础上，结合中药治疗，获得了较好的临床结局。

参 考 文 献

[1] Krings T, Geibprasert S. Spinal dural arteriovenous fistulas. MNR, 2009, 3: 639-648.

[2] Finsterer J, Bavizski G, U ngersbock K. Spinal dural arteriovenous fistula associated with syringomyelia. J Neuroradiol, 2000, 27: 211-214.

[3] Vankan Y, Demaerel P, Heye S, et al. Dural arteriovenous fistula as alate complication of upper cervical spine fracture Case report. J Neurosurg, 2004, 100 (4): 382-384.

[4] Asakuno K, Kim P, Kawa moto T, et al. Dural arteriovenous fistula and progressive consume dullaris syndrome as complications of lumbar dissectomy case report. J Neurosurg, 2002, 97 (13): 375-379.

[5] Flannery T, Tan MH, Flynn P, et al. Delayed post-surgical development of dural arteriovenous fistula after cervical meningocele repair. Neurol India, 2003, 51: 390-391.

[6] Kinouchi H, Mizoi K, Takahashi A, et al. Dural arteriovenous shunts at the craniocervical junction. J Neurosurg, 1998, 89: 755-761.

[7] Takami T, Ohata K, Ni shioA, et al. Histological characteristics of arterialzed medullary vein in spinal dural arteriovenous fistulas related with clinical findings: report of five cases. Neurol India, 2006, 54: 202-204.

[8] Jellema K, Canta LR, Tijsn CC, et al. Spinal dural arteriovenous fistulas: clinical features in 80 patients. J Neural Neurosurg Psychiatry, 2003, 74: 1438-1440.

[9] Abe T, Tokuda Y, Ishimatsu S, et al. Spinal dural arteriovenous fistula incidentally discovered. J Emerg Trauma Shock, 2011, 4 (2): 299.

[10] Krings T, Mull M, Reinges MHT. Double spinal dural arteriovenous fistulas: case report and review of the literature. Neuroradiology, 2004, 46: 238-242.

[11] Jellema K, Tijssen CC, van Gijn J. Spinal dural arteriovenous fistulas: a congestive myelopathy that initially mimics a peripheral nerve disorder. Brain, 2006, 129: 3150-3164.

[12] Oldfield EH, Andrew BE, Chen MY, et al. Successful management of spinal dural arteriovenous fistulas undetected by arteriography. J Neurosurg, 2002, 96 (2): 220-229.

[13] Behrens S, THron A. Longterm follow up and outcome in patients treated for spinal dural arteriovenous fistula. J Neurol, 1999, 246 (3): 181-185.

[14] Saraf-Lavi E, Bowen BC, Quencer RM, et al. Detection of spinal dural arteriovenous fistulae with MR imaging and contrast-enhanced MR angiography: Senittivity, specificity, and rrediction of vertebral level. AJNR, 2002, 23 (5): 858-867.

[15] 张华,胡锦清,林东,等.硬脑膜动静脉瘘的 MRI 和 DSA 影像学特点及栓塞治疗.介入放射学杂志, 2005,14(4):340-343.

[16] Lee L,Gromelski E,wen B,et al. Diagnositic surgical management of spinal dural arterioven fistulas. Neurosurgery,1998,43:242-247.

[17] Sielari F,Burger IM,Fasel JHD,et al. Developmental anatomy of the distal vertebral artery in relationship to variants of the posterior and lateral spinal arterial systems. AJNR,2007,28:1185-l190.

[18] Koch C,Kucinski T,Eckert B,et al. Spinal dural arteriovenous fistula:clinical and radiological findings in 54 patients. Rofo,2003,175:1071-1078.

（郭建文,许亚发）

病例 34~36：脊髓血管畸形的诊断与治疗

（一）硬脊膜动静脉瘘（spinal dural arteriovenous fistulas，DAVFs）

病例 34

患者男性，50 岁，因"双下肢疼痛 5 年，伴渐进性双下肢麻木乏力 3 月"于 2008 年 6 月 12 日入院。病例号：0158805，病史及治疗情况摘要如下：

2003-9（来诊前 5 年）无明显诱因出现双下肢阵发性隐痛，右侧小腿及双侧臀部为甚。外院腰椎 MR：考虑椎管内血管畸形；颈椎、胸椎 MR：1. 颈椎退行性变，椎间盘变性，C3/4，5/6 椎间盘突出，C4/5 椎间盘膨出，C4~7 后纵韧带肥厚，椎管节段性狭窄；2. 见血管流空信号，考虑脊髓血管畸形（图 218a，图 218b）。患者顾忌手术治疗存在风险，拒绝进一步检查及治疗。后仍有双下肢阵发性隐痛，于天气寒冷时明显，止痛药可稍缓解。患者既往无特殊病史。

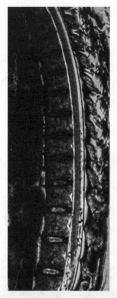

图 218a　矢状位 MR 平扫 T2 序列成像示
髓外血管流空信号（胸段）

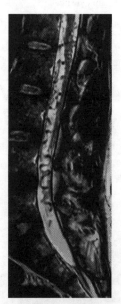

图 218b　髓外血管流空信号
（腰骶段）

2007-12（来诊前 6 个月）双下肢持续性隐痛逐渐加重。外院复查腰椎 MR：腰段椎管内异常信号，考虑动静脉瘘（椎管动静脉畸形 I 型）（图 219）。患者仍拒绝进一步诊治，经保守治疗后症状无明显好转，疼痛进一步加重。

2008-3（来诊前 3 个月）开始出现双下肢麻木乏力，渐进性加重。

2008-5（来诊前 1 个月）需借助拐杖行走，不能独立上下楼梯。

2008-5 下旬（来诊前半个月）开始出现二便障碍，小便难解，大便无力。

2008-6-12（来我院就诊）查体清醒，右下肢肌力 4⁻ 级，左下肢肌力 4 级。C8 平面以下触觉减退、痛觉过敏。双下肢深感觉减退。双侧膝反射、跟腱发射减弱。自主神经功能检查：小便无力，肛周感觉及肛门括约肌力量减退。

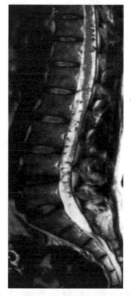

图 219 矢状位 MR 平扫 T2 序列成像示腰骶段髓外血管流空信号

中医四诊：神清，精神可，双下肢疼痛，以下肢外侧及臀部为甚，双下肢乏力麻木，拄拐杖可独立行走，双上肢活动自如，左侧胁肋部束带感，无头晕头痛，无胸闷心悸，无腹痛腹泻等不适，纳可，眠欠佳，排便无力，需用开塞露方可解出，小便难解，舌淡红，苔黄腻，脉滑。

中医辨证：患者男性，50 岁，因"双下肢疼痛 5 年，伴渐进性双下肢麻木乏力 3 月"入院，四诊合参，当属于中医学"痿病"范畴，证属"脾肾阳虚，湿浊瘀阻"。双下肢乏力为脾气亏虚、下肢肌肉失养之征，小便难解为肾阳虚、膀胱气化不利之象，双下肢疼痛麻木为湿浊瘀阻经脉，脉络不通之故。患者双下肢疼痛麻木，以天气寒冷时为甚，为脾肾阳虚，肢体失于温煦之征。舌淡红，苔黄腻，脉滑均为脾肾阳虚，湿浊瘀阻之象。综上所述，本病病因为先天禀赋不足，加之年老体虚，病位在下肢，与脾肾相关。病性属本虚标实，病机为脾肾阳虚，湿浊瘀阻。

中医治疗以"标本兼治"为原则，以温补脾肾、活血涤痰通络为法，予麻仁软胶囊口服以通便，中药汤剂以肾气丸加减，处方如下：

肉桂 3g（焗服）	熟附子 9g（先煎）	山药 15g	山萸肉 15g
生地 20g	丹皮 15g	茯苓 20g	泽泻 10g
太子参 20g	鸡血藤 15g	路路通 20g	甘草 5g
法半夏 10g	陈皮 10g		

7 剂，每日一剂，口服。

2008-6-16（入院第 5 天）脊髓血管造影（图 220a~ 图 220c）：L1 椎体下缘单一瘘口硬脊膜动静脉瘘，由左侧 L1 腰动脉供血，脊髓前静脉引流，向上达到 T5 平面，下达 L4 平面。明确诊断：L1 硬脊膜动静脉瘘。

中医四诊：神清，精神可，双下肢疼痛，以下肢外侧及臀部为甚，双下肢乏力麻木，左侧胁肋部束带感，基本同前。纳可，睡眠改善，小便难解，大便无力。舌淡红，苔黄腻，脉滑。服前方后，患者胃纳较前好转，睡眠好，双下肢疼痛同前，双下肢乏力同前，舌淡红，苔黄腻，脉滑。中药续服前方 5 剂。

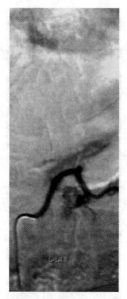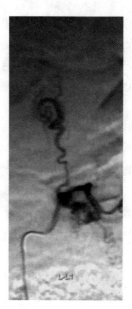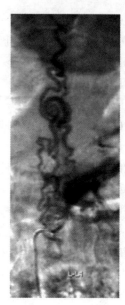

图 220a　冠状位左侧 L1 脊髓血管造影示单一瘘口硬脊膜动静脉瘘(动脉早期)　　图 220b　单一瘘口硬脊膜动静脉瘘(动脉中期)　　图 220c　单一瘘口硬脊膜动静脉瘘(动脉晚期)

2008-6-19　10:00-14:00(入院第 8 天)行 L1 硬脊膜动静脉瘘切除术。根据术前定位,以 L1 椎体为中心做一长约 6cm 后正中切口,咬除 L1 棘突及椎板。纵行切开硬脊膜与蛛网膜,牵开脊髓,见动静脉瘘血管团,色鲜红,供应瘘口动脉与脊髓静脉形成硬脊膜动静脉瘘,瘘口位于 L1 椎体下缘,以银夹夹闭瘘口下方静脉,以双极电凝电灼瘘口后切断,分离瘘口处引流静脉与神经根粘连,切除约 0.5cm 送病理检查,见瘘口远侧静脉张力变低,颜色变暗,电凝烧灼近端引流静脉团,严密缝合,结束手术。

2008-6-21(入院第 11 天,术后第 2 天)中医四诊:神清,精神可,双下肢疼痛减轻,以下肢外侧及臀部为甚,双下肢乏力麻木好转,左侧胁肋部束带感,纳眠可,小便改善,大便无力。舌淡红,苔黄腻,脉滑。

查体:右下肢肌力 4⁺ 级,左下肢肌力 4 级。腹股沟平面以下触觉减退、痛觉过敏。双下肢深感觉减退。双侧膝反射、跟腱发射减弱。病理诊断:(L1 硬脊膜动静脉瘘)镜下见为血管管壁组织,血管壁管壁不规则增厚,胶原纤维增生,伴黏液样变性及玻璃样变性。

2008-6-22(入院第 12 天,术后第 3 天)中医四诊:患者神清,精神可,双下肢疼痛明显减轻,以下肢外侧及臀部为甚,双下肢麻木乏力好转。纳眠可,大便未行,停留尿管导尿,尿量可。舌淡红,苔白腻,脉滑。查体:右下肢肌力 5⁻ 级,左下肢肌力 5 级。膝盖平面以下触觉减退、痛觉过敏。双下肢深感觉减退,双侧膝反射、跟腱反射减弱。

中医以"标本兼治"为原则,以温补脾肾、活血涤痰通络为法,考虑在上方基础上加强益气通络治法,改太子参为黄芪,加用桂枝温阳通络,处方如下:

肉桂 3g(焗服)	熟附子 9g(先煎)	山药 15g	山萸肉 15g
生地 20g	丹皮 15g	茯苓 20g	泽泻 10g
黄芪 20g	桂枝 10g	鸡血藤 15g	路路通 20g

| 甘草 5g | 法半夏 10g | 陈皮 10g |

8 剂,每日一剂,口服。

2008-7-2(入院第 20 天,术后第 11 天)中医四诊:双下肢疼痛减轻,术口疼痛减轻,纳眠可,大便自控能力欠佳,停留尿管导尿,尿量可。舌淡红,苔黄厚腻,脉滑。中药继服前方。

2008-7-2(入院第 24 天,术后第 15 天)中医四诊:服前方后,患者精神较前好转,面红,精神疲倦,双下肢疼痛较前明显减轻,行走较前有力,时有不自主抽搐,口干口苦,纳眠可,大便尚可,停留尿管导尿,尿量可、微黄,舌红,苔稍微黄腻,脉弦细。

四诊合参,同意目前辨证为"肝肾亏虚,气滞血瘀",中药予六味地黄汤加定风行气活血药,处方如下:

生地 20g	山药 15g	山萸肉 15g	酒白芍 15g
狗脊 15g	桑寄生 15g	知母 10g	黄柏 10g
龟板 25g(先煎)	鸡血藤 10g	郁金 15g	丹参 10g
甘草 5g

7 剂,每日一剂,口服。

2008-7-15(入院第 33 天,术后第 24 天):复查脊髓血管造影(图 221a,图 221b):未发现原畸形血管显影。

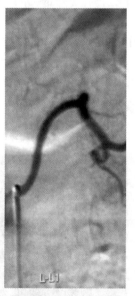 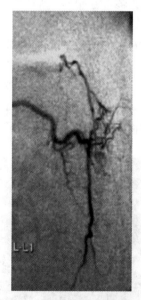

图 221a　冠状位左侧 L1 脊髓血管造影示原硬脊膜动静脉瘘消失(动脉早期)　　图 221b　原硬脊膜动静脉瘘消失(动脉晚期)

2008-7-16(入院第 34 天,术后第 25 天)中医四诊:患者神清,精神较前佳,双下肢无明显疼痛,可缓慢行走,双下肢偶有不自主运动,右腹股沟术口无明显渗血,纳眠可,大便偏硬,一日一行,小便正常,舌红,舌尖苔薄白,舌根少苔,脉细弦。继续处方如下:

生地 20g	山药 15g	山萸肉 15g	酒白芍 15g
狗脊 15g	知母 10g	黄柏 10g	龟板 25g(先煎)
鸡血藤 10g	丹参 10g	甘草 5g	白术 20g

1剂,每日一剂,口服。

2008-7-17(入院第35天,术后第26天)双下肢无明显疼痛,可缓慢行走,双下肢偶有不自主运动,小便正常,大便稍硬,一日一行。神经系统检查:右下肢肌力5ˉ级,左下肢肌力5级,双下肢肌张力增高。膝盖平面以下触觉减退、痛觉正常,双下肢深感觉正常,双侧膝反射、跟腱反射亢进,病情稳定出院。

中医四诊:神清,精神佳,双下肢疼痛,可缓慢行走,以下肢外侧及臀部为甚,双下肢稍微乏力麻木,左侧胁肋部束带感,纳眠可,小便改善,大便稍硬,一日一行。舌淡红,苔黄腻,脉滑。予中药前方带药出院。

2013年6月电话随访,患者双下肢无明显疼痛,无明显不自主运动,活动良好,恢复正常生活。

病例35

患者女性,42岁,因"左下肢麻木6月,乏力、行走困难2月"于2011年8月3日入院。病史及治疗情况摘要如下:

2011-2(来诊前4个月)患者无明显诱因出现左小腿后侧麻木,久行愈甚,休息后可缓解,夜间明显,无腰部疼痛、活动受限。既往史无特殊。

2011-6(来诊前2个月)渐觉双下肢乏力,行走不稳,上下楼困难,并有大便乏力,小便急迫、控制力差,症状进行性加重。

2011-7-30(来诊前6天)于我院门诊行腰椎MRI提示"T1-L2平面脊髓形态信号异常,椎管内髓外硬膜内多发异常信号影"(图222a,图222b)。遂拟以:①颈胸髓损伤? ②腰椎间盘突出症收入骨科治疗。查体:交叉步态,双侧髂腰肌肌力4级,股四头肌肌力5ˉ级,胫前肌肌力4ˉ级,双拇指背伸肌力3级;双下肢肌张力稍增高;双侧膝腱反射(++++),双侧病理征(−);会阴部皮肤麻木,脊髓平面L2以下触觉、痛觉减弱。

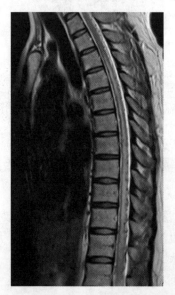 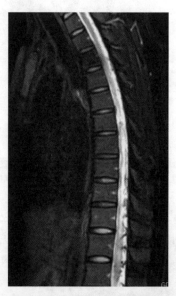

图222a　MRI　T1-L2平面椎管内髓外硬　　图222b　MRI　T1-L2平面椎管内髓外硬
　膜内多发异常信号影　　　　　　　　　　　膜内多发异常信号影

2011-8-5（转入神经科）完善脊髓血管造影，明确病变性质后行手术治疗。

中医四诊：神清，精神可，双下肢麻木乏力，行走不稳，交叉步态，无颈部、肢体麻木不适，无恶寒发热，无胸闷心悸，纳一般，眠差，二便略困难，舌黯红，舌底静脉迂曲，苔薄白，脉弦细。辨证属于肝肾亏虚，气滞血瘀，治宜补益肝肾，行气化瘀。处方如下：

桃仁 10g	红花 10g	当归 10g	白芍 15g
川芎 10g	熟地黄 10g	牛膝 15g	淫羊藿 10g
乌药 10g	粉萆薢 15g	益智仁 10g	炙甘草 10g

3 剂，每日一剂，口服。

患者服药后纳食仍欠佳，舌脉如前，考虑脾气亏虚，原方基础上加白术 15g 健脾益气，后食欲改善，进食增多，乏力症状略有改善。

患者入院时主要表现为肝肾亏虚，气滞血瘀，故以养血活血之桃红四物汤为底方，配以淫羊藿、益智仁、牛膝等温肾助阳之品加减，以达标本兼顾之目的。中医药治疗在动静脉瘘栓塞之前的作用是：①保持病情平稳，预防动静脉瘘口处破裂出血。②改善患者整体状态，使其能耐受全麻和手术，故应开胃健脾益气，改善患者食欲和营养。③兼顾二便的对症处理：例如，有当归、桃仁润肠通便，萆薢利水泄浊等。

2011-8-10（转入第 5 天）脊髓血管造影见 L1 硬脊膜动静脉瘘，瘘口位于 L1、L2 之间（图223a），供血动脉为左侧 L1 动脉，引流静脉迂曲扩张，向上引流至枕大孔附近（图 223b~ 图223d）。血管三维重建图像显示动静脉瘘清晰（图 223e，图 223f）。至此，患者诊断明确，有手术指征，排除手术禁忌证，拟经左侧 L1 动脉以 Onyx-18 胶栓塞畸形血管团。

2011-8-15（转入第 10 天）行气管内插管全麻＋脊髓血管畸形栓塞术（硬脊膜动静脉瘘 L）。造影显示硬脊膜动静脉瘘显影良好，发出 2 支硬脊膜动脉供应瘘口。采用 ROADMPING 技术，在 0.014in TRACESS 微导丝引导下沿路径图，将马拉松微导管沿左侧 L1 腰动脉至下级供应硬脊膜动静脉瘘分支，因血管迂曲无法到达瘘口处，经微导管缓慢注入 Onyx 胶约 0.1ml，胶无法向远端弥散，拔除该微导管，更换另一 Marathon 微导管 0.014 微导丝无法进入另一供血分支内，改用 MIRAGE 微导丝顺利将微导管置入另一供应瘘口的分支内，造影显示距离瘘

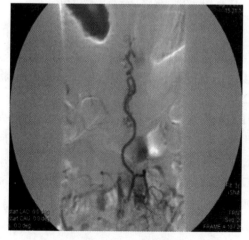

图 223a　造影　L1 硬脊膜动静脉瘘，
瘘口位于 L1、L2 之间

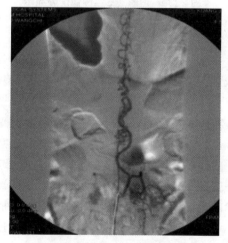

图 223b　造影　引流静脉迂曲扩张，
向上引流至枕大孔附近

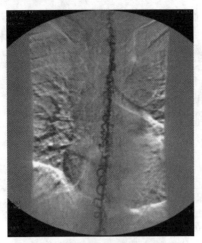 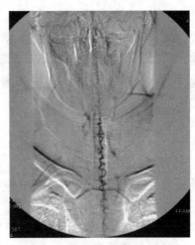

图 223c　造影　引流静脉迂曲扩张，　　　　图 223d　造影　引流静脉迂曲扩张，
向上引流至枕大孔附近　　　　　　　　　　向上引流至枕大孔附近

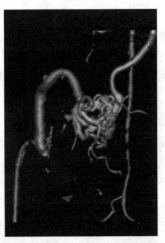 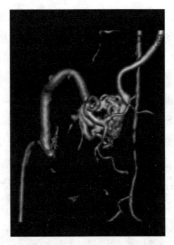

图 223e　造影　三维图像清晰显示　　　　　图 223f　造影　三维图像清晰显示
动静脉瘘及供血血管　　　　　　　　　　　动静脉瘘及供血血管

口有一段距离（图 224a），瘘口显示清楚，不参与正常供血，因血管迂曲无法接近瘘口，注射 Onyx 胶约 0.2ml，胶向瘘口弥散良好，并跨越瘘口向引流静脉端弥散约 1cm（图 224b），将瘘口完全闭塞，造影显示动静脉瘘完全栓塞（图 224c）。

2011-8-17（转入第 12 天，术后第 2 天）中医四诊：神清，精神可，双下肢麻木乏力，未下床行走，纳欠佳，眠差，留滞尿管，夹闭后尿意明显，大便控制力较术前改善。舌黯红，舌底静脉迂曲，苔薄白，脉弦细。舌脉如前，证型如前，中药继续服前方。

2011-8-18（转入第 12 天，术后第 3 天）患者可下床行走，麻木较前减轻，二便控制能力较术前改善。查体：双侧髂腰肌肌力 5 级，股四头肌肌力 5 级，胫前肌肌力 4 级，双拇指背伸肌力 3 级；双下肢肌张力稍增高；双侧膝腱反射（++++），双侧病理征（-）；会阴部皮肤麻木，脊髓平面 L2 以下触觉、痛觉减弱。

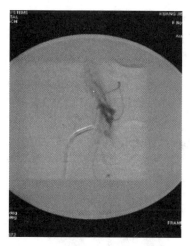

图 224a　因血管迂曲,微导管无法
到达瘘口处

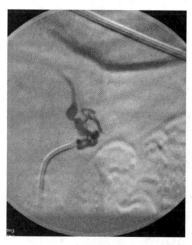

图 224b　Onyx 胶向瘘口弥散良好,并
跨越瘘口向引流静脉端弥散约 1cm

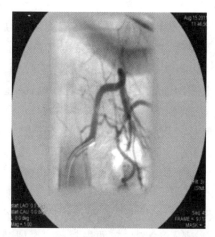

图 224c　造影显示动静脉瘘完全栓塞

自术后至 2011-8-24 出院,患者双下肢麻木乏力症状逐步好转,行走较术前稳妥,二便控制能力转佳,二便规律。舌脉大体同前,无明显改变。中医辨证仍为肝肾亏虚,气滞血瘀,效不更方。患者时有眠差,故在前方基础上加用首乌藤养血安神,兼以活血。

2012-7-12(术后 11 个月)复查脊髓血管造影,见原硬脊膜动静脉瘘栓塞术后未见复发(图 225)。患者双下肢乏力明显改善,交叉步态消失,会阴部稍有麻木,二便控制力基本恢复正常。

中医诊疗过程:入院时患者神清,精神可,行走不稳,交叉步态,腰膝酸软,双下肢麻木,无颈部、双上肢不适,口干,纳一般,眠差,小便急迫、控制力差,大便乏力,质干。舌黯红,舌底静脉迂曲,苔薄白,脉弦细。结合病

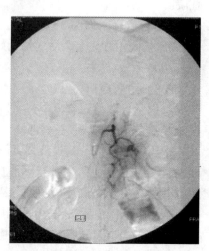

图 225　复查 DSA 见原硬脊膜动静脉
瘘栓塞术后无复发

史及西医学辨病为"痿证",辨证为肝肾亏虚,气滞血瘀。《素问·阴阳应象大论》说:"年四十而阴气自半也,起居衰矣。"患者年愈四旬,肝肾不足,肢体筋脉失养,发为腰膝酸软,麻木无力;肝肾亏虚,虚火内盛,灼伤津液,则为口干,眠差,便干;虚火久炎,津亏血瘀,导致气机运行失畅;舌黯红,舌底静脉迂曲,苔薄白,脉弦细均为肝肾亏虚,气滞血瘀之象。治以补益肝肾,行气化瘀,汤药以桃红四物汤为底方加减,辨证施治,辅以针灸、康复等中医特色疗法促进患者恢复。

2013年6月(术后1年)电话随访,患者现可独立行走,仍有双下肢活动欠灵活,日常生活无需旁人帮助,可基本独立完成。

(二) 体节性多发血管瘤病

病例 36

患者男性,31岁,因"四肢瘫痪2月余"于2006年4月19日入院。病例号:0125258,病史及治疗情况摘要如下:

2002(来诊前4年)无明显诱因出现右肩胛及右胸前疼痛,后出现右上肢疼痛及右肢体麻木无力,行走拖步,右上肢不灵活,1个月后症状完全改善。既往史无特殊。

2005-6-30(来诊前10个月)再次出现右肩胛及右胸前疼痛,后出现右侧肢体麻木无力。外院颈椎MR:颈椎C4~6水平髓内占位,考虑:①室管膜瘤;②星形细胞瘤。经内科治疗后,右肩胛及右胸疼痛有所减轻。

2005-7(来诊前9个月)转诊外院,颈椎MR示颈4-5颈髓异常信号。

2005-7-11(来诊前9个月)外院脊髓血管造影:颈4-5椎体内及脊髓血管畸形大小约2cm×3cm,双侧椎动脉及甲状颈干均供血,向颈内静脉、脊髓前静脉引流。患者拒绝介入治疗,予内科治疗后症状改善出院。

2006-3-26(来诊前37天)在安静状态下突然出现四肢瘫痪,双上肢及双下肢均不能活动,伴颈部疼痛,肢体有放电、烧灼、麻木感,二便失禁,头部汗出,颈部以下无汗,随即至外院住院。

2006-3-27(来诊前36天)右上肢可稍微活动,肌力3⁻级,余肢体仍瘫痪。时有颈部、头部疼痛,住院治疗十余天后病情无好转。

2006-4-19(来我院就诊)查体:四肢肌肉萎缩,四肢肌张力下降,右上肢肌力近端4级,远端1级,余肢体肌力0级。双侧肱二头肌腱反射、肱三头肌腱反射、桡骨膜反射(-)、双侧膝腱反射(+),双侧跟腱反射(-),踝阵挛(+),右侧T1、2节段以下、左侧C5、6节段以下浅深感觉及复合感觉消失。头颈部汗出,颈部以下无汗。

中医四诊:神清,精神疲倦,面色无华,语声低弱,四肢瘫痪,仰卧于床,双上肢可抬离床面,右手指内收畸形,双手指不能握固,双下肢均活动不能,转侧困难,颈部时有疼痛、放电感,纳眠可,口干无口苦,大便干,2~3日一行,不能自主排便,小便失禁,停留尿管固定通畅,引出淡黄色尿液。舌淡,苔薄白,脉沉涩。

中医辨病"痿证",辨证"气虚血瘀",中医诊断:痿症(气虚血瘀)治疗以"标本兼治"为原则,以"补益气血,活血通络"为法,予益脑康口服液(脑脉1号)益气活血通络,口服复方北芪口服液配合静滴黄芪针以益气养血通脉,静滴灯盏细辛针活血祛瘀。中药以八珍汤加减,处方如下：

桃仁 15g	红花 10g	川芎 15g	当归 15g
熟地 15g	白芍 30g	党参 20g	茯苓 15g
白术 15g	陈皮 10g	丹参 15g	黄芪 30g

5 剂，每日一剂，口服。

2006-4-20（入院第 2 天）颈椎 MR：1. 延髓及颈髓、C5、6 椎体及椎旁异常信号改变，考虑动静脉畸形并少许出血，颈髓软化。2. 颈部 3D-CE-MRA 检查提示颈部动静脉畸形改变。诊断考虑为"颈 4、5、6 节段性脊髓脊柱血管畸形"。使用甲强龙 1g qd 冲击治疗。

中医四诊：神疲倦怠，面色无华，语声低弱，呼吸稍促，左手及双下肢活动不能，头颈汗出，颈部以下无汗，大便失禁。舌淡，苔薄白，脉沉涩。

2006-4-24（入院第 6 天）脊髓血管造影（图 226a~ 图 226f）：C4、5、6 节段性脊髓脊柱血管畸形。左侧甲状颈干 - 肌支在 C4、5 椎体与右侧椎旁静脉沟通，形成椎旁动静脉瘘，椎体呈蜂窝状染色，右侧甲状颈干发出脊髓前动脉，同时上下发出根软膜动脉分别与脊髓表面的静脉沟通，形成髓周动静脉瘘，向上下和椎旁引流。右侧椎动脉造影显示多条肌支在椎旁与静脉沟通形成椎旁动静脉瘘，左侧椎动脉造影显示，一条肌支在椎旁与静脉沟通形成椎旁动静脉瘘，并发出脊髓前、后动脉。右侧肋颈干造影显示，多条肌支在椎旁与静脉沟通形成椎旁动静脉瘘。

中医四诊：神疲倦怠，面色无华，言语清晰，左手及双下肢活动不能，头颈汗出，颈部以下无汗，大便失禁。舌淡，苔黄，脉沉涩。

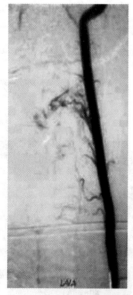

图 226a　左侧椎动脉血管造影示肌支在椎旁与静脉沟通形成椎旁动静脉瘘（正位）

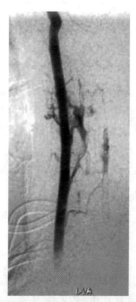

图 226b　左侧椎动脉血管造影示肌支在椎旁与静脉沟通形成椎旁动静脉瘘（侧位）

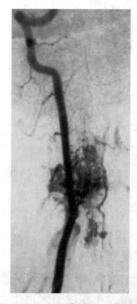

图 226c　右侧椎动脉血管造影示多条肌支在椎旁与静脉沟通形成椎旁动静脉瘘（正位）

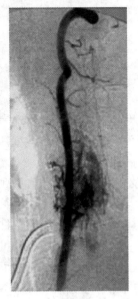 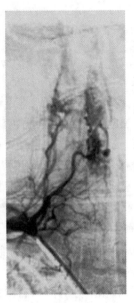 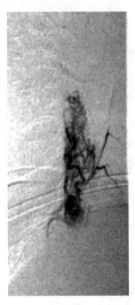

图 226d 右侧椎动脉血管造影示多条肌支在椎旁与静脉沟通形成椎旁动静脉瘘(侧位)

图 226e 左侧甲状颈干 - 肌支在 C4、5 椎体与右侧椎旁静脉沟通,形成椎旁动静脉瘘

图 226f 右侧甲状颈干发出脊髓前动脉,同时上下发出根软膜动脉分别与脊髓表面的静脉沟通,形成髓周动静脉瘘

随即行脊髓血管畸形栓塞术,使用 33% Glubran2 0.4ml 栓塞左侧甲状颈干供应瘘口的肌支,0.3ml 栓塞右侧甲状颈干供应瘘口上方的根软膜动脉,即刻复查造影见髓周动静脉瘘消失(图 227)。

2006-4-28(入院第 10 天)查体:四肢肌肉萎缩,四肢肌张力下降,右上肢肌力近端 4 级,右侧腕屈伸肌力 3 级,手指肌力 0 级。左上肢近端肌力 2 级,远端 1 级。双下肢在痛刺激下见屈曲反应。T3 节段以下浅深感觉消失,双下肢麻木感。家属因经济原因出院。

中医四诊:患者神清,精神好转,双下肢瘫痪,双上肢可活动并抬离床面,右手指内收畸形,双手指不能握固,双下肢活动不能,颈部时有疼痛、放电感,纳眠可,口干,二便失禁,停留尿管固定通畅,引出淡黄色尿液。舌淡,苔薄白,脉沉涩。

治以"补益气血,活血通络"为法,中药以八珍汤加减,改丹参为牛膝以引瘀血下行,黄芪改为五爪龙以益气通络,拟方如下:

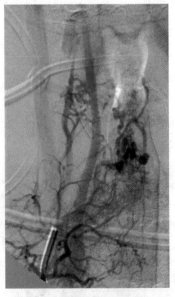

图 227 右侧甲状颈干栓塞后,动静脉瘘消失

桃仁 15g	红花 10g	川芎 15g	当归 15g
熟地 15g	白芍 30g	党参 20g	茯苓 15g
白术 15g	陈皮 10g	牛膝 15g	五爪龙 30g

甘草 5g

4 剂，每日一剂，口服。

2013-6 电话随访，患者四肢瘫痪卧床，生活不能自理。

二、病例特点与分析

（一）病例特点

1. 此三例患者均为脊髓血管畸形，均有脊髓损害的表现。

2. 病例 34、病例 35 为硬脊膜动静脉瘘，均为中老年患者，缓慢起病，逐渐加重。病例 34 的主要症状为双下肢麻木疼痛乏力，逐渐加重，并出现二便障碍。病例 35 的主要症状为起病时单侧下肢乏力麻木，后逐渐进展至双下肢，并伴有二便功能异常。

3. 病例 36 为体节性多发血管瘤病的患者，青年男性，急性起病，以突发四肢瘫痪为主要表现。

4. 影像学提示：三例患者均完善脊髓血管造影检查，病例 34、35 为硬脊膜动静脉瘘，病例 36 见脊髓、椎体、椎旁血管病变，符合体节性多发血管瘤病改变。

（二）病例分析

病例 34、35 均为硬脊膜动静脉瘘患者，病例 34 主要症状为双下肢及会阴部功能障碍，而病例 35 以单下肢麻木乏力起病，病情逐渐进展至双下肢，伴有二便功能异常。硬脊膜动静脉瘘是脊髓血管畸形中最常见的类型，约占整个脊髓血管畸形的 80%，发病年龄多从 40~70 岁不等，多见于 50 岁左右的中年男性，男女比例约（4~5）:1。本病好发于胸腰段，几乎不发生于颈段。该病起病缓慢，病程较长，一旦患病，症状将进行性加重。硬脊膜动静脉瘘的临床症状表现为渐进性下肢感觉、运动障碍和圆锥水平感觉障碍，开始常表现为单一的感觉、运动或括约肌功能障碍，后期感觉障碍自下而上发展，并出现二便及性功能障碍。此例患者符合该疾病的好发人群及病理特点。MR 影像学检查可见串珠样或管状血管流空影，是其特征性表现。粗大的引流静脉可见于较长节段甚至脊髓全程范围，而脊髓可见受压水肿等表现，髓内并无出血或血管流空影。脊髓血管造影可见供血动脉来自于一支或数支硬脊膜动脉，通过靠近椎间孔神经根处、位于硬膜上的瘘口，流入迂曲扩张的脊髓正常引流静脉系统内，严重者向下可达圆锥水平，向上可进入颅内静脉窦。

病例 36 为体节性多发血管瘤病改变患者，体节性多发血管瘤病是以不同方式累及脊髓的一种复杂血管畸形病变，它可以单独或累及椎骨、肌肉、皮下组织和沿相应节段的皮肤分布，而其主要致病灶为髓内血管畸形部分。本病为先天性疾病，故好发于婴幼儿和青年，平均年龄 20 岁，男女发病率相当。好发于颈段、腰段脊髓，症状具有突然发作、自发改善、反复发作等特征。其是由于畸形团破裂出血，直接刺激、损伤脊髓所致，多表现为自上而下的进行性感觉、运动障碍。本例患者的病例特点与其相符。

（三）鉴别诊断

对于硬脊膜动静脉瘘而言，因为其症状缺乏特征性，大多数患者在症状出现相当长时间后才能确诊。临床上需与脊髓脱髓鞘病变、前列腺肥大、椎管内肿瘤、椎管狭窄和椎间盘突出等常见疾病鉴别。只有三分之一的患者在出现症状后1年被确诊，三分之二的患者3年后才得以诊断，个中原因复杂，部分患者忽视早期出现的症状，从而延误治疗。本病确诊时，绝大部分患者均有脊髓受损的症状和体征。就诊时96%的患者出现腿无力或瘫痪，90%出现感觉障碍，膀胱和肠道功能障碍也十分常见[6]。但主诉症状最多见的为圆锥综合征，其次为马尾症状，第三为痉挛性截瘫。由于得益于影像学的进展，目前诊断本病并无困难。

髓内血管畸形多起病隐匿，很多患者忽视早期的前驱症状，以至出现严重脊髓损伤表现时才来就诊，但通常已难以恢复。虽然罕见，但髓内血管畸形可合并邻近体节的血管畸形病变，称为体节性多发血管瘤病，但一般应重点处理髓内血管畸形部分，因为其一旦破裂，将造成严重神经功能损害。而一旦拟诊为脊髓血管畸形，必须完善脊髓血管造影，以进一步确认血管畸形的类型、部位、瘘口位置等情况，以制定治疗方案。

三、文献复习

（一）概述

脊髓血管畸形是指发生于脊椎、脊髓的一组血管性病变的统称，比较少见，约占中枢神经系统血管性病变的8%，占脊柱、脊髓疾病的2%~4%。其发病特点与脑动静脉畸形有所不同，多发生于男性，男女比例约为4:1，发病年龄也较晚。尽管整个脊柱、脊髓均可发生，但80%位于胸段，脊髓血管畸形发病率虽低，其致残率却很高。

（二）病因及病理生理机制

脊髓血管畸形的发生多认为是由脊柱、脊髓的血管先天发生发育异常所致，也可因后天因素而引起，如：创伤、炎症、静脉血栓形成等。其病理生理机制主要有：①出血，造成脊髓、脊神经损伤和脊髓压迫；②盗血，血流经畸形血管或瘘口直接进入静脉而致脊髓缺血；③脊髓静脉高压，由于脊髓静脉系统缺乏静脉瓣膜，高压的动脉血流直接进入脊髓静脉，使得静脉内压力增高，脊髓的静脉回流受阻甚至逆流，导致脊髓水肿；④脊髓压迫，增粗、迂曲的畸形血管可对脊髓、脊神经造成压迫，而致神经功能障碍。

（三）临床表现

脊髓血管畸形的临床表现主要有两种类型：一种表现为慢性进行性脊髓病变，症状通常不甚典型，没有特异性，因而容易导致误诊。这种类型以硬脊膜动静脉瘘最为常见，其比例约占脊髓血管畸形的60%~80%。最常见的临床表现包括肢体无力、根性神经痛、感觉障碍、括约肌功能障碍等，定位体征常不明确，因此常被误诊为腰椎间盘突出、前列腺肥大、蛛网膜炎、横断性脊髓炎等。此类慢性、进展性、不可逆性神经功能损害是脊髓血管畸形的典型常见症状，通常由于引流静脉压力的慢性增高导致脊髓缺血缺氧所致，并可因运动、咳嗽、用力排便等间歇性、一过性的增加胸腹压的动作造成症状加重。发病后3年内，约50%的患者发展为重残。

另一种表现为突发的神经功能缺损或原有症状急性加重，主要原因为病灶突发破裂出血或引流静脉急性血栓形成。髓周动静脉瘘和髓内动静脉畸形出血发生率较高,约为30%~50%。出血通常表现为脊髓蛛网膜下腔出血或髓内血肿。蛛网膜下腔出血的症状由于出血量的不同存在差异,但根性疼痛和背部刺痛普遍存在。而髓内血肿因直接破坏脊髓,会造成比脊髓蛛网膜下腔出血更严重的损伤。当病变位于颅颈交界或高位颈髓时,症状和体征可能会类似颅内出血的表现,如头痛、呕吐、颈项强直,高位截瘫、呼吸困难,甚至意识障碍等,从而引起诊断困难,但如果发现存在自发性蛛网膜下腔出血而无法用颅内血管病变解释时,应当考虑到脊髓血管畸形的可能。

(四) 辅助检查

1. CT　常规的脊柱、脊髓 CT 检查对诊断此病的作用相对较低,可排除椎间盘突出、椎管内占位性病变,较大的椎管内和椎旁畸形血管团强化时可以显示,先进的 64 排 CT 机,行CTA 检查可能显示畸形血管。

2. MRI　磁共振成像(MRI)对于诊断脊髓血管畸形有很重要的作用,它可以显示:脊髓内、椎旁的畸形血管团,蛛网膜下腔的引流静脉,脊髓的水肿情况,脊髓受压的情况,有否出血,以及畸形血管与脊椎、脊髓的关系等。增强的 MRA 能清楚显示血管畸形,其供血动脉、畸形团、引流静脉等。

3. DSA　数字减影脊髓血管造影仍然是诊断脊髓血管畸形不可缺少的检查,是诊断脊髓血管畸形的金标准,可清楚显示供血动脉、畸形血管团、引流静脉,以及伴随的动脉瘤等出血危险因素,对准确分析血管畸形的结构、血流动力学和正确分类有重要的作用。

(五) 脊髓血管畸形的分类

目前,已有众多研究分别提出了各自的脊髓血管病变分类,包括按病理学分类、按病变部位分类、按供血情况分类、按病变形态分类、按治疗角度分类等。根据血管畸形的位置,常见的脊髓血管畸形分类如下:①硬脊膜动静脉瘘:由硬脊膜动脉供血。②硬膜下血管畸形,其又分为两个亚型:a. 髓周动静脉瘘:主要由脊髓前或后动脉与静脉在脊髓周围形成的直接交通,也可来源于根髓动脉;b. 髓内动静脉畸形:主要由单支或多支根髓动脉供血,也可由脊髓前或后动脉供血,在脊髓深部形成畸形血管团或动脉瘤。③硬膜外血管畸形:由局部邻近血管供血。④复杂型:此类型包括了上述 2~3 种畸形,其血供较广泛,邻近血管、硬脊膜动脉、根髓动脉、脊髓前及后动脉均可供血。⑤其他:如血管性肿瘤及其他复合型血管畸形等。

本篇主要论述硬脊膜动静脉瘘与体节性多发血管瘤病两种类型:

1. 硬脊膜动静脉瘘

硬脊膜动静脉瘘(spinal dural arteriovenous fistula,SDAVF)年发病率约(0.5~1)/10 万,男性较女性患者多见,平均发病年龄约 60 岁左右,是脊髓血管畸形最常见的一种类型[1-4]。

硬脊膜动静脉瘘往往位于硬脊膜周围感觉神经节的近端神经根外覆盖的硬脊膜,由单条或多条供应神经根鞘的节段性硬脊膜动脉和髓静脉短路所造成,在影像学上供血动脉没有典型的发夹样改变,瘘口位于硬脊膜上,往往在椎间孔处可为一个,也可有多个瘘口和多支供血动脉。动脉在穿过硬脊膜时与静脉形成短路,而椎管内静脉系统没有瓣膜,血流通过引流逆行到根静脉充盈周静脉丛,较高的动脉压力通过瘘口直接传导至根静脉并进一步向远处脊髓静脉传递,导致脊髓静脉压缓慢升高,阻碍正常的静脉回流,引起动静脉压力梯度下降,从而造成髓内静脉高压和脊髓充血[5],导致脊髓损伤,受累的静脉可见曲折扩张。高压血流从硬脊膜动脉直接进入髓周静脉丛,引起静脉高压并导致慢性静脉充血,压迫脊髓,临床称为静脉充血性脊髓病。该病理过程一旦启动,则几乎不可能自发恢复,最终导致不可逆性充血性脊髓缺血,引起脊髓神经功能损害。

本病一般被认为是先天性疾病,但目前也已发现相当数量的 DAVF 乃后天形成,其可能的机制有以下两点:①病变范围附近的硬脊膜潜在的动静脉短路被开放;②由于血管造影而导致新的分流出现。

本病起病缓慢,患者在 6 个月至 2 年中逐渐出现受累脊髓平面以下的神经功能损害,开始常表现为双下肢远端单一的感觉、运动或括约肌功能障碍,如双下肢不对称性烧灼感或蚁行感、痛温觉消失、位置觉减退、深反射亢进、肌阵挛、间歇性跛行等。双下肢乏力可见于 40% 的患者,而以腰痛或根性疼痛为首发症状者占 18%[6]。随着病情发展,该障碍逐渐加重并向近端进展,当累及圆锥后患者的括约肌会失去控制,但也有患者以二便及性功能障碍为首发症状,逐渐发展而伴有其他症状者。袜套样或鞍区感觉异常往往与膀胱、肠道以及性功能障碍一并进展。虽然出血常见于颅内 DAVFs,但却罕见于脊髓动静脉瘘[7]。颈段的 DAVFs 罕见,但可表现为颈髓根性疼痛或蛛网膜下腔出血[7,8]。若不加干预,本病的自然病程是缓慢进展、无法缓解的,2~4 年即可出现截瘫,但也有缓慢进展长达 40~60 年之久的报道[9]。某些病例可以自发或因活动、体位改变、增加腹内压、腰椎穿刺等诱发而加重。一些患者可在缓慢渐进后,最终因超过脊髓的代偿能力而迅速恶化[10],并可由于渐进的血管栓塞坏死导致 Foix-Alajouanine 综合征。

MRI 是脊髓血管畸形的重要研究手段,也是筛查脊髓病变的一个重要方法。MRI 可以从横断位、矢状位、冠状位等各个方向及多个序列成像,来显示病变的位置、大小、形态及出血、水肿等病理改变。典型的脊髓动静脉瘘 MRI 可见脊髓增粗、水肿,脊髓表面异常粗大迂曲的血管流空影累及多个节段甚至全脊髓范围,呈虫蚀样改变,为其特征表现。T2 加权成像上可见脊髓弥漫的非特异高信号及表面的流空信号,提示静脉回流不畅造成的脊髓水肿及血管畸形,有时还可见脊髓增粗或萎缩、出血等病变。

血管造影仍然是目前确诊和分类脊髓血管畸形的唯一方法,并可同时实施血管内治疗及了解治疗情况。脊髓血管造影可清晰地显示供血动脉、瘘口、引流静脉及相关血管病变的位置、大小、形态和范围。在血管造影上可见脊髓动静脉瘘的瘘口从一个到多个不等,造影时血流或快或慢的从一条或数条较细的硬脊膜动脉,通过瘘口直接引流至迂曲扩张的静脉内。引流静脉向上或向下引流,再逆流到根静脉充盈周静脉丛。

2. 体节性多发血管瘤病

体节性多发血管瘤病是以不同方式累及脊髓的一种复杂血管畸形病变,其可单独累及椎体、肌肉、皮下组织和沿相应节段皮肤分布。本病常并发 Cobb 综合征、Klippel-Trenaunay 综合征、Parkes Weber 综合征等,其中以 Cobb 综合征最为常见,主要表现为髓内 AVM 或髓周动静脉瘘,血管畸形并累及病灶节段或邻近阶段的椎体、椎旁组织或皮肤组织[11]。体节性多发血管瘤病是一种极为少见的先天遗传性血管畸形病变,总体预后不良,其病灶相对复杂,其高致残率主要来自于脊髓血管畸形部分,因此,应当主要针对其脊髓血管畸形病灶进行治疗。

（六）脊髓血管畸形的治疗

脊髓血管畸形的治疗目标是永久消除畸形结构，同时保护和恢复脊髓正常的结构及其血液供应，治疗方式的选择取决于血管畸形的类型及血管解剖结构。对于硬脊膜动静脉瘘而言，治疗应当在保留脊髓正常引流的情况下，彻底封闭动静脉瘘口。目前治疗的方式主要有外科手术、介入栓塞以及二者联合治疗方式。

外科手术治疗是脊髓血管畸形的经典方式。术前需通过脊髓血管造影明确瘘口的部位、供血动脉、引流静脉以及相邻的神经解剖结构，然后通过手术打开椎管，暴露、寻找、辨认瘘口，将之电凝或切除，并可根据实际情况进一步处理迂曲扩张的静脉团，缓解脊髓压迫。如果能够确切闭塞瘘口，外科手术的疗效比较明确，且复发率甚低[12]。但由于长期直接承受高流量血流，术野的引流静脉团多已严重迂曲扩张和动脉化，从而增加了寻找瘘口的难度。因此，手术疗效对术者的经验要求较高。

随着介入诊疗技术的飞速发展，介入治疗脊髓血管畸形已经广泛开展。介入治疗将微导管通过安全的血管途径超选送至瘘口近端，注入栓塞剂闭塞瘘口，阻断动静脉短路。目前较为常用的多为液体栓塞材料，如氰丙烯酸丁酯（NBCA）、Onyx 胶等。氰丙烯酸丁酯（histoacryl，NBCA）和碘化油是一种组织黏合剂，可以有效地阻断瘘和引流静脉，使用这种胶的永久闭合率为 50%-81%[13]。Onyx 胶与 NBCA 相比，可以更有效的控制胶前进的速度和距离，从而提高治疗的安全性。介入治疗时间相对较短，创伤较小，诊断和治疗可以一次完成，对于瘘口位于腹侧的病变治疗优势尤为明显，但栓塞治疗的远期疗效的持久性仍有待进一步观察。栓塞后的复发率可能与闭塞供血动脉主干而未闭塞瘘口，附近硬脊膜血管侧支吻合形成，重新供应瘘口等因素有关[13,14]。栓塞治疗同样有其局限性，如瘘口难以到达、供血动脉存在正常脊髓供血等，将严重影响栓塞治疗的效果，甚至无法栓塞。

由于外科手术、介入栓塞各有其优势与不足，因此，临床上可根据实际情况个体化设计治疗方案。如病变相对复杂，单一治疗方法难以完全处理者，可结合两种治疗方式综合处理，必要时甚至可以反复多次进行栓塞或手术治疗。

脊髓血管畸形治疗后由于脊髓静脉压急剧下降，脊髓静脉血流速度较术前明显下降，会增加血栓风险，一旦静脉血栓形成，将使脊髓静脉回流障碍加重，并有可能使临床症状进一步恶化。因此，目前多主张术后 24~48h 内即进行抗凝处理，一般通过口服华法林将凝血酶原时间维持到正常的 2~3 倍，以减少血栓风险。但也有学者认为，术后抗凝与不抗凝不存在明显差异，且抗凝存在一定的出血并发症可能[15]。因此，术后的抗凝治疗仍存在争议。

四、决策难点分析

（一）硬脊膜动静脉瘘的诊断与鉴别诊断

硬脊膜动静脉瘘大多数位于中、下胸髓及腰髓，常见的临床表现包括感觉异常、疼痛、无力、排尿障碍以及步态异常等，但没有非常特征性的症状和体征。本病最常见的主诉是感觉异常和步态异常。多数患者休息时症状改善，劳累时症状加重。由于症状没有特异性，本病需要与以下疾病相鉴别：脊髓肿瘤、脊髓积水症、椎间盘突出、急性脊髓炎、脊髓动 - 静脉畸形和多发性神经病等。初诊时的误诊多集中在腰椎间盘突出、前列腺增生等老年退行性变,本病确诊需配合相关影像学检查,而脊髓血管造影是确诊的金标准。

(二)脊髓血管畸形的治疗原则是什么? 治疗方法有哪些?

脊髓血管畸形其病理生理机制主要为畸形团压迫占位、畸形破裂出血、异常吻合盗血,以及脊髓静脉高压。因此,治疗的原则是争取在血管畸形尚未对脊髓造成永久性损害之前,尽可能解除占位效应,消除出血风险,以及脊髓功能不可逆损害前,尽早解除椎管内静脉高压和盗血效应,保护脊髓正常的供血和引流,以保护和改善其生理功能。目前的治疗方法有手术切除、介入栓塞以及二者的联合治疗。手术切除和介入栓塞各有其优势与不足。外科手术治疗能够快速解除血管畸形的压迫效应、盗血效应和静脉高压。但外科手术创伤相对较大,脊髓丰富而复杂的血管结构以及增粗、扭曲、动脉化的引流静脉团对手术要求甚高,如果畸形团位于脊髓腹侧会令手术更加困难。介入栓塞使用局部麻醉即可实施,创伤较小,手术时间相对较短,可与造影同期进行。其通过供血动脉直接进行栓塞,对于病变位于腹侧或瘘口在静脉团深面,外科手术困难的病例优势明显。同样,介入治疗对辨别病灶与保护正常供血的要求甚高,对某些病变,如极其细小的过路供血动脉可能难以超选到位彻底栓塞。介入栓塞有可能加重占位效应,且其远期效果尚不完全明确,复发的原因包括栓塞病灶再通和局部新生侧支吻合等。因此,目前很多学者强调多学科、多手段联合治疗的重要性,所有的脊髓血管畸形都应进行造影以明确其部位、类型及构筑。如果可能的话,首先考虑同期栓塞治疗,病灶残留情况结合手术处理。但所有的患者均应根据临床实际情况进行个体化治疗。

(三)脊髓血管畸形的介入和手术治疗后短期加重的原因是什么? 如何处理?

脊髓血管畸形的介入和手术治疗后症状的一过性加重比较常见,大部分均可恢复到术前状态。症状的加重可以在治疗后马上出现,也可以发生在治疗后 4~6 周的亚急性期。前者可能是由于血流动力学的突然变化,引起病灶周围静脉的血栓形成所致。后者可能是因为栓塞后的占位效应和引流静脉球的血栓炎性改变引起。可根据术中治疗情况,在术后24~48 小时内给予口服或静脉肝素化抗凝,维持凝血酶原时间为正常的 2~3 倍,以保持正常引流静脉的通畅,并根据临床情况调整方案。脊髓组织有可能因为手术骚扰或引流突然改变导致炎症水肿改变,可以使用激素类药物以减轻炎症反应。术后应密切注意患者的神经功能变化,一周内复查脊髓血管造影,以了解治疗效果及术后脊髓血供、引流情况。

五、中医药治疗

脊髓血管畸形是一个致残率较高的疾病,它可因为脊髓血管出血、缺血、受压,甚至出现不可逆性损害,临床多表现为肢体无力、根性神经痛、感觉障碍、二便功能障碍等,部分患者出现肌萎缩,甚至截瘫、呼吸困难。目前的治疗方法首选手术治疗,在围手术期的治疗过程中,中西医结合治疗可减轻患者症状、缩短病程,促进患者的康复,但目前关于此病的临床研究较少。

脊髓血管畸形,古代并无此病名,根据其临床表现,中医当属"痿病"范畴。《素问玄机原病式·五运为病》有言："痿，谓手足痿弱，无力以运行也。"《临证指南医案·痿·邹滋九按》指出："夫痿证之旨，不外乎肝肾肺胃四经之病"。"肝主筋，肝伤则四肢不为人用而筋骨拘挛。肾藏精，精血相生，精虚则不能灌溉诸末，血虚则不能营养筋骨。肺主气，为清高之脏，肺虚则高源化绝，化绝则水涸，水涸则不能濡润筋骨。阳明为宗筋之长，阳明虚则宗筋纵，宗筋纵则不能束筋骨以利机关。此不能步履，痿弱筋缩之症作矣。"说明四脏气血精津不足是导致痿证的直接原因。脊髓血管畸形从病因病机上来讲，多为先天不足，或后天失养，导致五脏虚损而形成，正如陈无铎所言"为则内脏不足所致，但不为任用，更无痛楚，此血气之虚。"

在治疗上，古代医家提出"治痿独取阳明"，加之脊髓血管病变，从经络走行来讲属于督脉病变，属于先天之本，因此治疗上从调节先天之本、温补肝肾，以及调补后天之本、调理脾胃为原则入手。目前，西医治疗方法首选手术治疗，包括介入栓塞、外科切除术，以及联合治疗。患者脊髓病变本身可以造成脊髓损伤，加之手术损伤，以及术后局部脊髓水肿、出血等情况，有可能导致神经功能障碍一过性或永久性加重。在围手术期的治疗过程中，可采用中医药治疗，包括内服中药汤剂或中成药、静滴中成药、中药外洗、针灸、按摩等治疗。通过中西医结合治疗，可减轻患者症状、缩短病程，提高疗效。中医药应在疾病的不同阶段，发挥协同治疗作用。目前关于此病的临床研究较少。

首先，脊髓血管畸形手术前，患者的临床症状多样，多伴有肢体瘫痪、麻木、汗出异常、二便障碍、性功能障碍等临床表现，而且一般病程较久，体质多虚弱，药物治疗效果欠理想。这时可采用多种中医治疗方法，例如，中成药静滴、汤药内服、外洗及针灸等，缓解部分症状，减轻脊髓局部水肿。同时，通过中医整体辨证论治，可从调理脾胃、补肝肾角度着手，调补先天及后天之本，提高机体免疫力，提高耐受手术、麻醉的能力。

其次，行脊髓血管畸形手术治疗，包括介入栓塞及脊髓外科切除术，术后均有可能出现局部水肿、出血等并发症，甚至可能导致神经功能障碍加重。在西药常规治疗的基础上，使用中药或针灸治疗，可促进局部血液循环，减轻局部水肿，促进神经恢复，减轻症状，提高手术疗效，缩短病程。

最后，疾病的恢复期，采用中医康复手段，中药外洗、针灸治疗、中医推拿等方法，配合现代康复技术，有较为肯定的疗效，从而更快的恢复受损的神经功能。

参 考 文 献

[1] Thron A, Caplan LR. Vascular malformations and interventional neuroradiology of the spinal cord. Amsterdam: Academic, 2003: 517-528.

[2] Thron A. Spinal dural arteriovenous fistulas. Radiologe, 2001, 41: 955-960.

[3] Jellema K, Canta LR, Tijssen CC, et al. Spinal dural arteriovenous fistulas: clinical features in 80 patients. J Neurol Neurosurg Psychiatry, 2003, 74: 1438-1440.

[4] Van Dijk JM, Ter Brugge KG, Willinsky RA, et al. Multidisciplinary management of spinal dural arteriovenous fistulas: clinical presentation and long-term follow-up in 49 patients. Stroke, 2002, 33: 1578-1583.

[5] Barrow DL, Colohan AR, Dawson R. Intradural perimedullary arteriovenous fistulas (type IV spinal cord arteriovenous malformations). J Neurosurg, 1994, 81: 221-9.

[6] Tommy AJ. Marc CD. Venous manifestations of spinal arteriovenous fistulas. Neuroimag Clin N Am, 13 (2003): 73-93.

［7］Do HM，Jensen ME，Cloft HJ，et al. Dural arteriovenous fistula of the cervical spine presenting with subarachnoid hemorrhage. Am J Neuroradiol，1999，20：348-50.

［8］Glasser R，Masson R，Mickle JP，et al. Embolization of a dural arteriovenous fistula of the ventral cervical spinal canal in a nine-year-old boy. Neurosurgery，1993，33：1089-93.

［9］Tommy A，J.Marc CD. Venous manifestations of spinal arteriovenous fistulas Neuroimag. Clin N Am，13（2003）：73-93.

［10］Niimi Y，Berenstein A. Endovascular treatment of spinal vascular malformations. Neurosurg Clin N Am，1999，10：47-71.

［11］凌锋，刘树山.脊髓血管畸形的分类与治疗.中华外科杂志，1993，31（1）：13-16.

［12］王忠诚.王忠诚神经外科学.武汉：湖北科学技术出版社，2005：1071.

［13］Niimi Y，Berenstein A，Setton A，et al. Embolization of spinal dural arteriovenous fistulae：Results and follow-up. Neurosurgery，1997，40：675-683.

［14］Morgan MK，Marsh WR. Management of spinal dural arteriovenous malformations. J Neurosurg，1989，70：832-836.

［15］黄锦庆，张鸿祺，支兴龙，等.硬脊膜动静脉瘘的诊断与手术治疗.赣南医学院学报，2009，29（6）：875-877.

（黎劲学，张燕婷）

病例 37：甲亢并发脑静脉窦血栓形成的介入治疗、抗凝治疗与中医干预

一、病例摘要

患者女性，50岁，因"甲状腺功能亢进"于2008年5月21日到我院内分泌科住院，病史及治疗情况摘要如下：

2008-5-21 患者住院期间服用他巴唑、普萘洛尔等。上午患者突发呕吐伴意识不清，烦躁，呼之不应，右侧肢体活动减少，双目向右凝视。查体：昏睡状态，压眶及肢体对疼痛刺激反应存在，双侧瞳孔不等大，右侧瞳孔直径2.5mm，左侧瞳孔直径2mm，直接、间接对光反射存在。急查头颅CT提示左侧颞叶脑出血，量约2ml（图228a~图228c）。经神经科值班医师紧急会诊后考虑大脑静脉窦血栓形成可能性大，转神经科行进一步治疗。

2008-5-21 15：30 患者在气管插管全麻下行全脑血管造影术+脑静脉窦血栓溶栓术。

（1）患者取平卧位，麻醉成功后，以Seldinger技术分别穿刺右股动脉、右股静脉，分别置入5F、6F鞘，肝素化后，以5F椎动脉管行双侧颈内动脉、椎动脉造影，动脉期、毛细血管期未见异常（图229a~图229c）。

（2）静脉期见左侧横窦、乙状窦不显影，左侧颈内动脉造影显示静脉期延长。确诊为左侧横窦、乙状窦血栓形成。经股静脉插入5F椎动脉管至左侧颈内静脉颅底部，造影见左侧颈内静脉近端不规则狭窄，将prowler-14微导管置于左侧横窦乙状窦交界部，造影见左侧横窦、乙状窦完全不通畅，内有血栓形成，并少量侧支循环形成（图229d~图229f）。

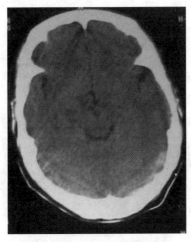

图228a 颅脑CT（正位）

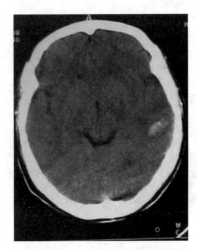

图228b 颅脑CT（侧位）

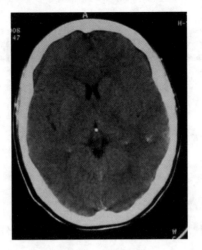

图 228c　颅脑 CT

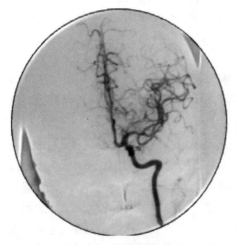

图 229a　DSA:动脉期

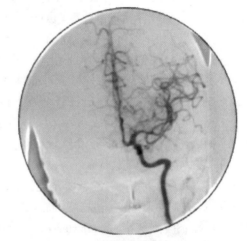

图 229b　DSA:动脉期

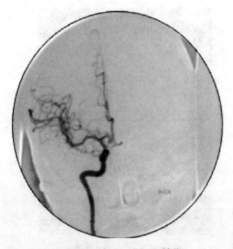

图 229c　DSA:毛细血管期

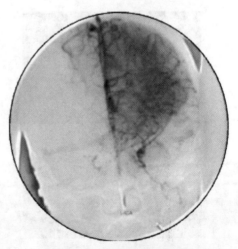

图 229d　DSA 静脉期:左侧横窦

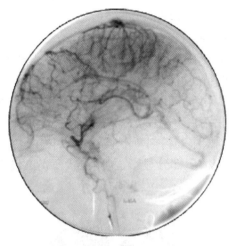

图 229e　DSA 静脉期：乙状窦

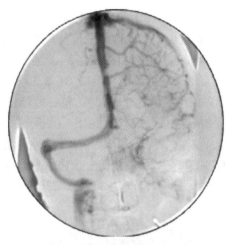

图 229f　DSA 静脉期：左侧颈内动脉

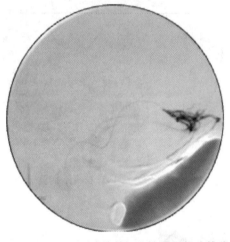

图 229g　DSA（溶栓前）：血栓周围部分静脉

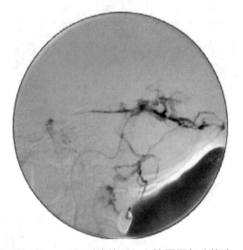

图 229h　DSA（溶栓后）：血栓周围部分静脉

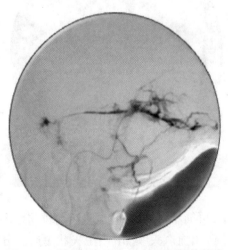

图 229i　（溶栓后）DSA：血栓周围部分静脉

（3）将尿激酶50万U加入50ml生理盐水中，以1ml/min速度经微导管注射尿激酶，注射完毕复查造影显示血栓周围部分静脉再通（图229g~图229i）。

2008-5-21　18:30手术结束。患者安返病房，予尿激酶经微导管微量泵持续泵入静脉溶栓，肝素钠持续静脉滴注抗凝，并每2小时监测凝血功能。

2008-5-22　患者神志转清，精神疲倦，可简单对答，四肢可见自主活动。舌淡红，苔薄，脉数。予溶栓、抗凝、减轻脑水肿、抗感染、预防并发症。中医以"急则治其标"为原则，以活血化瘀、利水消肿为法，予七叶皂苷钠静滴活血消肿，中药汤剂暂不服用。

2008-5-22　18:30复查全脑血管造影术：左侧横窦部分显影，左侧乙状窦仍不显影，左侧小脑染色明显改善（图230a~图230c）。

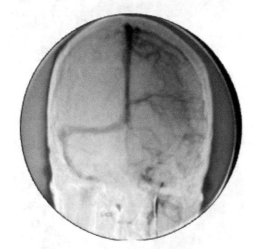

图230a　DSA:左侧横窦

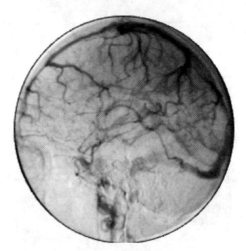

图230b　DSA:左侧乙状窦

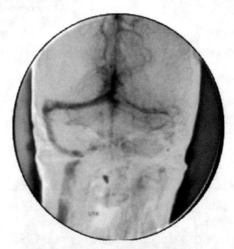

图230c　DSA:左侧小脑

2008-5-23　患者神志清，可简单对答，四肢自主活动较前增多。复查头颅CT：左侧颞叶、枕叶少量脑出血及蛛网膜下腔出血。头颅MRV：上矢状窦后三分之一、左侧横窦、乙状窦血栓形成，左侧额叶、颞叶、顶枕叶继发脑梗死。予停用尿激酶及肝素泵入，改予低分子肝素皮下注射抗凝(图 231a~ 图 231c)。

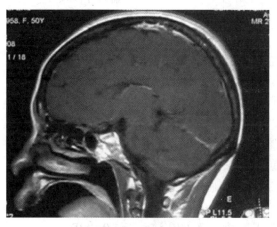

图 231a　颅脑 MR

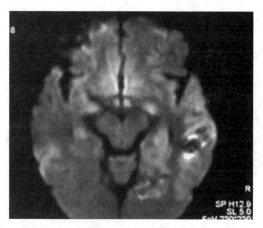

图 231b　颅脑 MR

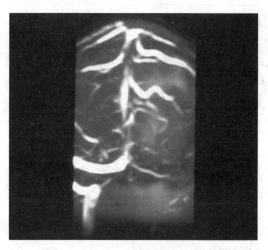

图 231c　颅脑 MR

中医四诊:患者神志清,可简单对答,四肢自主活动较前增多,舌淡红,苔薄,脉数。辨证属水瘀阻窍,治当活血化瘀、利水消肿。

处方:

桃仁 10g	红花 10g	川芎 15g	赤芍 15g
当归 10g	益母草 15g	茯苓 15g	泽泻 15g
薏苡仁 15g	延胡索 15g	钩藤 15g	

4 剂,每日一剂,水煎服。

2008-5-27 患者神清,精神可,时感头晕,无头痛、发热等不适,查体:神清,对答合理,双侧瞳孔等大等圆,直径约 2mm,对光反射灵敏,四肢肌力肌张力正常,病理征阴性。停用低分子肝素,继续维持华法林抗凝治疗。

中医四诊:患者神清,精神可,时感头晕,舌淡红,苔薄白腻,脉弦。辨证为风痰上扰,阻于脉络,治当息风化痰,活血通络。处方:

法半夏 15g	白术 15g	天麻 15g	黄芪 30g
党参 15g	毛冬青 30g	川芎 15g	益母草 15g
鸡血藤 30g	茯苓 15g	甘草 5g	水蛭 3g

4剂,每日一剂,口服。

4剂后,患者血瘀之象有所改善,复查凝血 INR 仍未达标,在维持抗凝治疗的基础上,中药方中加丹参20g,郁金15g以加强活血之力,继服14剂。

2008-6-12 患者出院。出院时神清,精神佳,四肢活动良好,无头晕头痛,无肢体麻木乏力等。

随访:患者出院后长期于门诊随访治疗,维持华法林 3.75mg 口服抗凝治疗,监测 INR 比值波动于 1.7~3.2R 之间,期间无再发呕吐、意识不清、头痛等症状。2008 年 12 月 4 日患者返院复查全脑血管造影术。2008 年 12 月 05 日行全脑血管造影术,造影可见:左侧横窦、左侧乙状窦显影,但较右侧为淡,左侧小脑染色与右侧基本对称(图 232a~ 图 232c)。

复查后患者继续门诊治疗。维持华法林口服抗凝治疗,INR 波动于 1.0~1.3R。

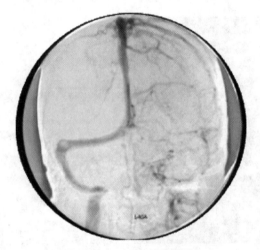

图 232a DSA:左侧横窦

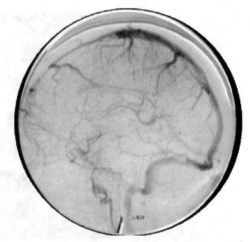

图 232b DSA:左侧乙状窦

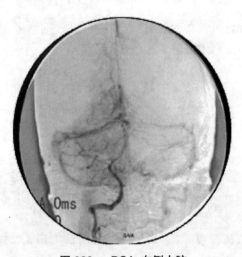

图 232c DSA:左侧小脑

2009-5-4 患者发作性头晕 2 天，呕吐 2 次返院治疗，考虑不排除脑静脉窦血栓形成复发可能，于 2009 年 05 月 08 日复查全脑血管造影术，造影可见左侧横窦显影，但较右侧为淡，左侧乙状窦显影欠佳，通过左侧颈内静脉汇入下腔静脉，左侧小脑染色与右侧基本对称（图 233a~ 图 233c）。与 2008 年 12 月造影记录比较未见明显改变，考虑患者头晕、呕吐症状的病因与 CVST 无关，后经耳鼻喉科会诊诊断为良性位置性眩晕，予对症治疗后患者症状缓解出院。

患者出院后继续门诊维持抗凝治疗，随访至今，未再出现脑静脉窦血栓形成的相关症状。

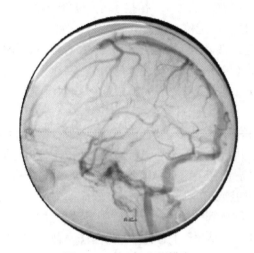

图 233a　DSA：左侧横窦

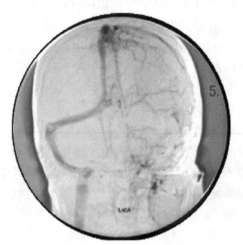

图 233b　DSA：左侧横窦

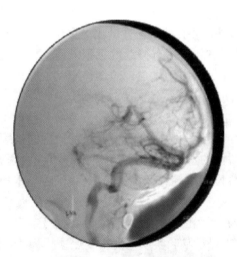

图 233c　DSA：左侧小脑

二、病例特点与分析

（一）病例特点

1. 中年女性，起病急骤，既往甲亢病史，服用他巴唑片治疗。

2. 主要症状为突发呕吐，伴意识水平下降，双目向右凝视。

3. 影像学提示左侧颞叶脑出血，量约 2ml。急诊 DSA 提示左侧横窦、乙状窦血栓形成。

4. 患者发病即达到神经功能缺损症状高峰。

（二）病例分析

1. **临床定位分析**　患者住院期间突发呕吐、意识不清，提示广泛的皮层功能或脑干上行网状激动系统功能障碍。患者双目向右侧凝视，考虑右侧桥脑或左侧大脑半球刺激性病变，或右侧大脑皮质或左侧脑桥存在破坏性病灶可能。头颅 CT 扫描示左侧颞叶出血。

2. **神经解剖定位分析**　结合影像学，出血性病灶定位在左侧颞叶。

3. **脑血管定位分析**　患者出血病灶位于左侧颞叶，形态不规则，量约 2ml，出血量较少，复查颅脑 CT 出血量未见进一步增多，无明显占位效应，患者既往无心脏病、高血压病史，无明确血管炎性疾病史，结合颅内高压表现及 DSA 结果，考虑为大脑中深静脉回流受阻导致的出血性病变可能性大。

4. **定性分析**　患者突然起病，起病即达高峰，突然出现的呕吐，意识水平下降提示颅内压升高。而患者既往无高血压病史，发病前无明显的血压波动，且出血病灶位于颞叶，血肿形态不规则，不属于高血压性脑出血的常见部位；而如果为动脉瘤破裂出血导致颅内压增高出现呕吐，往往提示出血量较大，破入蛛网膜下腔或脑实质内血肿占位效应明显，而结合患者颅脑 CT 表现，考虑为静脉回流受阻导致的毛细血管壁缺血、坏死、破裂导致单纯的脑叶出血可能性大。结合后期全脑血管造影术和颅脑 MR 结果，可见本患者为由于左侧横窦、乙状窦血栓形成导致的出血性脑梗死。

5. **鉴别诊断**

（1）与高血压性脑出血相鉴别：高血压性脑出血多见于中老年高血压患者，多在情绪激动或剧烈活动时发病，起病急骤，多伴有持续的意识障碍，呕吐，血压水平急剧升高，神志清楚的患者可伴有严重的呕吐等。由于出血部位多位于基底节区，常常会造成偏瘫，CT 检查可见脑实质内的高密度灶，出血量往往较大，病情危笃。

（2）与蛛网膜下腔出血相鉴别：蛛网膜下腔出血在各年龄段均可发生，尤其以青壮年为主。常见的病因为先天性或后天动脉血管病变导致的动脉瘤破裂，或血管畸形导致的破裂出血。起病急骤，可有短暂性的意识障碍，头痛剧烈，伴有颅内压升高，呕吐，脑膜刺激征阳性等。颅脑 CT 检查可在蛛网膜下腔查及高密度影，腰椎穿刺术提示脑脊液压力升高，呈血性脑脊液改变。

（3）与颅内占位性病变导致的脑叶出血相鉴别：多见于合并其他系统肿瘤病史的患者，突然以卒中样起病，颅脑 CT 提示脑叶实质内高密度灶，周围可伴有广泛的低密度改变，占位效应明显。由于颅内占位呈慢性生长过程，患者平素可有头痛不适等，但颅内压升高，呕吐等症状往往不明显。

（4）与大脑血管淀粉样变导致的出血相鉴别：多发于 75 岁以上老年人，患者表现为反复的脑实质或皮层表面脑出血。由于脑血管淀粉样变导致血管壁结构的改变，血管弹性下降，血压波动导致血管壁破裂出血，出血部位不固定，皮层、皮层下、丘脑、中脑、脑干等部位均可发病。脑血管病理活检为诊断的金标准。

三、文献复习

（一）脑静脉窦血栓形成（cerebral venous sinus thrombosis，CVST）的介入治疗进展

目前，见于文献报道的已有多种有创性治疗手段用于治疗 CVST，包括直接导管接触溶栓以及伴或不伴药物溶栓的直接机械取栓，但尚无比较这些介入治疗手段与单纯药物抗凝治疗或比较不同介入治疗手段疗效的随机对照试验。目前，大部分的循证医学证据均来自小样本病例系列研究或者病例报道，各种治疗方法具体如下：

1. 直接导管接触溶栓

直接导管接触溶栓，是通过置入颈静脉球的鞘或导引导管将标准微导管和微导丝送至硬膜窦的血栓部位，利用导引导丝对血栓进行机械操作，可增大血栓与溶栓药的接触面积，从而使得溶栓药的用量尽可能减少。

在美国进行的一项多中心回顾性研究中，182 例接受了直接导管接触溶栓的 CVST 患者中，有 27 例接受血管内溶栓，其中 10 例还同时接受抗凝治疗。结果显示，26 例患者实现了血管再通，4 例发生了脑出血，1 例死亡。另有一项包括 169 例接受局部溶栓治疗的 CVST 患者的系统评价显示，溶栓治疗对严重 CVST 患者可能有益，表明纤溶药可降低重症患者的病死率，溶栓治疗后 17% 的患者发生脑出血，5% 出现临床恶化[1]。

2. 机械血栓切除术 / 溶栓治疗

（1）球囊辅助血栓切除和溶栓治疗：静脉溶栓或经导管直接接触溶栓后，静脉窦血栓仍有可能持续存在。球囊辅助溶栓治疗可能更为有效，因为充气的球囊可以减少局部纤溶药物的流失，从而有可能减少所需要的纤溶药剂量，降低出血发生率[2-4]和减少操作时间。此外，球囊还可在溶栓前用来进行部分血栓切除。

（2）导管血栓切除术：对于局部给予纤溶药物后仍然存在广泛血栓的患者，可考虑使用流变导管血栓切除术。AngioHet（MEDRAD Inc，Warrendale，PA）是一种通过高流量盐水喷射产生 Venturi 效应在导管末端实现水力溶栓作用的新式器械。血栓被破碎后进入该器械的第 2 个腔内。采用该技术进行导管内脑静脉窦血栓切除术过程中，发生静脉窦壁穿孔是很罕见的，其发生率目前尚不清楚，现有的小样本病例系列研究中曾有过报道。应对的方法为在静脉窦血管部分再通后撤除 AngioHet，再采用其他微导管溶栓，可避免静脉窦穿孔的发生[5-13]。

Merci 取栓装置（Concentric Medical，Mountain View，CA）亦可用于脑静脉系统内取栓，该技术同样要求直接将导管置入静脉窦内。一个小的螺丝锥形装置通过导管末端传入血栓内，然后连同血栓一起缓慢拉入导管。同样，为了避免损伤硬膜窦壁或骨小梁，可在实现部分血管再通后撤去该装置，再采用溶栓治疗[14]。然而，目前该技术的循证医学证据同样仅限于病例报道。Penumbra 系统（Penumbra，Inc，Alameda，CA）是一种新型神经血栓切除装置，通过压实并抽吸急性血凝块来发挥其治疗作用。该技术使用再灌注导管抽吸血栓，导管内同时有一基于导丝的分离器来破碎血凝块以便进一步抽吸。但是目前关于其疗效的证据亦仅限于病例报道[15]。对于其治疗风险而言，应用 Penumbra 系统治疗 CVST 的风险与上述

Merci 取栓装置和 AngioHet 装置的风险相近,而且目前尚缺乏对三者的临床疗效进行系统评价的临床随机对照试验。

3. 动脉内溶栓

若颈内动脉造影显示皮质静脉严重迂曲扩张或显影不佳,可将 6F 鞘导引导管超选到该颈内动脉,在 0.356mm(0.014in)微导丝引导下将微导管超选到眼动脉以远处,经微导管泵入尿激酶,直至闭塞的皮层静脉通畅,动静脉循环时间正常后停止溶栓治疗。若皮层静脉改善不明显,则保留动脉鞘管 24 小时后继续溶栓治疗。

4. 静脉溶栓与动脉溶栓相结合

经静脉接触性溶栓是经动脉溶栓的前提,因为静脉溶栓将血栓的静脉窦全部或部分开通后,溶栓药物经过动脉、毛细血管到达静脉端血栓而进行溶栓。经静脉途径溶栓对恢复静脉窦主干血流有效。但对皮质静脉和深静脉血栓形成作用有限。而经动脉途径顺行性溶栓治疗对皮质和深静脉血栓形成有效,但在静脉窦完全或部分开通之前,单纯经动脉溶栓,由于栓塞的静脉窦内无有效的循环通路,溶栓药物不能到达静脉窦,不能产生有效的溶栓作用。因此,静脉途径溶栓是动脉途径溶栓的前提,动脉途径溶栓是静脉途径的有效补充。

5. 手术治疗

随着血管内技术在静脉窦血栓形成治疗中的应用,外科手术的使用越来越有限,仅有极少数患者需行外科血栓切除术,但如果在最大限度的药物治疗后仍然出现严重神经功能恶化,则可考虑外科手术治疗。最近的一项研究表明,在 13 例接受去骨瓣减压术的严重 CVST 患者中,11 例转归良好(mRS≤3 分)[16]。如果大面积静脉梗死导致颅内压显著增高,则去骨瓣减压术可以作为挽救生命的一种手段。同样,如果造成进行性或严重神经功能障碍,罕见的大血肿亦可考虑外科手术清除治疗。

上述静脉窦内溶栓技术和机械取栓治疗,目前仅得到病例报道和小样本病例队列研究的支持。如果患者在抗凝治疗后病情依然恶化,或静脉性梗死或脑出血导致占位效应并造成标准疗法无效的颅内压增高,则可考虑应用上述介入治疗技术。

(二) 关于 CVST 的复发与二级预防

1. CVST 抗凝治疗后的复发率

对 CVST 进行抗凝治疗的理由包括预防血栓生长、促进血管再通以及预防深静脉血栓形成等。由于在 CVST 诊断时经常存在伴有出血性转化或脑出血的脑梗死,从而使得治疗复杂化。因此,目前对于 CVST 的抗凝治疗仍然存在一定争议。

预防策略着重于预防 CVST 复发高危患者的 CVST 复发或其他的 VTE 事件。目前,尚无可用的 CVST 风险分层方案,但伴有某些血栓形成倾向因素或疾病(如癌症)的患者可被视为高危患者。尚未针对初发或复发性 CVST 的长期预防进行过随机临床试验。总体上,所有复发性血栓形成类型的风险约为 6.5%/ 年[17,18]。由于缺乏成年 CVST 患者抗凝治疗的二级预防随机对照试验,因此,只能通过观察性的研究结果对预防策略进行评价。

有研究指出,在接受治疗的 154 例 CVST 患者中,56 例患者早期同时接受肝素和华法林,12 例仅接受肝素,21 例仅接受华法林。77 例患者接受华法林治疗平均 9 个月,其中 25 例承诺终身服用。在 36 个月的随访期间,20 例患者发生 23 次复发性 VTE,主要发生在第 1 年。10 例患者出现复发性 CVST,其中 9 例复发事件发生在患者服用华法林期间。随访 8 年后,华法林对存活率或无复发存活率已无影响[1]。

比利时 Gasthuisberg 大学附属医院连续收治的 54 例 CVST 患者中，在中位数为 2.5 年的随访期间，一共有 8 例出现 VTE 复发，其中 7 例为 DVT，1 例为伴有肠系膜静脉血栓形成的 CVST。复发时间中位数为 2.5 个月。在这 8 例患者中，只有 2 例复发是正在服用抗凝药。复发者更常存在血栓形成倾向、有 DVT 史，以及因禁忌证而未接受口服抗凝药治疗[19]。

ISCVST 研究对 624 例 CVST 患者进行了平均 16 个月的随访，期间有 14 例出现复发性 CVST[17]。脑静脉血栓形成葡萄牙研究协作组（VENOPORT）对 142 例 CVST 患者的转归进行了评价，其回顾性病例随访时间最长为 16 年，前瞻性病例随访时间最长为 12 个月，总共出现 2 例复发性 CVST 和 10 例其他动脉或静脉血栓形成事件[18]。

最近的一项研究中，共有 145 例初发 CVST 患者在停止抗凝治疗后接受了 6 年（中位数）的随访，其中 5 例患者出现 CVST 复发，并且大约半数复发出现在停止抗凝治疗后的第 1 年内。轻度血栓形成倾向与 CVST 复发无关，但严重血栓形成倾向可增高 DVT 风险[12]。根据目前规模最大的 CVST 研究结果，CVST 后发生其他 VTE 的风险为 3.4%~4.3%[17,20]。

2. CVST 的二级预防

研究表明，尽管在循证医学证据上女性发生 CVST 的几率更高[1]，且 CVST 与 DVT 之间血栓形成倾向的亚型可能不同[13]，但它们的长期和一过性危险因素相似。在 ISCVST 研究队列中，CVST 或其他 VTE 的总体复发率为 4.1/100 例年，其中男性和红细胞增多症 / 血小板增多症为目前仅有的独立预测因素。该研究还显示，血栓形成事件复发的累积风险恒定增高，这一增高的趋势不受抗凝治疗持续时间的影响，因而强调需要进行临床试验以评价短期与长期抗凝治疗的疗效和安全性[21]。鉴于 CVST 后的全身性 VTE 比复发性 CVST 更为多见，采用 VTE 指南来预防新发 VTE 或复发性 CVST 可能是合理的[21,22]。需要指出的是，每一例接受抗凝治疗的患者均应接受风险评价：患者的风险水平、是否乐于接受长期抗凝治疗、出血风险，以及不接受抗凝治疗情况下的血栓形成风险，均需纳入临床干预的考虑因素当中[22]。

目前，尚无专门报道抗磷脂抗体综合征患者 CVST 复发率的前瞻性研究，但是其 VTE 复发风险高符合高危血栓形成倾向的定义。根据抗凝治疗持续时间研究组（Duration of Anticoagulation Study Gruop）的报道，在 4 年期间，有抗心磷脂抗体的 VTE 患者复发率为 29%，而对照组仅为 14%，且复发风险随着抗体滴度的增高而增高[23]。在一项对首次特发性 DVT 或 PE 后进行为期 3 个月与 24 个月的抗凝治疗进行比较的随机对照试验中，抗磷脂抗体阳性可使复发风险增高 4 倍，而狼疮抗凝物阳性可使复发风险增高 7 倍[24]。因此，目前推荐发生 VTE 的抗磷脂抗体综合征患者终身接受抗凝治疗。

（三）病因学分析：甲状腺功能亢进与 CVST、凝血功能障碍的相关研究

甲亢患者并发脑静脉窦血栓形成国内外均有报道，国内外关于 CVST 的病例报道及相关综述中均提及甲亢属于脑静脉窦血栓形成的危险因素之一，但甲亢患者罹患脑静脉窦血栓形成的风险是否比其他人群更高，目前尚缺乏大规模的临床研究加以证实。

脑静脉窦血栓形成的危险因素通常与 Virchow 三要素有关，即：血流动力学改变（血流缓慢、湍流）、血管壁损伤和血液成分改变。新近的研究表明，甲状腺功能亢进患者常伴有血液功能异常，其机制涉及上述三大方面的因素，在甲状腺功能紊乱患者的外周血中，存在明

显的凝血、止血指标异常,认为甲状腺激素参与了外周血液学参数改变的过程,并导致高凝状态,造成血管损伤而导致脑静脉窦血栓形成等并发症[25]。

研究证实,甲状腺功能亢进对凝血系统存在影响。大多数凝血因子属于肝源性合成蛋白分子,甲状腺激素水平的上升可对肝脏合成蛋白过程造成影响。甲亢患者凝血因子Ⅱ、Ⅶ、Ⅷ、Ⅸ、Ⅹ等生成量增加,导致凝血功能增强,在亚临床甲亢患者的研究中同样发现凝血因子Ⅹ活性增加,而凝血因子Ⅹa能够催化凝血酶原转化为凝血酶,表明该类患者存在潜在的高凝状态,同样有研究表明,甲亢患者血浆中纤维蛋白原水平升高,而纤维蛋白原在凝血过程中起底物作用,反映了甲亢患者的血液高凝倾向。

甲状腺功能亢进亦可影响抗凝系统的功能。激活的蛋白质C可以灭活凝血因子Ⅷa和Ⅴa,降低凝血因子Ⅹa对凝血酶原的激活作用,而蛋白S增强蛋白C的抗凝血活性,在甲亢患者中,蛋白C和蛋白S的活性明显降低,导致抗凝血活性下降,进而可能引起血栓形成和凝血倾向[26]。而在纤溶系统中,组织型纤溶酶激活剂/纤溶酶原激活物抑制剂1(t-PA/PAI-1)系统是纤维蛋白溶解的潜在控制点,其平衡状态的破坏可导致纤溶异常。甲亢患者血浆PAI-1水平增加,t-PA水平降低,即使在亚临床甲亢患者中也发现PAI-1水平增加,提示甲亢患者纤溶活性降低。凝血酶激活的纤溶抑制物(TAFI)通过去除部分降解的FIB C端赖氨酸残基,以及抑制无活性的纤溶酶原转化为纤溶酶来抑制纤维蛋白溶解,TAFI水平增加与静脉血栓栓塞有关[27],而相关研究发现甲状腺功能亢进患者TAFI水平明显增加,进而影响凝血功能。

临床上的血栓栓塞事件中,血管内皮细胞活化是重要的病因。血浆中高水平的血管性血友病因子(vWF)是反映血管内皮功能障碍的指标,可促进凝血功能的活化。甲状腺功能亢进时人体内儿茶酚胺水平增高,儿茶酚胺可增加血浆中vWF的水平。因此,甲亢患者血浆中vWF水平显著升高,表明甲亢患者存在血管内皮功能紊乱,从而导致潜在的高凝状态。此外,甲亢患者大血小板比率较普通人群明显升高,血小板第Ⅲ因子活性增高,释放更多的凝血活性物质,使血小板聚集功能明显增强,诱发高凝状态。

(四)关于华法林抗凝的副作用与应用指南

华法林(Warfarin)是一种双香豆素衍生物,自20世纪40年代发明以来,由于其有效的抗凝作用和低廉的价格,至今仍是临床上使用最多的口服抗凝药物。但华法林治疗中经常遇到的问题就是治疗窗较窄,抗凝治疗初期不易确定华法林的维持剂量。用药不足易发生血栓栓塞,使抗凝治疗失败;用药过量则导致出血,早期表现有牙龈出血、鼻衄、瘀斑、紫癜、伤口出血经久不愈、月经量过多等;出血可发生在任何部位,特别是泌尿和消化道;肠壁血肿可致亚急性肠梗阻,也可见硬膜下颅内血肿和穿刺部位血肿;偶见不良反应有:恶心、呕吐、腹泻、瘙痒性皮疹、过敏反应及皮肤坏死,大量口服甚至出现双侧乳房坏死、微血管病或溶血性贫血,以及大范围皮肤坏疽,严重者将危及生命。

华法林维持剂量受许多非遗传因素影响,如患者年龄、体质量、饮食、疾病状态、合并用药及遗传因素等。研究发现,在55~85岁之间的白种人,年龄每增加10岁华法林剂量降低0.6mg/d。这可能是年龄关系导致肝脏功能下降,合成凝血因子Ⅱ、Ⅶ、Ⅸ及Ⅹ能力减退,另外,年龄增高肝细胞数和肝血流量减少,肝细胞色素P450酶含量及活性有逐步下降的趋势,华法林代谢清除率降低,以上这些因素导致高龄患者的华法林剂量减少。体质量是影响华法林剂量的另一个因素，体质量较高的患者华法林维持剂量较高。多种药物能影响华法林的代谢或抗凝效果，如保泰松、氯沙坦、阿司匹林、磺脲类降糖药及胺碘酮等，其中胺碘酮可同时抑制 S- 华法林和 R- 华法林的代谢而使抗凝作用增强，合用胺碘酮的华法林剂量需要减少。

传统的华法林剂量调整方法是依靠经验和反复试验，高加索人群中首剂给药 5mg/d 或 10mg/d，亚洲人群中首剂给药 3mg/d，根据国际标准化比值（international normalized radio INR）调整华法林剂量，直到 INR 值达到治疗范围。一般情况下，需要通过数周才能调整华法林至稳定维持剂量，否则出血发生率较高。因此，将不同个体的华法林剂量调整到既安全又有效的范围，是长期以来临床用药的一个非常棘手的问题。尤其是对于 CVST 早期抗凝治疗后接受终生抗凝治疗的患者，关于华法林剂量的调整更是十分重要。

来自美国心脏协会、美国卒中协会对医疗专业人员的声明（脑静脉血栓形成的诊断和处理）[28] 中的推荐意见为：

（1）检测易栓状态，包括蛋白 C、蛋白 S 和抗凝血酶缺乏、抗磷脂抗体综合征、凝血酶原基因 G20210A 突变、V 因子 Leiden 突变等，对于 CVST 患者的处理是有益的。蛋白 C、蛋白 S 和抗凝血酶缺乏检测通常需要在抗凝治疗停止后 2~4 周内进行，因此，在急性期和服用华法林的患者中的价值极其有限。

（2）对于激惹性 CVST 患者（与一过性危险因素相关），维生素 K 拮抗剂可持续 3-6 个月，目标 INR 为 2.0~3.0R。

（3）对于非激惹性 CVST 患者，维生素 K 拮抗剂可持续 6-12 个月，目标 INR 为 2.0~3.0R。

（4）对于复发性 CVST 患者，CVST 后出现 VTE 的患者以及伴有高危血栓形成倾向（即凝血酶原基因 G20210A 突变纯合子，V 因子 Leiden 突变纯合子，蛋白 C、蛋白 S 或抗凝血酶缺乏，合并多种血栓形成倾向，或抗磷脂抗体综合征）的首发 CVST 患者，可考虑终生抗凝治疗，目标 INR 为 2.0~3.0R。

（5）可考虑请血栓专家会诊，以协助易栓状态的检测和 CVST 患者的治疗。

四、决策难点分析

（一）脑静脉窦血栓形成的临床诊断

脑静脉窦血栓形成的疾病特点为病因复杂，发病形式多样，临床表现无特异性，诊断困难，容易漏诊误诊。该例患者以突发呕吐伴意识不清为主要临床表现，出现右侧肢体乏力、双目向右凝视等为主要表现的神经功能缺损症状，结合头颅 CT，脑出血很容易明确诊断。但由于起病太快，故临床上多考虑脑出血常见的原因如高血压性、动静脉畸形、动脉瘤出血等，使人想到是否继发于这些已知的常见疾病，因此，很容易漏诊颅内血管血栓形成继发脑出血。

患者颅压高特征明显，伴有局灶性神经功能缺损症状，起病后急查头颅 CT 提示颞叶局部出血，结合该年龄段患者，需要鉴别的是高血压合并动脉硬化、脑动脉畸形、动脉瘤、血液病、moyamoya 病、瘤卒中等。患者既往无高血压病史，中年女性，故高血压性动脉硬化导致脑出血可能性小，可行头颅 MRA 明确血管情况，以及可从血糖、血脂水平等危险因素加以判断；患者虽然起病后出现头痛、恶心呕吐等颅压高表现，但头颅提示出血部位为颞叶脑实质，且出血量只有约 2ml，故可初步排除脑动脉畸形及动脉瘤，因为脑动脉畸形、脑动脉瘤导致的脑出血经常表现为蛛网膜下腔出血，血液常流入基底池，或可见于外侧裂、纵裂池以及大脑凸面，且出血一般比较弥散，故结合头颅 CT 暂不考虑脑动脉畸形及动脉瘤破裂出血；关于 moyamoya 病，患者年龄属于该病常见的起病年龄，且符合成人多以女性出血型为主，临床上也出现头痛、恶心呕吐、意识障碍、肢体乏力等常见症状，故在临床上难以与局灶性脑出血快速鉴别，行全脑血管造影术（DSA）是排除该病的金标准；起病后头颅 CT 未见明显占位性病变，既往无肿瘤病史，故也排除了瘤卒中可能；虽然临床上血液系统导致的脑出血常表现为局灶性、散在、多发为主要特征，但初期也可以小量灶状出血，故仍需通过检验手段排除诊断。

综上，结合患者颅压高特征、颅神经受损及影像学结果，考虑脑静脉窦血栓形成可能性大。DSA 是诊断颅内静脉血栓形成的金标准，结果明确了 CVST 诊断。

CVST 常以头痛为主要临床表现，其他症状及体征包括：眼底视乳头水肿、局灶性神经缺损体征、癫痫及意识改变等。通过该例患者，可以给我们提供关于 CVST 诊断的许多经验：患者出现颅压高症状、局灶性少量出血时，可及时行腰椎穿刺术以明确是否颅内高压，并同时行 CSF 检查了解感染、炎症情况，以了解病因。而早期抽血检验对病因分析也很有意义，例如，血常规、血沉、D- 二聚体以及感染指标检查对所有怀疑 CVST 的患者都很重要，尤其是 D- 二聚体，目前可作为敏感性和特异性均较高的超早期 CVST 预警分子标记物，其检验方法简便、快捷和实用，可在急诊、门诊推广。早期神经系统查体也很重要，通过仔细的神经系统查体可发现较为特异性的体征，例如眼部检查及视野检查。眼部及视野检查有很大的诊断价值，特别是当出现视觉方面的症状时，临床上与 CVST 有关的因素都应进行仔细检查，有明显致病危险因素的患者都应重新评估，直到最终确诊。最后是 CVST 的确诊手段，也就是神经影像学检查。在颅内压增高或怀疑 CVST 的患者中，神经影像学检查十分关键。在紧急情况下需要明确是否出血或肿瘤，或者是出血情况及其性质以协助鉴别诊断，此时头颅 CT 为首选项目，随后是头颅 MR，因为在 T1 和 T2 像血栓信号增强，MRI 检查能够直接看到血栓，并且因为清晰度更高，同时能够更好的显示脑实质病变，所以相对 CT 有更大的诊断敏感性。当 MRI 结果仍然不确定的时候，需要做全脑血管造影，DSA 是确诊 CVST 的金标准，且可在急性期同时行取栓治疗，但由于价格较为昂贵，其运用得到一定的限制。

综上，CVST 起病时临床表现复杂多样，缺乏特异性，容易漏诊，而临床的漏诊和误诊直接影响了治疗的效果；故临床对突发头痛或有视野缺损、偏瘫等局灶性神经功能缺损的患者，应该完善查体及相关实验室、影像学检查，以明确或排除诊断。

（二）脑静脉窦血栓形成的病因学诊断

临床上可导致 CVST 的病因学有很多，目前研究认为感染因素及高凝状态是引起 CVST 最常见的原因，而且鉴于目前抗生素的广泛使用，高凝状态逐渐成为 CVST 的主要危险因素，而在临床上导致高凝状态则包括了先天性和后天性因素。

感染因素包括头面部局限性的化脓性感染，如中耳炎、鼻窦炎、脑膜炎等，也包括了血行感染等导致的全身性感染，感染因素常可引起乙状窦、海绵窦等血栓形成。非感染性因素常导致血液的高凝状态，血液瘀滞，进而诱发血栓形成，高凝状态的先天性因素包括凝血酶 3、蛋白 C、蛋白 S 等的缺乏,抗卵磷脂抗体及抗心磷脂抗体的升高,高同型半胱氨酸血症等[29];后天性因素包括口服避孕药、妊娠、产褥期、严重脱水、休克、手术、头颅外伤、重度贫血等。同时值得注意的是,先天性因素均为导致高凝状态的永久性因素,在后天性因素的诱发下更容易出现颅内静脉血栓形成。

在临床上,CVST 还有一些罕见病因值得重视,例如甲状腺功能亢进、SLE、长时间航空出行等。在本病例中,患者既往甲亢病史明确,长期服用他巴唑、普萘洛尔,故在病因学方面,甲亢导致的 CVST 诊断明确。但在临床上,由于对甲亢导致血液高凝状态的机制及生理病理研究不多,故容易漏诊。

结合文献复习分析,甲状腺功能亢进时不仅存在凝血纤溶参数异常,同时存在血管内皮细胞功能紊乱及血小板功能异常等改变。当甲亢患者合并其他风险因素,如手术、外伤、感染、脱水、妊娠、产褥期等,可进一步导致凝血及纤溶系统功能异常,引起血栓形成甚至发生CVST。

(三) 脑静脉窦血栓形成的治疗

CVST 的治疗包括了病因治疗、对症治疗、特异性治疗及远期治疗等,其中特异性治疗是整个治疗过程的关键,而抗凝与溶栓是特异性治疗最常用的手段。CVST 的病理生理机制是机体凝血与纤溶系统的失衡,抗凝治疗可以控制血栓延伸,增强纤溶系统功能,达到控制症状的目的,标准化的抗凝治疗是国内外公认的 CVST 首选治疗方法,也是联合其他治疗的基础。但病情加重时或抗凝治疗难以取得效果时可行溶栓治疗。

该患者起病后急查头颅 CT 提示颞叶脑实质出血,量约 2ml,为静脉窦血栓性脑出血,急行神经介入尿激酶溶栓及术后抗凝治疗,患者症状明显缓解。术后维持抗凝治疗,但门诊随访患者后期 CVST 复发,继续长期维持华法林抗凝治疗,随访病情尚稳定。因此,在本例患者中,CVST 复发和抗凝方案的选择是影响治疗方案的关键。

首先,患者确诊后立即行接触性溶栓治疗,这是因为静脉窦内血栓形成,静脉压力增高导致的出血占位效应,已经出现了局灶性神经功能缺损症状,需要紧急溶栓治疗以降低静脉压力,减少出血增加,并降低颅内压。在溶栓方式选择中,接触式溶栓为首选,因为该方式适用于少量脑内出血或没有合并脑出血的急性期 CVST 患者,但溶栓治疗有可能引发更严重的出血,故临床上需权衡利弊。第二,术后的抗凝问题。虽然患者存在脑实质出血,但目前大多数学者认为,CVST 的抗凝治疗收益仍远大于出血带来的风险,而且强调一旦确诊CVST,均应进行抗凝治疗。结合文献[29],CVST 的疗程应持续 3 个月以上,药物选择原则是依据抗凝药物起效的速度、持续时间和联合治疗的方式。住院期间抗凝治疗首选低分子肝素,因其比普通肝素更安全、出血风险更低;对病情稳定的门诊患者,需改用口服华法林,定期检测凝血功能,INR 维持在 2~3R[29]。第三,复发的问题。如果患者在抗凝治疗后病情依然恶化,则可考虑应用上述介入治疗技术,如再次溶栓治疗、机械碎栓、血管成形术等。

本例患者采用经介入接触溶栓和机械溶栓相结合的方法,并在术后维持抗凝治疗,但治疗后复查造影见左侧横窦、乙状窦等并未完全再通,但患者神志不清、呕吐等症状明显缓解,结合患者多次复查造影结果,考虑患者属于先天性右侧横窦、乙状窦异常,存在左侧横窦、乙状窦等脑内静脉窦发育不良,因其有甲亢病史多年,是诱发颅内静脉窦血栓形成的主要原因。经过介入溶栓治疗后,先天发育不良的左侧横窦等取得部分再通,颅内压力在较短时间恢复正常,故患者症状可明显缓解。且颅脑 MR 提示由于静脉回流受阻继发的脑梗死区域未波及运动和感觉功能代表区,故患者康复良好。因此针对本例患者,神经介入可明确诊断,疗效明显。

五、中医药在脑静脉窦血栓形成的治疗中如何发挥优势

首先,必须强调辨证在中医药干预治疗脑静脉窦血栓形成中的重要作用。正如前述,脑静脉血栓形成的症状和体征变化多端,表现多样。除了常见的头痛外,还有偏瘫、失语、颅神经麻痹、偏盲、癫痫发作、意识障碍等,从脏腑论治而言,涉及心、肝、脾等。此外,由于感染为诱发 CVST 的最常见诱因,故还可见潮热不止等症,故有必要针对不同的患病个体进行辨证论治。

其次,在病机方面,所谓"血不利则为水"、"离经之血便是瘀血",上述诸证总因瘀血所致,合并风、火、痰、湿等,阻塞清窍、脑络,故见神识昏蒙、肢体麻木偏瘫、不能言语或谵语、口眼歪斜、抽搐等。治法当以祛瘀利水为根本,当归、赤芍、桃仁、红花等活血化瘀之品必不可少,用川牛膝祛瘀活血,并能引水引血下行;加益母草活血利水;茯苓、泽泻、苡米健脾渗湿;与此同时,可用水蛭、虻虫、蛰虫、地龙、三棱、莪术、土鳖虫等破瘀逐瘀之品。气虚可加用人参、黄芪;阳亢风动可辅之以息风止痉、清热平肝等治法,神识昏蒙者可加用醒神开窍之药。此患者第一次溶栓治疗后,瘀水未去,中医治以活血化瘀,利水消肿,息风止痛之法,方用:桃仁、红花、川芎、赤芍、当归、益母草以活血利水,茯苓、泽泻、薏米健脾利湿,以助水肿消退;元胡行气止痛,钩藤息风解痉。二诊时:患者神情,疲倦,时感头晕,纳呆,大便可,舌黯,苔薄白腻,脉弦。辨证为水瘀渐退,脑窍得清,而以元气虚损为主,治当益气活血通络。方用黄芪加四君子汤补气扶正,半夏燥湿化痰,毛冬青、川芎、益母草、鸡血藤、水蛭以化瘀利水。其后根据患者 INR,调整中药。在此例患者长期以华法林维持抗凝治疗中,需注意中药活血化瘀药与华法林的相互作用,目前尚无明确哪些中药对华法林抗凝作用影响的报道,需根据监测INR 调整用量,若有出血倾向,则应即刻停用。

参 考 文 献

[1] Canhao P,Falcao F,Ferro JM. Thrombolytics for cerebral sinus thrombosis:a systematic review. Cerebrovasc Dis,2003,15:159-166.

[2] Tsai FY,Kostanian V,Rivera M,et al. Cerebral venous congestion as indication for thrombolytic treatment. Cardiovasc Intervent Radiol,2007,30:675-687.

[3] Chaloupka JC,Mangla S,Huddle DC. Use of mechanical thrombolysis via microballoon percutaneous transluminal angioplasty for the treatment of acute dural sinus thrombosis:case presentation and technical report. Neurosurgery,1999,45:650-656.

[4] Stam J,Majoie CB,van Delden OM,et al. Endovascular thrombectomy and thrombolysis for severe cerebral sinus thrombosis:a prospective study. Stroke,2008,39:1487-1490.

[5] Bousser MG,Russell RR. Pathology and pathogenesis of venous infarction. Paris:WB Saunders Company, 1997:20-21.

[6] Hanley DF,Feldman E,Borel CO,et al. Treatment of sagittal sinus thrombosis associated with cerebral

hemorrhage and intracranial hypertension. Stroke, 1998, 19: 903-909.

[7] Kersbergen KJ, de Vries LS, van Straaten HL, et al. Anticoagulation therapy and imaging in neonates with a unilateral thalamic hemorrhage due to cerebral sinovenous thrombosis. Stroke, 2009, 40: 2754-2760.

[8] Lanterna LA, Gritti P, Manara O, et al. Decompressive surgery in malignant dural sinus thrombosis: report of 3 cases and review of the literature. Neurosurg Focus, 2009, 26: E5.

[9] Sebire G, Tabarki B, Saunders DE, et al. Cerebral venous sinus thrombosis in children: risk factors, presentation, diagnosis and outcome. Brain, 2005, 128 (3): 477-489.

[10] Frey JL, Muro GJ, McDougall CG, et al. Cerebral venous thrombosis: combined intrathrombus rtPA and intravenous heparin. Stroke, 1999, 30: 489-494.

[11] Baumgartner RW, Studer A, Amold M, et al. Recanalisation of cerebral venous thrombosis. J Neurol Neurosurg Psychiatry, 2003, 74: 459-461.

[12] Martinelli I, Bucciarelli P, Passamonti SM, et al. Long-term evaluation of the risk of recurrence after cerebral sinus-venous thrombosis. Circulation, 2010, 121: 2740-2746.

[13] Wysokinska EM, Wysokinski WE, Brown RD, et al. Thrombophilia differences in cerebral venous sinus and lower extremity deep venous thrombosis. Neurology, 2008, 70: 627-633.

[14] Bagley LJ, Hurst RW, Galetta S, et al. Use of a microsnare to aid direct thrombolytic therapy of dural sinus thrombosis. AJNR Am J Neuroradiol, 1998, 170: 784-786.

[15] Choulakian A, Alexander MJ. Mechanical thrombectomy with the penumbra system for treatment of venous sinus thrombosis. J Neuro Intervent Surg, 2010, 2: 153-156.

[16] Coutinho JM, Majoie CB, Coert BA, et al. Decompressive hemicraniectomy in cerebral sinus thrombosis: consecutive case series and review of the literature. Stroke, 2009, 40: 2233-2235.

[17] Ferro JM, Canhao P, Stam J, et al. ISCVST Investigators. Prognosis of cerebral vein and dural sinus thrombosis: results of the International Study on Cerebral Vein and Dural Sinus Thrombosis (ISCVST). Stroke, 2004, 35: 664-670.

[18] Ferro JM, Lopes MG, Rosas MJ, et al. Cerebral Venous Thrombosis Portuguese Collaborative Study Group. Long-term prognosis of cerebral vein and dural sinus thrombosis: results of the VENOPORT study. Cerebrovasc Dis, 2002, 13: 272-278.

[19] Maqueda VM, Thijs V. Risk of thromboembolism after cerebral venous thrombosis. Eur J Neurol, 2006, 13: 302-305.

[20] Messe SR, Sansing LH, Cucchiara BL, et al. CHANT Investigators. Prophylactic antiepileptic drug use is associated with poor outcome following ICH. Neurocrit Care, 2009, 11: 38-44.

[21] Miranda B, Ferro JM, Canhao P, et al. ISCVST Investigators. Venous thromboembolic events after cerebral vein thrombosis. Stroke, 2010, 41: 1901-1906.

[22] Kearon C, Kahn SR, Agnelli G, et al. Antithrombotic therapy for venous thromboembolic disease: American College of Chest Physicians Evidence-Based Clinical Practice Guideline (8th Edition). Chest, 2008, 133 (Suppl): 454S-545S.

[23] Schulman S, Svenungsson E, Granqvist S. Duration of Anticoagulation Study Group. Anticardiolipin antibodies predict early recurrence of thromboembolism following anticoagulant therapy. Am J Med, 1998, 104: 332-338.

[24] Kearon C, Gent M, Hirsh J, et al. A comparison of three months of anticoagulation with extended anticoagulation for a first episode of idiopathic venous thromboembolism. N Engl J Med, 1999, 340: 901-907.

[25] Neves C, Alves M, Medina JL, et al. Thyroid disease, dyalipidemia and cardiovascular pathology. Rev Port Cardiol, 2008, 27: 1211-1136.

[26] Erem C, Ucuncu O, Yilmaz M. Increased thrombin-activatable fibrinolysis inhibitor and decreased tissue

factor pathway inhibitor in patients with hypothyroidism. Endocr,2009,36(3):473-478.

[27] Ozcan MA,Comlekci A,Demirkan F,et al. Plasma levels of free tissue factor pathway inhibitor in patients with various thyroid disorders.Thromb Res,2003,110(4):243-247.

[28] Saposnik Gustavo,Barinagarrementeria Fernando,et al. Diagnosis and Management of Cerebral Venous Thrombosis:A Statement for Healthcare Professionals From the American Heart Association/American Stroke Association.Stroke,2011,42(4):1158-1192.

[29] 古训明．颅内静脉窦血栓形成诊治需要明确的问题．中国脑血管病杂志,2012,9(12):617-619.

（王立新，杨伟林）

病例38：表现为局灶性蛛网膜下腔出血的颅内静脉窦血栓形成的治疗

一、病例摘要

患者男性，30岁，因"头痛9天，加重伴呕吐1天"于2009年09月28日17时11分入院。病史及治疗情况摘要如下：

2009-9-28至我院就诊，患者于9天前无明显诱因下出现头痛，呈渐进性，以左侧疼痛为主，呈针刺样，无头晕，无恶心呕吐，无偏身肢体乏力，无意识丧失，无视物模糊，遂到当地医院治疗后（具体不详），头痛症状未见明显缓解。2009-9-22外院头颅CT提示：左侧枕叶局灶性蛛网膜下腔出血（图234a~图234c），予对症处理后，症状仍时轻时重。昨日患者自觉右侧亦出现疼痛，呈爆炸性，现患者为求进一步诊治，转至我院就诊。

入院症见：头痛，呈爆炸性，无头晕，呕吐胃内容物1次，夹有淡红色液体，非喷射状，自觉心悸，无偏身肢体乏力，无视物模糊。查体：颈稍硬，下颌距胸骨柄约2横指，克氏征（±）。

中医四诊：神清，精神可，双侧头痛，呈爆炸性，无头晕，呕吐胃内容物1次，夹有淡红色液体，非喷射状，自觉心悸，无偏身肢体乏力，无视物模糊，无腹痛，纳眠差，大便一日3解，先硬后软，色黑，小便调。舌黯红，苔黄厚腻，脉数。中医诊断：出血性中风。辨证为风火痰瘀，痹阻脉络，以清热息风，活血化痰通络为法，予醒脑静针醒神开窍。

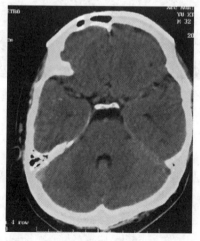

图234a 佛山市第五人民医院头颅CT：左侧小脑脑沟未见局灶性蛛网膜下腔出血

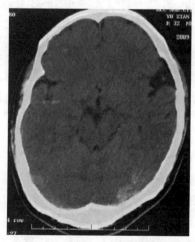

图234b 佛山市第五人民医院头颅CT：左侧枕叶局灶性蛛网膜下腔出血

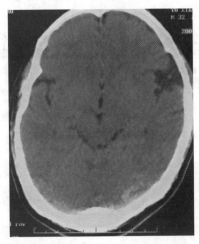

图 234c 佛山市第五人民医院头颅 CT:左侧枕叶局灶性蛛网膜下腔出血

2009-9-28 入院后急查 MR:①脑部 MRV 示上矢状窦后部、左侧横窦、左侧乙状窦未见显影,上矢状窦前中部显影淡,右侧横窦、乙状窦呈不规则狭窄,考虑静脉窦血栓形成。②脑实质未见病变,左侧侧裂池增宽,考虑发育变异。③脑部 MRA 未见明显异常(图 235a,图 235b)。

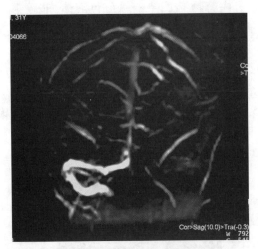

图 235a MRV 正位像上矢状窦后部、左侧横窦、左侧乙状窦未见显影

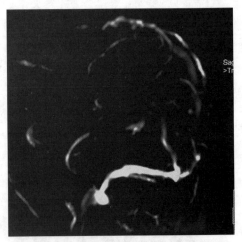

图 235b MRV 侧位像上矢状窦后部、左侧横窦、左侧乙状窦未见显影

2009-9-29 在局麻下行全脑血管造影术:右侧股动脉穿刺,置入 5F 导管鞘,以 5F 造影管行全脑血管造影术,双侧颈内动脉造影显示动脉期毛细血管期时间延长,上矢状窦中后部、左侧横窦、乙状窦不显影,右侧横窦、乙状窦显影不规则狭窄(图 236a,图 -236b)。行左侧股静脉穿刺置入 5F 导管鞘,将 5F 导引管置入至右侧颈内静脉,经导引管将一 Prowler10 微导管配以 Agillity10 微导丝无法置入至乙状窦,更换 Echelon-14 微导管及 Traxcess14 微导丝置入至右侧横窦及左侧横窦、乙状窦、上矢状窦,反复推拉微导丝、微导管机械碎栓,将微导管放至于上矢状窦中后段内,将尿激酶 50 万 U 加入 50ml 生理盐水中,以 1ml/min 速

度经微导管注射尿激酶，注射完毕后造影显示上矢状窦中后部部分显影，但其内仍有血栓（图 236c，图 236d），将微导管配以微导丝置入至左侧乙状窦、左侧横窦，反复推拉微导丝、微导管机械碎栓，将尿激酶 20 万 U 加入 20ml 生理盐水中，以 1ml/min 速度经微导管注射尿激酶，注射完毕后造影显示左侧乙状窦、左侧横窦显影（图 236e），将微导管配以微导丝置入至右侧横窦，将尿激酶 10 万 U 加入 10ml 生理盐水中，以 1ml/min 速度经微导管注射尿激酶至右侧横窦，再将微导管配以微导丝置入至上矢状窦中后部（图 236f），将导引管留置于乙状窦内，保留导引管及微导管以备回病房后继续静脉窦内溶栓，术口以敷料包扎，导引管、微导管以无菌巾包裹，结束手术。DSA 所见：上矢状窦中部、后部、左侧横窦、左侧乙状窦闭塞。

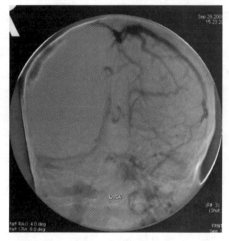

图 236a 脑血管造影正位像上矢状窦中后部、左侧横窦、乙状窦不显影，右侧横窦、乙状窦显影不规则狭窄

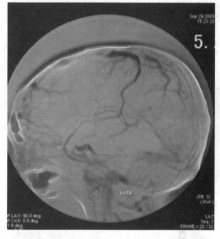

图 236b 脑血管造影侧位像上矢状窦中后部、左侧横窦、乙状窦不显影，右侧横窦、乙状窦显影不规则狭窄

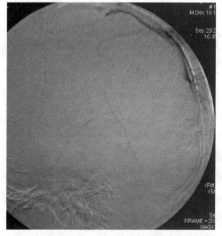

图 236c 微导管造影上矢状窦中后部部分显影，但其内仍有血栓

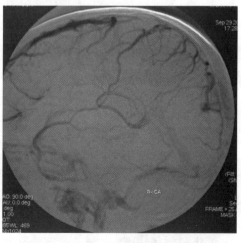

图 236d 造影上矢状窦中后部部分显影

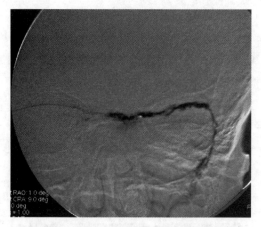
图 236e　造影见左侧乙状窦、左侧横窦显影

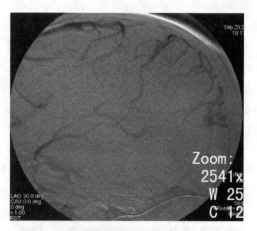
图 236f　造影见微导管置入至上矢状窦中后部

2009-9-30 术后第二天：患者神清，精神较烦躁，头痛较前减轻，无头晕呕吐，无偏身肢体乏力，无视物模糊，无腹痛，纳眠差，尿管固定通畅，能引出淡黄色尿液，大便未解。舌黯红，苔黄厚腻，脉数。辨证为痰热瘀阻，故以"急则治其标"为原则，以清热化痰，活血通络为法，以天麻钩藤饮辨证加减。处方如下：

天麻 10g	钩藤 15g	石决明 10g	夜交藤 15g
益母草 10g	茯苓 15g	白芍 10g	杜仲 10g
桑寄生 10g	牛膝 10g	山栀子 10g	黄芩 10g
白芷 15g	川芎 10g		

共 8 剂，日一剂，口服。

患者服 8 剂中药后，头痛缓解，烦躁减轻，便秘改善，症状有所好转。

2009-10-3 术后第五天，复查脑血管造影见：动脉期毛细血管期时间稍延长，上矢状窦、右侧横窦、乙状窦血流通畅，未见不规则狭窄，左侧横窦、乙状窦不显影（图 237a，图 237b）。再沿左侧股静脉 5F 导管鞘，将微导管退出矢状窦至右侧横窦，将微导管配以微导丝置入至左侧横窦及乙状窦交界处，将尿激酶 30 万 U 加入 30ml 生理盐水中，以 1ml/min 速度经微导管注射尿激酶，注射完毕后造影显示左侧乙状窦、左侧横窦显影，内见血栓形成（图 237c，图 237d），保留导引管及微导管以备回病房后继续静脉窦内溶栓，手术顺利，返回病房。患者诉头痛较前缓解，诉无其他不适。

2009-10-6 术后第七天：患者神清，精神可，头痛呈阵发性，较前好转，左腰背部仍有疼痛，纳眠可，小便调，大便日一次。舌黯红，苔黄稍腻，脉数。中药方面，在原方基础上，去夜交藤，加大白芍用量以缓急止痛，改山栀子为炒栀子以防苦寒败胃。

2009-10-12 查头部 CT 平扫：①上矢状窦、左侧横窦、乙状窦等静脉窦血栓形成溶栓术后改变；②原"蛛网膜下腔出血"基本已吸收；③左侧侧裂池增宽，考虑发育变异（图 238a~图 238c）。

2009-10-12 MR：上矢状窦、左侧横窦、乙状窦血栓形成溶栓术后改变，对比 2009-9-28 片，上矢状窦、左侧横窦、左侧乙状窦静脉窦内病变范围较前明显缩小；MRV 示左侧横窦、左侧乙状窦仍未见显影，上矢状窦后部部分显影较淡，对比前片较前有所改善，上矢状窦前中部、右侧横窦、右侧乙状窦显影良好（图 239a~图 239c）。

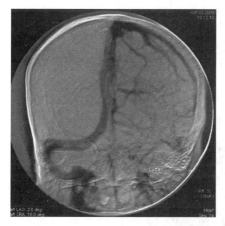

图 237a　脑血管造影正位像上矢状窦、右侧横窦、乙状窦血流通畅，左侧横窦、乙状窦不显影

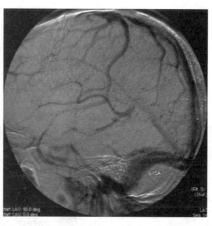

图 237b　脑血管造影侧位像上矢状窦、右侧横窦、乙状窦血流通畅，未见不规则狭窄，左侧横窦、乙状窦不显影

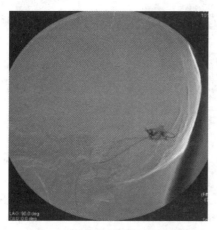

图 237c　微导管造影左侧横窦显影

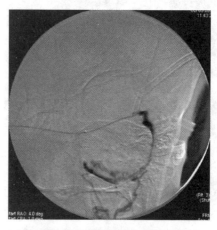

图 237d　微导管造影见左侧乙状窦、左侧横窦显影，内见血栓形成

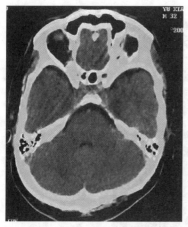

图 238a　头颅 CT 见小脑脑沟未见局灶性出血

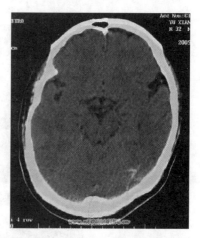

图 238b　头颅 CT 见原枕叶局灶性蛛网膜下腔出血已吸收

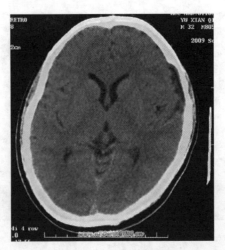

图238c　头颅CT见原枕叶局灶性蛛网膜下腔出血已吸收

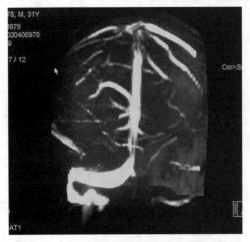

图239a　造影见正位像上矢状窦后部部分显影较淡,上矢状窦前中部、右侧横窦、右侧乙状窦显影良好

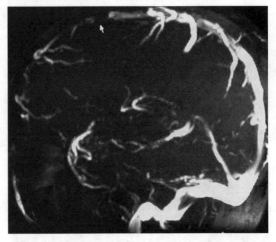

图239b　造影见上矢状窦后部部分显影较淡,上矢状窦前中部、右侧横窦、右侧乙状窦显影良好

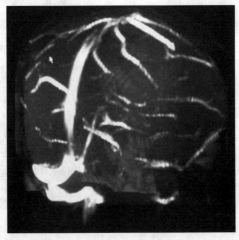

图239c　造影见斜位像上矢状窦后部部分显影较淡,上矢状窦前中部、右侧横窦、右侧乙状窦显影良好

2009-10-12 患者病情稳定,但夜间睡眠不佳,考虑其热象不明显,故在原方基础上减黄芩、栀子,加夜交藤安神。

2009-10-13 出院情况:精神可,无头痛,无呕吐,颈软,克氏征(−)。

随访情况:3 个月后电话随访患者无头痛,无神经系统症状,6 个月时复查 MRV 提示静脉窦通畅,无不适症状。

中医诊疗过程:

入院时患者神清,精神可,双侧头痛,呈爆炸性,无头晕,呕吐胃内容物 1 次,夹有淡红色液体,非喷射状,自觉心悸,无偏身肢体乏力,无视物模糊,无腹痛,纳眠差,大便一日 3 解,先硬后软,色黑,小便调。舌黯红,苔黄厚腻,脉数。结合病史及西医学辨病为"头痛"、"出血性中风"范畴。患者双侧头痛,呈爆炸性为风火痰瘀之邪阻遏头窍,不通则痛所致;呕吐胃内容物 1 次,夹有淡红色液体,纳差,大便一日 3 解,先硬后软,色黑,为痰火停留中焦,胃气上逆,火伤血络所致;自觉心悸,眠差为风火痰瘀内扰心神,心神失养所致;舌黯红,苔黄厚腻,脉数亦为风火痰瘀,痹阻脉络之象。

综上所述,本病病机为风火痰瘀,痹阻脉络,病性为实,病位在头窍、脾胃。治疗予清热息风,活血化痰通络,佐以护胃之法。

二、病例特点与分析

(一)病例特点

1. 患者中青年男性,因"头痛 9 天,加重伴呕吐 1 天"入院。既往体健,无特殊病史。

2. 病情特点　急性起病,渐进性加重,以头痛及呕吐为主要表现,头痛为左侧疼痛逐渐发展到双侧,性质由针刺样逐渐发展为爆炸性,呕吐胃内容物 1 次,非喷射状。

3. 神经科查体　颈稍硬,下颌距胸骨柄约 2 横指,克氏征(±)。

4. 辅助检查　2009 年 9 月 23 日,佛山市第五人民医院头颅 CT 提示:"蛛网膜下腔出血"。我院急查 MRV 示:①脑部 MRV 示:上矢状窦后部、左侧横窦、左侧乙状窦未见显影,上矢状窦前中部显影淡,右侧横窦、乙状窦呈不规则狭窄,考虑静脉窦血栓形成。②脑实质未见病变,左侧侧裂池增宽,考虑发育变异。③脑部 MRA 未见明显异常。

(二)病例分析

本病当与颅内动脉瘤或动静脉畸形导致的蛛网膜下腔出血相鉴别。

本病患者表现为头痛、呕吐、颈抵抗等颅内压增高征,不伴神经功能缺损。头颅 CT 表现为蛛网膜下腔出血,出血位置靠近横窦、乙状窦附近左枕叶脑沟,易误诊为颅内动脉瘤或动静脉畸形导致的蛛网膜下腔出血。入院后颅脑 MRV 示:上矢状窦后部、左侧横窦、左侧乙状窦未见显影,上矢状窦前中部显影淡,右侧横窦、乙状窦呈不规则狭窄,考虑静脉窦血栓形成。全脑血管造影术中所见:上矢状窦中部、后部、左侧横窦、左侧乙状窦闭塞,因此诊断为颅内静脉窦血栓形成。

三、文献复习

颅内静脉系统血栓形成(intracranial venous system thrombosis, CVST)是由多种病因导致的以脑静脉回流受阻、脑脊液吸收障碍为特征的一组比较少见的特殊类型脑血管病,发病率约占卒中患者的 0.5%~1%[1]。颅内静脉窦血栓形成临床较为少见,极易误诊为脑炎或脑膜炎等。病因分为炎症性和非炎症性两种。感染性静脉血栓形成以海绵窦和乙状窦多见,常见于脑膜炎、中耳炎、耳部感染、扁桃体炎、鼻窦炎等感染扩散[2]。非炎症性静脉血栓形成常见危险因素为妊娠、产褥期、外伤、口服避孕药、血液病等。

(一)诊断

1. 临床特点

该病无特异性症状和体征,表现为头痛、呕吐、视乳头水肿、颈抵抗等颅内压增高征,可伴有癫痫发作和局灶神经功能缺失。欧洲脑静脉窦血栓形成治疗转归前瞻性研究总结了一系列的临床表现,包括：头痛(95%),癫痫(47%),轻偏瘫(43%),视乳头水肿(41%),不同程度的意识障碍(39%),昏迷(15%)和单纯颅内压增高征(20%)等[3]。

2. 辅助检查

CVST 的神经影像学检查主要有 CT、MRI、及脑血管造影检查。

CT 平扫可有条索征,静脉内高信号影等异常表现。头颅 MRI 既可直接显示颅内静脉(窦)内的血栓,又能反映血栓的病理基础及演变过程。MRV 可显示颅内大静脉和静脉窦。

脑血管造影对本病诊断价值最大,是诊断静脉窦血栓形成的金标准之一。主要表现为：1 个或多个静脉窦显影不完全或不显影,还可见静脉排空延迟和侧支循环血流缓慢[4]。脑静脉窦血管造影是经颈内静脉途径,利用微导管直接将造影剂注射到静脉窦进行造影。直接脑静脉窦造影可显示出管腔内充盈缺损或完全不显影的管腔内血栓,同时还可做静脉压力测定。正常静脉窦压力 <10mm H_2O [5]。

(二)治疗

临床一经确认,即应尽早用药,对感染性血栓形成,应积极控制感染及处理原发病灶。对非感染性血栓形成患者主要为抗凝和溶栓治疗。

1. 抗凝治疗

抗凝治疗药物包括普通肝素、低分子肝素、华法林等。ISCVT 研究中纳入了来自 21 个国家 89 个中心的 624 例患者,几乎所有患者初始治疗为抗凝,16 个月死亡率 8.3%,79% 完全恢复(mRS 评分 0~1),10.4% 轻 - 中度残疾(mRS 评分 2~3),2.2% 仍有重度残疾(mRS 评分 4~5)[6]。一项多中心研究纳入了 142 例颅内静脉系统血栓形成患者,其中 112 例患者使用了抗凝治疗,只有 6 例出现新的颅内出血(4 例使用抗凝治疗的患者)和 2 例全身多部位的出血[7]。Stam J[8]等发现肝素抗凝治疗可使 CVST 患者死亡或完全致残的绝对危险度下降 13%,相对危险度下降 54%。肝素的抗凝作用可改善静脉侧支循环,并降低静脉窦的压力,缓解 CVST 的进展,从而降低脑出血的风险[9]。低分子肝素具有快速、持续的抗凝和溶栓作用,且无需监测凝血指标,使用方便,目前较常用于 CVST 的治疗。

华法林主要是通过抑制维生素 K 依赖性凝血因子(Ⅱ、Ⅶ、Ⅸ、Ⅹ)的合成而起到抗凝血作用。对于原发性或轻度遗传性血栓形成倾向的 CVST,口服抗凝治疗应持续 6~12 个月;对于发作 2 次以上或有严重遗传性血栓形成倾向的 CVST,可考虑长期抗凝治疗;而对于有可迅速控制危险因素的 CVST,如妊娠、口服激素类避孕药物,抗凝治疗可在 3 个月内[10]。

2. 溶栓治疗

溶栓治疗能够快速恢复静脉血流,实现静脉窦再通。溶栓治疗目前包括静脉溶栓、动脉溶栓、静脉窦内接触性溶栓。

目前静脉溶栓药物主要有尿激酶和重组组织型纤溶酶原激活物(rtPA)。因为 rtPA 具有半衰期短、并发出血率低等优点,许多单位使用 rtPA 作为溶栓药物。随着介入治疗技术的发展,静脉溶栓已经越来越少应用。介入治疗能够迅速使脑静脉窦血栓形成患者闭塞静脉迅速再通,是急性期 CVST 治疗的有效方法;对抗凝治疗无效、神经症状进行性恶化的病例可采用介入溶栓治疗[11]。

动脉溶栓治疗将指引置于颈内动脉,将微导管放置于颈内动脉后交通动脉医院,持续注入尿激酶或 rtPA,直至闭塞的皮层静脉再现,动静脉循环时间恢复正常。静脉窦内接触性溶栓提高了静脉窦血栓形成的再通率,提高了该病的临床疗效[12]。接触性溶栓需将微导管置于静脉窦形成血栓处,向窦内持续注入溶栓药物,可提高窦内药物的浓度,使血栓与药物充分接触,提高静脉窦的再通率。Horowitz M 等[13]报道了 12 例静脉窦血栓形成以尿激酶经过静脉接触性溶栓,无一例死于手术的相关并发症,11 例患者静脉窦明显再通,10 例患者取得良好疗效,一例患者死于肺栓塞。

溶栓术中使用尿激酶剂量尚无标准,国外文献报道[14]:尿激酶用于局部溶栓使用剂量可在 47 万单位 -137.9 万单位之间,吉训明等[15]报道日均用量在 90 万 U(最高 100 万 U)是安全的。也有选用组织型纤溶酶原激活物(rtPA)作为溶栓药物,Curtin KR 等[16]曾报道了 1 例 28 岁顶叶出血的上矢状窦、横窦、乙状窦闭塞患者,经过机械碎栓及上矢状窦持续泵入 rtPA,血管造影显示血栓溶解,静脉窦再通。

3. 机械碎栓治疗

机械碎栓是利用微导丝、微圈套器或者球囊等机械性破坏血栓,增加血栓与尿激酶或 n-PA 等溶栓药物的接触面积,提高溶栓效率,增加静脉窦主干的再通率,多用于血栓形成时间较长,单纯溶栓效果不显著或因伴有颅内出血而严格限制溶栓药物使用的患者[17]。

微导丝碎栓治疗是将微导丝引导下将微导管头端插入血栓部位,反复抽送导丝,利用导丝机械切割血栓,间断手推造影剂造影了解静脉窦再通情况。因为球囊充盈后可以减少溶栓药物的流失,而潜在地减少所需要的溶栓药物剂量、降低出血的发生率,可以将球囊用于静脉窦溶栓术[18 19]。Kumar S 等[20]报道 19 例病情进行性加重的颅内静脉窦血栓形成以尿激酶经过静脉接触性溶栓及球囊机械碎栓,其中 6 例患者合并深静脉血栓,7 例部分再通,5 例完全再通,14 例(74%)取得良好疗效。

Merci 取栓装置已经用于清除脑静脉窦的血栓[21]。Penumbra 系统是新一代取栓装置,采用机械碎栓和负压抽吸血凝块的方法,可用于动脉内取栓及静脉窦内血栓取栓[22]。

4. 多途径联合血管内治疗

宋伟健等[23]报道了 10 例静脉窦血栓形成联合机械性破栓、静脉窦内支架置入、动静脉联合溶栓治疗除 1 例患者出现脑内血肿,留有一侧肢体轻瘫外,其余术中、术后均未出现与血管内治疗相关的并发症。出院时患者临床症状均改善，闭塞的静脉窦均再通。吉训明等[15]报道了12例静脉窦血栓形成经过静脉接触性溶栓、机械性碎栓、颈动脉溶栓和静脉窦内支架置入多途径联合血管内治疗的介入治疗，患者静脉窦再通率和临床症状改善率均为100%，无手术相关并发症发生。

四、决策难点分析

（一）表现为局灶性蛛网膜下腔出血的颅内静脉窦血栓形成的早期诊断

颅内静脉窦血栓形成发病率低，容易误诊或漏诊，增加该病的致残率和致死率。早期诊断，迅速疏通闭塞的静脉窦有助于减少该病的并发症，降低致残率和致死率。颅内静脉窦血栓形成临床较为少见，极易误诊为脑炎或脑膜炎等。病因分为炎症性和非炎症性两种。炎症性静脉血栓形成均为继发性，以海绵窦和乙状窦多见，常见于鼻窦、乳突、中耳炎等感染扩散。非炎症性静脉血栓形成常见原因为妊娠、产褥期、外伤、口服避孕药、血液病等，无特定病因的亦占20%~25%。

该病无特异性症状和体征，表现为头痛、呕吐、视乳头水肿、颈抵抗等颅内压增高症状，可伴有癫痫发作和局灶神经功能缺失。临床表现主要为颅内压增高症候群，伴随或不伴神经功能缺损。头痛为最常见且最早出现的症状，三分之二的患者伴有神经功能缺损，如肢体无力、癫痫发作、脑膜刺激征和视力下降等，三分之一病例仅表现为单纯颅内压增高（头痛及视乳头水肿，无局灶神经体征，不能轻易诊断良性颅内压增高）。

影像学检查：头颅CT可以发现沿横窦和矢状窦的高密度影，上矢状窦表现为经典的三角征，横窦表现为束带征；头颅MRI表现为相关的静脉窦内流空消失，表现为混杂信号；MRV显示相关的静脉窦不显影；MRA和CTA可无异常发现。

本例患者临床表现类似蛛网膜下腔出血，易误诊为颅内动脉瘤或动静脉畸形导致的蛛网膜下腔出血，又误将横窦束带征解读为蛛网膜下腔出血。如果不及早行MRV检查或脑血管造影检查确诊，按常规应用止血药治疗，反而会加重病情发展，造成不良后果。MRV静脉窦不显影即可初步诊断该病，全脑血管造影对本病诊断价值最大，是诊断静脉窦血栓形成的金指标，主要征象为血栓形成的静脉窦部分或完全充盈缺损，以及静脉期循环时间延长。

蛛网膜下腔出血是脑静脉窦血栓形成少见的表现，仅有30例临床报道，有人认为静脉出血流入蛛网膜下腔，引起剧烈的头痛[24-26]。颅内静脉窦血栓形成头颅CT很少表现为大量的蛛网膜下腔出血[27]。颅内静脉窦血栓导致蛛网膜下腔出血的位置多位于横窦、乙状窦、上矢状窦附近小脑脑沟、颞叶脑沟，出血多为局灶性，量较少，willis环周围如鞍上池、外侧裂池等较大的脑池未见出血[28]。颅内静脉窦血栓形成蛛网膜下腔出血表现为局灶性、量较少的特点，不同于动脉源性蛛网膜下腔出血。SAH分布不同于动脉瘤性蛛网膜下腔出血的有特征性模式。上矢状窦血栓出血通常局限在大脑凸面脑沟；横窦乙状窦血栓出血通常位于小脑凸面脑沟，基底池少见；多个窦的病变出血可位于脑凸面脑沟及小脑凸面脑沟，但非常罕见[29-31]。

颅内静脉窦血栓形成并发蛛网膜下腔出血的准确发病机制仍不清楚，有几种不同的病理生理学机制：①脑静脉血栓引起局部的炎症反应，引起血管通透性升高，血液进入蛛网膜间隙；②静脉出血性梗死是 CVT 潜在的并发症，在某些病例破裂，最终进入蛛网膜间隙；③静脉窦血栓延伸进入浅静脉，引起局部静脉高压，薄的、脆的静脉膨胀，最终破裂进入蛛网膜间隙[30]。

（二）颅内静脉窦血栓形成尿激酶介入药物溶栓及微导丝碎栓的操作方法

局麻下经右侧股动脉穿刺后置入 5F 导管鞘，全身肝素化。插入 5F 造影管行双侧颈内动脉、双侧椎动脉造影。经左侧股静脉穿刺后置入 5F 导管鞘，插入 5F 指引管，使导管头端沿颈静脉尽可能地接近颅底。在微导丝引导下，将微导管送到静脉窦内，使微导管头端进入或越过血栓部位，先行静脉窦造影，了解静脉窦血栓情况。然后经微导管以 1 万 U/min 速率缓慢注入尿激酶，缓慢回撤微导管，继续缓慢注入尿激酶位。

在微导丝导引下置入微导管，微导管到达血栓位置，利用微导丝进行机械性碎栓，微导丝可根据需要塑形，使微导丝头端越过栓塞部位，反复推送回抽导丝，利用导丝切割粉碎血栓。对于血栓形成时间较长或血栓难以溶解的患者，微导管到位后，微导丝可重新塑成"C"形、"S"形或螺旋形，反复推送回抽导丝，利用导丝切割粉碎血栓。

保留微导管于静脉窦内，患者返回病房。连续 3~5 日继续在留置的微导管内泵入尿激酶，每日泵入 50 万单位，注意监测凝血功能。停用尿激酶后，改为华法林抗凝，维持 INR 在 1.5~2.5R 之间，同时给予波立维抗聚。

将机械性碎栓和经静脉接触性溶栓治疗相结合，通过微导丝塑成"C"形、"S"形，甚至螺旋形，反复进出血栓部位先使血栓分开裂解，再将微导管越过血栓部位，边回撤退微导管，边缓慢注入尿激酶。通过机械碎栓和局部尿激酶溶栓同时应用，可提高溶栓效果，缩短溶栓时间，提高再通率，减少并发症。介入治疗能够迅速使颅内静脉窦血栓形成患者的闭塞静脉迅速再通，是急性期 CVST 治疗的有效方法。

患者机械碎栓和局部尿激酶溶栓同时应用，术中造影可见闭塞的静脉窦得以再通，介入溶栓治疗能够迅速改善脑血流状态，使闭塞静脉迅速再通，即使闭塞的静脉没有完全再通，仅仅部分再通，也能取得良好疗效，是急性期 CVST 治疗的安全有效方法。

该患者经确诊就立即采用机械碎栓和接触溶栓治疗，手术成功率高，无手术操作相关的并发症。机械性碎栓联合静脉窦接触性溶栓是目前治疗颅内静脉窦血栓形成的安全有效方法，能迅速恢复静脉窦顺向血流，但溶栓药物的选择、溶栓药物的用量、介入治疗的长期疗效等问题仍有待进一步研究。也可根据患者的具体情况，采用 Solitare 支架、Penumbra 系统等机械装置取栓以获得更快更好的效果。

五、中医药在颅内静脉窦血栓形成中如何发挥优势

颅内静脉窦血栓形成的患者主要表现为颅内压增高的症状，大多患者出现明显头痛，中医学常从"头痛"论治。

头为神明之府，"诸阳之会"，"脑为髓海"，五脏精华之血，六腑清阳之气皆能上注于头，即头与五脏六腑之阴精、阳气密切相关，凡能影响脏腑之精血、阳气的因素皆可成为头痛的病因。风、火、痰、瘀相结，邪阻脉络，清窍不利；精血不足，脑失所养，为头痛之基本病机。结合颅内静脉窦血栓形成的病理，可知本病病位在脑，病机为瘀阻脑脉，病性多实，脑脉不通则

头痛。因此,对本病的治疗主要以活血化瘀为主。

中医药在颅内静脉窦血栓形成方面的实验及临床研究尚少,文献报道针对静脉窦血栓形成后肢体功能障碍运用针刺醒脑开窍法治疗,患者肢体功能恢复较好[32]。病初患者多以头痛发病,疼痛较剧烈,瘀血征象显著,此时以标实为主,急则治其标,当化瘀通络,因平素肝阳偏亢,肝热血瘀,需辨证予以清肝息风,活血化瘀通络之法治疗,用钩藤、代赭石、石决明等平肝清热息风,佐以活血化瘀、性偏凉润之丹皮、赤芍等;若因热盛灼津,则应清热活血化瘀,清解热邪,药用犀角、赤芍等,兼用麦冬、地骨皮等养阴清热。颅内静脉窦血栓形成病情急,中医治疗同时结合介入溶栓治疗,能快速清除脑内血栓恢复血流。溶栓后,患者多气伤,治以补虚为要,辨证予益气养血治疗,并予以神经功能康复、针灸等疗法。

参 考 文 献

[1] Bousser MG,Ferro JM. Cerebral venous thrombosis:an update. The Lancet Neurology,2007,6(2):162-170.

[2] Roach,ES,Golomb MR,Adams R,et al. Management of stroke in infants and children:a scientific statement from a Special Writing Group of the American Heart Association Stroke Council and the Council on Cardiovascular Disease in the Young. Stroke,2008,39(9):2644-2691.

[3] de Bruijn SF,de Haan RJ,Stam J. Clinical features and prognostic factors of cerebral venous sinus thrombosis in a prospective series of 59 patients. J Neurol Neurosurg Psychiatry,2001,70(1):105-108.

[4] Nakase H,Shin Y,Nakagawa I,et al. Clinical features of postoperative cerebral venous infarction. Acta Neurochir(Wien),2005,147(6):621-626; discussion 626.

[5] Tsai FY,Nguyen B,Lin WC,et al.Endovascular procedures for cerebrovenous disorders. Acta Neurochir Suppl,2008,101:83-86.

[6] Ferro JM,Canhão P,Stam J,et al.Prognosis of cerebral vein and dural sinus thrombosis:results of the International Study on Cerebral Vein and Dural Sinus Thrombosis(ISCVT). Stroke,2004,35(3):664- 670.

[7] Ferro JM,Correia M,Pontes C,et al. Cerebral vein and dural sinus thrombosis in Portugal:1980-1998. Cerebrovasc Dis,2001,11(3):177-182.

[8] Stam J,De Bruijn SF,DeVeber G.Anticoagulation for cerebral sinus thrombosis. Cochrane Database Syst Rev,2002,(4):CD002005.

[9] Cohen JE,Boitsova S,Itshayek E. Cerebral venous sinus thrombosis.Isr Med Assoc J,2009,11(11):685-688.

[10] 中华医学会神经病学分会脑血管病学组卒中诊治指南编写组.中国颅内静脉系统血栓形成诊断和治疗指南.中华神经医学杂志,2012,45(11):818-823.

[11] Weatherby SJ,Edwards NC,West R,et al. Good outcome in early pregnancy following direct thrombolysis for cerebral venous sinus thrombosis. J Neurol,2003,250(11):1372-3.

[12] Horowitz M,Purdy P,Unwin H,et al. Treatment of dural sinus thrombosis using selective catheterisation and urokinase.Ann Neurol,1995,38:58-67.

[13] 吉训明,凌锋,贾建平.多途径联合血管内治疗颅内静脉窦血栓形成.中华放射学杂志,2005,39(1):87-91.

[14] De Brujin SF,Stare J. Randomized,placebo-controlled trial of anti coagulant treatment with low-molecular-weight heparin for cerebral sinus. Storke,1999,30(3):484-488.

[15] Renowden S. Cerebral venous sinus thrombosis. Eur Radiol,2004,14:215-226.

[16] 吉训明,凌峰,缪中荣,等.颅内静脉窦血栓形成的血管内介入治疗.中国脑血管病杂志,2004,1(3):

100-105.

[17] Curtin KR,Shaibani A,Resnick SA,et al. Rheolytic catheter thrombectomy,balloon angioplasty,and direct recombinant tissue plasminogen activator thrombolysis of dural sinus thrombosis with preexisting hemorrhagic infarctions. AJNR Am J Neuroradiol,2004,25(10):1807-1811.

[18] Stam J,Majoie CB,van Delden OM,et al. Endovascular thrombectomy and thrombolysis for severe cerebral sinus thrombosis:a prospective study. Stroke,2008,39(5):1487-1490.

[19] Messe' SR,Sansing LH,Cucchiara BL,et al. Prophylactic aniepileptic drug use is associated with poor outcome following ICH. Neurocrit Care,2009,11(1):38- 44.

[20] Kumar S,Rajshekher G,Reddy CR,et al. Intrasinus thrombolysis in cerebral venous sinus thrombosis:single-center experience in 19 patients. Neurol India,2010,58(2):225-9.

[21] Bagley LJ,Hurst RW,Galetta S,et al. Use of a microsnare to aid direct thrombolytic therapy of dural sinus thrombosis. AJR Am J Roentgenol,1998,170(3):784-786.

[22] Choulakian A,Alexander MJ. Mechanical thrombectomy with the penumbra system for treatment of venous sinus thrombosis. J Neuro Intervent Surg,2010,2(2):153-156.

[23] 宋伟健,胡深,颜杰浩,等.重症颅内静脉窦血栓形成的血管内治疗.神经损伤与功能重建,2006,1(4):206-209.

[24] Benabu Y,Mark L,Daniel S,et al. Cerebral venous thrombosis presenting with subarachnoid hemorrhage. Case report andreview. Am J Emerg Med,2009,27:96-106.

[25] de Bruijn SF,Stam J,Kappelle LJ. Thunderclap headache as first symptom of cerebral venous sinus thrombosis.Lancet,1996,348:1623-1625.

[26] Widjaja E,Romanowski CA,Sinanan AR,et al. Thunderclap headache:presentation of intracranial sinus thrombosis? .Clin Radiol,2003,58(8):648-652.

[27] Benabu Y,Mark L,Daniel S,et al. Cerebral venous thrombosis presenting with subarachnoid hemorrhage. Am J Emerg Med,2009,27(1):96-106.

[28] 罗望池,李贵福,李铁林,等.以蛛网膜下腔出血为表现的颅内静脉窦血栓形成4例报告.中国神经精神疾病杂志,2011,37(2):114-116.

[29] Kato Y,Takeda H,Furuya D,et al. Subarachnoid Hemorrhage as the Initial Presentation of Cerebral Venous Thrombosis. Intern Med,2010,49(5):467-470.

[30] Oppenheim C,Domigo V,Gauvrit JY,et al. Subarachnoid hemorrhageas the initial presentation of dural sinus thrombosis. Am J Neuroradiol,2005,26(3):614-617.

[31] Sztajzel R,Coeytaux A,Dehdashti AR. Subarachnoid hemorrhage:a rare presentation of cerebral venous thrombosis. Headache,2001,41(9):889-892.

[32] 李凤林,高旸.针刺治疗颅内静脉窦血栓形成.山西中医,2012,28(6):60.

（李贵福，罗望池，黄卓群）

病例 39:中西医结合治疗脑膜瘤术前栓塞病例介绍

一、病例摘要

患者男性,43 岁,因"发作性言语不能 3 年,突发四肢抽搐 1 次"于 2010 年 5 月 7 日入院。病史及治疗情况摘要如下:

2010-5-7 来我院就诊:患者于 3 年前开始出现发作性言语不能,无伴意识障碍、口吐白沫及肢体抽搐,每次发作持续 1~2 分钟左右自行缓解,发作后无头痛、头晕及肢体乏力麻木等,每年发作 3~5 次不等,未予重视及检查治疗。2 天前上午 7 点许,患者无明显诱因在起床前出现四肢抽搐,意识不清,无口吐白沫,症状持续约 15 分钟左右后自动清醒,清醒后不能回忆当时情况,无二便失禁、肢体乏力麻木等。当日于当地医院就诊,行头颅 CT 检查,提示:左侧颅内肿物(大小约 7cm×7.8cm×9.4cm),脑膜瘤可能性大(未见原片)。于中山大学附属肿瘤医院行 CT 平扫 + 增强提示:左侧额颞顶部病灶,考虑脑膜瘤可能性大(未见原片)。并予对症处理,具体不详。今患者为求进一步诊治来我院就诊,门诊拟"颅内占位性病变(左额颞部)"收入我科。

入院查体:神清,言语流利,四肢肌力肌张力正常。生理反射存在,病理征阴性。

中医四诊:神清,精神可,无恶寒发热,无咳嗽咳痰,无头晕头痛,无恶心呕吐,无视物模糊,无耳鸣耳聋,无四肢抽搐,无肢体麻木及乏力,无行走不稳,纳眠可,二便调。舌黯苔白,脉滑。辨证属于痰瘀互阻,治予健脾益气化痰,活血化瘀。

处方:

党参 20g	法半夏 10g	白术 15g	茯苓 10g
陈皮 5g	砂仁 5g(后下)	甘草 5g	木香 5g(后下)
生姜 5g	三七 10g		

3 剂,日一剂,口服。

2010-5-8 我院查头颅 MR 示:左侧前中颅窝底部占位性病变,大小约为 7.5cm×8.1cm×6.6cm,性质考虑为脑膜瘤,并左侧基底节区、丘脑及中脑、左侧侧脑室及第三脑室受压向右侧移位(图 240a~ 图 240c)。

2010-5-13 在局麻下行脑血管造影 + 脑膜瘤栓塞术(左侧蝶骨嵴脑膜瘤),以 selding 技术穿刺右侧股动脉,置 5F 鞘,肝素化,以 5F 造影管分别行双侧颈内动脉、双侧颈外动脉、左侧椎动脉造影。见:动脉期可见左侧中颅窝肿瘤样染色,卵圆形,主要由左侧脑膜中动脉前支呈放射状供血,左侧脑膜中动脉明显扩张迂曲,左侧颈内动脉眼动脉、脑膜垂体干亦参与部分供血(图 241a,图 241b)。将 5F 指引导管置于左侧颌内动脉,在微导丝导引下将马拉松微导管置于左侧脑膜中动脉前支,造影证实为该血管供血后,缓慢注入超液化碘油 60ml 后,

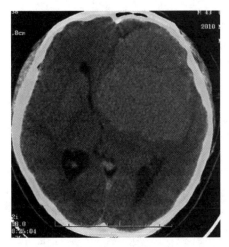

图 240a　头颅 MR 见左侧前中颅窝底部
占位性病变

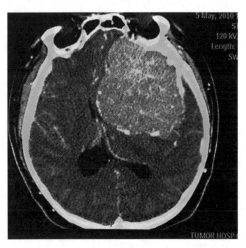

图 240b　头颅 MR 见病变增强后强化明显

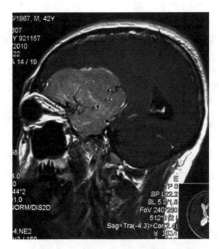

图 240c　头颅 MR 见病变矢状位

再予 9% Glubran 液体胶 0.6ml 栓塞脑膜中动脉主干（图 241c，图 241d），复查左颈外动脉造影未见肿瘤染色，左侧颈内动脉造影见肿瘤染色较术前缩小（图 241e，图 241f）。

2010-5-16 在全麻下行脑膜瘤切除术。全麻后，取左侧额颞顶扩大翼点入路，见左侧中颅窝及前颅窝被肿瘤占据。肿瘤薄膜完整，质稍软，暗红色，沿蝶骨嵴逐步离断肿瘤蒂部，仔细分离肿瘤，分块切除，肿瘤于左侧颈内动脉、左侧视神经及海绵窦等结构粘连明显，予以仔细分离，镜下全切肿瘤，切除肿瘤过程中出血少，不需要术中输血即可完成肿瘤切除，未见明显肿瘤组织残余。术中冰冻回报：过渡型脑膜瘤（WHO I 级）。术毕，术程顺利，安返病房。

术后予抗炎、止血及对症处理。术后病理检查：左侧额颞顶部脑膜瘤（过渡型），WHO I 级（图 242）。3 周后出院，出院时患者神清，精神良好，思维清晰，言语流利，无视物模糊，可独立行走，纳眠可，二便调，舌淡黯，苔薄白，脉滑。

2010-9-8 术后四个月，复查头颅 MR 示：左侧额颞顶脑膜瘤术后改变。患者神清，精神良好，思维清晰，言语流利，四肢活动可，无再诉癫痫发作（图 243a~ 图 243c）。

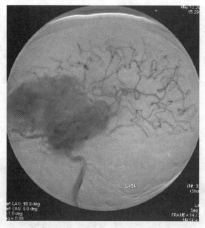

图 241a 左侧颈内动脉造影可见
左侧中颅窝肿瘤样染色

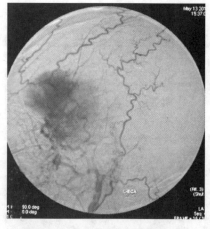

图 241b 左侧颈外动脉造影可见
左侧中颅窝肿瘤样染色

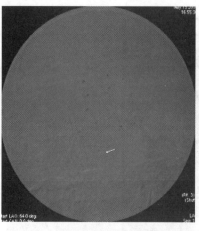

图 241c 碘油在肿瘤内弥散,箭头
所指为微导管位置

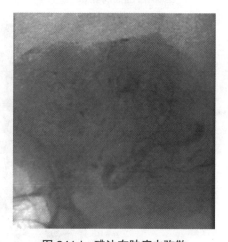

图 241d 碘油在肿瘤内弥散

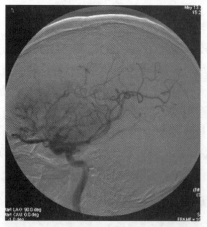

图 241e 术后颈内动脉造影见肿瘤
染色较术前缩小

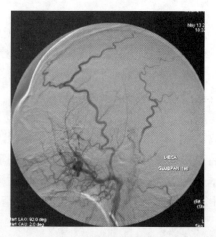

图 241f 术后颈外动脉造影
未见肿瘤染色

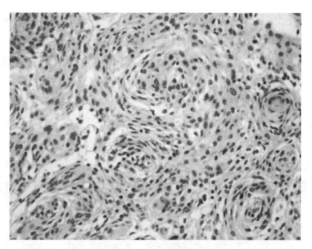

图 242　术后病理检查：左侧额颞顶部脑膜瘤（过渡型）

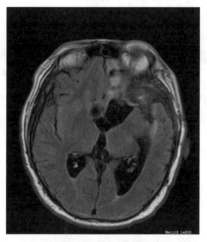

图 243a　复查头颅 MR 正位像左侧额
颞顶脑膜瘤术后改变

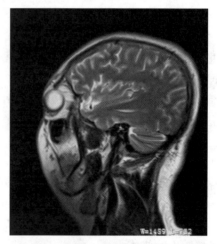

图 243b　复查头颅 MR 矢状位左侧额
颞顶脑膜瘤术后改变

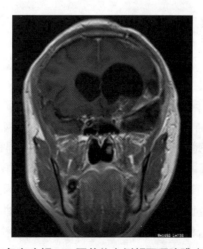

图 243c　复查头颅 MR 冠状位左侧额颞顶脑膜瘤术后改变

中医诊疗过程：入院时患者神清，精神可，无恶寒发热，无咳嗽咳痰，无头晕头痛，无恶心呕吐，无视物模糊，无耳鸣耳聋，无四肢抽搐，无肢体麻木及乏力，无行走不稳，纳眠可，二便调。舌黯，苔白，脉滑。结合病史及西医学辨病为"内科瘤病"、"痫证"范畴。患者中年男性，体型偏胖，乃脾虚痰盛之证，脾为后天之本，脾主运化，脾气不足，运化失常，精微不布，痰浊内聚，发为瘤病，痰湿阻于经络，脉络不通，日久成瘀；《丹溪心法·痫》云"无非痰涎壅塞，迷闷心窍"、"百病皆由痰作祟"，痰浊或随气逆，或随火炎，或随风动，蒙蔽清窍，发为痫证。

综上所述，本病病位在脑，病性属实，辨证属痰瘀互阻。患者入院时主要表现为脾气虚弱，痰瘀互结，故以香砂六君子汤为底方，兼顾"离经之血即为瘀血"，加用活血止血之赤芍、三七等治疗。

二、病例特点与分析

（一）病例特点

1. 患者中年男性，42岁，因"发作性言语不能3年，突发四肢抽搐1次"入院。既往体健，无特殊病史。

2. 症状 急性起病，病程反复，无明显外伤史；发作时出现四肢抽搐，意识不清，无口吐白沫，无二便失禁。症状持续约15分钟后自动清醒，清醒后不能回忆当时情况，诉无明显不适。

3. 查体 未见明显阳性体征。

4. 辅助检查 于外院行头颅CT平扫及增强扫描检查，提示：左侧额颞颅内肿物（大小约7cm×7.8cm×9.4cm），增强后明显均匀强化；头颅MR示：左侧前中颅窝底部占位性病变，大小约为7.5cm×8.1cm×6.6cm，以蝶骨嵴为中心，占位效应明显。根据CT和MRI检查诊断为蝶骨嵴巨大脑膜瘤。

（二）病例分析

1. 临床定位分析 根据患者发作性言语不能及痫性发作等临床表现，考虑额颞叶病灶可能性大。

2. 神经解剖定位分析 根据患者症状，结合影像学，定位在左侧额、颞叶，以蝶骨嵴为中心。

3. 定性分析 患者中年男性，慢性起病，病程长，症状反复，主要表现为发作性言语不能及发作性的痫性发作，神经查体未见明显阳性体征，颅脑CT示：左侧额颞肿物大小约7cm×7.8cm×9.4cm，边缘清楚锐利，增强扫描占位病变均一强化，考虑脑膜瘤可能性大。头颅MR示：左侧前中颅窝底部占位性病变，大小约为7.5cm×8.1cm×6.6cm，以蝶骨嵴为中心，考虑为蝶骨嵴脑膜瘤。脑血管造影见左侧前中颅窝占位病变染色明显，卵圆形，主要由左侧脑膜中动脉前支呈放射状供血，左侧脑膜中动脉明显扩张迂曲，左侧颈内动脉眼动脉、脑膜垂体干亦参与部分供血，结合病理切片结果，考虑左侧蝶骨嵴脑膜瘤。

三、文献复习

脑膜瘤（meningioma）是发生于脑膜最常见的肿瘤，起源于脑膜及脑膜间隙的衍生物[1]。脑膜瘤是颅内高血运肿瘤，供血动脉包括颈内外动脉、椎基底动脉。其占颅内肿瘤的13%~26%，年发病率为 6/10 万人，其中女性发病率高于男性，约为 2∶1。脑膜瘤良性占90%，恶性占 10%。发病年龄在 70 岁形成高峰，而恶性的脑膜瘤则多见于 30 岁左右的患者[2]。

常见的脑膜瘤有以下类型：①内皮型；②成纤维型；③血管型；④砂粒型；⑤混合型或移行型；⑥恶性脑膜瘤；⑦脑膜肉瘤。良性脑膜瘤生长慢，病程长，其出现早期症状平均为 2.5~6年，患者往往以头痛和癫痫为首发症状，根据肿瘤部位不同表现为不同的神经功能障碍征，可以出现视力、视野、嗅觉或听觉障碍，及肢体运动障碍和排尿障碍等。

（一）术前栓塞的优点

手术治疗是脑膜瘤治疗最直接、有效的方法。以往脑膜瘤手术过程中大量的出血给手术操作、肿瘤全切、周围脑组织的保护、预后等都带来了很大的困难。大多数脑膜瘤血运十分丰富，接受颈内、外双重动脉供血，因肿瘤起源于脑膜，肿瘤于脑膜粘连紧密，凸面及颅底的脑膜瘤多以颈外供血占优势[1]。

Manelfe 等[3]最早提出了术前肿瘤栓塞的技术。按 Manalfe 脑膜瘤供血方式分型：Ⅰ型，单纯颈外动脉供血；Ⅱ型，颈内外都有供血，以颈外为主；Ⅲ型，颈内外都有供血，以颈内为主；Ⅳ型，单纯颈内供血。一般认为，Ⅰ、Ⅱ型最适合栓塞，效果满意；Ⅲ型虽然也可以栓塞，但效果不满意；Ⅳ型不宜进行栓塞[4]。

脑膜瘤与周围神经血管粘连紧密，血供丰富，术中出血较多，止血困难，会增加手术并发症，尤其是巨大、颅底、矢状窦旁的脑膜瘤。术前栓塞则可以阻断肿瘤的血供，开颅时出血明显减少，不仅有利于术中操作，而且能够降低手术风险，提高全切率，减少术后并发症的发生[5-6]。栓塞也可闭塞肿瘤供血血管，缩小肿瘤体积，减轻临床症状，也可用于脑膜瘤的姑息性治疗。Zhong-Song Shi 等[7]报道 3 例脑膜瘤用 Onyx 栓塞，10 天后手术切除，肿瘤无膨胀及出血，1 例 8 天后 MR 可见肿瘤收缩，3 例患者病理标本可见肿瘤坏死。栓塞作为基本的治疗手段，可对于不能或不适合开颅的患者提供选择[8]。有学者[9]报道单纯栓塞脑膜瘤有症状的脑膜瘤患者，未行手术切除，临床症状好转，随后 MR 随访可见肿瘤缩小。

（二）栓塞剂的选择

目前用于栓塞治疗栓塞剂包括聚乙烯醇（PVA）、弹簧圈、氰基丙烯酸正丁酯（NBCA）、Onyx、明胶海绵、碘化油、Glubran[10]等。也有使用联合碘油及 Glubran 来栓塞脑膜瘤[11]，也有人报道球囊辅助成功栓塞颈内动脉分支供血脑膜瘤[12]。

PVA 适用于各种富血管性实质脏器肿瘤和动脉性出血性病变的栓塞治疗，成品有不同的规格供选用。Ajay[13]等比较 50~150μm 与 150~300μm PVA 两种栓塞材料的栓塞效果，结果发现前者可到达肿瘤的毛细血管前动脉，肿瘤坏死明显，术中出血明显减少；而后者仍可通过侧支循环供血，栓塞后增强 MRI 显示肿瘤强化明显，无坏死。

氰基丙烯酸正丁酯（NBCA）是一种稳定的非吸收的液态聚合性栓塞剂，它和血液接触后就能发生聚合，从而起到永久栓塞的效果。NBCA注入血管内能快速聚合、凝固，充满血管腔产生栓塞作用，但其在瘤床内弥散欠佳。Onyx是全新的非粘性液体栓塞剂，主要成分为乙烯-乙烯醇聚合物（EVOH）、二甲亚砜溶剂（DMSO）和微粉化钽粉材料制成的栓塞产品，其弥散性能优于NBCA。

弹簧圈在肿瘤栓塞治疗中的主要作用是为了辅助栓塞，当液态栓塞剂可能会反流到正常血管的时候，可以用弹簧圈来阻断富血管肿瘤的血供。Katsuma等[14]在一例由左侧海绵窦区颈内动脉分支供血的左侧岩斜区脑膜瘤中，运用GDC结合PVA来阻断该分支，3天后再进行成功的手术切除。明胶海绵颗粒大小为40~60μm，操作起来很方便。明胶海绵是可吸收性栓塞剂，制备容易，价格低廉，但缺点是栓塞后血管阻塞为暂时性的，栓塞后第7~12天可出现血管再通现象[15]。碘化油可以弥散至肿瘤实质内的毛细血管床，弥散性能良好，目前广泛用于肿瘤的栓塞治疗。

（三）最佳手术时机的选择

脑膜瘤栓塞术后最佳手术时间，目前尚无统一标准。Chun JY等[16]认为应在栓塞24小时后行脑膜瘤手术切除减少术中出血。Kai Y等[17]提出最佳的手术时机是在栓塞术后的7~9天。该时间内使肿瘤获得最大程度的软化，手术出血量明显减少；栓塞与手术间隔时间过短，肿瘤不能软化，时间相隔过长，则可能出现新生供血动脉支及闭塞血管再通。

（四）脑膜瘤术前栓塞并发症

脑膜瘤术前栓塞有很大的优势，亦有其并发症如头皮延迟愈合甚至坏死、误栓、局部缺血性疼痛[18-21]。文献报道一例后颅窝脑膜瘤伴梗阻性脑积水患者，以碘油及GLUBRAN联合栓塞，完全栓塞后26小时出现意识模糊，随后突发呼吸停止，术中未见肿瘤内出血，考虑可能与栓塞后肿瘤膨胀导致梗阻性脑积水加重有关[11]。

Bendszus等[22]术前栓塞脑膜瘤患者脑缺血和脑出血事件的发生率共6.4%。他们认为脑缺血事件是由于栓塞颗粒通过了肿瘤供血动脉和软脑膜动脉间的"危险吻合"所致；脑出血事件的发生则多为肿瘤卒中伴有硬膜下出血或蛛网膜下腔出血，考虑出血原因与脑膜瘤组织学特征有关，尤其与肿瘤中心部分坏死及肿瘤供血动脉的管壁较薄有关。Carli DF等[23]报道颗粒栓塞脑膜瘤，有5.6%的并发症，尤其是用（45-150microm）栓塞脑膜瘤可引起严重的并发症。

总之，脑膜瘤术前栓塞治疗会明显减少术中出血，缩短手术时间，降低手术难度，提高肿瘤的全切除率，同时，可有效地防止术中重要神经血管的损伤，减少并发症的发生。随着特别是介入技术的提高，介入材料的发展，脑膜瘤术前栓塞将于临床应用越来越广泛。

四、决策难点分析（超液化碘油和Glubran胶超选择性术前栓塞巨大脑膜瘤的安全性和疗效）

超液化碘油和Glubran胶超选择性术前栓塞巨大脑膜瘤的安全性和疗效，对于巨大、颅底、矢状窦旁的脑膜瘤，单纯手术切除，术中出血多，手术时间长，手术期间并发症较高。往往掀开骨瓣出现大出血，需要大量输血，甚至引起严重并发症。对于以颈外动脉为主要参与供血、瘤染色丰富者，术前宜选择血管内栓塞治疗。Quinones-Hinojosa 等[24]对 65 例直径大于或等于 5cm 的脑膜瘤手术切除程度的术前影响因素分析发现，能否完全切除与患者年龄、病变是否累及上矢状窦无关，但与是否术前栓塞密切相关。Alberione 等[25]对 33 例直径大于 4cm 的脑膜瘤患者分析，术前栓塞组手术时间短，失血量少，与未行术前栓塞组有统计学上的显著性差异。用明胶海绵栓塞大于 4cm 的优势或单独供血的脑膜瘤是安全有效的，能减少术中出血及手术时间。过去的几十年中，在微导管和栓塞材料方面有非常迅速的技术进步，对脑膜瘤安全有效的栓塞提供了保障。理想的栓塞剂应该具有永久性，容易放置，并且不影响肿瘤的手术切除等特点。目前常用于栓塞治疗的栓塞剂有：明胶海绵、微粒、组织黏合剂正丁基 -2- 氰丙烯酸盐（NBCA），也有使用 Glubran、Onyx。Bendszus 等[22]对 185 例接受以颗粒术前栓塞的脑膜瘤患者的研究显示，6 例患者（3.2%）有缺血性事件发生，2 例患者黑蒙，4 例患者轻偏瘫。6 例患者（3.2%）有出血性事件发生，5 例患者迅速外科手术切除，没有神经功能障碍，1 例患者因大量的瘤内出血、蛛网膜下腔、硬膜下出血死亡。

我们用超液化碘油和 Glubran 胶超选择性术前栓塞脑膜瘤，碘油价格低廉，具有良好的弥散性能，先以超液化碘油注入，可以弥散至肿瘤内毛细血管床的所有角落，甚至弥散出肿瘤的形状，再以 Glubran 胶栓塞微小的供血动脉，可以达到永久栓塞的效果。栓塞时微导管应该尽量靠近肿瘤，推注碘油时应在透视下进行，用力缓慢均匀，边栓塞边观察，一旦血流缓慢，可终止注射碘油，避免碘油反流，再以 10%GLUBRAN 胶闭塞微小供血动脉。本例患者无栓塞相关的缺血或出血性并发症，在栓塞后 3 天手术切除，手术切除过程中出血少，术中无输血，手术时间缩短。在超液化碘油和 Glubran 胶超选择性术前栓塞脑膜瘤后进行手术，肿瘤血出血少，术中容易切除，术后并发症少。

五、中医药在脑膜瘤栓塞围手术期中如何发挥优势

脑膜瘤属于中医"脑瘤"范畴，脑瘤为有形之邪，病位在脑，临床表现有头痛、头晕、半身不遂、抽搐等，中医辨病，可将其归为"头风"、"中风"、"癫痫"、"痿证"等范畴。

在病因病机方面，肾主先天藏精气，主骨生髓，脑以髓为体，以神为用。脑瘤会损伤脑海，耗伤精气，导致髓海失充，肾精不旺，脑窍空虚，从而出现头痛头晕、抽搐等症状。脾主后天运化，肾脾均为主水之脏，二者失职，常致水湿内停，脾虚生痰，痰瘀阻滞，成毒化热，痰热瘀结聚于局部而为脑瘤。因此，脑瘤的病位在脑，与肾、脾胃密切相关。病机应属本虚标实之症，本虚主要是脾肾亏虚，髓海空虚；标实是痰热瘀结内阻。

在治疗方面，中医药在脑膜瘤术前术后或保守治疗各阶段均可发挥优势。有个案报道[26]脑膜瘤患者通过中医药镇肝息风、滋阴潜阳法治疗后，症状缓解，生活自理。另外，有医家从络病理论出发，辨证脑膜瘤为瘀阻脑络、脑络绌急，治以养血和血结合搜剔化瘀通络，患者诸症消失，CT 检查发现脑膜瘤反见缩小，但对于单纯的中医药治疗，疗程要求较长，至少 2 年以上[27]。以上的研究均属于个案。随着介入技术的发展，目前对脑膜瘤的治疗，中西医结合疗法可获事半功倍之效。同时，中医药还可参与脑膜瘤围手术期的治疗，在术前应辨证分型，以补益脾肾，祛痰化瘀等治疗为主，改善整体状况，调节机体的免疫机制，提高机体耐受手术、放射治疗的能力。术后，手术对脑络损伤未能恢复，或术后出现脑积水，或未行手术者瘤体周围水肿明显，或尚未清醒时等，治宜在原方基础上加用活血利水，引水下行之品，如益母

草、泽兰、牡丹皮、路路通、漏芦、王不留行、生薏仁、牛膝、泽泻、车前子等;或加用化痰开窍之品,如菖蒲、远志等以化痰开窍治疗,以减少术后并发症的发生,促进机体恢复。

总之,以上治疗方法不是孤立的,临证时常结合使用。有时适当配合引经药物,如柴胡、桔梗、川芎等。同时,要辨证治疗与辨病治疗相结合、扶正与祛邪分清缓急、全身与局部相协调,并时时保护脾胃功能。

参 考 文 献

[1] 王忠诚.神经外科学.湖北:科学技术出版社,1997:456.

[2] 马廉亭.神经外科血管内治疗学.北京:人民军医出版社,1994:186.

[3] Manelfe C,Guiraud B,David J,et al. Embolization by atheterization of in tracranial meningiomas. Rev Neurol(Paris),1973,128(5):339-351.

[4] 凌峰.颅内脑膜瘤术前栓塞疗法.中华医学杂志,1988,8(6):429.

[5] 吴若秋,万登济,任儒学,等.脑膜瘤术前明胶海绵栓塞术.中华神经外科杂志,1986,2(3):168.

[6] Bendszus M,Martin-Schrader I,Schlake HP,et al. Embolisation of intracranial meningiomas without subsequent surgery. Neuroradiology,2003,45(7):451-455.

[7] Zhong-Song Shi,Lei Feng,Xiao-Bing Jiang,et al. Therapeutic embolization of meningiomas with Onyx for delayed surgical resection. Surgical Neurology,2008,70(5):478-481.

[8] Bendszus M,Warmuth-Metz M,Klein R,et al. Sequential MRI and MR spectroscopy in embolized meningiomas:correlation with surgical and histopathological findings. Neuroradiology,2002,44(1):77-82.

[9] Perry A,Chicoine MR,Filiput E,et al. Clinicopathologic assessment and grading of embolized meningiomas:a correlative study of 64 patients.Cancer,2001,92(3):701-11.

[10] Hart JL,Davagnanam I,Chandrashekar HS,et al. Angiography and selective microcatheter embolization of a falcine meningioma supplied by the artery of Davidoff and Schechter. J Neurosurg,2011,114(3):710-3.

[11] 罗望池,古振云,朱吉祥,等.超液化碘油和 Glubran 胶超选择性术前栓塞脑膜瘤 6 例效果观察.广东医学,2011,32(7):850-852.

[12] Abdel Kerim A,Bonneville F,Jean B,et al. Balloon-assisted embolization of skull base meningioma with liquid embolic agent. J Neurosurg,2010,112(1):70-2.

[13] Ajay Kw,Freimut DJ,Verav V,et al. Extended preoperative Polyvinyl alcohol microembolization of intracranial meningiomas:assessment of two embolization teehniques. AJNR,1993,14(2):571-582.

[14] Katsumata A,Kusaka N,Sugiu K,et al. Use of the GDC forembolization of a tumor fed by a cavernous branch of the internalcarotid artery. No Shinkei Geka,2001,29(6):565-569.

[15] Berenstein A,Kricheff Ⅱ. Catheter and material selection for transarterial embolization:technical considerations. Ⅱ. materials. Radiology,1979,132(3):619-630.

[16] Chun JY,Mcdermott MW,Lamborn KR,et al. Delayed surgicalresection reduces intraoperative blood loss for embolized meningiomas. Neurosurgery,2002,50(6):12-31.

[17] Kai Y,Hamada JI,Morioka M,et al. Clinical evaluationof cellulose porous beads for the therapeutic embolization of meningiomas. AJNR Am J Neuroradiol,2006,27(5):1146-1150.

[18] Feng L,Kienitz BA,Matsumoto C,et al. Feasibility of using hyperosmolar mannitol as a liquid tumor embolization agent.Am J Neuroradiol,2005,26(6):1405-1412.

[19] Adler JR. Management and prevention of necrosis of the scalpafter embolization and surgery for meningioma. Surg Neurol,1986,25(4):357-360.

［20］祝斐,黄新,朱炯明,等.术前栓塞在巨大脑膜瘤手术中的应用.中国临床神经外科杂志,2009,14(6):337-338.

［21］姚江伟,李芸,吴文甫,等.脑膜瘤术前栓塞治疗的临床评价.中国临床神经外科杂志,2011,16(9):524-526.

［22］Bendszus M,Monoranu CM,Schütz A,et al. Neurologic Complications after Particle Embolization of Intracranial Meningiomas. AJNR Am J Neuroradiol,2005,26(6):1413-9.

［23］Carli DF,Sluzewski M,Beute GN,et al. Complications of particle embolization of meningiomas:frequency, risk factors,and outcome. AJNR Am J Neuroradiol,2010,31(1):152-4.

［24］Quinones-Hinojosa A,Kaprealian T,Chaichana KL,et al. Pre-operative factors affecting resectability of giant intracranial meningiomas. Can J Neurol Sci,2009,36(5):623-30.

［25］Alberione F,Iturrieta P,Schulz J,et al. Preoperative embolization with absorbable gelatine sponge in intracranial meningiomas. Rev Neurol,2009,49(1):13-7.

［26］黄静.李佩文教授治疗脑瘤的思路与用药经验介绍.第二届国际中西医结合中医肿瘤学术讨论会论文集,2004:485-488.

［27］黄志雄.络病学基础与临床研究(2).第二届国际络病学大会论文集,2006:480.

（李贵福,罗望池,潘锐焕）